U0221479

主编 / 谢宇

# 国家药典

GUOJIA YAODIAN
YAOWU CAISE TUDIAN

## 药物 彩色图典

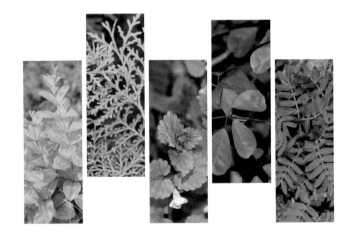

CIS K 湖南科学技术出版社
·长沙·

图书在版编目（ＣＩＰ）数据

国家药典药物彩色图典 / 谢宇主编. — 长沙 ： 湖南科学技术出版社，2023.5
（中草药图典系列丛书）
ISBN 978-7-5710-1865-8

Ⅰ．①国… Ⅱ．①谢… Ⅲ．①中草药－中国－图集Ⅳ．①R28-64

中国版本图书馆 CIP 数据核字(2022)第 193285 号


中草药图典系列丛书
GUOJIA YAODIAN YAOWU CAISE TUDIAN

**国家药典药物彩色图典**

主　　编：谢　宇
出 版 人：潘晓山
责任编辑：李　忠
出版发行：湖南科学技术出版社
社　　址：长沙市芙蓉中路一段 416 号泊富国际金融中心
网　　址：http://www.hnstp.com
湖南科学技术出版社天猫旗舰店网址：
　　　　　http://hnkjcbs.tmall.com
邮购联系：0731-84375808
印　　刷：长沙沐阳印刷有限公司
　　　　　（印装质量问题请直接与本厂联系）
厂　　址：长沙市开福区陡岭支路 40 号
邮　　编：410003
版　　次：2023 年 5 月第 1 版
印　　次：2023 年 5 月第 1 次印刷
开　　本：889mm×1194mm　1/32
印　　张：27.5
字　　数：1338 千字
书　　号：ISBN 978-7-5710-1865-8
定　　价：168.00 元

# 前 言

1953年，我国颁布实施了第一版《中华人民共和国药典》以下简称《中国药典》)，《中国药典》是国家记载药品标准、规格，保证药品质量的法典，由国家药典委员会（以下简称药典委）主持编撰，由政府机关批准颁布，每5年对上一版药典进行增补、修订。

新颁布的《中华人民共和国药典》2020年版是迄今颁布的第十一版药典（2020年12月1日正式实施，简称新版药典）。新版药典在品种收载、贯彻药品全生命周期管理理念、完善药品标准体系、加强药品安全性有效性控制、扩大成熟分析检测技术的应用、加强与国际药品标准协调等方面均取得了新的进展。新版药典的实施将对整体提升我国药品标准水平，提高药品质量，保证公众用药安全有效，促进医药产业高质量发展发挥重要作用。新版药典的颁布实施对我国药品的研发、生产、检验、流通以及监督管理将产生重大影响。同时，也标志着中国的药品标准水平再上一个新台阶。令人遗憾的是：迄今为止，十一部药典均是黑白文字的呈现形式，没有配套的全彩图文读本，这就极大地制约了广大读者的认药、用药诉求！

为了更好地继承和发掘中国医药文化遗产，普及和应用中药，使中药在防治疾病中更好地为人类健康服务，本着安全、有效、经济、实用的原则，也为了更好地发挥《中国药典》的实用价值和提升其影响力，《国家药典药物彩色图典》编委会撰写和出版了《国家药典药物彩色图典》一书（本书可作为《中国药典》2020版一部文字版的有效补充）。该书完整收录了《中华人民共和国药典》（2020年版一部）的616种药物，并配以1600余幅高清彩色照片（大量照片均属该研究领域的首次呈现），详细介绍了每种药物的别名、性味归经、来源、识别特征、生境分布、采收加工、功效主治、用量用法、使用注意等，内容全面丰富，数据翔实可靠，图文资料珍贵，兼容并蓄，原创性强，具有极高权威性和实用性。同时，该书在《中华人民共和国药典》（2020年版一部）等工作的基础上，汇集了作者历经多年辛勤野外调查的大量第一手珍贵资料，并充分吸取了现代科技研究的新成果，实为作者数十年从事药物研究心血和智慧的结晶，乃全面系统地反映我国药物研究成果的又一部经典专著。

本书是对药物真实形态的一种完美呈现，把这些散落于各地的药物以图文混排的形式集中起来；把这些种类繁多的神奇植物抑或动物、矿物以直观描写的方式呈现出来。从根茎叶脉到性味归经，从功能主治到用量用法，内容清晰完整，体例统一和谐，加以栩栩如生的1600多幅高清彩色图片（所配图片或为动植物生境图，或为动植物局部特征放大图，或为动植物的入药部位图，或为药材饮片图，或为动物矿物图，多来源的品种原则上只介绍第一来源的识别特征并配图，特殊情况均在正文图片下加以文字说明），摒弃晦涩难懂、所谓高大上的理论堆砌，突出普及性和实用性，增强识别和鉴别能力。

在这样的章法布局中，本书的立意已十分明确，就是让读者认识这些形态各异的药物的特征，了解它们的功能作用，在现代生活气息中去感受药物的清香。立足实用是编写意图的集中体现，据图识药是此书立意的最好概括。以图片形式突出药物的原始形态，是自然而然的最好注解，图文并茂是真正意义上的实用图鉴。

让中医成为越来越受广大人民接受与喜爱的文化，并为大家的健康保驾护航，是此书之所愿，也是作者长期致力于中医药文化传承和传播的原动力。但仅仅如此，作者们却并不满足，因为中药还需赢得世界的喝彩，并不断赢得世界级的荣誉，无疑才是作者们不断努力的根本所在。萃取中医药文化的博大精深，结合简单实用与真实清晰的图片，本书将注定成为飘扬在中医文化中的又一面旗帜。

本书是权威专家带领团队撰写的第一部详细介绍《中华人民共和国药典》2020版一部原创彩色图文研究专著，全书文字通俗易懂，易于理解；图片清晰，易于识别；并收有使用注意，以提醒广大读者注意各种中药的使用事项。集识药、用药于一体，适合广大中医药专业学生、医院、研究机构、药企、药农、药材销售从业人员、中医药爱好者及医务工作者收藏和阅读。对从事药物研究、保护、管理、中药企业、中药院校师生及中医药爱好者都具有极高的参考价值和指导意义！

本书的问世，充分展现了我国科学技术和医药发展的成果，必将对提升我国医药产业和产品的整体水平，促进我国医药卫生事业高质量发展发挥重要的作用。衷心希望本书在普及中药科学知识、提高医疗保健、保障人民健康、保护和开发中药资源方面起到积极作用。同时，也希望在开发利用中药时，注意生态平衡，保护野生资源及物种。对那些疗效佳、用量大的野生中药，应逐步引种栽培（或培育），建立种植生产基地、资源保护区，有计划轮采，使我国有限的药物资源能永远延续下去，更好地为人类健康造福。本书的出版不仅可以填补这一领域的学术空白，还可为我国药物资源的进一步保护和发展夯实基础、指明方向，为广大中医医疗、教学和科研工作者提供重要参考和权威指导，因而有着重要的学术价值、科学价值、文化价值和出版价值。

《国家药典药物彩色图典》编委会

于北京

# 目　录

## 4画

## 6 画

## 7 画

## 8 画

## 11画

## 14 画

## 15 画

## 16 画

## 17画

## 18画

## 19画

## 21画

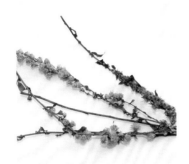

# 一枝黄花

001

**别名** | 黄花草、蛇头王、粘糊菜、破布叶、一枝箭、小柴胡、金边菊。

**性味归经** | 辛、苦，凉。归肺、肝经。

**来源** | 本品为菊科植物一枝黄花 *Solidago decurrens* Lour. 的干燥全草。

**识别特征** | 多年生草本，高 35 ~ 100 cm。茎直立，通常细弱，单生或少数簇生，不分枝或中部以上有分枝。中部茎叶椭圆形、长椭圆形、卵形或宽披针形，长 2 ~ 5 cm，宽 1 ~ 1.5 cm，下部楔形渐窄，有具翅的柄，仅中部以上边缘有细齿或全缘，向上叶渐小，下部叶与中部茎叶同形，有长 2 ~ 4 cm 或更长的翅柄。全部叶质地较厚，叶两面、沿脉及叶缘有短柔毛或下面无毛。头状花序较小，多数在茎上部排列成紧密或疏松的总状花序或伞房圆锥花序，少有排列成复头状花序的。总苞片 4 ~ 6 层，披针形或狭披针形，顶端急尖或渐尖。舌状花舌片椭圆形，长约 6 mm。瘦果长约 3 mm，无毛，极少有在顶端被稀疏柔毛的。花、果期 4 ~ 11 月。

**生境分布** | 生长于阔叶林缘、林下、灌木丛中、山坡草地上及路旁。全国大部分地区均产。

**采收加工** | 秋季花果期采挖，除去泥沙，晒干。

**功效主治** | 清热解毒，疏散风热。主治风热感冒，咽喉肿痛，喉痹，乳蛾，疮疖肿毒。

**用量用法** | 9 ~ 15 g，水煎服。外用：适量，鲜品捣烂敷患处，或水煎浓汁外搽。

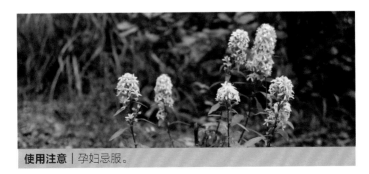

**使用注意** | 孕妇忌服。

# 丁公藤

002

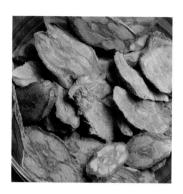

**别名**｜麻辣子。

**性味归经**｜辛，温；有小毒。归肝、脾、胃经。

**来源**｜本品为旋花科植物丁公藤 *Erycibe obtusifolia* Benth. 或光叶丁公藤 *Erycibe schmidtii* Craib 的干燥藤茎。

**识别特征**｜攀缘藤本，长可达10 m以上。幼枝密被柔毛，老枝无毛。单叶互生，叶柄长1～2 cm，叶片革质，椭圆形、长圆形或倒卵形，长5～15 cm，宽2～6 cm，先端钝尖、急尖或短渐尖，基部楔形，两面均无毛；干时通常呈铁青色或暗绿色，下面有光泽，具小斑点，侧脉每边5～8条，在下面微凸起。总状聚伞花序腋生或顶生，长2～8 cm，密被锈色短柔毛；花小，金黄色或黄白色，两性；萼片5，卵形或阔卵形，先端圆钝，外面被褐色柔毛，宿存；花冠浅钟状，长9～10 mm，5深裂，裂片2裂，外面密被紧贴的橙色柔毛；雄蕊5，着生于花冠管上，花药卵状三角形，顶端锥尖；子房1室，胚珠4。浆果球形，直径1.5～2 cm。种子1枚。花期6～8月，果期8～10月。

**生境分布**｜生长于山地丛林中，常攀缘于树上。分布于广东省。

**采收加工**｜全年均可采收，切段或片，晒干。

**功效主治**｜祛风除湿，消肿止痛。主治风湿痹痛，半身不遂，跌扑肿痛。

**用量用法**｜3～6 g，用于配制酒剂，内服或外搽。

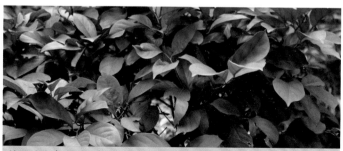

**使用注意**｜本品有强烈的发汗作用，虚弱者慎用；孕妇禁服。

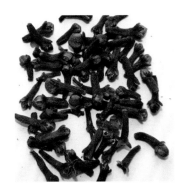

# 丁香

003

**别名** | 公丁香、丁子香、母丁香。

**性味归经** | 辛，温。归脾、胃、肺、肾经。

**来源** | 本品为桃金娘科植物丁香 *Eugenia caryophyllata* Thunb. 的干燥花蕾。

**识别特征** | 常绿乔木，高达10 m。单叶对生，革质，卵状长椭圆形至披针形，长5 ~ 12 cm，宽2.5 ~ 5 cm，先端尖，全缘，基部狭窄，侧脉平行状，具多数透明小油点。花顶生，复聚伞花序；萼筒先端4裂，齿状，肉质。花瓣紫红色，短管状，具4裂片，雄蕊多数，成4束与萼片互生；雌蕊1，子房下位，2室，具多数胚珠，花柱锥状，细长。浆果椭圆形，长约2.5 cm，红棕色。顶端有宿萼。稍似鼓槌状，长1 ~ 2 cm，上端膨近似球形，下端萼部类圆柱形而略扁，向下渐狭。表面呈红棕色或暗棕色，有颗粒状突起，用指甲刻划时有油渗出。

萼片4，三角形，肥厚，外入，花瓣4，膜质，黄棕色，覆瓦状抱合成球形，花瓣内有多数向内弯曲的雄蕊。质坚而重，入水则萼管垂直下沉。香气浓郁，味辛辣，有微麻舌感。花期4 ~ 5月。

**生境分布** | 生长于路旁、草坪或向阳坡地，或与其他花木搭配栽植在林缘。主要分布于坦桑尼亚、马来西亚、印度尼西亚，我国海南省也有栽培。

**采收加工** | 当花蕾由绿转红时采收，晒干。

**功效主治** | 温中降逆，补肾助阳。主治脾胃虚寒，呃逆呕吐，食少吐泻，心腹冷痛，肾虚阳痿。

**用量用法** | 1 ~ 3 g，内服或研末外敷。

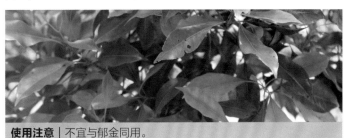

**使用注意** | 不宜与郁金同用。

# 八角茴香

004

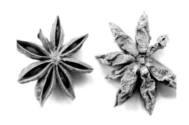

**别名** | 大料、八角、舶茴香、八角香、八角大茴、舶上茴香。

**性味归经** | 辛,温。归肝、肾、脾、胃经。

**来源** | 本品为木兰科植物八角茴香 *Illicium verum* Hook. f. 的干燥成熟果实。

**识别特征** | 常绿乔木,高达 20 m。树皮灰色至红褐色。叶互生或螺旋状排列,革质,椭圆形或椭圆状披针形,长 6 ~ 12 cm,宽 2 ~ 5 cm,上面深绿色,光亮无毛,有透明油点,下面淡绿色,被疏毛。花单生于叶腋,有花梗,萼片 3,黄绿色;花瓣 6 ~ 9,淡红色至深红色;胚珠倒生。聚合果星芒状。花期春、秋二季,果期秋季至翌年春季。

**生境分布** | 生长于气候温暖、潮湿、土壤疏松的山地,野生或栽培,栽培品种甚多。分布于福建、台湾、广西、广东、贵州、云南等地。

**采收加工** | 秋、冬二季果实由绿变黄时采摘,置沸水中略烫后干燥或直接干燥。

**功效主治** | 温阳散寒,理气止痛。主治寒疝腹痛,脘腹冷痛,胃寒呕吐,肾虚腰痛。

**用量用法** | 3 ~ 6 g。内服:煎汤,或入丸、散。

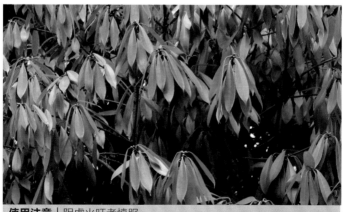

**使用注意** | 阴虚火旺者慎服。

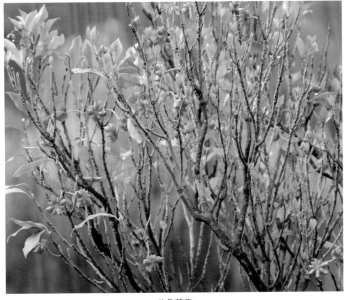

八角茴香

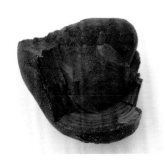

# 人工牛黄

005

**别名** | 丑宝、天然牛黄。
**性味归经** | 甘，凉。归心、肝经。

**来源** | 本品由牛胆粉、胆酸、猪去氧胆酸、牛磺酸、胆红素、胆固醇、微量元素等加工而成。
**生境分布** | 全国各地均可生产。
**采收加工** | 全年均可采收。
**功效主治** | 清热解毒，化痰定惊。主治痰热谵狂，神昏不语，小儿急惊风，咽喉肿痛，口舌生疮，痈肿疔疮。
**用量用法** | 每次 0.15 ～ 0.35 g，多作配方用。外用：适量，敷患处。

**使用注意** | 孕妇慎用。

# 人参

006

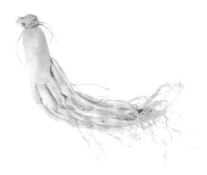

**别名** | 山参、园参、人衔、鬼盖、生晒参、别直参、白糖参。

**性味归经** | 甘、微苦，微温。归脾、肺、心、肾经。

**来源** | 本品为五加科植物人参 *Panax ginseng* C. A. Mey. 的干燥根和根茎。

**识别特征** | 多年生草本，根状茎（芦头）短，上有茎痕（芦碗）和芽苞；茎单生，直立，高 40 ~ 60 cm。叶为掌状复叶，2 ~ 6 枚轮生茎顶，小叶 3 ~ 5 片，中部的 1 片最大，卵形或椭圆形，基部楔形，先端渐尖，边缘有细尖锯齿，上面沿中脉疏被刚毛。伞形花序顶生，花小，花萼钟形；花瓣淡黄绿色。浆果状核果扁球形或肾形，成熟时鲜红色。通常 3 年开花，5 ~ 6 年结果，花期 5 ~ 6 月，果期 6 ~ 9 月。

**生境分布** | 生长于昼夜温差小的海拔 500 ~ 1100 m 山地缓坡或斜坡地的针阔混交林或杂木林中。主要分布于吉林、辽宁、黑龙江。以吉林抚松县产量最大，质量最好，称吉林参。野生的名"山参"；栽培的称"园参"。

**采收加工** | 多于秋季采挖，洗净后晒干或烘干。

**功效主治** | 大补元气，复脉固脱，补脾益肺，生津养血，安神益智。主治体虚欲脱，肢冷脉微，脾虚食少，肺虚喘咳，津伤口渴，内热消渴，气血亏虚，久病虚羸，惊悸失眠，阳痿宫冷。

**用量用法** | 3 ~ 9 g，另煎兑服；也可研粉吞服，每次 2 g，每日 2 次。

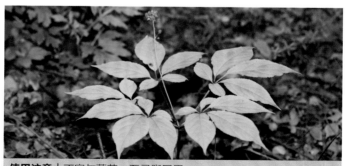

**使用注意** | 不宜与藜芦、五灵脂同用。

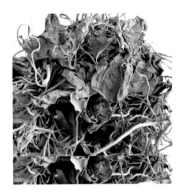

# 人参叶

007

**别名**｜参叶。

**性味归经**｜苦、甘，寒。归肺、胃经。

---

**来源**｜本品为五加科植物人参 *Panax ginseng* C. A. Mey. 的干燥叶。

**识别特征**｜见"人参"项下。

**生境分布**｜见"人参"项下。

**采收加工**｜秋季采收，晾干或烘干。

**功效主治**｜补气益肺，祛暑生津。主治气虚咳嗽，暑热烦躁，津伤口渴，头目不清，四肢倦乏。

**用量用法**｜3～9g。内服：煎汤。

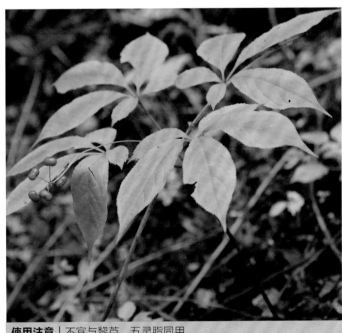

**使用注意**｜不宜与黎芦、五灵脂同用。

# 儿茶

008

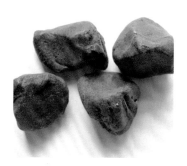

**别名** | 孩儿茶、黑儿茶、乌爹泥。
**性味归经** | 苦、涩、微寒。归肺、心经。

**来源** | 本品为豆科植物儿茶 *Acacia catechu*（L. f.）Willd. 的去皮枝、干的干燥煎膏。

**识别特征** | 落叶乔木，皮棕色或灰棕色，常呈条状薄片开裂，不脱落，小枝细，有棘刺。叶为偶数2回羽状复叶，互生。总状花序腋生，花黄色或白色。荚果扁而薄，紫褐色，有光泽，有种子7～8枚。花期8～9月，果期10～11月。

**生境分布** | 生长于向阳坡地。分布于云南西双版纳傣族自治州，广西等地有栽培。

**采收加工** | 冬季采收枝、干，除去外皮，砍成大块，加水煎煮，浓缩，干燥。

**功效主治** | 活血止痛，止血生肌，收湿敛疮，清肺化痰。主治跌扑伤痛，外伤出血，疮疡不敛，吐血衄血，湿疹、湿疮，肺热咳嗽。

**用量用法** | 1～3 g，包煎；多入丸、散剂。外用：适量。

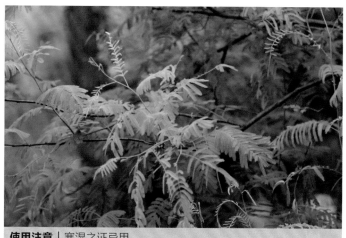

**使用注意** | 寒湿之证忌用。

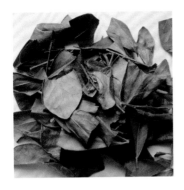

# 九里香

009

**别名** | 石辣椒、九秋香、九树香、万里香、山黄皮、千只眼。

**性味归经** | 辛、微苦，温；有小毒。归肝、胃经。

**来源** | 本品为芸香科植物九里香 *Murraya exotica* L. 和千里香 *Murraya paniculata*（L.）Jack 的干燥叶和带叶嫩枝。

**识别特征** | 九里香：常绿灌木或小乔木，高为 3 ~ 8 m。树皮苍灰色，分枝多，光滑无毛。奇数羽状复叶互生；小叶 3 ~ 9 枚，卵形、倒卵形至近菱形，长 2 ~ 8 cm，宽 1 ~ 3 cm，先端钝或钝渐尖，有时微凹，基部宽楔形或近圆形，全缘，上面深绿色光亮，下面青绿色，密生腺点。3 至数花的聚伞花序，顶生或腋生，花轴近于无毛；花大，直径达 4 cm，极芳香；花瓣 5，白色，倒披针形或狭长圆形，长 2 ~ 2.5 cm，有透明腺点；雄蕊 8 ~ 10，长短相间；子房上位，2 室，每室有 2 胚珠，花柱长 4 ~ 6 mm。浆果米红色，球形或卵形，长 12 ~ 20 mm，厚 5 ~ 10 mm，先端尖锐；有种子 1 ~ 2 颗，种皮具棉质毛。花期 4 ~ 6 月，果期 9 ~ 11 月。

**生境分布** | 生长于山坡较旱的疏林中或栽培。分布于我国福建、台湾、湖南、广东、广西、贵州、云南等地。

**采收加工** | 全年可采，除去老枝，阴干。

**功效主治** | 行气止痛，活血散瘀。主治胃痛，风湿痹痛；外治牙痛，跌扑肿痛，虫蛇咬伤。

**用量用法** | 6 ~ 12 g。外用：鲜品适量，捣烂敷患处。

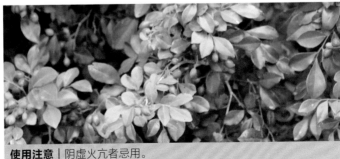

**使用注意** | 阴虚火亢者忌用。

2
画

# 九香虫

010

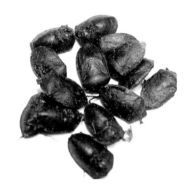

**别名** | 黑兜虫、瓜黑蝽、屁板虫、打屁虫、屁巴虫。

**性味归经** | 咸，温。归肝、脾、肾经。

**来源** | 本品为蝽科昆虫九香虫 *Aspongopus chinensis* Dallas 的干燥体。

**识别特征** | 全体椭圆形，长 1.7 ~ 2.2 cm，宽 1 ~ 1.2 cm，体一般紫黑色，带铜色光泽，头部、前胸背板及小盾片较黑。头小，略呈三角形；复眼突出，呈卵圆形，位于近基部两侧；单眼 1 对，橙黄色；喙较短，触角 6 节，第 1 节较粗，圆筒形，其余 4 节较细长而扁，第 2 节长于第 3 节。前胸背板前狭后阔，前缘凹进，后缘略拱出，中部横直，侧角显著；表面密布细刻点，并杂有黑皱纹，前方两侧各有 1 相当大的眉形区，色泽幽暗，仅中部具刻点。小盾片大。翅 2 对，前翅为半鞘翅，棕红色，翅末为膜质，纵脉很密。足 3 对，后足最长，跗节 3。腹面密布细刻及皱纹，后胸腹板近前缘区有 2 个臭孔，位于后足基前外侧，能由此放出臭气。雄虫第 9 节为生殖节，其端缘弧形，中央尤为弓凸。

**生境分布** | 此虫以成虫越冬，隐藏于石隙间。分布于云南、贵州、四川、广西等地。

**采收加工** | 11 月至次年 3 月捕捉，置适宜容器内，用酒少许将其闷死，取出阴干；或置沸水中烫死，取出，干燥。

**功效主治** | 理气止痛，温中助阳。主治胃寒胀痛，肝胃气痛，肾虚阳痿，腰膝酸痛。

**用量用法** | 3 ~ 9 g。内服：煎汤，或入丸、散

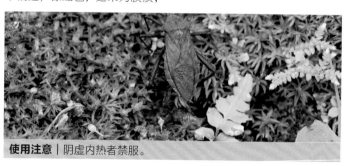

**使用注意** | 阴虚内热者禁服。

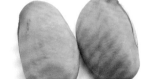

# 刀 豆

011

**别名** | 葛豆、挟剑豆、刀豆角、大弋豆、关刀豆、马刀豆、野刀板藤。

**性味归经** | 甘，温。归胃、肾经。

**来源** | 本品为豆科植物刀豆 *Canavalia gladiata*（Jacq.）DC.的干燥成熟种子。

**识别特征** | 一年生半直立缠绕草本，高 60 ~ 100 cm。3 出复叶互生，小叶阔卵形或卵状长椭圆形。总状花序腋生，花萼唇形，花冠蝶形，淡红色或红紫色，旗瓣圆形，翼瓣狭窄而分离，龙骨瓣弯曲。荚果带形而扁，略弯曲，长可达 30 cm，边缘有隆脊。种子椭圆形，红色或褐色。花期 7 ~ 9 月，果期 10 月。

**生境分布** | 生长于排水良好、肥沃疏松的土壤。分布于江苏、安徽、湖北、四川等地。

**采收加工** | 秋季采收成熟果实，剥取种子，晒干。

**功效主治** | 温中，下气，止呃。主治虚寒呃逆，呕吐。

**用量用法** | 6 ~ 9 g。内服：煎汤。

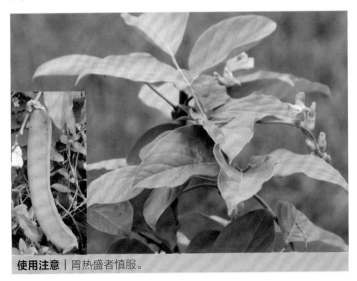

**使用注意** | 胃热盛者慎服。

# 三七

012

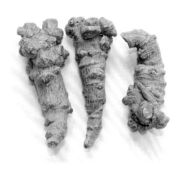

**别名** | 田七、山漆、金不换、参三七、铜皮铁骨。

**性味归经** | 甘、微苦，温。归肝、胃经。

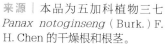

**来源** | 本品为五加科植物三七 *Panax notoginseng*（Burk.）F. H. Chen 的干燥根和根茎。

**识别特征** | 多年生草本，高达60 cm。根茎短，茎直立，光滑无毛。掌状复叶，具长柄，3～4片轮生于茎顶；小叶3～7片，椭圆形或长圆状倒卵形，边缘有细锯齿。伞形花序顶生，花序梗从茎顶中央抽出，花小，黄绿色。核果浆果状，近肾形，熟时红色。花期6～8月，果期8～10月。

**生境分布** | 生长于山坡丛林下。分布于云南、广西等地。

**采收加工** | 秋季开花前采挖，洗净，分开主根、支根及根茎，干燥。支根习称"筋条"，茎基习称"剪口"。

**功效主治** | 散瘀止血，消肿定痛。主治咯血，吐血，衄血，便血，崩漏，胸腹刺痛，外伤出血，跌扑肿痛。

**用量用法** | 3～9g；研粉吞服，每次1～3g。外用：适量。

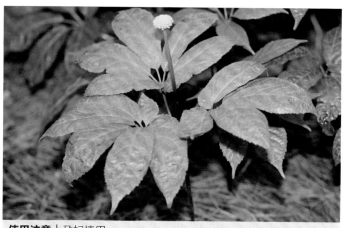

**使用注意** | 孕妇慎用。

# 三白草

013

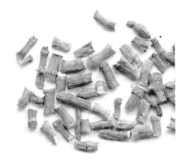

**别名** | 田三白、白黄脚、白面姑、三点白、白叶莲、水木通、白花照水莲。

**性味归经** | 甘、辛、寒。归肺、膀胱经。

**来源** | 本品为三白草科植物三白草 *Saururus chinensis*（Lour.）Baill. 的干燥地上部分。

**识别特征** | 多年生草本，高30 ~ 80 cm。根茎较粗，白色。茎直立，下部匍匐状。叶互生，纸质，叶柄长1 ~ 3 cm，基部与托叶合生为鞘状，略抱茎；叶片卵形或卵状披针形，长4 ~ 15 cm，宽3 ~ 6 cm，先端渐尖或短尖，基部心形或耳形，全缘，两面无毛，基出脉5。总状花序1 ~ 2枝顶生，花序具2 ~ 3片乳白色叶状总苞；花小，无花被，生于苞片腋内；雄蕊6，花丝与花药等长；雌蕊1，由4个合生的心皮组成，子房上位，圆形，柱头4。果实分裂为4果瓣，分果近球形，表面具多疣状突起，不开裂。种子球形。花期4 ~ 8月，果期8 ~ 9月。

**生境分布** | 生长于沟旁、沼泽等低湿处。主要分布于江苏、浙江、安徽、广西、四川等地。

**采收加工** | 全草全年均可采挖，洗净、晒干。

**功效主治** | 利尿消肿，清热解毒。主治水肿，小便不利，淋沥涩痛，带下，脚气；外治疮疡肿毒，湿疹。

**用量用法** | 15 ~ 30 g。外用：鲜品适量，捣烂敷患处。

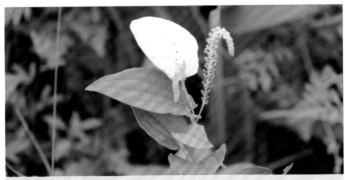

**使用注意** | 脾胃虚寒者慎服。

# 三棱

014

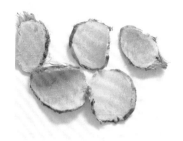

**别名**｜芩根、芩草、京三棱、红蒲根、光三棱、黑三棱、三棱草。

**性味归经**｜辛、苦，平。归肝、脾经。

**来源**｜本品为黑三棱科植物黑三棱 *Sparganium stoloniferum* Buch.-Ham. 的干燥块茎。

**识别特征**｜多年生草本。根茎横走，下生粗而短的块茎。茎直立，圆柱形，光滑，高50～100 cm。叶丛生，2裂；叶片线形，长60～95 cm，宽约2 cm，叶背具1条纵棱，先端钝尖，基部抱茎。花茎由叶丛抽出，单一，有时分枝；花单性，集成头状花序，有叶状苞片；雄花序位于雌花序的上部，直径约10 mm，通常2～10个；雌花序直径12 mm以上，通常1～3个；雄花花被3～4个，倒披针形；雄蕊3；雌花有雌蕊1，罕为2，子房纺锤形，柱头长3～4 mm，丝状。果呈核果状，倒卵状圆锥形，长6～10 mm，直径4～8 mm，先端有锐尖头，花被宿存。花期6～7月，果期7～8月。

**生境分布**｜生长于池沼或水沟等处。主要分布于河北、辽宁、江西、江苏等地。

**采收加工**｜冬季至次年春季采挖，洗净泥土，削去外皮，晒干。

**功效主治**｜破血行气，消积止痛。主治癥瘕痞块，胸痹心痛，痛经，瘀血经闭，食积胀痛。

**用量用法**｜5～10 g。内服：煎汤。

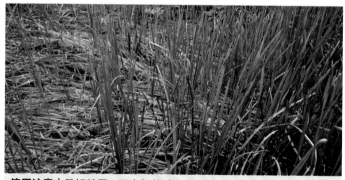

**使用注意**｜孕妇禁用；不宜与芒硝、玄明粉同用。

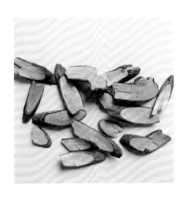

# 三颗针

015

**别名** | 小檗、刺黄连、土黄连。

**性味归经** | 苦，寒；有毒。归肝、胃、大肠经。

**来源** | 本品为小檗科植物拟獠猪刺 *Berberis soulieana* Schneid.、小黄连刺 *Berberis wilsonae* Hemsl.、细叶小檗 *Berberis poiretii* Schneid. 或匙叶小檗 *Berberis vernae* Schneid. 等同属数种植物的干燥根。

**识别特征** | 常绿灌木，高 1 ~ 3 m，茎圆柱形，节间长 3 ~ 6 cm，幼枝带红色，老枝黄灰色或棕褐色，有时具稀疏而明显的疣点。刺坚硬，3 分叉，长 1 ~ 3 cm。单叶互生或 3 片簇生；几无柄；叶革质；叶片长圆状椭圆形或长圆状披针形，长 4 ~ 10 cm，宽 1 ~ 3 cm，先端急尖，有小尖刺，基部楔形，上面暗绿色，下面淡绿色或黄色，边缘具 15 ~ 25 个刺状小锯齿，齿距 2.5 ~ 4 mm，叶脉网状，密集。花 3 ~ 10 朵簇生，花梗长 1 ~ 2 cm；小苞片披针形；萼片 6，长圆形或卵形；花淡黄色，直径约 1 cm，花瓣 6，先端微凹，基部有 2 枚蜜腺；雄蕊 6，长约 4.5 mm，与花瓣对生；子房圆柱形，内有 2 ~ 3 颗胚珠，柱头头状扁平。浆果卵形至球形，蓝黑色，长 6 ~ 7 mm，直径 4 ~ 6 mm，柱头宿存，无花柱，无粉或微有粉。花期 4 ~ 5 月，果期 6 ~ 7 月。

**生境分布** | 生长于海拔 1000 ~ 2000 m 的向阳山坡、荒地、路旁及山地灌木丛中。分布于湖北、四川、贵州、陕西、甘肃、宁夏、西藏等地。

**采收加工** | 春、秋二季采挖，除去泥沙和须根，晒干或切片晒干。

**功效主治** | 清热燥湿，泻火解毒。主治湿热泻痢，黄疸，咽喉肿痛，目赤，聤耳流脓，湿疹湿疮，痈肿疮毒。

**用量用法** | 9 ~ 15 g。内服：煎汤。

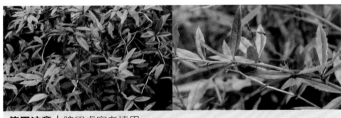

**使用注意** | 脾胃虚寒者慎用。

# 干姜

016

**别名** | 白姜、均姜、干生姜。
**性味归经** | 辛，热。归脾、胃、肾、心、肺经。

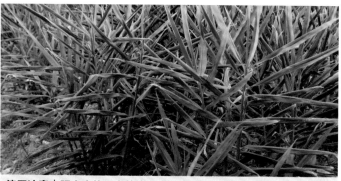

**来源** | 本品为姜科植物姜 *Zingiber officinale* Rosc. 的干燥根茎。

**识别特征** | 本品为多年生草本，高 50 ~ 80 cm。根茎肥厚，断面黄白色，有浓厚的辛辣气味。叶互生，排成 2 列，无柄，几抱茎；叶片披针形至线状披针形，先端渐尖，基部狭，叶革鞘状抱茎，无毛。花葶自根茎中抽出；穗状花序椭圆形，苞片卵形，淡绿色，边缘淡黄色，先端有小尖头；花冠黄绿色，管长 2 ~ 2.5 cm，裂片 3，披针形，长不及 2 cm，唇瓣的中间裂片长圆状倒卵形，较花冠裂片短，有紫色条纹和淡黄色斑点，两侧裂片卵形，黄绿色，具紫色边缘。蒴果。种子多数，黑色。花期 8 月。

**生境分布** | 生长于阳光充足、排水良好的沙质地。主要分布于四川、广东、广西、湖北、贵州、福建等地。

**采收加工** | 冬季采挖，除去须根和泥沙，趁鲜切片晒干或低温干燥。

**功效主治** | 温中散寒，回阳通脉，温肺化饮。主治脘腹冷痛，呕吐泄泻，肢冷脉微，寒饮喘咳。

**用量用法** | 3 ~ 10 g。内服：煎汤。

**使用注意** | 阴虚内热、血热妄行者忌用。孕妇慎用。

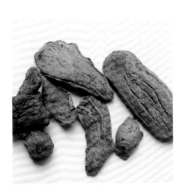

# 炮姜

017

**别名** | 淡干姜。
**性味归经** | 辛，热。归脾、胃、肾经。

**来源** | 本品为姜科植物姜 *Zingiber officinale* Rosc. 制成的干姜的炮制加工品。

**识别特征** | 本品呈不规则膨胀的块状，具指状分枝。表面棕黑色或棕褐色。质轻泡，断面边缘处显棕黑色，中心棕黄色，细颗粒性，维管束散在。气香、特异，味微辛、辣。

**生境分布** | 见"干姜"项下。
**采收加工** | 取净干姜，用砂烫至鼓起，表面棕褐色。
**功效主治** | 温经止血，温中止痛。主治脾胃虚寒，腹痛吐泻，阳虚失血，吐衄崩漏。
**用量用法** | 3~9g。内服：煎汤。

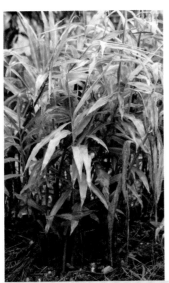

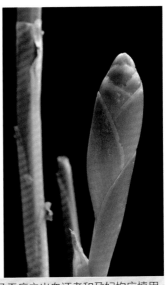

**使用注意** | 阴虚火旺、多汗、热盛及无瘀之出血证者和孕妇均应慎用。

3
画

**017**

# 干漆

018

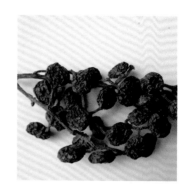

**别名** | 漆底、漆脚、漆渣、山漆。
**性味归经** | 辛，温；有毒。归肝、脾经。

**来源** | 本品为漆树科植物漆树 *Toxicodendron vernicifluum* (Stokes) F. A. Barkl. 的树脂经加工后的干燥品。

**识别特征** | 落叶乔木，高达20 m。树皮灰白色，粗糙，呈不规则纵裂，小枝粗壮，被棕色柔毛；冬芽生枝顶，大而显著，被棕黄色茸毛。奇数羽状复叶螺旋状，互生；叶柄被微柔毛，近基部膨大，半圆形，上面平；小叶4~6对，小叶柄长4~7 mm，卵形、卵状椭圆形或长圆形，先端渐尖或急尖，基部偏斜，圆形或阔楔形，全缘，上面无毛或中脉被微毛，下面初有细毛，两面略凸，膜质至薄纸质。圆锥花序，被灰黄色微柔毛；花杂性或雌雄异株，花黄绿色；雄花花萼5，卵形；花瓣5，长圆形，开花外卷；雄蕊5，着生于花盘边缘，花丝线形，花药长圆形；雌花较雄花小，子房球形，1室，花柱3。果序稍下垂，核果肾形或椭圆形，不偏斜，略压扁，外果皮黄色，无毛，具光泽，成熟后不裂，中果皮蜡质，具树脂条纹，果核棕色，与果同形，长约3 mm，宽约5 mm，坚硬。花期5~6月，果期7~10月。

**生境分布** | 生长于灰岩、板岩、砂岩及千枚岩上发育的山地黄壤、山地黄棕壤、山地棕壤上。主要分布于甘肃、陕西、山西、河南、山东、云南等地。

**采收加工** | 一般收集盛漆器具底留下的漆渣，干燥。

**功效主治** | 破瘀通经，消积杀虫。主治瘀血经闭，癥瘕积聚，虫积腹痛。

**用量用法** | 2~5 g。内服：入丸、散。

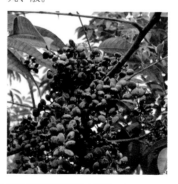

**使用注意** | 孕妇及对漆过敏者禁用。

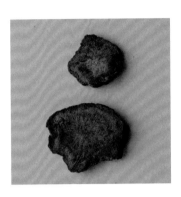

# 土木香

019

**别名** | 玛奴、祁木香。

**性味归经** | 辛、苦，温。归肝、脾经。

**来源** | 本品为菊科植物土木香 *Inula helenium* L. 的干燥根。

**识别特征** | 多年生草本，高达 1.8 m，全株密被短柔毛。基生叶有柄，阔大，广椭圆形，长 25 ~ 50 cm，先端锐尖，边缘具不整齐齿牙；茎生叶大形，无柄，半抱茎，长椭圆形，基部心脏形，先端锐尖，边缘具不整齐齿牙。头状花序腋生，黄色；排成伞房花序，总苞半球形，直径 2.5 ~ 5 cm，总苞片覆瓦状排列，9 ~ 10 层，外层苞片叶质，卵形，表面密被短毛；内层苞片干膜质，先端略尖，边缘带紫色；花托秃裸，有窠点；边缘舌状花雌性，先端 3 齿裂；中心管状花两性，先端 5 裂。瘦果长约 4 mm，表面 4 ~ 5 棱，冠毛多。花期 6 ~ 7 月。

**生境分布** | 生长于河边、田边、河谷等潮湿处。分布于我国东北、华北及西北地区，河北、浙江、四川等地有栽培。

**采收加工** | 秋季采挖，除去泥沙，晒干。

**功效主治** | 健脾和胃，行气止痛，安胎。主治胸胁、脘腹胀痛，胸胁挫伤，岔气作痛，呕吐泻痢，胎动不安。

**用量用法** | 3 ~ 9 g，多入丸、散服。

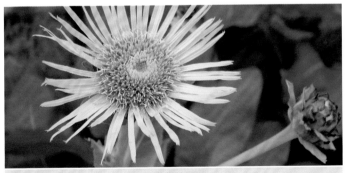

**使用注意** | 内热口干、喉干舌绛者忌用。

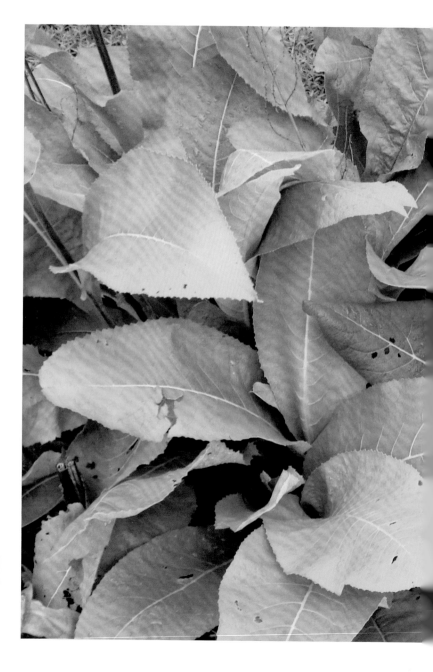

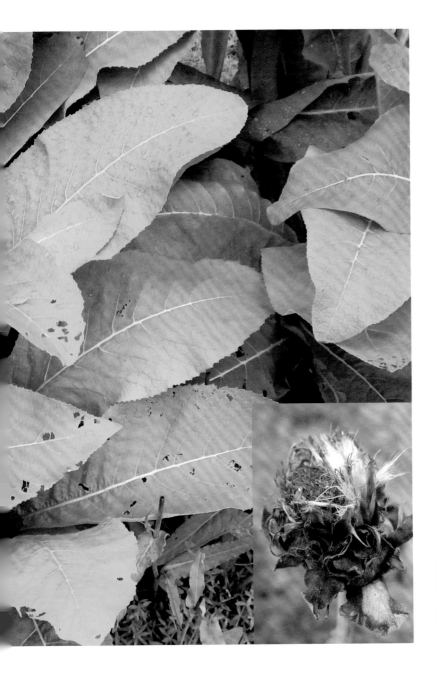

# 土贝母

020

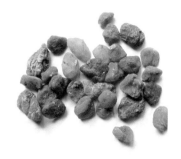

**别名**｜土贝、草贝、大贝母、地苦胆。

**性味归经**｜苦，微寒。归肺、脾经。

**来源**｜本品为葫芦科植物土贝母 *Bolbostemma paniculatum* (Maxim.) Franquet 的干燥块茎。

**识别特征**｜攀缘性蔓生草本。块茎肉质，白色，扁球形，或不规则球形，直径达 3 cm。茎纤弱，有单生的卷须。叶互生，具柄；叶片心形，长、宽均 4～7 cm，掌状深裂，裂片先端尖，表面及背面粗糙，微有柔毛，尤以叶缘为显著。腋生疏圆锥花序；花单性，雌雄异株；花萼淡绿色，基部合生，上部 5 深裂，裂片窄长，先端渐尖，呈细长线状；花冠与花萼相似，但裂片较宽；雄蕊 5，花丝 1 枚分离，其余 4 枚基部两两成对连合；雌花子房下位，3 室，柱头 6。蒴果圆筒状，成熟后顶端盖裂。种子 4 枚，斜方形，表面棕黑色，先端具膜质翅。花期 6～7 月，果期 8～9 月。

**生境分布**｜生长于山坡或平地。分布于河南、河北、山东、山西、陕西、甘肃、云南等地。

**采收加工**｜秋季采挖，洗净掰开，煮至无白心，取出，晒干。

**功效主治**｜解毒，散结，消肿。主治乳痈，瘰疬，痰核。

**用量用法**｜5～10 g。内服：煎汤。

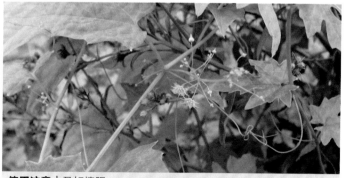

**使用注意**｜孕妇慎服。

# 土荆皮

021

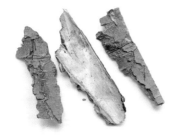

**别名** | 土槿皮、荆树皮、金钱松皮。

**性味归经** | 辛，温；有毒。归肺、脾经。

**来源** | 本品为松科植物金钱松 *Pseudolarix amabilis*（Nelson）Rehd. 的干燥根皮或近根树皮。

**识别特征** | 落叶乔木，高 20 ～ 40 m。茎干直立，枝轮生平展；长枝有纵纹细裂，叶散生其上，短枝有轮纹密生，叶簇生其上，作辐射状；叶线形，长 3 ～ 7 cm，宽 1 ～ 2 mm，先端尖，基部渐狭，至秋后叶变为金黄色。花单性，雌雄同株；雄花为葇荑状，下垂，黄色，数个或数十个聚生在小枝顶端，基部包有无数倒卵状楔形膜质鳞片；雌花单生于有叶枝短枝顶端，由多数螺旋状排列的鳞片组成。球果卵形，直立，长 5 ～ 7.5 cm，直径 3 ～ 6 cm，鳞片木质，广卵形至卵状披针形，先端微凹或钝头，基部心脏形，成熟后脱落，苞片披针形，长 6 ～ 7 mm，先端长尖，中部突起。种子每鳞 2 枚，长约 8 mm，富油脂，有膜质长翅，与鳞片等长或稍短。花期 4 ～ 5 月，果期 10 ～ 11 月。

**生境分布** | 生长于海拔 100 ～ 1500 m 的山地针、阔叶树混交林中。分布于江苏、安徽、浙江、江西、福建、湖北、湖南、四川等地。多为栽培。

**采收加工** | 夏季剥取，晒干。

**功效主治** | 杀虫，疗癣，止痒。主治疥癣瘙痒。

**用量用法** | 外用：适量，醋或酒浸涂擦，或研末调涂患处。

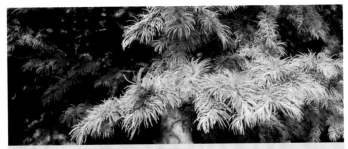

**使用注意** | 本品有毒，一般不作内服。

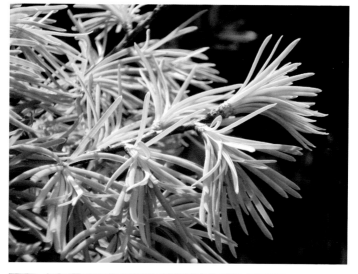

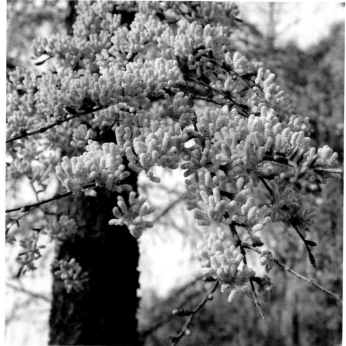

# 土茯苓

022

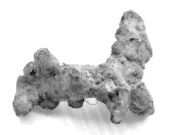

**别名** | 刺猪苓、过山龙、冷饭团、山归来、久老薯、红土苓。

**性味归经** | 甘、淡，平。归肝、胃经。

**来源** | 本品为百合科植物光叶菝葜 *Smilax glabra* Roxb. 的干燥根茎。

**识别特征** | 多年生常绿攀缘状灌木，茎无刺。单叶互生，薄革质，长圆形至椭圆状披针形，先端渐尖，全缘，表面通常绿色，有时略有白粉，有卷须。花单性，雌雄异株，腋生伞形花序；花被白色或黄绿色。浆果球形，红色，外被白粉。花期7~8月，果期9~10月。

**生境分布** | 生长于林下或山坡。分布于长江流域南部各地。

**采收加工** | 夏、秋二季采挖，除去须根，洗净，干燥；或趁鲜切成薄片，干燥。

**功效主治** | 解毒，除湿，通利关节。主治筋骨疼痛，梅毒及汞中毒所致的肢体拘挛，湿热淋浊，带下，痈肿，瘰疬，疥癣。

**用量用法** | 15~60 g。内服：煎汤。

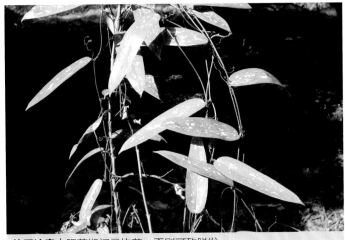

**使用注意** | 服药期间忌饮茶，否则可致脱发。

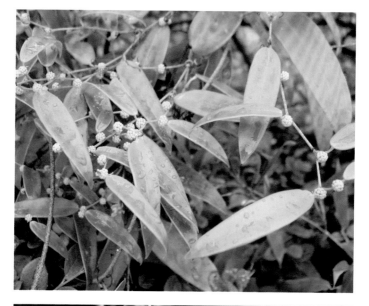

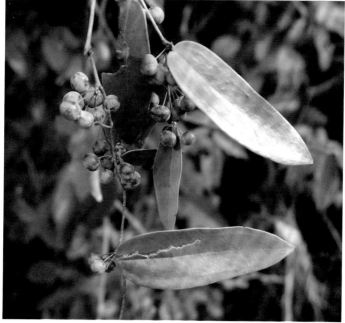

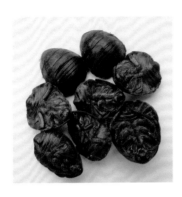

# 土鳖虫 （䗪虫）

023

**别名** 地鳖、土鳖、土元、簸箕虫、地鳖虫。

**性味归经** 咸，寒；有小毒。归肝经。

**来源** 本品为鳖蠊科昆虫地鳖 *Eupolyphaga sinensis* Walker 或冀地鳖 *Steleophaga plancyi*（Boleny）的雌虫干燥体。

**识别特征** **地鳖**：雌雄异形，雄虫有翅，雌虫无翅。雌虫长约 3 cm，体上下扁平，黑色而带光泽。头小，向腹面弯曲。口器咀嚼式，大颚坚硬。复眼发达，肾形；单眼 2。触角丝状，长而多节。前胸盾状，前狭后阔。雄虫前胸呈波状纹，具翅 2 对。生活于地下或沙土间，多见于粮仓底下或油坊阴湿处。

**冀地鳖**：雌虫体宽卵圆形，较地鳖宽。虫体表面暗黑色，无光泽，不如地鳖光亮。体背较地鳖扁。前胸背板前缘及身体周围具红褐色或黄褐色边缘。体背面有密集的小颗粒状突起，无翅。雄虫有翅，体灰黑色，除前胸背板前缘处有明显的淡色宽边外，身体其他部分无细碎斑纹。

**生境分布** 生长于阴暗、潮湿、腐殖质丰富的松土中。全国均有，前者分布于浙江、湖北、江苏、河南；后者分布于福建、广东、广西等地。习惯认为江苏产品质优。

**采收加工** 捕捉后，置沸水中烫死，晒干或烘干。

**功效主治** 破血逐瘀，续筋接骨。主治跌扑损伤，筋骨折伤，血瘀经闭，产后瘀阻腹痛，癥瘕痞块。

**用量用法** 3～10 g。内服：煎汤。

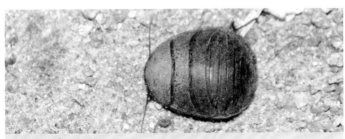

**使用注意** 孕妇禁用。

# 大叶紫珠

024

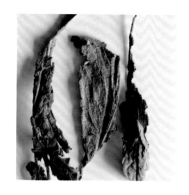

**别名** | 紫珠草、大风叶、赶风紫、红大日、假大艾。

**性味归经** | 辛、苦，平。归肝、肺、胃经。

**来源** | 本品为马鞭草科植物大叶紫珠 *Callicarpa macrophylla* Vahl 的干燥叶或带叶嫩枝。

**识别特征** | 灌木至小乔木，全株被灰白色长茸毛。叶对生，长椭圆形，长 15 ~ 24 cm，宽 7 ~ 9 cm，先端渐尖，基部钝或楔尖，边缘有锯齿，侧脉 12 ~ 15 对；叶柄长 1 ~ 2 cm。聚伞花序腋生，宽 5 ~ 8 cm；花序柄长 2 ~ 3.5 cm；花萼被星状柔毛，裂齿钝三角形；花冠紫色，略被细毛；雄蕊长，突出，药室纵裂。果实球形，直径约 2 mm，熟时紫红色。花期 6 月。

**生境分布** | 生长于山坡、丘陵、村边灌木丛中。分布于广东、广西、福建、贵州、云南等地。

**采收加工** | 夏、秋二季采摘，晒干。

**功效主治** | 散瘀止血，消肿止痛。主治衄血，咯血，吐血，便血，外伤出血，跌扑肿痛。

**用量用法** | 15 ~ 30 g。外用：适量，研末敷于患处。

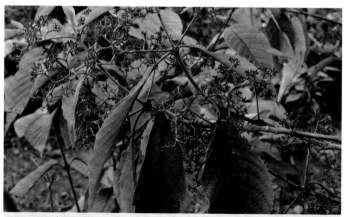

**使用注意** | 孕妇慎服。

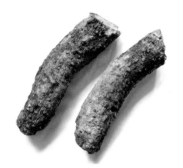

# 大血藤

025

**别名** | 红藤、血藤、红皮藤。
**性味归经** | 苦，平。归大肠、肝经。

**来源** | 本品为木通科植物大血藤 *Sargentodoxa cuneata* (Oliv.) Rehd. et Wils. 的干燥藤茎。

**识别特征** | 落叶攀缘灌木，长达 10 m。茎褐色，圆形，有条纹，光滑无毛。3 出复叶，互生；叶柄长，上面有槽；中间小叶菱状卵形，长 7 ~ 12 cm，宽 3 ~ 7 cm，先端尖，基部楔形，全缘，有柄；两侧小叶较中间者大，斜卵形，先端尖，基部两边不对称，内侧楔形，外侧截形或圆形，几无柄。花单性，雌雄异株，总状花序腋生，下垂，具苞片，花多数，芳香；雄花黄色，花萼 6 片，长圆形，花瓣小，6 片，菱状圆形，雄蕊 6 枚，花丝极短；雌花与雄花同；有不发育

雄蕊 6 枚，子房上位，1 室，有 1 胚珠。浆果卵圆形。种子卵形，黑色，有光泽。花期 3 ~ 5 月，果期 8 ~ 10 月。

**生境分布** | 生长于林下、溪边。分布于河南、安徽、江苏、浙江、江西、福建、广东、广西、湖南、湖北、四川、贵州、陕西等地。

**采收加工** | 秋、冬二季采收，除去侧枝，截段，干燥。

**功效主治** | 清热解毒，活血，祛风止痛。主治肠痈腹痛，热毒疮疡，经闭，痛经，风湿痹痛，跌扑肿痛。

**用量用法** | 9 ~ 15 g。内服：煎汤。

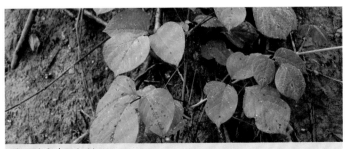

**使用注意** | 孕妇慎服。

# 大豆黄卷

026

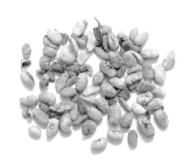

**别名** | 豆蘗、黄卷、卷蘗、菽蘗、大豆卷、大豆蘗、黄卷皮、豆黄卷。

**性味归经** | 甘，平。归脾、胃、肺经。

**来源** | 本品为豆科植物大豆 *Glycine max*（L.）Merr. 的成熟种子经发芽干燥的炮制加工品。

**识别特征** | 本品略呈肾形，长约8 mm，宽约6 mm。表面黄色或黄棕色，微皱缩，一侧有明显的脐点；一端有1弯曲胚根。外皮质脆，多破裂或脱落。子叶2，黄色。气微，味淡，嚼之有豆腥味。

**生境分布** | 全国各地广泛栽培。

**采收加工** | 取净大豆，用水浸泡至膨胀，滤去水，用湿布覆盖，每日淋水2次，待芽长至0.5～1 cm时，取出，干燥。

**功效主治** | 解表祛暑，清热利湿。主治湿温初起，暑湿感冒，发热汗少，胸闷脘痞，肢体酸重，骨节疼痛，小便不利。

**用量用法** | 9～15 g。内服：煎汤，捣汁或入散剂。

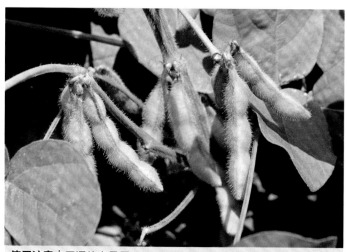

**使用注意** | 无湿热者忌用。

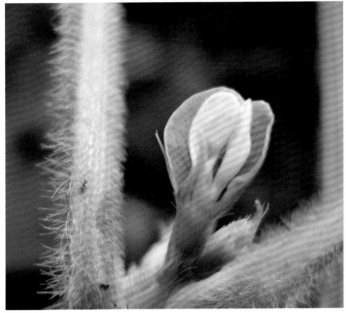

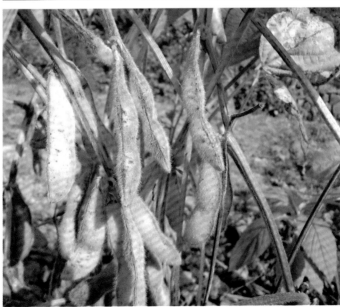

# 大皂角

027

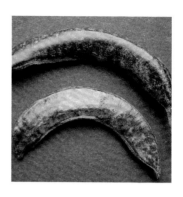

**别名** | 皂角、悬刀、皂荚、鸡栖子、大皂荚、长皂荚、长皂角。
**性味归经** | 辛、咸，温；有小毒。归肺、大肠经。

**来源** | 本品为豆科植物皂荚 *Gleditsia sinensis* Lam. 的干燥成熟果实。

**识别特征** | 落叶乔木，高达15 m。棘刺粗壮，红褐色，常分枝。双数羽状复叶；小叶4 ~ 7对，小叶片卵形、卵状披针形或长椭圆状卵形，长3 ~ 8 cm，宽1 ~ 3.5 cm，先端钝，有时稍凸，基部斜圆形或斜楔形，边缘有细锯齿。花杂性，成腋生及顶生的总状花序，花萼钟形，裂片4，卵状披针形；花瓣4，淡黄白色，卵形或长椭圆形；雄蕊8，4长4短；子房条形，扁平。荚果直而扁平，有光泽，紫黑色，被白色粉霜，长12 ~ 30 cm，直径2 ~ 4 cm。种子多数，扁平，长椭圆形，长约10 mm，红褐色，有光泽。花期5月，果期10月。

**生境分布** | 生长于村边、路旁向阳温暖的地方。全国大部分地区有分布。

**采收加工** | 秋季果实成熟时采摘，晒干。

**功效主治** | 祛痰开窍，散结消肿。主治中风口噤，昏迷不醒，癫痫痰盛，关窍不通，喉痹痰阻，顽痰喘咳，咳痰不爽，大便燥结。外治痈肿。

**用量用法** | 1 ~ 1.5 g，多入丸、散用。外用：适量，研末吹鼻取嚏或研末调敷患处。

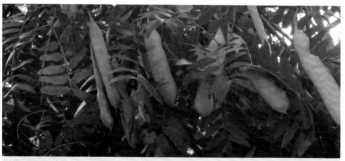

**使用注意** | 孕妇及咯血、吐血者忌服。

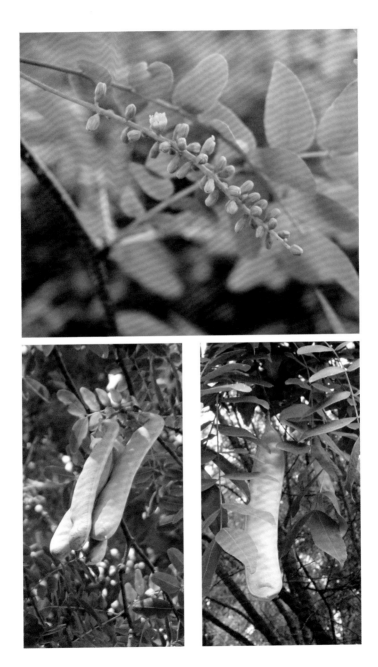

# 大青叶

028

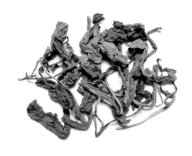

**别名** | 蓝菜、大青、蓝叶、菘蓝叶、靛青叶、板蓝根叶。

**性味归经** | 苦，寒。归心、胃经。

**来源** | 本品为十字花科植物菘蓝 *Isatis indigotica* Fort.的干燥叶。

**识别特征** | 二年生草本，茎高 40 ~ 90 cm，稍带粉霜。基生叶较大，具柄，叶片长椭圆形，茎生叶披针形，互生，无柄，先端钝尖，基部箭形，半抱茎。花序复总状，在枝顶组成圆锥状；花小，黄色短角果长圆形，扁平有翅，下垂，紫色；种子1枚，椭圆形，褐色。花期4 ~ 5月，果期5 ~ 6月。

**生境分布** | 生长于山地林缘较潮湿的地方。野生或栽培。分布于江苏、安徽、河北、河南、浙江等地。

**采收加工** | 夏、秋二季分2 ~ 3次采收，除去杂质，晒干。

**功效主治** | 清热解毒，凉血消斑。主治温病高热神昏，发斑发疹，痄腮，喉痹，丹毒，痈肿。

**用量用法** | 9 ~ 15 g。内服：煎汤。

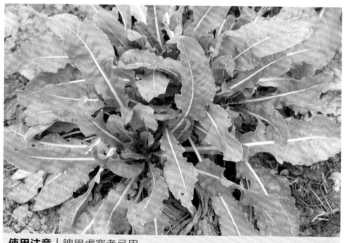

**使用注意** | 脾胃虚寒者忌用。

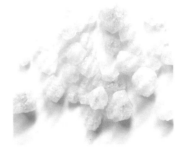

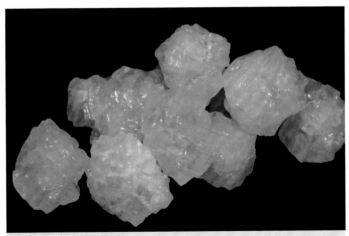

# 大青盐

029

**别名**｜青盐、石盐、戎盐。

**性味归经**｜咸，寒。归心、肾、膀胱经。

**来源**｜本品为卤化物类石盐族湖盐结晶体，主含氯化钠（NaCl）。

**识别特征**｜本品为立方体、八面体或菱形的结晶，有的为歪晶，直径 0.5 ~ 1.5 cm。白色或灰白色。半透明，具玻璃样光泽。质硬，易砸碎，断面光亮。气微，味咸、微涩苦。

**生境分布**｜多形成于干涸含盐盆地和现代盐湖中，为盐湖中化学沉积而成，还包括不同地质时代沉积层中的崖（岩）盐，且多为原生盐。主产于内蒙古、青海、新疆、西藏、四川，其他省份亦有少量产出。

**采收加工**｜自盐湖中采挖后，除去杂质，干燥。

**功效主治**｜清热，凉血，明目。主治吐血，尿血，牙龈肿痛出血，目赤肿痛，风眼烂弦。

**用量用法**｜1.2 ~ 2.5 g；多入丸、散用。外用：适量，研末擦牙或水化漱口、洗目。

**使用注意**｜水肿者慎用。

**3画**

# 大枣

030

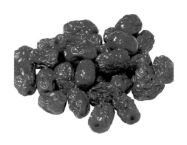

**别名** | 红枣、干枣、枣子。
**性味归经** | 甘，温。归脾、胃、心经。

**来源** | 本品为鼠李科植物枣 *Ziziphus jujuba* Mill. 的干燥成熟果实。

**识别特征** | 灌木或小乔木，高达10 m。枝平滑无毛，小叶有成对的针刺。叶互生，椭圆状卵形或卵状披针形，先端稍钝，基部偏斜，边缘有细锯齿，基出3脉。花较小，淡黄绿色，2～3朵集成腋生的聚伞花序，丛生于叶腋。核果卵形至长圆形，熟时深红色。花期4～5月，果期7～9月。

**生境分布** | 生长于海拔1700 m以下的山区、丘陵或平原，全国各地均有栽培。分布于河南、河北、山东、陕西等地。

**采收加工** | 秋季果实成熟时采收，晒干。

**功效主治** | 补中益气，养血安神。主治脾虚食少，乏力便溏，妇人脏躁。

**用量用法** | 6～15 g。内服：煎汤。

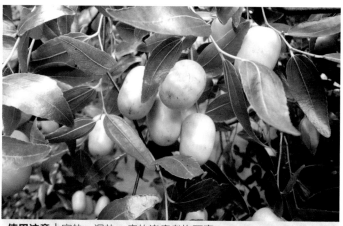

**使用注意** | 实热、湿热、痰热诸疾者均不宜。

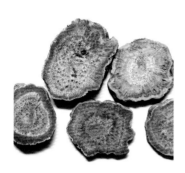

# 大黄

031

**别名** | 将军、川军、锦文、锦纹、锦纹大黄、雅黄。

**性味归经** | 苦，寒。归脾、胃、大肠、肝、心包经。

**来源** | 本品为蓼科植物掌叶大黄 *Rheum palmatum* L.、药用大黄 *Rheum officinale* Baill. 或唐古特大黄 *Rheum tanguticum* Maxim. ex Balf. 的干燥根或根茎。

**识别特征** | **掌叶大黄**：多年生草本，高达 2 m。地下有粗壮的肉质根及根状茎，茎粗壮，平滑，无毛，有不甚明显的纵纹。单叶互生；具粗壮长柄，柄上密生白色短刺毛；基生叶叶片圆形或卵圆形，掌状 5 ~ 7 深裂，裂片矩圆形或宽披针形，先端尖。秋季开淡黄白色花，大圆锥花序顶生；花梗纤细，中下部有关节；花被 6 裂，长约 1.5 mm，排为 2 轮；雄蕊 9。瘦果矩卵圆形，有 3 棱，沿棱生翅，翅边缘半透明，顶端稍凹陷，基部呈心形。花期 6 ~ 7 月，果期 7 ~ 8 月。

**生境分布** | 生长于山地林缘半阴湿的地方。主要分布于四川、甘肃、青海、西藏等地。

**采收加工** | 秋末茎叶枯萎或次春发芽前采挖，除去细根，刮去外皮，切瓣或段，绳穿成串干燥或直接干燥。

**功效主治** | 泻下攻积，清热泻火，凉血解毒，逐瘀通经，利湿退黄。主治实热积滞便秘，湿热痢疾，肠痈腹痛，黄疸尿赤，淋证，水肿，血热吐衄，目赤咽肿，痈肿疔疮，瘀血经闭，产后瘀阻，跌扑损伤；外治烧烫伤。

**用量用法** | 3 ~ 15 g；用于泻下不宜久煎。外用：适量，研末敷于患处。

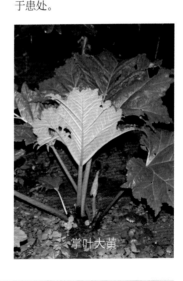

掌叶大黄

**3 画**

**使用注意** | 孕妇及月经期、哺乳期妇女慎用。

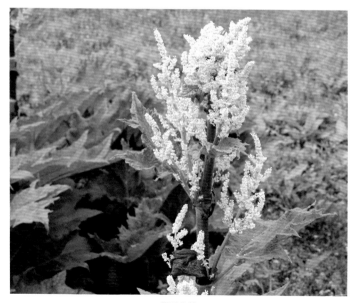

掌叶大黄

掌叶大黄

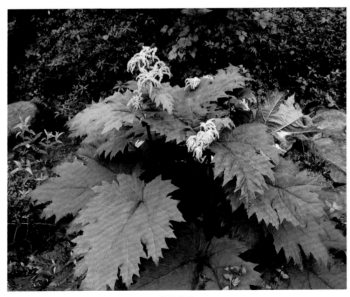

药用大黄

药用大黄

# 大蒜

032

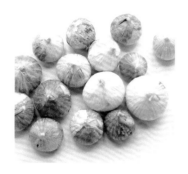

**别名** | 独头蒜、紫皮蒜。
**性味归经** | 辛，温。归脾、胃、肺经。

**来源** | 本品为百合科植物大蒜 *Allium sativum* L. 的鳞茎。

**识别特征** | 多年生草本，具强烈蒜臭气。鳞茎大型，具6～10瓣，外包灰白色或淡棕色膜质鳞被。叶基生，实心，扁平，线状披针形，宽约2.5 cm，基部呈鞘状。花茎直立，高约60 cm；佛焰苞有长喙，长7～10 cm；伞形花序，小而稠密，具苞片1～3，苞片长8～10 cm，膜质，浅绿色；花小型，花间多杂以淡红色珠芽，长约4 mm，或完全无珠芽；花柄细，长于花；花被6，粉红色，椭圆状披针形；雄蕊6，白色，花药突出；雌蕊1，花柱突出，白色，子房上位，长椭圆状卵形，先端凹入，3室。蒴果，1室开裂。种子黑色。花期夏季。

**生境分布** | 全国各地均有栽培。

**采收加工** | 夏初叶枯萎时采挖，除去须根和泥沙，于通风处晾干或烘烤至外皮干燥。

**功效主治** | 解毒消肿，杀虫，止痢。主治疮疡痈肿，疥癣，肺痨，顿咳，泄泻，痢疾。

**用量用法** | 9～15 g。内服：煎汤。

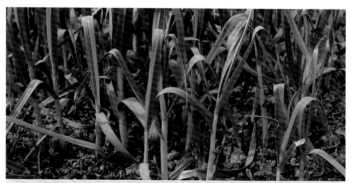

**使用注意** | 阴虚火旺及有目疾、舌喉口齿诸疾者均不宜服。外敷易引起皮肤发红、灼热起疱，故不可敷之过久。

**3画**

# 大 蓟

033

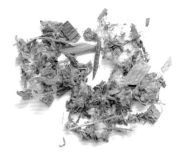

**别名** | 马蓟、刺蓟、虎蓟、鸡项草、山牛蒡、鸡脚刺、野红花。

**性味归经** | 甘、苦，凉。归心、肝经。

**来源** | 本品为菊科植物蓟 *Cirsium japonicum* Fisch. ex DC. 的干燥地上部分。

**识别特征** | 多年生草本，高 50 ~ 100 cm。根长圆锥形，丛生，肉质，鲜时折断可见橙红色油滴渗出；茎直立，基部被白色丝状毛。基生叶有柄，倒卵状披针形或披针状长椭圆形，长 10 ~ 30 cm，宽 5 ~ 8 cm，羽状深裂，边缘不整齐，浅裂，齿端具针刺，上面疏生丝状毛。背面脉上有毛；茎生叶无柄，基部抱茎。头状花序，顶生或腋生；总苞钟状，有蛛丝状毛，总苞片多层，条状披针形。外层顶端有刺；花两性，全部为管状花，花冠紫红色。瘦果椭圆形，略扁，冠毛暗灰色，羽毛状，顶端扩展。花期5 ~ 8月，果期6 ~ 8月。

**生境分布** | 生长于山野、路旁、荒地。全国大部分地区均产。

**采收加工** | 夏、秋二季花开时割取地上部分，除去杂质，晒干。

**功效主治** | 凉血止血，散瘀解毒消痈。主治衄血，吐血，尿血，便血，崩漏，外伤出血，痈肿疮毒。

**用量用法** | 9 ~ 15 g。内服：煎汤。

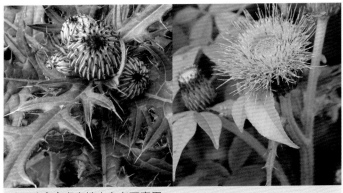

**使用注意** | 虚寒性出血者不宜用。

3
画

**041**

# 大蓟炭

034

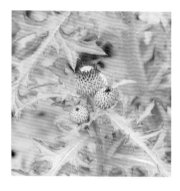

**别名** | 无。

**性味归经** | 苦、涩，凉。归心、肝经。

---

**来源** | 本品为大蓟的炮制加工品。

**识别特征** | 见"大蓟"项下。

**生境分布** | 见"大蓟"项下。

**采收加工** | 取大蓟段，炒至表面焦黑色。

**功效主治** | 凉血止血。主治衄血，吐血，尿血，肠痈，便血，崩漏，外伤出血。

**用量用法** | 5 ~ 10 g，多入丸、散服。

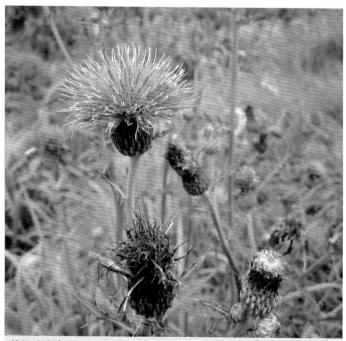

**使用注意** | 虚寒性出血者不宜用。

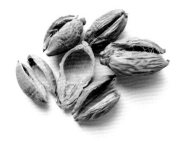

# 大腹皮

035

**别名**｜茯毛、槟榔皮、大腹毛、槟榔衣、大腹绒。

**性味归经**｜辛，微温。归脾、胃、大肠、小肠经。

**来源**｜本品为棕榈科植物槟榔 *Areca catechu* L. 的干燥果皮。

**识别特征**｜乔木，高10～18 m，不分枝，叶脱落后形成明显的环纹。叶在顶端丛生；羽状复叶，长1.3～2 m，光滑，叶轴三棱形，小叶披针状线形或线形，长30～70 cm，宽2.5～6 cm，基部较狭，先端小叶愈合，有不规则分裂。花序着生于最下一叶的基部，有佛焰苞状大苞片，长倒卵形，长达40 cm，光滑，花序多分枝；花单性，雌雄同株；雄花小，多数，无柄，紧贴分枝上部，通常单生，很少对生，花萼3，厚而细小，花瓣3，卵状长圆形，长5～6 mm，雄蕊6，花丝短小，退化雌蕊3，丝状；雌花较大而少，无柄，着生于花序轴或分枝基部，花萼3，长圆状卵形，长12～15 mm。坚果卵圆形或长圆形，长5～6 cm，花萼和花瓣宿存，熟时红色。每年两次开花，花期3～8月，冬花不结果，果期12月至翌年2月。

**生境分布**｜生长于无低温地区和潮湿疏松肥沃的土壤、高环山梯田。主要分布于海南、广西、云南等地。

**采收加工**｜冬季至次春采收未成熟的果实，煮后干燥，纵剖两瓣，剥取果皮，习称"大腹皮"；春末至秋初采收成熟果实，煮后干燥，剥取果皮，打松，晒干，习称"大腹毛"。

**功效主治**｜行气宽中，行水消肿。主治湿阻气滞，脘腹胀闷，大便不爽，水肿胀满，脚气浮肿，小便不利。

**用量用法**｜5～10 g。内服：煎汤。

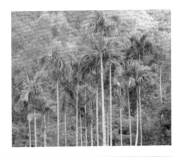

**使用注意**｜本品辛散耗气，气虚者慎用。

# 山麦冬

036

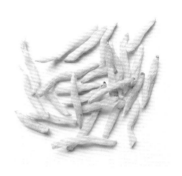

**别名** | 大麦冬、土麦冬、鱼子兰。

**性味归经** | 甘、微苦，微寒。归心、肺、胃经。

**来源** | 本品为百合科植物湖北麦冬 *Liriope spicata*（Thunb.）Lour. var. *prolifera* Y. T. Ma 或短葶山麦冬 *Liriope muscari*（Decne.）Baily 的干燥块根。

**识别特征** | 多年生草本。根状茎粗短，生有许多长而细的须根，其中部膨大成连珠状或纺锤形的肉质小块根。叶丛生；叶柄有膜质鞘；叶片革质，条形，长 15 ~ 30 cm，宽 4 ~ 7 mm。花茎直立，高 15 ~ 30 cm，总状花序顶生，长达 12 cm，有花多数，常 1 ~ 4 朵聚生于苞腋，花被淡紫色或浅蓝色，长圆形或披针形；花梗长 3 ~ 4 mm，子房上位。浆果球形，熟时蓝黑色。花期 5 ~ 7 月，果期 8 ~ 10 月。

**生境分布** | 生长于海拔 50 ~ 1400 m 的山坡、山谷林下、路旁或湿地。分布除东北、内蒙古、青海、新疆、西藏各地外，其他省区广泛分布和栽培。

**采收加工** | 夏初采挖，洗净，反复暴晒，堆置，至近干，除去须根，干燥。

**功效主治** | 养阴生津，润肺清心。主治肺燥干咳，阴虚劳嗽，津伤口渴，咽喉肿痛，内热消渴，心烦失眠，肠燥便秘。

**用量用法** | 9 ~ 15 g。内服：煎汤。

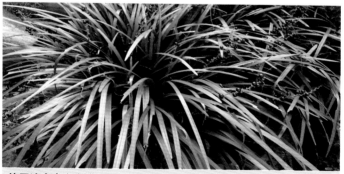

**使用注意** | 虚寒泄泻、湿浊中阻、风寒或寒痰咳喘者禁用。

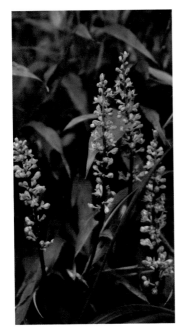
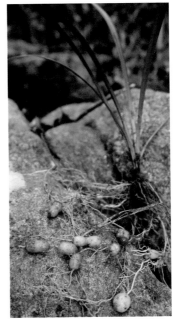

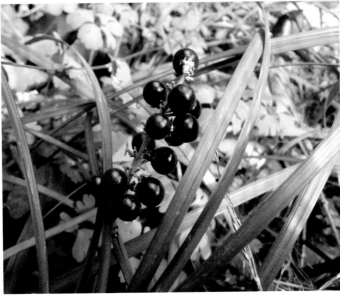

# 山豆根

037

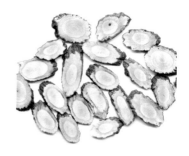

**别名** | 豆根、黄结、广豆根、南豆根、小黄连、山大豆根。

**性味归经** | 苦，寒；有毒。归肺、胃经。

**来源** | 本品为豆科植物越南槐 *Sophora tonkinensis* Gagnep. 的干燥根和根茎。

**识别特征** | 灌木，高 1 ~ 2 m，几不分枝。羽状复叶互生，小叶 11 ~ 17，卵形或长圆状卵形，长 1 ~ 2.5 cm，宽 0.5 ~ 1.5 cm，顶端一小叶较大，上面疏生短柔毛，下面密生灰棕色短柔毛；小叶柄短，被毛。总状花序顶生及腋生，有毛；花萼阔钟形；花冠蝶形，黄白色；雄蕊 10；子房密生柔毛，花柱弯曲，柱头上簇生长柔毛。荚果连珠状，先端钝圆，具细尖，黑色，光滑无毛。花期 5 ~ 6 月，果期 7 ~ 8 月。

**生境分布** | 生长于坡地、平原等地。分布于广西、广东、江西、贵州等地。

**采收加工** | 秋季采挖，除去杂质，洗净，干燥。

**功效主治** | 清热解毒，消肿利咽。主治火毒蕴结，乳蛾喉痹，咽喉肿痛，牙龈肿痛，口舌生疮。

**用量用法** | 3 ~ 6 g。内服：煎汤。

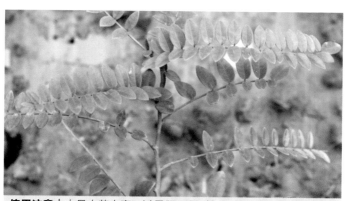

**使用注意** | 本品大苦大寒，过量服用易引起呕吐、腹泻、胸闷、心悸等不良反应，故用量不宜过大。脾胃虚寒者慎用。

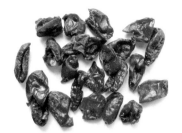

# 山茱萸

038

**别名** │药枣、枣皮、萸肉、山萸肉、蜀酸枣、天木籽、山芋肉、实枣儿。

**性味归经** │酸、涩，微温。归肝、肾经。

**来源** │本品为山茱萸科植物山茱萸 *Cornus officinalis* Sieb. et Zucc. 的干燥成熟果肉。

**识别特征** │落叶小乔木，高达10 m，树皮灰褐色，老枝黑褐色，嫩枝绿色。单叶对生，卵形至椭圆形，稀卵状披针形，长5 ~ 7 cm，全缘，脉腋间有黄褐色毛丛，侧脉5 ~ 8对，弧形平行排列。伞形花序腋生，具卵状苞片4，花先叶开放，黄色。核果长椭圆形，成熟时红色或紫红色。花期3月，果期8 ~ 10月。

**生境分布** │生长于山沟、溪旁或较湿润的山坡。分布于浙江、安徽、河南、陕西等地。

**采收加工** │秋末冬初果实成熟变红后采摘，用文火焙烘或置沸水中略烫后，及时除去果核，干燥。

**功效主治** │补益肝肾，收涩固脱。主治眩晕耳鸣，腰膝酸痛，阳痿遗精，遗尿尿频，崩漏带下，大汗虚脱，内热消渴。

**用量用法** │6 ~ 12 g。内服：煎汤。

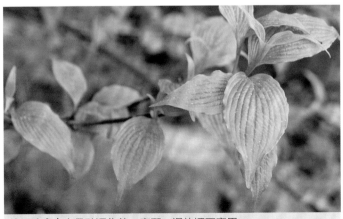

**使用注意** │本品酸涩收敛，实邪、湿热证不宜用。

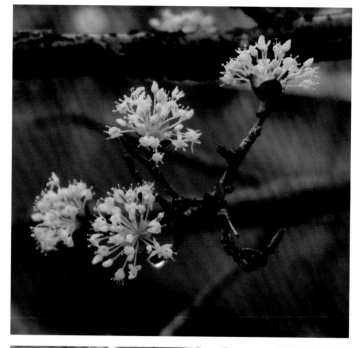

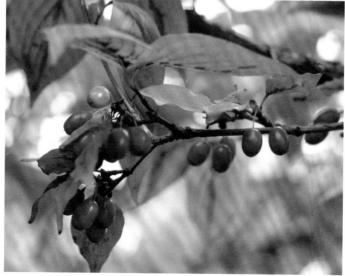

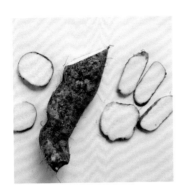

# 山药

039

**别名** | 薯蓣、土薯、山薯、玉延、怀山药、淮山药。

**性味归经** | 甘，平。归脾、肺、肾经。

**来源** | 本品为薯蓣科植物薯蓣 *Dioscorea opposita* Thunb. 的干燥根茎。

**识别特征** | 缠绕性宿根草质藤本。块茎长而粗壮，外皮灰褐色，有须根，茎常带紫色。单叶在茎下部互生，中部以上对生。少数为3叶轮生，叶片三角形至宽卵形或戟形，变异大。花极小，单性，雌雄异株，穗状花序，雄花序直立，聚生于叶腋内。蒴果扁圆形，具3棱，翅状，表面被白粉。种子扁圆形，四周有膜质宽翅。花期6～9月，果期7～11月。

**生境分布** | 生长于排水良好、疏松肥沃的土壤中。全国各地均有栽培。产于河南焦作市的，习称怀山药，质量最佳。

**采收加工** | 冬季（11～12月）茎叶枯萎后采挖，切去根头，洗净，除去外皮和须根，干燥，习称"毛山药"；或除去外皮，趁鲜切厚片，干燥，称为"山药片"；也有选择肥大顺直的干燥山药，置清水中，浸至无干心，闷透，切齐两端，用木板搓成圆柱状，晒干，打光，习称"光山药"。

**功效主治** | 补脾养胃，生津益肺，补肾涩精。主治脾虚食少，食欲缺乏，倦怠无力，久泻不止，肺虚喘咳，肾虚遗精，尿频，带下，腰膝酸软，虚热消渴。

**用量用法** | 15～30 g。内服：煎汤。

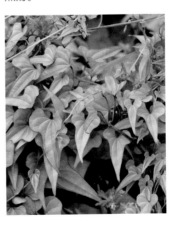

**3画**

**使用注意** | 本品养阴而兼涩性，能助湿，故湿盛中满或有积滞者不宜单独使用。实热邪实者忌用。

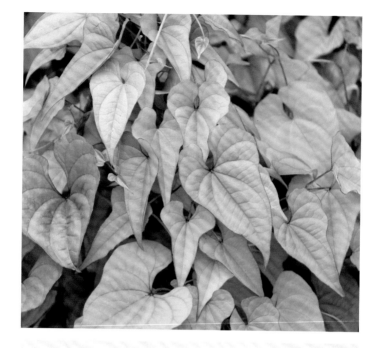

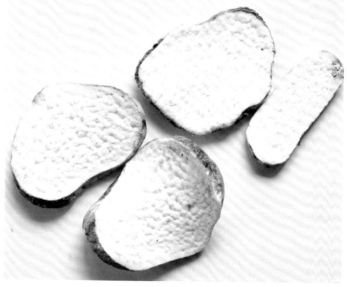

# 山奈

040

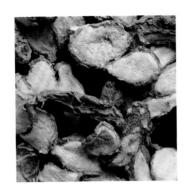

**别名** | 三赖、山辣、沙姜、三奈子。

**性味归经** | 辛，温。归胃经。

**来源** | 本品为姜科植物山奈 *Kaempferia galanga* L. 的干燥根茎。

**识别特征** | 多年生宿根草本。块状根茎，单生或数枚连接，淡绿色或绿白色，芳香；根粗壮。无地上茎。叶 2，几无柄，平卧于地面上；圆形或阔卵形，长 8 ~ 15 cm，宽 5 ~ 12 cm，先端急尖或近钝形；基部阔楔形或圆形，质薄，绿色，有时叶缘及尖端有紫色；叶脉 10 ~ 12；叶柄下延成鞘，长 1 ~ 5 cm。穗状花序自叶鞘中生出，具花 4 ~ 12，芳香；苞片披针形，绿色，长约 2.5 cm，花萼与苞片等长；花冠管细长，长 2.5 ~ 3 cm；花冠裂片狭披针形，白色，长 1.2 ~ 1.5 cm；唇瓣阔大，直径约 2.5 cm，中部深裂，2 裂瓣顶端各微凹，白色，喉部紫红色；侧生的退化雄蕊花瓣状，倒卵形，白色，长约 1.2 cm；药隔宽，顶部与方形冠筒连生；子房下位，3 室，花柱细长，基部具细长棒状附属物，柱头盘状，具缘毛。果实为蒴果。花期 8 ~ 9 月。

**生境分布** | 生长于山坡、草地、灌木丛等向阳处。主要分布于台湾、广东、广西、云南等地。

**采收加工** | 冬季采挖，洗净，除去须根，切片，晒干。

**功效主治** | 行气温中，消食，止痛。主治胸膈胀满，脘腹冷痛，饮食不消。

**用量用法** | 6 ~ 9 g。内服：煎汤，鲜品捣敷。

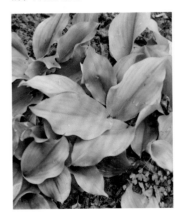

**使用注意** | 阴虚血亏、胃有郁火者忌用。

# 山香圆叶

041

**别名** | 干锤打、两指剑、七寸钉、干打锤、大驳骨、小熊胆木。
**性味归经** | 苦，寒。归肺、肝经。

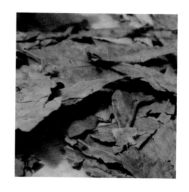

**来源** | 本品为省沽油科植物山香圆 *Turpinia arguta* Seem. 的干燥叶。

**识别特征** | 落叶灌木，高 1 ~ 3 m。老枝灰褐色，幼枝具灰褐色斑点。单叶对生；叶柄长 1.2 ~ 1.8 cm；托叶生于叶柄内侧；叶片椭圆形或长椭圆形，长 7 ~ 22 cm，宽 2 ~ 6 cm，先端渐尖，具尖尾，基部钝圆或宽楔形，边缘具疏锯齿，齿尖具硬腺体；侧脉 10 ~ 13，至边缘网结，连同网脉在背面隆起，在上面可见，无毛。花两性，圆锥花序顶生，较叶短，长 4 ~ 17 cm，密集或较疏松；花长 8 ~ 12 mm，白色，花梗中部具 2 枚苞片，萼片 5，三角形，绿色，边缘具睫毛，或无毛；花瓣白色，无毛；雄蕊 5，花丝长约 6 mm，疏被短柔毛；子房及花柱均被柔毛。果近球形，幼时绿色，转红色，干后黑色，直径 7 ~ 12 mm，表面粗糙，先端具小尖头，花盘宿存。有种子 2 ~ 3 枚。花期 4 ~ 6 月，果期 7 ~ 9 月。

**生境分布** | 生长于山坡、谷地林中。分布于江西、福建、湖南、广东、海南、广西、四川、贵州等地。

**采收加工** | 夏、秋二季叶茂盛时采收，除去杂质，晒干。

**功效主治** | 清热解毒，利咽消肿，活血止痛。主治喉痹乳蛾，咽喉肿痛，疮疡肿毒，跌扑损伤。

**用量用法** | 15 ~ 30 g。外用：适量，鲜品捣敷。

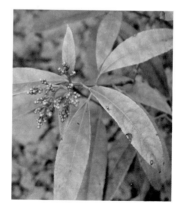

**3画**

**使用注意** | 脾胃虚寒者慎服。

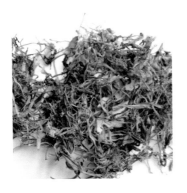

# 山银花

042

**别名**｜山花、南银花、土忍冬、土银花、山金银花。

**性味归经**｜甘，寒。归肺、心、胃经。

**来源**｜本品为忍冬科植物灰毡毛忍冬 *Lonicera macranthoides* Hand.-Mazz.、华南忍冬 *Lonicera confusa* DC.、红腺忍冬 *Lonicera hypoglauca* Miq. 或黄褐毛忍冬 *Lonicera fulvotomentosa* Hsu et S. C. Cheng 的干燥花蕾或带初开的花。

**识别特征**｜木质藤本，长2～4 m。树皮黄褐色渐次变为白色，嫩时有短柔毛。叶对生，卵圆形至椭圆形，长4～8 cm，宽3.5～5 cm，上面绿色，主脉上有短疏毛，下面带灰白色，密生白色短柔毛；花冠管状，长1.6～2 cm，稍被柔毛，初开时白色，后变黄色。花期6～9月，果期10～11月。

**生境分布**｜生长于溪边、旷野疏林下或灌木丛中。分布于四川、广东、广西、湖南、贵州、云南、安徽、浙江等地。广西山银花主要分布于马山、忻城、都安、田阳、宜山、凌云、资源等地。

**采收加工**｜夏初花开放前采收，干燥。

**功效主治**｜清热解毒，疏散风热。主治风热感冒，温热发病，疔疮痈肿，喉痹，丹毒，热毒血痢。

**用量用法**｜6～15 g。内服：煎汤。

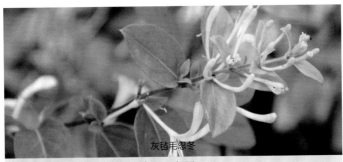

灰毡毛忍冬

**使用注意**｜虚寒体弱者不宜多服、久服。

3
画

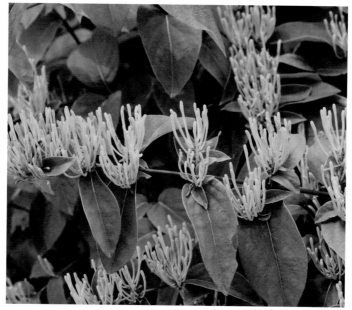

灰毡毛忍冬

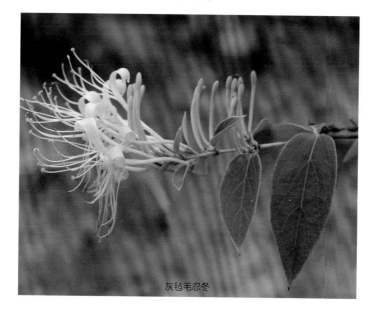

灰毡毛忍冬

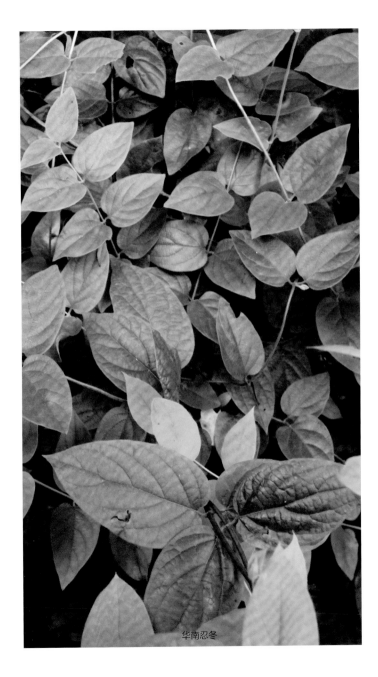

华南忍冬

# 山楂

043

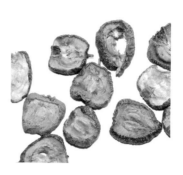

**别名**｜山梨、酸查、山查、鼠楂、羊棣、茅楂、赤爪实、赤爪子、棠棣子。

**性味归经**｜酸、甘，微温。归脾、胃、肝经。

**来源**｜本品为蔷薇科植物山里红 *Crataegus pinnatifida* Bge. var. *major* N. E. Br. 或山楂 *Crataegus pinnatifida* Bge. 的干燥成熟果实。

**识别特征**｜山里红：落叶乔木，高达6 m。枝刺长1～2 cm，或无刺。单叶互生；叶柄长2～6 cm；叶片阔卵形、三角卵形或稀菱状卵形，有2～4对羽状裂片，先端渐尖，基部宽楔形，上面有光泽，下面沿叶脉被短柔毛，边缘有不规则重锯齿。伞房花序，萼筒钟状，5齿裂；花冠白色，花瓣5，倒卵形或近圆形；雄蕊约20，花药粉红色；雌蕊1，子房下位，5室，花柱5。梨果近球形，深红色，有黄白色小斑点，萼片脱落很迟，先端留下一圆形深洼；小核3～5，向外的一面稍具棱，向内面侧面平滑。花期5～6月，果期8～10月。

**生境分布**｜生长于山谷或山地灌木丛中。全国大部分地区均有野生或栽培。

**采收加工**｜秋季果实成熟后采收，切片，干燥。

**功效主治**｜消食健胃，行气散瘀，化浊降脂。主治肉食积滞，胃脘胀满，泻痢腹痛，瘀血经闭，产后瘀阻，心腹刺痛，胸痹心痛，疝气疼痛，高脂血症。焦山楂消食导滞作用增强。主治肉食积滞，泻痢不爽。

**用量用法**｜9～12 g。内服：煎汤。

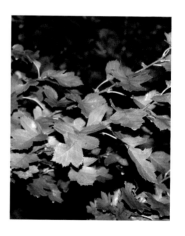

**使用注意**｜胃酸过多、胃溃疡者慎用；脾胃虚弱无积滞者慎用。

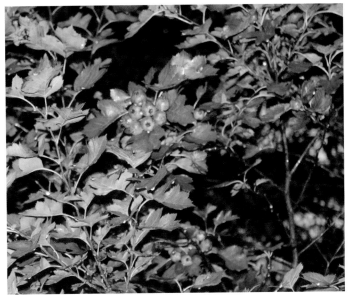

山里红果实

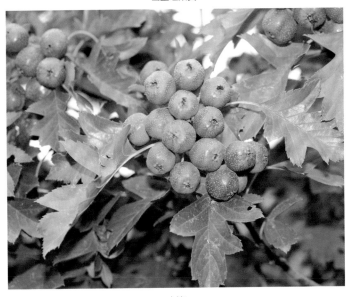

山楂

3
画

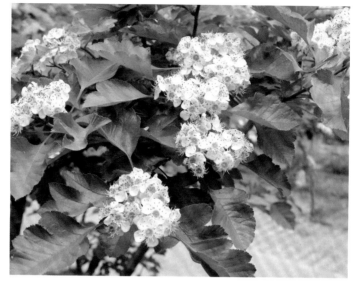

山楂花

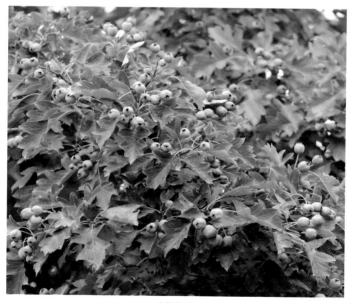

山楂果实

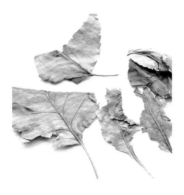

# 山楂叶

044

**别名** | 无。

**性味归经** | 酸，平。归肝经。

**来源** | 本品为蔷薇科植物山里红 *Crataegus pinnatifida* Bge. var. *major* N. E. Br. 或山楂 *Crataegus pinnatifida* Bge. 的干燥叶。

**识别特征** | 见"山楂"项下。

**生境分布** | 见"山楂"项下。

**采收加工** | 夏、秋二季采收，晾干。

**功效主治** | 活血化瘀，理气通脉，化浊降脂。主治气滞血瘀，胸痹心痛，喘憋气短，心悸健忘，眩晕耳鸣，高脂血症。

**用量用法** | 3 ~ 10 g；煎汤或泡茶饮。

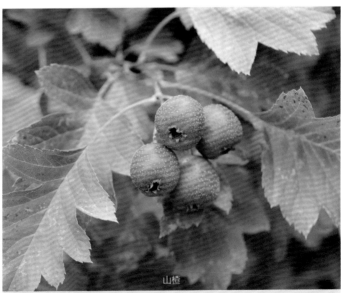

山楂

**使用注意** | 脾胃虚弱者及孕妇慎服。

# 山慈菇

045

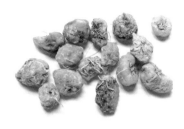

**别名** | 毛菇、山茨菇、毛慈菇、光慈菇、冰球子、山慈姑。

**性味归经** | 甘、微辛，凉。归肝、脾经。

**来源** | 本品为兰科植物杜鹃兰 *Cremastra appendiculata*（D. Don）Makino、独蒜兰 *Pleione bulbocodioides*（Franch.）Rolfe 或云南独蒜兰 *Pleione yunnanensis* Rolfe 的干燥假鳞茎。前者习称"毛慈菇"，后二者习称"冰球子"。

**识别特征** | 杜鹃兰：陆生植物。假鳞茎聚生，近球形，粗 1～3 cm。顶生 1 叶，很少具 2 叶；叶片椭圆形，长达 45 cm，宽 4～8 cm，先端急尖，基部收窄为柄。花葶侧生于假鳞茎顶端，直立，粗壮，通常高出叶外，疏生 2 枚筒状鞘；总状花序疏生多数花；花偏向一侧，紫红色；花苞片狭披针形，等长于或短于花梗（连子房）；花被片呈筒状，先端略开展；萼片和花瓣近相等，倒披针形，长 3.5 cm 左右，中上部宽约 4 mm，先端急尖；唇瓣近匙形，与萼片近等长，基部浅囊状，两侧边缘略向上反折，前端扩大并为 3 裂，侧裂片狭小，中裂片长圆形，基部具 1 个紧贴

或多少分离的附属物；合蕊柱纤细，略短于萼片。花期 6～8 月。

**生境分布** | 生长于山坡及林下阴湿处。分布于长江流域以南地区及山西、陕西、甘肃等地。

**采收加工** | 夏、秋二季采挖，除去地上部分和泥沙，分开大小置沸水锅内蒸煮至透心，干燥。

**功效主治** | 清热解毒，化痰散结。主治痈肿疔毒，瘰疬痰核，癥瘕痞块，蛇虫咬伤。

**用量用法** | 3～9 g。外用：适量。

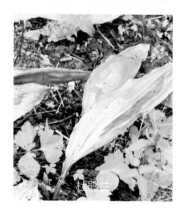

杜鹃兰

**使用注意** | 气虚体弱者慎用。

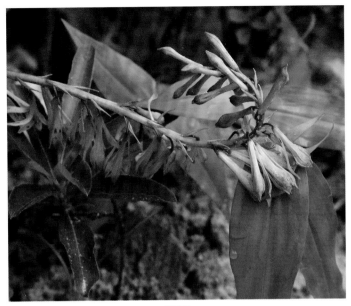

杜鹃兰

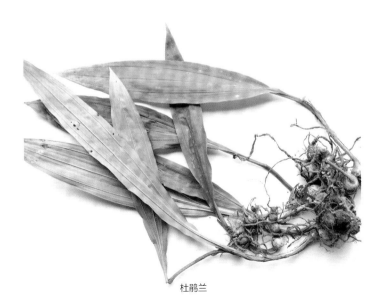

杜鹃兰

**061**

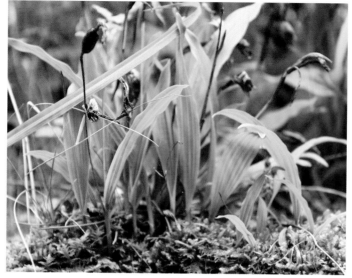

独蒜兰

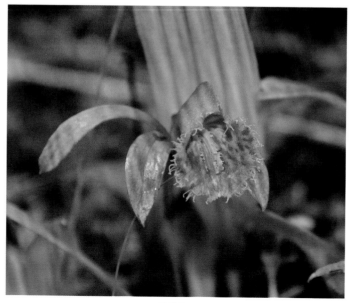

独蒜兰

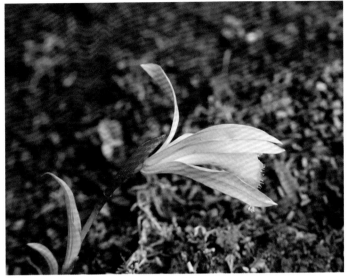

云南独蒜兰

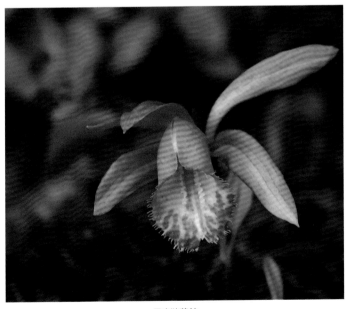

云南独蒜兰

# 千年健

046

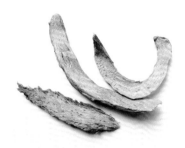

**别名**｜一包针、干颗针、千年见、丝棱线。

**性味归经**｜苦、辛，温。归肝、肾经。

**来源**｜本品为天南星科植物千年健*Homalomena occulta*（Lour.）Schott 的干燥根茎。

**识别特征**｜多年生草本。根茎匍匐，细长，根肉质，密被淡褐色短茸毛，须根纤维状。叶互生；具长柄，肉质，绿色，平滑无毛，基部扩大成淡黄色叶鞘，包着根茎，叶鞘脱落或宿存；叶片卵状箭形，长 11～15 cm，宽 7～11 cm，先端渐尖，基部箭形而圆，开展，全缘，表面绿色，背面淡绿色，两面平滑无毛，侧脉平行向上斜升，干后呈有规则的皱缩。花为肉穗花序；佛焰苞管部宿存，片部脱落；花单性，无花被。花期 7～9 月，果期 8～10 月。

**生境分布**｜生长于山谷溪边或密林下、竹林下、灌丛下阴湿地。分布于广西、海南、云南等地。

**采收加工**｜春、秋二季采挖，洗净，除去外皮，晒干。

**功效主治**｜祛风湿，壮筋骨。主治风寒湿痹，腰膝冷痛，拘挛麻木，筋骨痿软。

**用量用法**｜5～10 g。内服：煎汤。

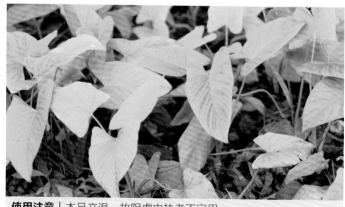

**使用注意**｜本品辛温，故阴虚内热者不宜用。

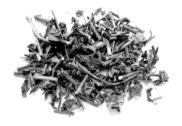

# 千里光

047

**别名** | 九里明、九里光、黄花母、九龙光、九岭光。

**性味归经** | 苦，寒。归肺、肝经。

**来源** | 本品为菊科植物千里光 *Senecio scandens* Buch.-Ham. 的干燥地上部分。

**识别特征** | 多年生草本，有攀缘状木质茎，高 1 ~ 5 m，有微毛，后脱落。叶互生，卵状三角形或椭圆状披针形，长 4 ~ 12 cm，宽 2 ~ 6 cm，先端渐尖，基部楔形至截形，边缘有不规则缺刻状齿裂或微波状或近全缘，两面疏被细毛。头状花序顶生，排成伞房状；总苞筒形，总苞片 1 层；花黄色，舌状花雌性，管状花两

性。瘦果圆柱形，有纵沟，被短毛，冠毛白色。花、果期秋冬季至次年春。

**生境分布** | 生长于路旁及旷野间。分布于江苏、浙江、安徽、江西、湖南、四川、贵州、云南、广东、广西等地。

**采收加工** | 全年均可采收，除去杂质，阴干。

**功效主治** | 清热解毒，明目，利湿。主治感冒发热，痈肿疮毒，目赤肿痛，泄泻痢疾，皮肤湿疹。

**用量用法** | 15 ~ 30 g。外用：适量，煎水熏洗。

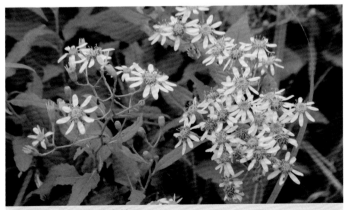

**使用注意** | 脾胃虚寒者慎服。

# 千金子

048

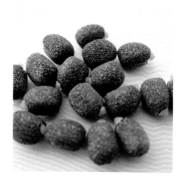

**别名**｜续随子、打鼓子、一把伞、小巴豆、看园老。

**性味归经**｜辛，温；有毒。归肝、肾、大肠经。

**来源**｜本品为大戟科植物续随子 *Euphorbia lathyris* L. 的干燥成熟种子。

**识别特征**｜二年生草木；高达 1 m，全株表面微被白粉，含白色乳汁；茎直立，粗壮，无毛，多分枝。单叶对生，茎下部叶较密而狭小，线状披针形，无柄；往上逐渐增大，茎上部叶具短柄，叶片广披针形，长 5 ~ 15 cm，基部略呈心形而多少抱茎，全缘。花单性，成圆球形杯状聚伞花序，再排成聚伞花序；各小聚伞花序有卵状披针形苞片 2，总苞杯状，4 ~ 5 裂；裂片三角状披针形，腺体 4，黄绿色，肉质，略呈新月形；雄花多数，无花被，每花有雄蕊 1，略长于总苞，花药黄白色；雌花 1 朵，子房三角形，3 室，每室具一胚珠，花柱 3 裂。蒴果近球形。花期 6 ~ 7 月，果期 8 月。

**生境分布**｜生长于向阳山坡，各地也有野生。主要分布于河南、浙江、河北、四川、辽宁、吉林等地。

**采收加工**｜夏、秋二季果实成熟时采收，除去杂质，干燥。

**功效主治**｜泻下逐水，破血消癥；外用疗癣蚀疣。主治二便不通，痰饮，水肿，积滞胀满，血瘀经闭；外治顽癣，赘疣。

**用量用法**｜1 ~ 2 g，去壳，去油用，多入丸、散服。外用：适量，捣烂敷患处。

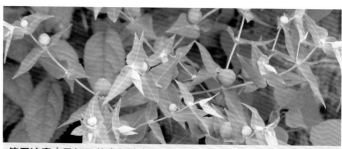

**使用注意**｜孕妇及体虚便溏者忌服。

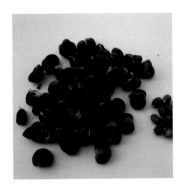

# 千金子霜

049

**别名** | 无。

**性味归经** | 辛，温；有毒。归肝、肾、大肠经。

**来源** | 本品为大戟科植物续随子 *Euphorbia lathyris* L. 的干燥成熟种子的炮制加工品。

**识别特征** | 见"千金子"项下。

**生境分布** | 见"千金子"项下。

**采收加工** | 取千金子，去皮取净仁，制霜即得。

**功效主治** | 泻下逐水，破血消癥；外用疗癣蚀疣。主治二便不通，水肿，痰饮，积滞胀满，血瘀经闭；外治顽癣，赘疣。

**用量用法** | 0.5 ~ 1 g，多入丸、散服。外用：适量。

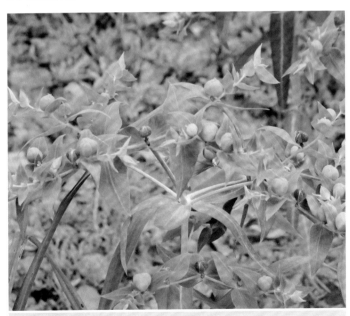

**使用注意** | 孕妇禁用。

3
画

# 川木香

050

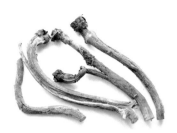

**别名** | 铁杆木香、槽子木香。
**性味归经** | 辛、苦，温。归脾、胃、大肠、胆经。

**来源** | 本品为菊科植物川木香 *Vladimiria souliei*（Franch.）Ling 或灰毛川木香 *Vladimiria souliei*（Franch.）Ling var.*cinerae* Ling 的干燥根。

**识别特征** | 多年生草本。主根圆柱形，直径 1～2 cm，外皮褐色，少有分枝。几无茎。叶基生，叶莲座状平铺地面；叶柄长 8～20 cm，被白色茸毛；叶片卵形、长圆状披针形或椭圆形，长 12～30 cm，宽 8～20 cm，羽状中裂或浅裂，少有不分裂，裂片 5～7 对，卵状披针形，边缘有锯齿，基部有小裂片。头状花序 6～8，密集；总苞宽钟形，直径约 6 cm，总苞片 6 层，全部苞片质地坚硬，先端尾状渐尖成针刺状，边缘有稀疏的缘毛；花筒状，花冠紫色，檐部长约 1 cm，5 裂，花冠裂片长约 6 mm，细管部长约 3 cm；雄蕊 5，花药箭形，先端有长尾，子房下位。瘦果圆柱形。花、果期 7～10 月。

**生境分布** | 生长于海拔 3000 m 以上的高山草地。主要分布于四川。

**采收加工** | 秋季采挖，除去须根、泥沙及根头上的胶状物，干燥。

**功效主治** | 行气止痛。主治胸胁、脘腹胀痛，肠鸣腹泻，里急后重。

**用量用法** | 3～9 g。内服：煎汤。

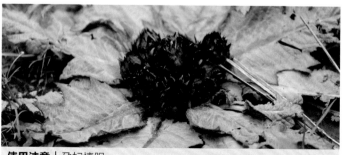

**使用注意** | 孕妇慎服。

# 川木通

051

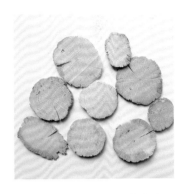

**别名** | 花木通、油木通、白木通、山铁线莲。

**性味归经** | 苦，寒。归心、小肠、膀胱经。

**来源** | 本品为毛茛科植物小木通 *Clematis armandii* Franch. 或绣球藤 *Clematis montana* Buch.-Ham. 的干燥藤茎。

**识别特征** | 小木通：木质藤本，长达 6 m。茎圆柱形，有纵条纹，小枝有棱，有白色短柔毛，后脱落无毛。叶对生；3 出复叶，小叶片革质，卵状披针形、卵形或披针形，长 4 ~ 16 cm，宽 2 ~ 8 cm，先端渐尖，基部圆形或浅心形，全缘，两面无毛。聚伞花序圆锥状，顶生或腋生；腋生花序基部有宿存芽鳞片；花序下部苞片近长圆形，常 3 浅裂，上部苞片较小，披针形或钻形，花两性；萼片 4 ~ 7，开展，长圆形或椭圆形，外面边缘有短柔毛；花瓣无；雄蕊多数，无毛，花药长圆形；心皮多数。瘦果扁，椭圆形，疏生柔毛，宿存花柱羽毛状。花期 3 ~ 4 月，果期 4 ~ 7 月。

**生境分布** | 生长于海拔 1200 ~ 4000 m 的山坡、山谷灌木林中、林边或沟旁。分布于陕西南部、宁夏南部、甘肃南部、安徽、江西、福建北部、台湾、河南西部、湖北西部、湖南、四川、贵州、云南、西藏南部等地。

**采收加工** | 春、秋二季采挖，除去粗皮，晒干，或趁鲜切成薄片，晒干。

**功效主治** | 利尿通淋，清心除烦，通经下乳。主治淋证，水肿，心烦尿赤，口舌生疮，经闭乳少，湿热痹痛。

**用量用法** | 3 ~ 6 g。内服：煎汤。

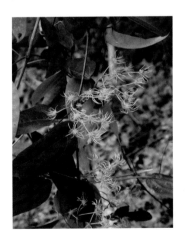

**使用注意** | 精滑遗尿、小便过多者及孕妇禁服。

3 画

# 川贝母

052

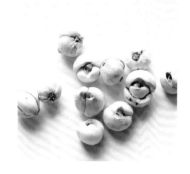

**别名** | 川贝、青贝、松贝、炉贝。
**性味归经** | 苦、甘、微寒。归肺、心经。

**来源** | 本品为百合科植物川贝母 *Fritillaria cirrhosa* D. Don、暗紫贝母 *Fritillaria unibracteata* Hsiao et K. C. Hsia、甘肃贝母 *Fritillaria przewalskii* Maxim.、梭砂贝母 *Fritillaria delavayi* Franch.、太白贝母 *Fritillaria taipaiensis* P. Y. Li 或瓦布贝母 *Fritillaria unibracteata* Hsiao et K. C. Hsia var.wabuensis（S. Y. Tang et S. C. Yue）Z. D. Liu, S. Wang et S. C. Chen 的干燥鳞茎。按性状不同分别习称"松贝""青贝""炉贝"和"栽培品"。

**识别特征** | **川贝母**: 多年生草本，植株高为 15 ~ 50 cm。鳞茎由 2 枚鳞片组成，直径为 1 ~ 1.5 cm。叶通常对生，少数在中部兼有散生或 3 ~ 4 枚轮生的，条形至条状披针形，先端稍卷曲或不卷曲。花通常单朵，极少 2 ~ 3 朵，紫色至黄绿色，通常有小方格，少数仅具斑点或条纹；每花有 3 枚叶状苞片，苞片狭长，蜜腺窝在背面明显凸出；雄蕊长约为花被片的 3/5，花药近基着，花丝稍具或不具小乳突柱头。蒴果长宽各约 1.6 cm，棱上有狭翅。花期 5 ~ 7 月，果期 8 ~ 10 月。

**生境分布** | 生长于海拔 3200 ~ 4500 m 的草地上。分布于四川、青海等地。

**采收加工** | 夏、秋二季或积雪融化时，采挖地下鳞茎，除去须根、粗皮及泥沙，晒干或低温干燥。

**功效主治** | 清热润肺，化痰止咳，散结消痈。主治肺热燥咳，干咳少痰，阴虚劳嗽，咳痰带血，瘰疬，乳痈，肺痈。

**用量用法** | 3 ~ 10 g；研末冲服，每次 1 ~ 2 g。

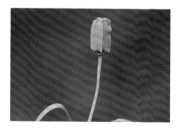

川贝母

**使用注意** | 不宜与川乌、制川乌、草乌、制草乌、附子同用。

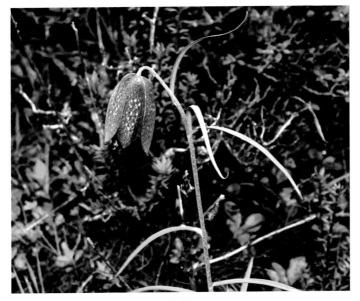

川贝母

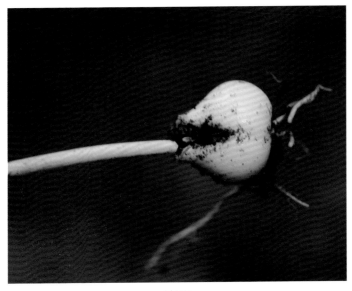

川贝母

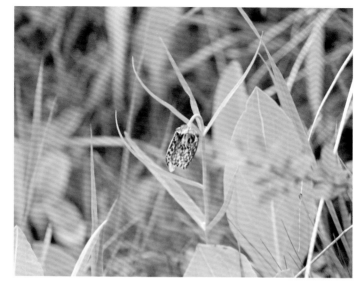

暗紫贝母

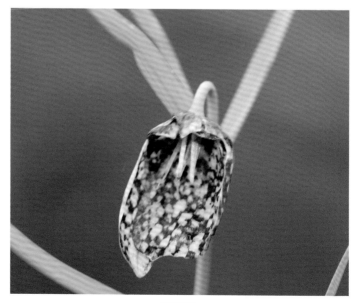

暗紫贝母

# 川牛膝

053

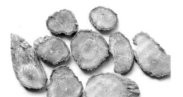

**别名** | 甜牛膝、大牛膝、白牛膝、拐牛膝、龙牛膝、天全牛膝。

**性味归经** | 甘、微苦，平。归肝、肾经。

**来源** | 本品为苋科植物川牛膝 *Cyathula officinalis* Kuan 的干燥根。

**识别特征** | 多年生草本，高 40 ~ 100 cm。主根圆柱形，外皮棕色。茎下部近圆柱形，中部近四棱形，疏被糙毛，节处略膨隆。叶互生，椭圆形至狭椭圆形，长 3 ~ 13 cm，宽 1.5 ~ 5 cm，先端渐尖，基部楔形或宽楔形，全缘，上面密叠倒伏糙毛，下面密生长柔毛。花绿白色，头状花序数个于枝端排成穗状；苞片卵形，干膜质，先端具钩状芒刺；苞腋有花纹朵，能育花居中，不育花居两侧；不育花的花被退化为 2 ~ 5 枚钩状芒刺，雄蕊 5，花丝基部密被长柔毛；退化雄蕊 5，长方形，狭细，长 0.3 ~ 0.4 mm，宽 0.1 ~ 0.2 mm。先端齿状浅裂；雄蕊基部外侧围绕子房丛生的长柔毛较退化雄蕊为长；雌蕊子房上位，1 室，花柱细。胞果长椭圆状倒卵形，长 2 ~ 5 mm。种子卵形。花期 6 ~ 7 月，果期 8 ~ 9 月。

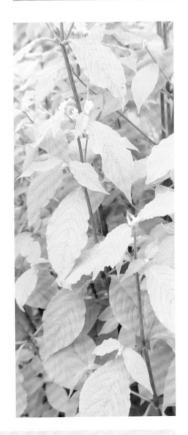

**使用注意** | 孕妇慎用。

# 川乌

054

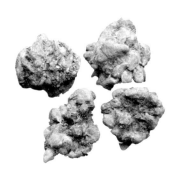

**别名** | 铁花、五毒、鹅儿花。

**性味归经** | 辛、苦，热；有大毒。归心、肝、肾、脾经。

**来源** | 本品为毛茛科植物乌头 *Aconitum carmichaelii* Debx. 的干燥母根。

**识别特征** | 多年生草本，高 60～150 cm。主根纺锤状倒卵形，中央的为母根，周围数个子根（附子）。叶片五角形，3 全裂，中央裂片菱形，两侧裂片再 2 深裂。总状圆锥花序狭长，密生反曲的微柔毛；裂片 5，蓝紫色（花瓣状），上裂片高盔形，侧萼片近圆形；花瓣退化，其中 2 枚变成蜜叶，紧贴盔片下有长爪，距部扭曲；雄蕊多数分离，心皮 3～5，通常有微柔毛；

蓇葖果；种子有膜质翅。花期 6～8 月，果期 7～8 月。

**生境分布** | 生长于山地草坡或灌木丛中。主要分布于四川、陕西等地。

**采收加工** | 6 月下旬至 8 月上旬采挖，除去子根、须根及泥沙，晒干。

**功效主治** | 祛风除湿，温经止痛。主治风寒湿痹，关节疼痛，心腹冷痛，寒疝疼痛及麻醉止痛。

**用量用法** | 1.5～3 g，一般炮制后用。

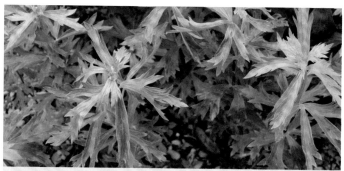

**使用注意** | 生品内服宜慎；孕妇禁用；不宜与半夏、瓜蒌、瓜蒌子、瓜蒌皮、天花粉、川贝母、浙贝母、平贝母、伊贝母、湖北贝母、白蔹、白及同用。

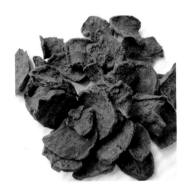

# 制川乌

055

**别名** | 无。

**性味归经** | 辛、苦，热；有毒。归心、肝、肾、脾经。

**来源** | 本品为川乌的炮制加工品。

**识别特征** | 见"川乌"项下。

**生境分布** | 见"川乌"项下。

**采收加工** | 取净川乌，大小个分开，用水浸泡至内无干心，取出，加水煮沸 4～6 h（或蒸煮 6～8 h）至取大个及实心者切开内无白心，口尝微有麻舌感时，取出，晾至六成干，切片，干燥。

**功效主治** | 祛风除湿，温经止痛。主治风寒湿痹，关节疼痛，心腹冷痛，寒疝疼痛及麻醉止痛。

**用量用法** | 1.5～3 g，先煎、久煎。

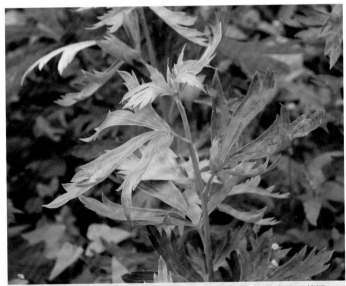

**使用注意** | 孕妇慎用；不宜与半夏、瓜蒌、瓜蒌子、瓜蒌皮、天花粉、川贝母、浙贝母、平贝母、伊贝母、湖北贝母、白蔹、白及同用。

3
画

# 川芎

056

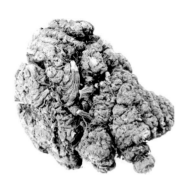

**别名**｜芎䓖、小叶川芎。

**性味归经**｜辛，温。归肝、胆、心包经。

**来源**｜本品为伞形科植物川芎 *Ligusticum chuanxiong* Hort. 的干燥根茎。

**识别特征**｜多年生草本。根茎呈不整齐的结节状拳形团块，有明显结节状，节盘凸出；茎下部的节明显膨大成盘状。叶2～3回单数羽状复叶，小叶3～5对，边缘又作不等齐的羽状全裂或深裂，叶柄基部成鞘状抱茎。复伞形花序生于分枝顶端，伞幅细，有短柔毛；总苞和小总苞片线形；花白色。双悬果卵形，5棱。花期7～8月，果期9～10月。

**生境分布**｜生长于向阳山坡或半阳山的荒地或水地，以及土质肥沃、排水良好的沙壤土。分布于四川省的灌县（现为都江堰）、崇庆（现为崇州市）、温江（现为温江区），栽培历史悠久，野生者较少，为道地药材。西南及北方大部地区也有栽培。

**采收加工**｜夏季当茎上的节盘显著突出，并略带紫色时采挖，除去泥沙，晒后烘干，再去须根。

**功效主治**｜活血行气，祛风止痛。主治胸痹心痛，胸胁刺痛，跌扑肿痛，月经不调，经闭痛经，癥瘕肿块，脘腹疼痛，头痛眩晕，风湿痹痛。

**用量用法**｜3～10 g。内服：煎汤。

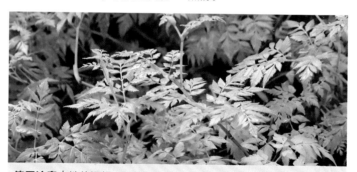

**使用注意**｜性偏温燥，且有升散作用，阴虚火旺、舌红津少口干者不宜应用；月经过多者也应慎用。

# 川射干

057

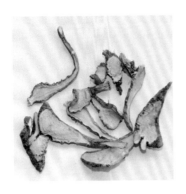

**别名** | 蓝蝴蝶、土知母、铁扁担、扇把草。

**性味归经** | 苦，寒。归肺经。

**来源** | 本品为鸢尾科植物鸢尾 *Iris tectorum* Maxim. 的干燥根茎。

**识别特征** | 多年生草本。叶互生，2列，剑形，长30～45 cm，宽约2 cm。花青紫色，1～3朵排列成总状花序，花柄基部有佛焰花苞，长4～5 cm；花被片6，2轮，外轮3片圆形，上面有鸡冠状突起，白色或蓝色，内轮3片较小，拱形直立；雄蕊3，着生于外轮花被片基部；子房下位。蒴果长椭圆形，有6棱，长3～4 cm。

种子多数，圆形，黑色。花期4～5月，果期10～11月。

**生境分布** | 生长于林下、山脚及溪边的潮湿地。分布于广东、广西、四川，我国大部分地区有栽培。

**采收加工** | 全年均可采挖。除去根和泥沙，干燥。

**功效主治** | 清热解毒，祛痰，利咽。主治热毒痰火郁结，咽喉肿痛，痰涎壅盛，咳痰气喘。

**用量用法** | 6～10 g。内服：煎汤。

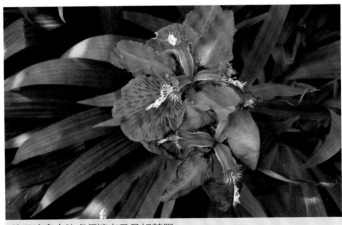

**使用注意** | 脾虚便溏者及孕妇禁服。

# 川楝子

058

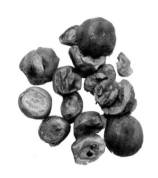

**别名** | 楝实、楝子、仁枣、金铃子、苦楝子、石茱萸、川楝实、川楝树子。

**性味归经** | 苦，寒；有小毒。归肝、小肠、膀胱经。

**来源** | 本品为楝科植物川楝 *Melia toosendan* Sieb. et Zucc. 的干燥成熟果实。

**识别特征** | 落叶乔木，高10余米。树皮灰褐色，有纵沟纹，幼嫩部分密被星状鳞片。叶互生，2~3回单数羽状复叶，小叶3~11，长卵圆形，长4~7cm，宽2~3.5 cm，先端渐尖，基部圆形，两侧常不对称，全缘或部分具稀疏锯齿。紫色花，腋生圆锥状排列的聚伞花序，花直径6~8 mm，萼片5~6；花瓣5~6；雄蕊为花瓣的2倍，花丝连合成一管；子房瓶状。核果大，椭圆形或近圆形，长约3cm，黄色或栗棕色，有光泽，核坚硬木质，有棱，6~8室。种子3~5枚。花期3~4月，果期9~11月。

**生境分布** | 生长于丘陵、田边；有栽培。我国南方各地均产，以四川产者为佳。

**采收加工** | 冬季果实成熟时采收，除去杂质，干燥。

**功效主治** | 疏肝泄热，行气止痛，杀虫。主治肝郁化火，胸胁、脘腹胀痛，疝气疼痛，虫积腹痛。

**用量用法** | 5~10 g。外用：适量，研末调涂。

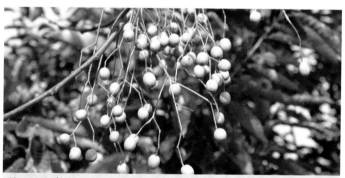

**使用注意** | 本品有毒，不宜过量或持续服用。脾胃虚寒者慎用。

# 广东紫珠

059

**别名** | 老鸦、万年青、止血柴、金刀柴。

**性味归经** | 苦、涩，凉。归肝、肺、胃经。

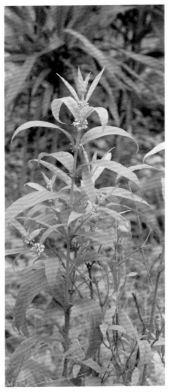

**来源** | 本品为马鞭草科植物广东紫珠 *Callicarpa kwangtungensis* Chun 的干燥茎枝和叶。

**识别特征** | 灌木，高约 1.5 m；小枝圆柱形，密生淡黄色小皮孔，疏被黄色星状毛或近无毛；叶纸质，长圆状披针形或披针形，长 12 ~ 18 cm，宽 3 ~ 4.5 cm，先端渐尖，基部楔形，边缘 3/4 以上具细锯齿，叶表面无毛或脉上疏被微柔毛，叶背无毛或中脉上疏被星状毛，密生黄色腺点，中脉常带紫色，侧脉 12 ~ 14 对，在叶背隆起；叶柄长 5 ~ 10 mm。聚伞花序宽约 3 cm，疏被星状毛；花序柄长 5 ~ 10 mm；花柄长约 1 mm；花萼钟状，无毛，疏生黄色腺点，长约 1.5 mm，萼齿钝三角形；花冠白色，无毛，长约 4 mm；花丝与花冠近等长，花药长圆形，长约 1.5 mm，药隔上具黄色腺点，顶孔开裂，子房无毛，具黄色腺点。果径 3 ~ 4 mm，无毛，具黄色腺点，成熟时紫色。花期 6 ~ 7 月，果期 8 ~ 10 月。

**生境分布** | 生长于海拔 1700 m 的阴湿林内。分布于贵州、广西、广东、湖南、湖北、江西等地。

**采收加工** | 夏、秋二季采收，切成 10 ~ 20 cm 的段，干燥。

**功效主治** | 收敛止血，散瘀，清热解毒。主治咯血、吐血、衄血、便血，妇人崩漏，外伤出血，肺热咳嗽，咽喉肿痛，热毒疮疡，水火烫伤。

**用量用法** | 9 ~ 15 g。外用：适量，研粉敷患处。

**使用注意** | 孕妇慎服。

3画

# 广枣

060

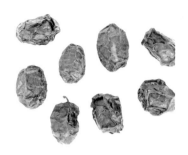

**别名**｜山枣、五眼果、人面子、山枣子。

**性味归经**｜甘、酸，平。归肝经。

**来源**｜本品系蒙古族习用药材。为漆树科植物南酸枣 *Choerospondias axillaris*（Roxb.）Burtt et Hill 的干燥成熟果实。

**识别特征**｜落叶乔木，高 7～18 m。茎直，树皮灰褐色，纵裂，枝紫黑色。单数羽状复叶互生；具长柄；小叶 7～15，对生，斜长圆形至长圆状椭圆形，长 4～10 cm，宽 2～4.5 cm，先端长尖或渐尖，基部偏斜，全缘，两面无毛或下叶腋有时具丛毛；小叶柄长 3～5 mm，顶端的一片长 10～15 mm。花杂性，异株；雄花和假两性花淡紫色，直径 3～4 mm，成聚伞状圆锥花序；雌花较大，单生于上部叶腋，具梗，萼杯状，钝 5裂；花瓣 5；雄蕊 10，花丝基部与 10 裂的花盘黏合，在假两性花中的花药与花瓣等长，在雄花中的突出；子房上位，5 室，每室有下垂之胚珠 1 颗，花柱 5，分离。浆果椭圆形或卵形，长 2～3 cm，宽 1.4～2.5 cm，成熟时黄色；核坚硬，近先端有 4～5 个显明的眼点。花期 4 月，果期 8～10 月。

**生境分布**｜生长于海拔 300～2000 m 的丘陵、山坡或沟谷林中。分布于浙江、福建、湖北、湖南、广东、广西、贵州、云南等地。

**采收加工**｜秋季果实成熟时采收，除去杂质，干燥。

**功效主治**｜行气活血，养心安神。主治气滞血瘀，胸痹作痛，心悸气短，心神不安。

**用量用法**｜1.5～2.5 g。内服：煎汤。

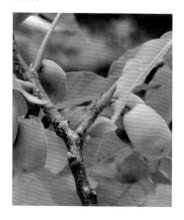

3
画

**使用注意**｜脾胃虚弱者慎用。

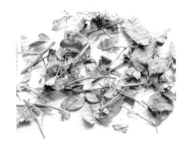

# 广金钱草

061

**别名** | 假花生、山地豆、落地金钱草。

**性味归经** | 甘、淡，凉。归肝、肾、膀胱经。

**来源** | 本品为豆科植物广金钱草 *Desmodium styracifolium*（Osb.）Merr.的干燥地上部分。

**识别特征** | 灌木状草本，高 30～90 cm。茎直立，枝圆柱形，密被伸展的黄色短柔毛。通常有小叶 1，有时 3 小叶；顶端小叶圆形，革质，先端微凹，基部心形，长 1.8～3.4 cm，宽 2.1～3.5 cm，上面无毛，下面密被贴伏的茸毛，脉上最密；托叶小，披针状钻形，具条纹。总状花序顶生或腋生，极稠密，长约 2.5 cm；苞片卵形，被毛；花梗长 2～3 mm；花小，紫色，有香气；花萼被粗毛，萼齿披针形，长为萼筒的 2 倍；花冠蝶形，长约 4 mm，旗瓣圆形或长圆形，基部渐狭成爪，翼瓣贴生于龙骨瓣上；雄蕊 10，子房线形；荚果线状长圆形，被短毛，腹缝线直，背缝线浅波状，4～5 个节，每节近方形。花期 6～9 月，果期 7～10 月。

**生境分布** | 生长于荒地草丛中，或经冲刷过的山坡上。分布于福建、广东、广西、湖南等地。主产于广东。

**采收加工** | 夏、秋二季采割，除去杂质，晒干。

**功效主治** | 利湿退黄，利尿通淋。主治热淋，石淋，沙淋，黄疸尿赤，小便涩痛，水肿尿少。

**用量用法** | 15～30 g。内服：煎汤。

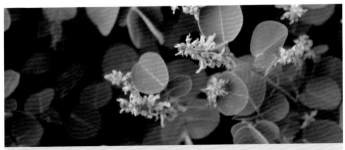

**使用注意** | 孕妇忌服。

# 广藿香

062

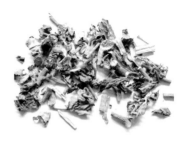

**别名** | 土藿香、山茴香、水排香草、兜娄婆香、大叶薄荷、猫尾巴香。

**性味归经** | 辛，微温。归脾、胃、肺经。

**来源** | 本品为唇形科植物广藿香 *Pogostemon cablin*（Blanco）Benth. 的干燥地上部分。

**识别特征** | 一年生草本，高30 ~ 60 cm。直立，分枝，被毛，老茎外表木栓化。叶对生；叶柄长2 ~ 4 cm，揉之有清淡的特异香气；叶片卵圆形或长椭圆形，长5.7 ~ 10 cm，宽4.5 ~ 7.5 cm，先端短尖或钝圆，基部阔而钝或楔形而稍不对称，叶缘具不整齐的粗钝齿，两面皆被茸毛，下面较密，叶脉于下面凸起，下面稍凹下，有的呈紫红色；没有叶脉通走的叶肉部分则于上面稍隆起，故叶面不平坦。轮伞花序密集，基部有时间断，组成顶生和腋生的穗状花序，长2 ~ 6 cm，直径1 ~ 1.5 cm，具总花梗；苞片长约13 mm；花萼筒状；花冠筒伸出萼外，冠檐近二唇形，上唇3裂，下唇全缘；雄蕊4，外伸，花丝被染色。花期4月。我国产者绝少开花。

**生境分布** | 生长于山坡或路旁。分布于福建、台湾、广东、海南、广西等地。

**采收加工** | 枝叶茂盛时采割，日晒夜闷，反复至干。

**功效主治** | 芳香化浊，和中止呕，发表解暑。主治湿浊中阻，脘痞呕吐，腹痛吐泻，湿温初起，发热倦怠，胸闷不舒，寒湿闭暑，鼻渊头痛。

**用量用法** | 3 ~ 10 g。内服：煎汤。

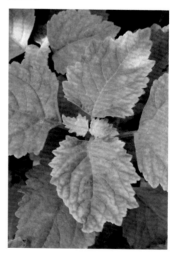

**使用注意** | 阴虚者禁服。

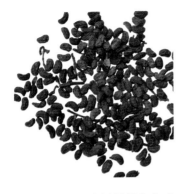

# 女贞子

063

**别名** | 爆格蚤、冬青子。

**性味归经** | 甘、苦，凉。归肝、肾经。

**来源** | 本品为木犀科植物女贞 *Ligustrum lucidum* Ait. 的干燥成熟果实。

**识别特征** | 常绿乔木，树皮光滑不裂。叶对生，叶片卵圆形或常卵状披针形，全缘，无毛，革质，背面密被细小的透明腺点。圆锥花序顶生，花白色，花萼钟状，花冠裂片长方形，子房上位，花柱细长。浆果状核果，成熟时蓝黑色，内有种子1～2枚。花期5～7月，果期7月至翌年5月。

**生境分布** | 生长于湿润、背风、向阳的地方，尤适合深厚、肥沃、腐殖质含量高的土壤中。我国各地均有栽培。

**采收加工** | 冬季果实成熟时采收，除去枝叶，稍蒸或置沸水中略烫后，干燥；或直接干燥。

**功效主治** | 滋补肝肾，明目乌发。主治肝肾阴虚，头晕目眩，耳鸣耳聋，腰膝酸软，须发早白，目暗不明，内热消渴，骨蒸潮热。

**用量用法** | 6～12 g。内服：煎汤。

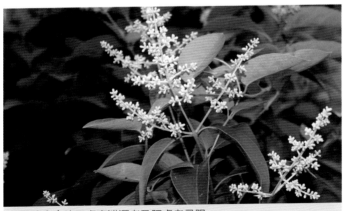

**使用注意** | 脾胃虚寒泄泻者及阳虚者忌服。

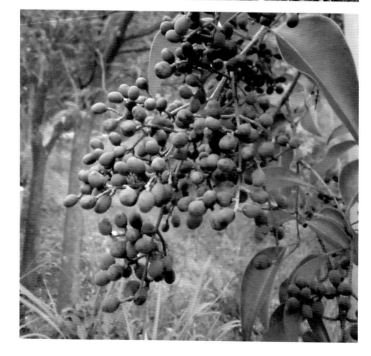

# 小叶莲

064

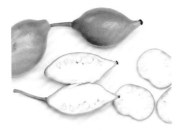

**别名** | 铜筷子、桃耳七、鸡素苔、奥勒莫色罗玛琼瓦（藏名）。

**性味归经** | 甘，平；有小毒。归肝、胃、肺经。

**来源** | 本品系藏族习用药材。为小檗科植物桃儿七 *Sinopodophyllum hexandrum*（Royle）Ying 的干燥成熟果实。

**识别特征** | 多年生草本。根茎横卧，棕褐色，木质化，具粗壮的须状根。茎直立，高 30～50 cm。茎生叶着生于茎的近顶处和茎的中部；叶片盾状，圆形，直径达 30～40 cm，5～9 裂，裂片卵状矩圆形，长 5～8 cm，宽 5～7 cm，先端锐尖，下面疏生柔毛或无毛，边缘有针刺状细齿；叶柄长 10～15 cm。伞形花序，花 8～10，生于茎顶一叶的叶柄基部，下垂；萼片 6，椭圆形，外面有疏长毛；花瓣深红色；雄蕊 6，花丝开张，花药内向；子房上位，1 室，柱头大，盾状。浆果椭圆形或卵形。种子多数。花期 5～6 月，果期 7～9 月。

**生境分布** | 生长于高山草丛中、林下或灌丛中。分布于陕西、甘肃、宁夏、青海、湖北等地。

**采收加工** | 秋季果实成熟时采摘，除去杂质，干燥。

**功效主治** | 调经活血。主治血瘀经闭，难产，死胎及胎盘不下。

**用量用法** | 3～9 g，多入丸、散服。

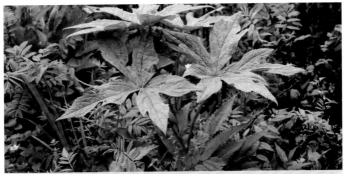

**使用注意** | 凡病属阳、阳盛热极及烦惑、失魂妄见者不可用。孕妇忌服。

# 小驳骨

065

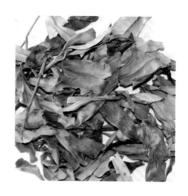

**别名**│接骨草、小还魂、驳骨消、驳骨草、骨碎草、小接骨草、小叶金不换。
**性味归经**│辛，温。归肝、肾经。

**来源**│本品为爵床科植物小驳骨 *Gendarussa vulgaris* Nees 的干燥地上部分。

**识别特征**│常绿小灌木，高1~2 cm。茎直立，茎节膨大，青褐色或紫绿色。枝条对生，无毛。单叶，叶片披针形，长6~11 cm，宽1~2 cm。先端尖，基部狭，边缘全缘，两面均无毛。叶柄短。春夏开花，花白色带淡紫色斑点。排成花序生于枝顶或上部叶腋，长2~5 cm，直径1~2 cm。苞片钻状，披针形，长约2 mm。花萼5裂，裂片条状披针形，与苞片同生有黏毛。花冠二唇形，

长15~17 cm。雄蕊2。果实棒状，长约12 mm。花期春季，果期夏季。

**生境分布**│生长于村旁或路旁的灌木丛中，亦有栽培。分布于台湾、广东、海南、广西、云南等地。

**采收加工**│全年均可采收，除去杂质，晒干。

**功效主治**│祛瘀止痛，续筋接骨。主治跌扑损伤，筋伤骨折，风湿骨痛，血瘀经闭，月经不调，产后腹痛。

**用量用法**│内服：9~15 g。外用：适量。

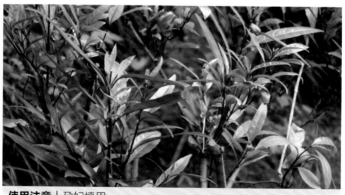

**使用注意**│孕妇慎用。

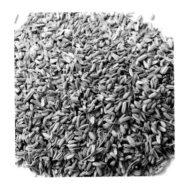

# 小茴香

066

**别名** | 茴香、谷茴、土茴香、香丝菜、野茴香、谷茴香、大茴香。

**性味归经** | 辛，温。归肝、肾、脾、胃经。

**来源** | 本品为伞形科植物茴香 *Foeniculum vulgare* Mill. 的干燥成熟果实。

**识别特征** | 多年生草本，高1~2m，全株有香气。茎直立，有纵棱。叶互生，3~4回羽状全裂，裂片丝状线形；叶柄基部鞘状抱茎。复伞形花序顶生；花小、黄色。双悬果，每分果有5纵棱。本品呈小圆柱形，两端稍尖，长3~5mm，直径2mm左右，基部有时带细长的小果柄，顶端有黄褐色柱头残基，新品黄绿色至棕色，陈品为棕黄色。分果容易分离，背面有5条略相等的果棱，腹面稍平；横切面略呈五角形。花期6~7月，果期10月。

**生境分布** | 全国各地均有栽培。

**采收加工** | 秋季果实初熟时采割植株，晒干，打下果实，除去杂质。

**功效主治** | 散寒止痛，理气和胃。主治寒疝腹痛，睾丸偏坠，少腹冷痛，脘腹胀痛，痛经，食少吐泻。

**用量用法** | 3~6g。内服：煎汤。

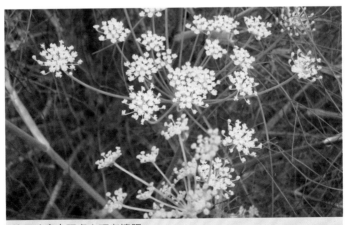

**使用注意** | 阴虚火旺者慎服。

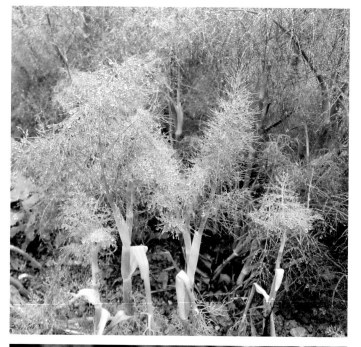

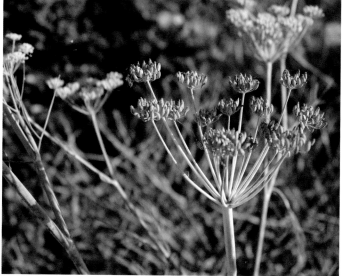

# 小通草

067

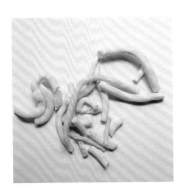

**别名** | 小通花、鱼泡通、通草树、通条树、喜马拉雅旌节花。

**性味归经** | 甘、淡，寒。归肺、胃经。

---

**来源** | 本品为旌节花科植物中国旌节花 *Stachyurus chinensis* Franch.、山茱萸科植物青荚叶 *Helwingia japonica*（Thunb.）Dietr. 或喜马山旌节花 *Stachyurus himalaicus* Hook. f. et Thoms. 的干燥茎髓。

**识别特征** | **中国旌节花：** 落叶灌木或小乔木，高可达 5 m。小枝密被白色小皮孔。叶互生，叶柄长 0.5 ~ 2 cm，紫红色；叶坚纸质至革质，卵形、长圆形至长圆状披针形，长 6 ~ 14 cm，宽 3.5 ~ 5.5 cm，先端尾状长渐尖或渐尖。穗状花序腋生，长 5 ~ 12 cm，多下垂，基部无叶。花先叶开放，黄色，无柄，子房卵状长圆形，连花柱长约 6 mm。浆果近球形，直径 7 ~ 8 mm，几无柄或具短柄，花柱宿存。花期 3 ~ 4 月，果期 7 ~ 9 月。

**生境分布** | 生长于海拔 400 ~ 3000 m 的山坡谷地林中或林缘。分布于河南、陕西、西藏、浙江、安徽、江西、湖南、湖北、四川、贵州、福建、广东、广西和云南等地。

**采收加工** | 秋季割取茎，截成段，趁鲜取出髓部，理直，晒干。

**功效主治** | 清热，利尿，下乳。主治小便不利，热淋，乳汁不下。

**用量用法** | 3 ~ 6 g。内服：煎汤。

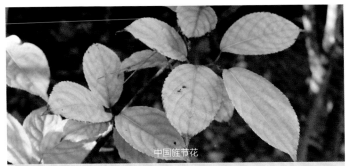
中国旌节花

**使用注意** | 气虚无湿热者及孕妇慎服。

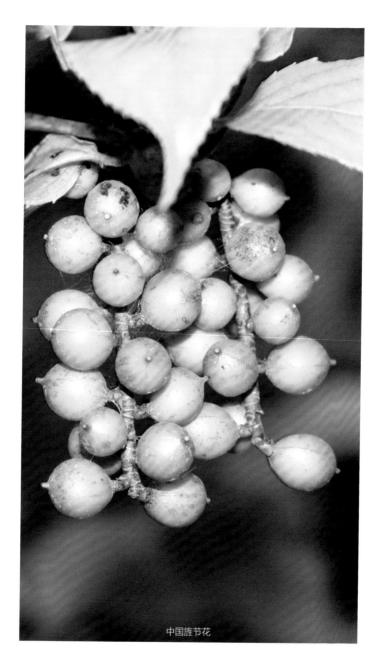

中国旌节花

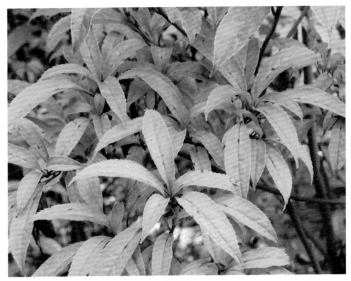

青荚叶

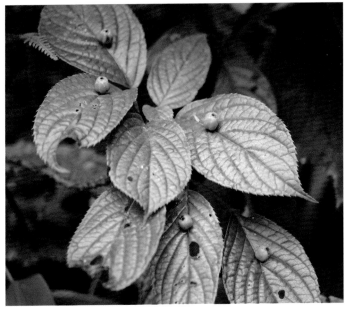

青荚叶

# 小蓟

068

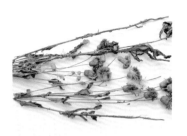

**别名** | 刺菜、野红花、小刺盖、青刺蓟、千针草、刺蓟菜、刺儿菜。

**性味归经** | 甘、苦，凉。归心、肝经。

**来源** | 本品为菊科植物刺儿菜 *Cirsium setosum*（Willd.）MB．的干燥地上部分。

**识别特征** | 多年生草本，具长匍匐根。茎直立，高约50 cm，稍被蛛丝状绵毛。基生叶花期枯萎；茎生叶互生，长椭圆形或长圆状披针形，长5～10 cm，宽1～2.5 cm，两面均被蛛丝状绵毛，全缘或有波状疏锯齿，齿端钝而有刺，边缘具黄褐色伏生倒刺状牙齿，先端尖或钝，基部狭窄或钝圆，无柄。雌雄异株，头状花序单生于茎顶或枝端；总苞钟状，苞片5裂，疏被绵毛，外列苞片极短，卵圆形或长圆状披针形，顶端有刺，内列的呈披针状线形，较长，先端稍宽大，干膜质；花冠紫红色；雄花冠细管状，长达2.5 cm，5裂，花冠管部较上部管檐长约2倍，雄蕊5，聚药，雌蕊不育，花柱不伸出花冠外；雌花花冠细管状，长达2.8 cm，花冠管部较上部管檐长约4倍，子房下位，花柱细长，伸出花冠管之外。瘦果长椭圆形，无毛。花期5～7月，果期8～9月。

**生境分布** | 生长于山坡、河旁或荒地、田间。全国大部分地区均产。

**采收加工** | 夏、秋二季花开时采割，除去杂质，晒干。

**功效主治** | 凉血止血，散瘀解毒消痈。主治衄血，吐血，尿血，血淋，便血，外伤出血，痈肿疮毒。

**用量用法** | 5～12 g。内服：煎汤。

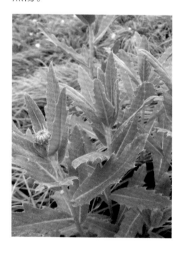

**使用注意** | 脾胃虚寒而无瘀滞者忌服。

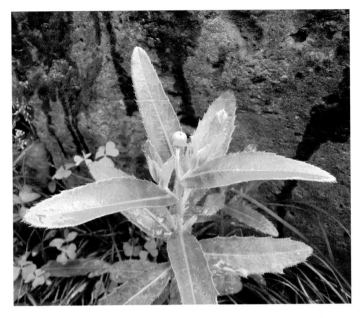

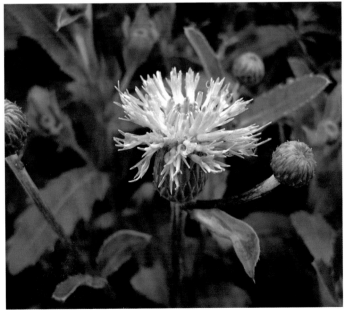

# 飞扬草

069

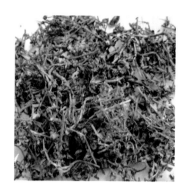

**别名** | 乳籽草、飞相草、大飞扬、节节花、大乳汁草。

**性味归经** | 辛、酸，凉；有小毒。归肺、膀胱、大肠经。

**来源** | 本品为大戟科植物飞扬草 *Euphorbia hirta* L.的干燥全草。

**识别特征** | 一年生草本，高 20 ~ 50 cm，全体有乳汁。茎基部膝曲状向上斜升，单一或基部丛生，被粗毛，上部的毛更密，不分枝或下部稍有分枝。单叶对生，具短柄；叶片披针状长圆形或长椭圆状卵形，长 1 ~ 3 cm，宽 0.5 ~ 1.3 cm，先端急尖或钝，基部偏斜不对称，边缘有细锯齿，稀全缘，两面被毛，下面及沿脉上的毛较密；托叶膜质，披针形或条状披针形，边缘刚毛状撕裂早落。淡绿色或紫色小花，杯状聚伞花序多数排成紧密的腋生头状花序；总苞宽钟形，外面被密生短柔毛，顶端 4 裂；腺体 4，漏斗状，有短柄及花瓣状附属物。蒴果卵状三棱形，被贴伏的短柔毛。花期夏季。

**生境分布** | 生长于向阳山坡、山谷、路旁和灌木丛下，多见于沙质土上或村边。分布于广西、云南、湖南、江西、福建、台湾等地。

**采收加工** | 夏、秋二季采挖，洗净，晒干。

**功效主治** | 清热解毒，利湿止痒，通乳。主治肺痈，乳痈，疔疮肿毒，牙疳，痢疾，泄泻，热淋，血淋，湿疹湿疮，脚癣，皮肤瘙痒，产后少乳。

**用量用法** | 6 ~ 9 g。外用：适量，煎水洗。

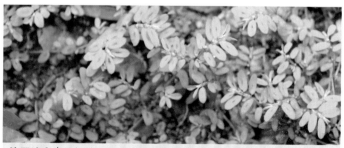

**使用注意** | 孕妇慎用。脾胃虚寒者忌用。

# 马齿苋

070

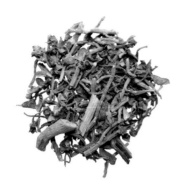

**别名** | 酸苋、马齿草、长命菜、马齿菜、马齿龙芽。

**性味归经** | 酸，寒。归肝、大肠经。

**来源** | 本品为马齿苋科植物马齿苋 *Portulaca oleracea* L. 的干燥地上部分。

**识别特征** | 一年生草本，长可达 35 cm。茎下部匍匐，四散分枝，上部略能直立或斜上，肥厚多汁，绿色或淡紫色，全体光滑无毛。单叶互生或近对生；叶片肉质肥厚，长方形或匙形，或倒卵形，先端圆，稍凹下或平截，基部宽楔形，形似马齿，故名"马齿苋"。小花黄色。蒴果圆锥形，自腰部横裂为帽盖状，内有多数黑色扁圆形细小种子。花期 5 ~ 8 月，果期 6 ~ 9 月。

**生境分布** | 生长于田野、荒芜地及路旁。南北各地均产。

**采收加工** | 夏、秋二季采收，除去残根和杂质，洗净，略蒸或烫后晒干。

**功效主治** | 清热解毒，凉血止血，止痢。主治热毒血痢，痈肿疔疮，湿疹湿疮，丹毒，蛇虫咬伤，便血，痔血，崩漏下血。

**用量用法** | 9 ~ 15 g。外用：适量，捣敷患处。

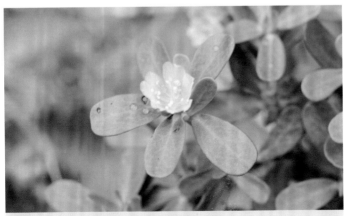

**使用注意** | 脾胃虚寒、肠滑作泄者忌服。

**095**

# 马勃

071

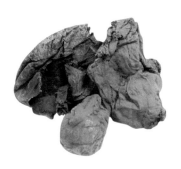

**别名** | 灰菇、药苞、灰菌、马屁勃、灰包菌、大气菌、鸡肾菌。
**性味归经** | 辛，平。归肺经。

**来源** | 本品为灰包科真菌脱皮马勃 *Lasiospharea fenzlii* Reich.、大马勃 *Calvatia gigantea*（Batsch. ex Pers.）Lloyd 或紫色马勃 *Calvatia lilacina*（Mont.et Berk.）Lloyd 的干燥子实体。

**识别特征** | 寄腐生真菌。子实体球形至近球形，直径 15 ~ 45 cm 或更大，无不孕基部或很小，由粗菌索与地面相连。包被白色，老后污白色，初期有细纤毛，渐变光滑，包被两层，外包被膜状，内包被较厚，成熟后块状脱落，露出浅青褐色孢体。孢子形，具微细小疣，淡青黄色，孢丝分枝，横隔稀少。

**生境分布** | 生长于旷野草地上。分布于内蒙古、甘肃、吉林、辽宁等地。

**采收加工** | 夏、秋二季子实体成熟时及时采收，除去泥沙，干燥。

**功效主治** | 清肺利咽，止血。主治风热郁肺咽痛，音哑，咳嗽；外治鼻衄，创伤出血。

**用量用法** | 2 ~ 6 g。外用：适量，敷患处。

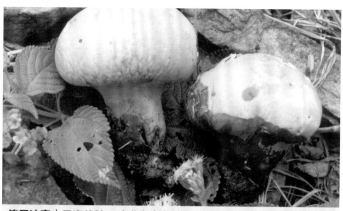

**使用注意** | 风寒伏肺、咳嗽失音者禁服。

# 马钱子

072

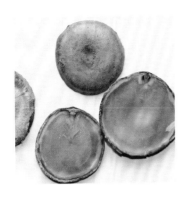

**别名** | 马前、大方八、马前子、油马钱子。

**性味归经** | 苦，温；有大毒。归肝、脾经。

**来源** | 本品为马钱科植物马钱 *Strychnos nux-vomica* L. 的干燥成熟种子。

**识别特征** | 乔木，高10～13 m。树皮灰色，具皮孔，枝光滑。叶对生，叶柄长4～6 mm；叶片革质，广卵形或近于圆形，长6～15 cm，宽3～8.5 cm，先端急尖或微凹，基部广楔形或圆形，全缘，两面均光滑无毛，有光泽，主脉5，罕3，在背面凸起，两侧者较短，不达叶端，细脉呈不规则的网状，在叶的两面均明显；叶腋有短卷须。聚伞花序顶生枝端，被短柔毛；总苞片及小苞片均小，三角形，先端尖，被短柔毛；花白色，几无梗，花萼绿色，先端5裂，被短柔毛；花冠筒状，先端5裂，裂片卵形，内面密生短毛；雄蕊5，花药黄色，椭圆形，无花丝；子房卵形，光滑无毛，花柱细长，柱头头状。浆果球形，幼时绿色，成熟时橙色，表面光滑。种子3～5枚或更多，圆盘形，表面灰黄色，密被银色茸毛，并生于一面的中央，另一面略凹入，有丝光。花期春、夏二季，果期8月至翌年1月。

**生境分布** | 生长于深山老林中。分布于印度、越南、缅甸、泰国、斯里兰卡等地。中国台湾、福建、广东、海南、广西和云南南部等地有栽培。

**采收加工** | 冬季采收成熟果实，取出种子，晒干。

**功效主治** | 通络止痛，散结消肿。主治跌仆损伤，骨折肿痛，风湿顽痹，麻木瘫痪，痈疽疮毒，咽喉肿痛。

**用量用法** | 0.3～0.6 g，炮制后入丸、散。

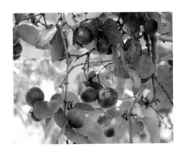

3
画

**使用注意** | 孕妇禁用；不宜多服、久服及生用；运动员慎用；有毒成分能经皮肤吸收，外用不宜大面积涂敷。

# 马钱子粉

073

**别名** | 番木鳖、苦实把豆儿。
**性味归经** | 苦，温；有大毒。归肝、脾经。

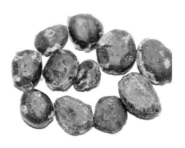

**来源** | 本品为马钱子的炮制加工品。
**识别特征** | 见"马钱子"项下。
**生境分布** | 见"马钱子"项下。
**采收加工** | 9 ~ 10月摘取成熟果实，取出种子，洗净附着的果肉，晒干。用砂烫去毛后，研粉用。

**功效主治** | 通络止痛，散结消肿。主治跌打损伤，骨折肿痛，风湿顽痹，麻木瘫痪，痈疽疮毒，咽喉肿痛。
**用量用法** | 0.3 ~ 0.6 g，入丸、散用。

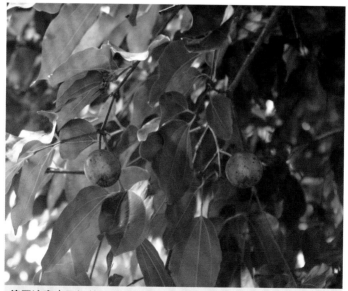

**使用注意** | 孕妇禁用；不宜多服、久服及生用；运动员慎用；有毒成分能经皮肤吸收，外用不宜大面积涂敷。

# 马鞭草

074

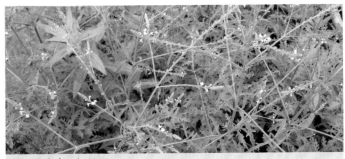

**别名** | 野荆芥、蜻蜓草、龙芽草、退血草、燕尾草、紫顶龙芽草。

**性味归经** | 苦，凉。归肝、脾经。

**来源** | 本品为马鞭草科植物马鞭草 *Verbena officinalis* L. 的干燥地上部分。

**识别特征** | 多年生草本，高30 ~ 120 cm；茎四方形，上部方形，老后下部近圆形，棱和节上被短硬毛。单叶对生，卵形至长卵形，长2 ~ 8 cm，宽1.5 ~ 5 cm，3 ~ 5深裂，裂片不规则的羽状分裂或不分裂而具粗齿，两面被硬毛，下面脉上的毛尤密。花夏、秋季开放，蓝紫色，无柄，排成细长、顶生或腋生的穗状花序；花萼膜质，筒状，顶端5裂；花冠长约4 mm，微呈二唇形，5裂；雄蕊4，着生于冠筒中部，花丝极短；子房无毛，花柱短，顶端2浅裂。果包藏于萼内，长约2 mm，成熟时裂开成4个小坚果。花、果期6 ~ 10月。

**生境分布** | 生长于路旁、山坡、溪边或林旁。分布于山西、陕西、甘肃、江苏、安徽、浙江、福建、江西、湖北、湖南、广东、广西、四川、贵州、云南、新疆、西藏等地。

**采收加工** | 6 ~ 8月花开时采割，除去杂质，晒干。

**功效主治** | 活血散瘀，解毒，利水，退黄，截疟。主治癥瘕积聚，痛经经闭，喉痹，痈肿，水肿，黄疸，疟疾寒热。

**用量用法** | 5 ~ 10 g。内服：煎汤。

**使用注意** | 孕妇慎服。

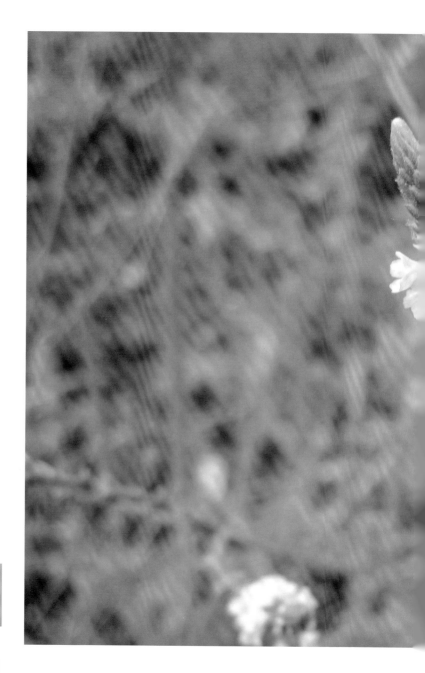

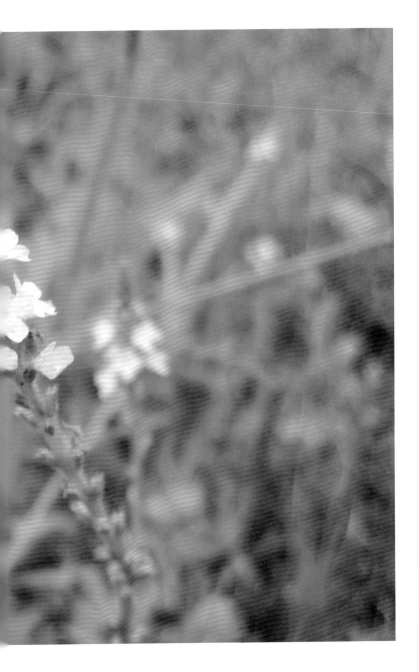

# 王不留行

075

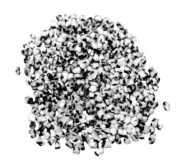

**别名**｜奶米、大麦牛、不母留、王母牛、禁宫花、剪金花、金盏银台。

**性味归经**｜苦，平。归肝、胃经。

---

**来源**｜本品为石竹科植物麦蓝菜 *Vaccaria segetalis*（Neck.）Garcke 的干燥成熟种子。

**识别特征**｜一年生或二年生草本，高 30 ~ 70 cm，全株无毛。茎直立，节略膨大。叶对生，卵状椭圆形至卵状披针形，基部稍连合抱茎，无柄。聚伞花序顶生，下有鳞状苞片 2；花瓣粉红色，倒卵形，先端具不整齐小齿，基部具长爪。蒴果卵形，包于宿萼内，成熟后，先端十字开裂。花期 4 ~ 5 月，果期 5 ~ 6 月。

**生境分布**｜生长于山地、路旁及田间。全国各地均产，主要分布于江苏、河北、山东及东北等地。以河北产量为最大，习惯认为产于河北邢台者质优。

**采收加工**｜夏季果实成熟、果皮尚未开裂时采割植株，晒干，打下种子，除去杂质，再晒干。

**功效主治**｜活血通经，下乳消肿，利尿通淋。主治经闭，痛经，乳汁不下，乳痈肿痛，淋证涩痛。

**用量用法**｜5 ~ 10 g，水煎服。

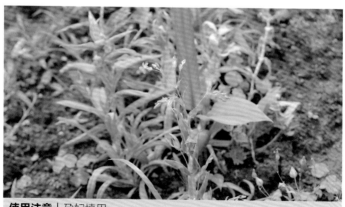

**4 画**

**使用注意**｜孕妇慎用。

# 天山雪莲

076

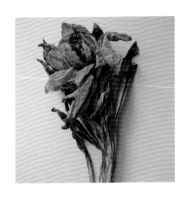

**别名** | 寒雪草、天山雪莲花、新疆雪莲花。

**性味归经** | 维吾尔医：性质，二级湿热。中医：微苦，温。归肝、脾、肾经。

**来源** | 本品系维吾尔族习用药材。为菊科植物天山雪莲 *Saussurea involucrata* ( Kar. et Kir. )Sch. -Bip.的干燥地上部分。

**识别特征** | 多年生草本，高10～30 cm。茎粗壮，基部有许多棕褐色丝状残存叶片。叶密集，无柄，叶片倒披针形，长10～13 cm，宽2.5～4.5 cm，先端渐尖，基部抱茎，边缘有锯齿。头状花序顶生，密集；总苞片叶状，卵形，多层，近似膜质，白色或淡绿黄色；花棕紫色，全为管状花。瘦果，冠毛白色，刺毛状。花期7月。

**生境分布** | 生长于高山石缝、砾石和沙质河滩中。分布于新疆、青海、甘肃等地。

**采收加工** | 夏、秋二季花开时采收，阴干。

**功效主治** | 维吾尔医：补肾活血，强筋骨，营养神经，调节异常体液。主治风湿性关节炎，关节疼痛，肺寒咳嗽，肾与小腹冷痛，白带过多等。中医：温肾助阳，祛风胜湿，通经活血。主治风寒湿痹痛，类风湿关节炎，小腹冷痛，月经不调。

**用量用法** | 3～6 g，水煎或酒浸服。外用：适量。

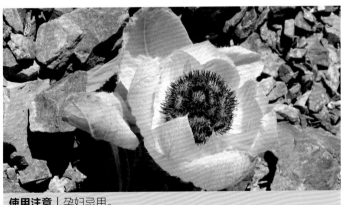

**使用注意** | 孕妇忌用。

4
画

# 天仙子

077

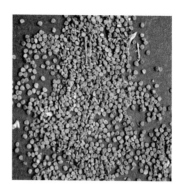

**别名** | 莨菪子。
**性味归经** | 苦、辛，温；有大毒。归心、胃、肝经。

**来源** | 本品为茄科植物莨菪 *Hyoscyamus niger* L. 的干燥成熟种子。

**识别特征** | 二年生草本，高15 ~ 70 cm，有特殊臭味，全株被黏性腺毛。根粗壮，肉质，茎直立或斜上伸。密被柔毛。单叶互生，叶片长卵形或卵状长圆形，顶端渐尖，基部抱茎，茎下部的叶具柄。花淡黄绿色，基部带紫色；花萼筒状钟形；花冠钟形；花药深紫色；子房略呈椭圆形。蒴果包藏于宿存萼内。种子多数，近圆盘形，淡黄棕色。花期5月，果期6月。

**生境分布** | 生长于海拔1700 ~ 2600 m的山坡，林旁和路旁。分布于华北、东北、西北诸省（区）及河南、河北、辽宁等地。

**采收加工** | 夏、秋二季果实成熟时采摘果实，曝晒，打下种子，筛去枝梗、果皮，晒干。

**功效主治** | 解痉止痛，平喘，安神。主治胃脘挛痛，喘咳，癫狂。

**用量用法** | 0.06 ~ 0.6 g，水煎服。

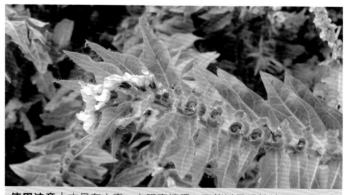

**使用注意** | 本品有大毒，内服宜慎重，不能过量或持续服用。心脏病、心动过速、青光眼患者及孕妇禁用。

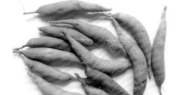

# 天冬

078

**别名** | 天门冬、天文冬、肥天冬、大天冬、润天冬、鲜天冬、朱天冬。

**性味归经** | 甘、苦，寒。归肺、肾经。

**来源** | 本品为百合科植物天冬 *Asparagus cochinchinensis*（Lour.）Merr. 的干燥块根。

**识别特征** | 攀缘状多年生草本。块根肉质，簇生，长椭圆形或纺锤形，灰黄色。茎细，常扭曲多分枝，有纵槽纹。主茎鳞片状叶，顶端尖长，叶基部伸长为 2.5 ~ 3 cm 硬刺，在分枝上的刺较短或不明显，叶状枝 2 ~ 3 枚簇生叶腋，扁平有棱，镰刀状。花通常 2 朵腋生，淡绿色，单性，雌雄异株，雄花花被 6，雄蕊 6，雌花与雄花大小相似，具 6 枚退化雄蕊。浆果球形，熟时红色，有种子 1 枚。花期 5 月，果期 8 ~ 10 月。

**生境分布** | 生长于阴湿的山野林边、山坡草丛或丘陵地带灌木丛中。主要分布于贵州、四川、广西、浙江、云南等地。陕西、甘肃、湖北、安徽、河南、江西也有分布。

**采收加工** | 秋、冬二季采挖，洗净，除去茎基和须根，置沸水中煮或蒸至透心，趁热除去外皮，洗净干燥。

**功效主治** | 养阴润燥，清肺生津。主治肺燥干咳，顿咳痰黏，腰膝酸痛，骨蒸潮热，内热消渴，热病津伤，咽干口渴，肠燥便秘。

**用量用法** | 6 ~ 12 g，水煎服。

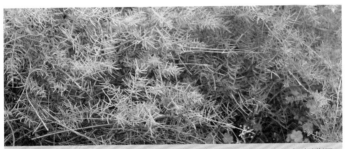

**使用注意** | 脾胃虚寒、食少便溏者不宜；外感风寒咳嗽、虚寒泄泻者忌用。

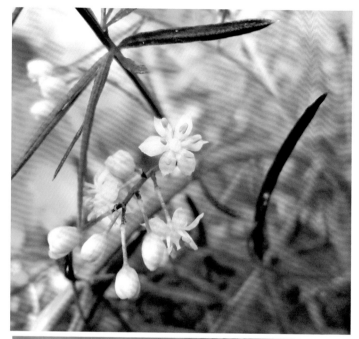

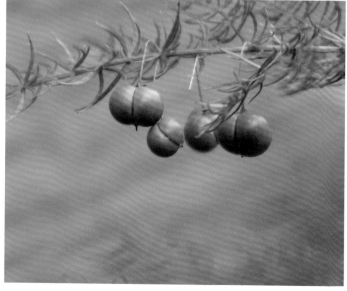

4
画

# 天花粉

079

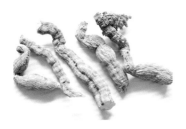

**别名** | 花粉、楼根、蒌粉、白药、瑞雪、瓜蒌根、天瓜粉、屎瓜根、栝蒌粉。

**性味归经** | 甘、微苦，微寒。归肺、胃经。

**来源** | 本品为葫芦科植物栝蒌 *Trichosanthes kirilowii* Maxim. 或双边栝蒌 *Trichosanthes rosthornii* Harms 的干燥根。

**识别特征** | 多年生草质藤本，根肥厚。叶互生，卵状心形，常掌状 3～5 裂，裂片再分裂，基部心形，两面被毛，花单性，雌雄异株，雄花 3～8 排，成总状花序，花冠白色，5 深裂，裂片先端流苏状，雌花单生，子房卵形，果实圆球形，成熟时橙红色。花期 5～8 月，果期 8～10 月。

**生境分布** | 生长于向阳山坡、石缝、山脚、田野草丛中。分布于我国南北各地。

**采收加工** | 秋、冬二季采挖，洗净，除去外皮，切段或纵剖成瓣，干燥。

**功效主治** | 清热泻火，生津止渴，消肿排脓。主治热病烦渴，肺热燥咳，内热消渴，疔疮肿毒。

**用量用法** | 10～15 g，水煎服。

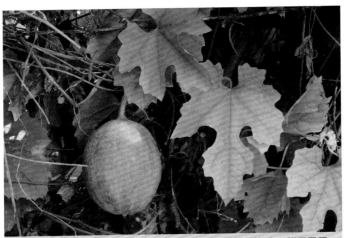

4 画

**使用注意** | 孕妇慎用；不宜与川乌、制川乌、草乌、制草乌、附子同用。

# 天竺黄

080

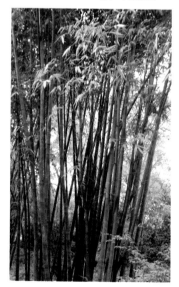

**别名** | 竺黄、竹黄、竹糖、天竹黄、广竹黄。

**性味归经** | 甘，寒。归心、肝经。

**来源** | 本品为禾本科植物青皮竹 *Bambusa textilis* McClure 或华思劳竹 *Schizostachyum chinense* Rendle 等秆内的分泌液干燥后的块状物。

**识别特征** | 青皮竹：竿高为 9 ~ 12 m，直径 3 ~ 5 cm。竿直立，先端稍下垂，节间长 35 ~ 60 cm，幼时被白粉并密生向上的淡色刺毛；节上簇生分枝，主枝较纤细而长，其余枝较短，最长达 2 m。竹壁薄，3 ~ 5 mm，近基部数节无芽；箨环倾斜，箨鞘厚革质，坚硬光亮，先端微凸呈不对称的宽弧形，背面常无毛或近基部贴生暗棕色易落柔毛；箨耳小，长椭圆形，高约 2 mm，近相等，两面被小刚毛，边缘具锯齿且有纤毛。箨舌略呈弧形，中部高 2 ~ 3 mm，边缘齿裂并被短纤毛；箨叶直立，长三角形或卵状三角形，基部略作心形收缩，背面无毛，腹面粗糙；出枝较高，基部附近数节不见出枝，分枝密集丛生达 10 ~ 12，分枝粗细相同；每小枝上具叶片 8 ~ 12，叶片披针形，长 9 ~ 25 cm，宽 1.0 ~ 2.5 cm；笋期 5 ~ 9 月，花期 2 ~ 9 月，授粉后 20 日左右种实成熟，形似麦粒，很少开花。

**生境分布** | 青皮竹常栽培于低海拔地的河边、村落附近。分布于云南、广东、广西等地。

**采收加工** | 冬、秋二季采收。

**功效主治** | 清热豁痰，凉心定惊。主治热病神昏，中风痰迷，小儿痰热惊痫，抽搐、夜啼。

**用量用法** | 3 ~ 9 g，水煎服。

**使用注意** | 脾胃虚弱、寒嗽者忌服。

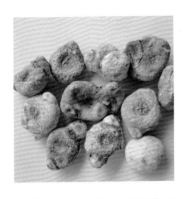

# 天南星

081

**别名** | 南星、白南星、蛇包谷、山苞米、山棒子。

**性味归经** | 苦、辛，温；有毒。归肺、肝、脾经。

**来源** | 本品为天南星科植物天南星 *Arisaema erubescens* （Wall.）Schott、异叶天南星 *Arisaema heterophyllum* Bl. 或东北天南星 *Arisaema amurense* Maxim. 的干燥块茎。

**识别特征** | **天南星**：株高 40 ~ 90 cm。叶 1 枚基生，叶片放射状分裂，披针形至椭圆形，顶端具线形长尾尖，全缘，叶柄长，圆柱形，肉质，下部成鞘，具白色和散生紫色斑纹。总花梗比叶柄短，佛焰苞绿色和紫色，肉穗花序单性，雌雄异株，雌花序具棒状附属器，下具多数中性花，无花被，子房卵圆形，雄花序的附属器下部光滑和有少数中性花。浆果红色，球形。花期 5 ~ 6 月，果期 8 月。

**生境分布** | 生长于丛林之下或山野阴湿处。天南星分布于河南、河北、四川等地；异叶天南星分布于江苏、浙江等地；东北天南星分布于辽宁、吉林等地。

**采收加工** | 秋、冬二季茎叶枯萎时采挖，除去须根及外皮，干燥。

**功效主治** | 散结消肿。外用：主治痈疮肿毒，蛇虫咬伤。

**用量用法** | 外用：生品适量，研末以醋或酒调敷患处。

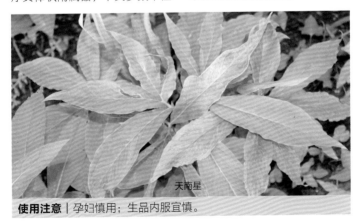

天南星

**使用注意** | 孕妇慎用；生品内服宜慎。

4
画

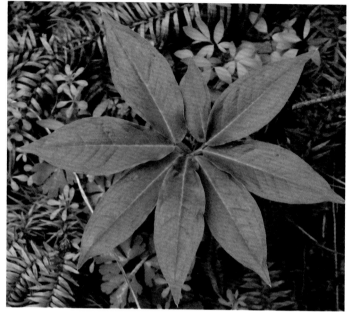

异叶天南星

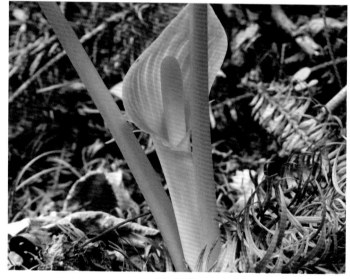

异叶天南星

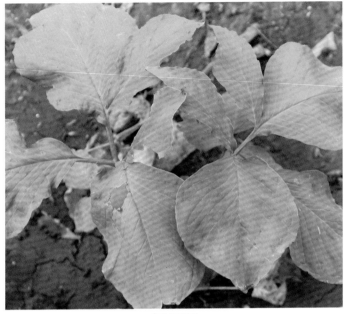

东北天南星

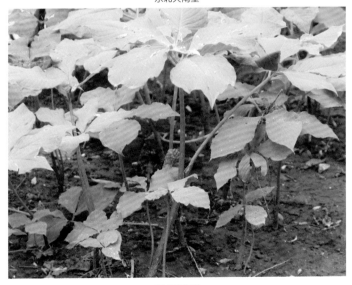

东北天南星

# 制天南星

082

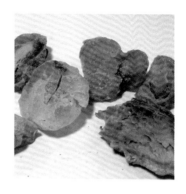

**别名** | 制南星。

**性味归经** | 苦、辛，温；有毒。归肺、肝、脾经。

**来源** | 本品为天南星的炮制加工品。

**识别特征** | 见"天南星"项下。

**生境分布** | 见"天南星"项下。

**采收加工** | 取净天南星，按大小分别用水浸泡，每日换水 2 ~ 3 次，如起白沫时，换水后加白矾（每 100 kg 天南星，加白矾 2 kg），泡 1 日后，再进行换水，至切开口尝微有麻舌感时取出。

将生姜片、白矾置锅内加适量水煮沸后，倒入天南星共煮至无干心时取出，除去姜片，晾至四至六成干，切薄片，干燥。

**功效主治** | 燥湿化痰，祛风止痉，散结消肿。主治顽痰咳嗽，风痰眩晕，中风痰壅，口眼㖞斜，半身不遂，癫痫，惊风，破伤风。外用：主治痈肿，蛇虫咬伤。

**用量用法** | 3 ~ 9 g，水煎服。

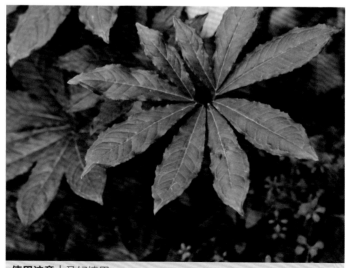

**使用注意** | 孕妇慎用。

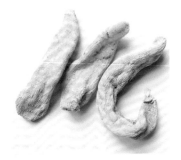

# 天麻

083

**别名** ｜神草、赤箭、离母、木浦、赤箭芝、独摇芝、鬼督邮、定风草。

**性味归经** ｜甘，平。归肝经。

**来源** ｜ 本品为兰科植物天麻 *Gastrodia elata* Bl.的干燥块茎。

**识别特征** ｜多年生寄生植物。寄主为密环菌，以密环菌的菌丝或菌丝的分泌物为营养源。块茎横生，椭圆形或卵圆形，肉质。茎单一，直立，黄红色。叶退化成膜质鳞片状，互生，下部鞘状抱茎。总状花序顶生；苞片膜质，披针形或狭叶披针形，膜质，具细脉。花淡绿黄色或橙红色，花被下部合生成歪壶状，顶端5裂；唇瓣高于花被管2/3，能育冠状雄蕊1，着生于雄蕊上端子房柄扭转。蒴果长圆形或倒卵形。种子多而极小，呈粉末状。

花期6～7月，果期7～8月。

**生境分布** ｜生长于腐殖质较多而湿润的林下，向阳灌木丛及草坡也有。分布于四川、云南、贵州等地。

**采收加工** ｜立冬后至次年清明前采挖，立即洗净，蒸透，敞开低温干燥。

**功效主治** ｜息风止痉，平抑肝阳，祛风通络。主治小儿惊风，癫痫抽搐，破伤风，头痛头晕，眩晕耳鸣，手足不利，肢体麻木，风湿痹痛。

**用量用法** ｜3～10 g。内服：煎汤。

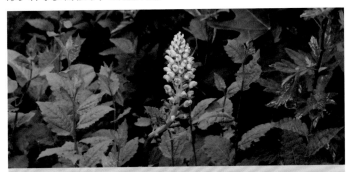

**使用注意** ｜津液衰少，血虚、阴虚者慎用天麻；不可与御风草根同用，否则有令人肠结的危险。

# 天葵子

084

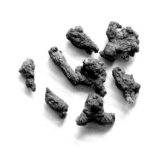

**别名** | 地丁子、天葵根、散血珠、天去子、紫背天葵子。

**性味归经** | 甘、苦，寒。归肝、胃经。

**来源** | 本品为毛茛科植物天葵 *Semiaquilegia adoxoides*（DC.）Makino 的干燥块根。

**识别特征** | 多年生草本，高达 40 cm。茎纤细，疏生短柔毛。基生叶有长柄，为 3 出复叶，小叶广楔形，3 深裂，裂片疏生粗齿，下面带紫色；茎生叶较小，夏末茎叶枯萎。花小，单生于叶腋或茎顶，白色微带淡红色，萼片 5，花瓣状；花瓣 5，匙形，基部囊状；雄蕊 8 ~ 14；心皮 3 ~ 5。

种子黑色。花期 3 ~ 4 月，果期立夏前。

**生境分布** | 生长于丘陵或低山林下、草丛、沟边等阴湿处。分布于江苏、湖南、湖北等地。

**采收加工** | 夏初采挖，洗净，干燥，除去须根。

**功效主治** | 清热解毒，消肿散结。主治痈肿疔疮，乳痈，瘰疬，蛇虫咬伤。

**用量用法** | 9 ~ 15 g，水煎服。

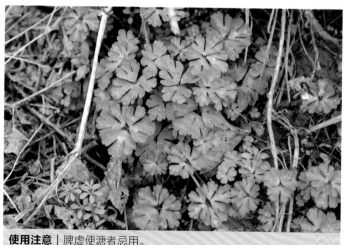

**使用注意** | 脾虚便溏者忌用。

# 天然冰片
## （右旋龙脑）

085

**别名** ｜ 龙脑、梅片、梅冰、片脑、瑞龙脑、梅花脑、冰片脑、梅花脑子、梅花片脑。

**性味归经** ｜ 辛、苦，凉。归心、脾、肺经。

**来源** ｜ 本品为樟科植物樟 *Cinnamomum camphora*（L.）Presl 的新鲜枝、叶经提取加工制成。

**识别特征** ｜ 常绿乔木，高达5m，光滑无毛，树皮有凹入的裂缝，外有坚硬的龙脑结晶。叶互生，革质；叶柄粗壮；叶片卵圆形，先端尖；基部钝圆形或阔楔形，全缘，两面无毛，有光泽，主脉明显，侧脉羽状，先端在近叶缘处相连。圆锥状花序，着生于枝上部的叶腋间，花两性，整齐；花托肉质，微凹；花萼5，覆瓦状排列，花后继续生长；花瓣5，白色；雄蕊多数，离生，略呈周位状，花药线状，药室内向，边缘开裂，药隔延长呈尖尾状，花丝短；雌蕊1，由3心皮组成，子房上位，中轴胎座，3室，每室有胚珠2，花柱丝状。干果卵圆形，果皮革质，不裂，花托呈壳斗状，边缘有5片翼状宿存花萼。种子1～2枚，具胚乳。花期4～5月，果期8～11月。

**生境分布** ｜ 生长于山坡或沟谷中，也常有栽培。分布于南方及西南各地。越南、朝鲜、日本也有分布，其他各国常有引种栽培。

**采收加工** ｜ 从樟树树干的裂缝处，采取干燥的树脂，进行加工。或砍下树干及树枝，切成碎片，经水蒸气蒸馏升华，冷却后即成结晶。

**功效主治** ｜ 开窍醒神，清热止痛。主治热病神昏、惊厥，中风痰厥，气郁暴厥，中恶昏迷，胸痹心痛，目赤，口疮，咽喉肿痛，耳道流脓。

**用量用法** ｜ 0.3～0.9g，入丸、散。外用：适量，研粉点敷患处。

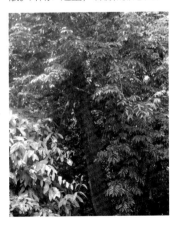

**使用注意** ｜ 孕妇慎用。

# 云芝

086

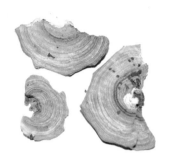

**别名** | 灰芝、瓦菌、红见手、千层蕈、黄云芝、杂色云芝、彩纹云芝。

**性味归经** | 甘，平。归心、脾、肝、肾经。

**来源** | 本品为多孔菌科真菌彩绒革盖菌 Coriolus versicolor ( L. ex Fr. ) Quel. 的干燥子实体。

**识别特征** | 彩绒革盖菌子实体一年生。革质至半纤维质，侧生无柄，常覆瓦状叠生，往往左右相连，生于伐桩断面上或倒木上的子实体常围成莲座状。菌盖半圆形至贝壳形，（1 ~ 6）cm×（1 ~ 10）cm，厚 1 ~ 3 mm；盖面幼时白色，渐变为深色，有密生的细茸毛，长短不等，呈灰、白、褐、蓝、紫、黑等多种颜色，并构成云纹状的同心环纹；盖缘薄而锐，波状、完整、淡色。管口面初期白色，渐变为黄褐色、赤褐色至淡灰黑色；管口圆形至多角形，后期开裂，菌管单层，白色，长 1 ~ 2 mm。菌肉白色，纤维质，干后纤维质至近革质。孢子圆筒状，稍弯曲，平滑，无色，（1.5 ~ 2）μm×（2 ~ 5）μm。

**生境分布** | 常见大型真菌，主要是野生，生长于多种阔叶树木桩、倒木和枝上。中国各地森林中均有分布。

**采收加工** | 全年均可采收，除去杂质，晒干。

**功效主治** | 健脾利湿，清热解毒。主治湿热黄疸，胁痛，纳差，倦怠乏力。

**用量用法** | 9 ~ 27 g，水煎服。

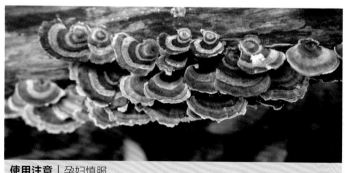

**使用注意** | 孕妇慎服。

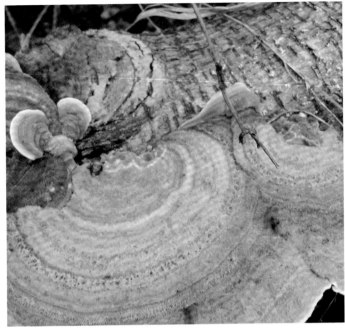

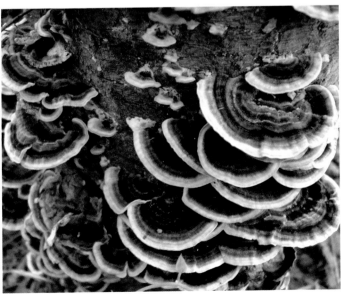

# 木瓜

087

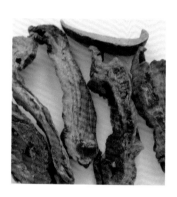

**别名**｜木梨、木李、楂、木瓜花、木瓜海棠、光皮木瓜。

**性味归经**｜酸，温。归肝、脾经。

**来源**｜本品为蔷薇科植物贴梗海棠 *Chaenomeles speciosa*（Sweet）Nakai 的干燥近成熟果实。

**识别特征**｜落叶灌木，高达2 m，小枝无毛，有刺。叶片卵形至椭圆形，边缘有尖锐重锯齿；托叶大，肾形或半圆形，有重锯齿。花3～5朵簇生于二年生枝上，先叶开放，绯红色，稀淡红色或白色；萼筒钟状，基部合生，无毛。梨果球形或长圆形，木质，黄色或带黄绿色，干后果皮皱缩。花期4月，果期9～10月。

**生境分布**｜生长于山坡地、田边地角、房前屋后。分布于山东、河南、陕西、安徽、江苏、湖北、四川、浙江、江西、广东、广西等地。

**采收加工**｜夏、秋二季果实绿黄时采摘，置沸水中烫至外皮灰白色，对半纵剖，晒干。

**功效主治**｜舒筋活络，和胃化湿。主治湿痹拘挛，腰膝关节酸重疼痛，暑湿吐泻，转筋挛痛，脚气水肿。

**用量用法**｜6～9 g。内服：煎汤。

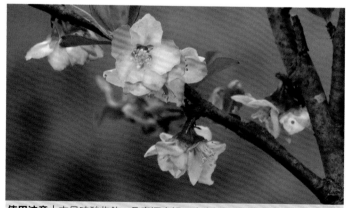

4 画

**使用注意**｜本品味酸收敛，凡表证未解、痢疾初期，或胃酸过多者不宜用。

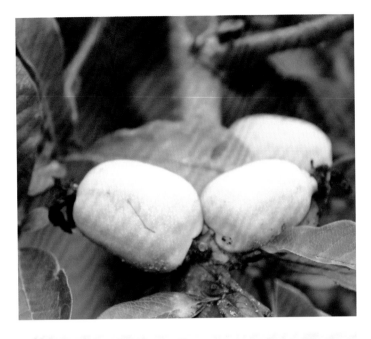

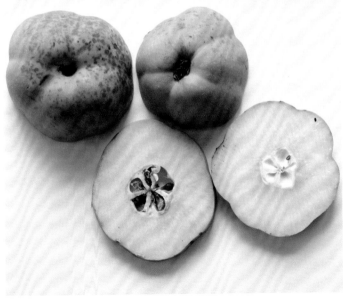

# 木芙蓉叶

088

**别名** | 拒霜叶、芙蓉花叶、铁箍散。

**性味归经** | 辛，平。归肺、肝经。

**基原** | 本品为锦葵科植物木芙蓉 *Hibiscus mutabilis* L. 的干燥叶。

**识别特征** | 落叶灌木或小乔木，高约 6 m，密被灰色星状短柔毛。单叶互生；具长柄，叶柄长达 20 cm；叶片大，卵圆状心形，直径 10 ~ 18 cm，掌状 3 ~ 7 裂，基部心形，裂片卵状三角形，边缘有钝齿，两面均被星状毛。花单生叶腋或簇生枝端，初放时白色，逐渐变为粉红色以至深红色，副萼 10 裂，裂片条形；花冠直径约 9 cm，花瓣 5 或为重瓣，宽倒卵圆形，先端浑圆，边缘稍有波状弯曲，基部与雄蕊柱合生；花药多数，生于柱顶；雌蕊 1，柱头 5 裂。蒴果近球形，直径约 3 cm，密生淡黄色刚毛及绵毛。种子肾形，被毛。花期夏、秋二季。

**生境分布** | 生长于山坡、路旁或水边沙质土壤上。分布于陕西、江苏、安徽、浙江、江西、福建、河南、湖北、湖南、广西、广东、四川和贵州等地。

**采收加工** | 夏、秋二季采收，干燥。

**功效主治** | 凉血解毒，消肿止痛。主治痈疽焮肿，缠身蛇丹，烫伤，目赤肿痛，跌打损伤。

**用量用法** | 10 ~ 30 g。外用：适量。

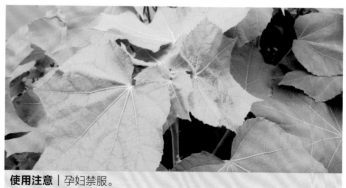

**使用注意** | 孕妇禁服。

# 木香

089

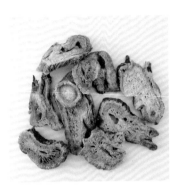

**别名** | 蜜香、五香、青木香、五木香。

**性味归经** | 辛、苦，温。归脾、胃、大肠、三焦、胆经。

**来源** | 本品为菊科植物木香 *Aucklandia lappa* Decne. 的干燥根。

**识别特征** | 多年生草本，高1～2 m。主根粗壮，圆柱形。基生叶大型，具长柄，叶片三角状卵形或长三角形，基部心形，边缘具不规则的浅裂或呈波状，疏生短刺；基部下延成不规则分裂的翼，叶面被短柔毛；茎生叶较小，呈广椭圆形。头状花序2～3个丛生于茎顶，叶生者单一，总苞由10余层线状披针形的薄片组成，先端刺状；花全为管状花。瘦果线形，有棱，上端着生一轮黄色直立的羽状冠毛。花期5～8月，果期9～10月。

**生境分布** | 生长于高山草地和灌木丛中。木香分布于云南、广西者，称为云木香，产于印度、缅甸者，称为广木香。

**采收加工** | 秋、冬二季采挖，除去泥沙及须根，切段，大的再纵剖成瓣，干燥后撞去粗皮。

**功效主治** | 行气止痛，健脾消食。主治胸胁、脘腹胀痛，泻痢后重，食积不消，不思饮食。煨木香实肠止泻。主治泄泻腹痛。

**用量用法** | 3～6 g。内服：煎汤。

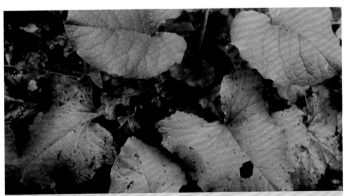

**使用注意** | 阴虚、津液不足者慎用。

4 画

# 木贼

090

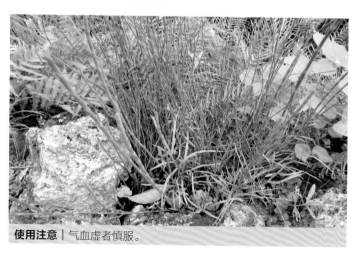

**别名** | 擦草、锉草、木贼草、无心草、节骨草、节节草、擦桌草。

**性味归经** | 甘、苦，平。归肺、肝经。

**来源** | 本品为木贼科植物木贼 *Equisetum hyemale* L. 的干燥地上部分。

**识别特征** | 一年生或多年生草本蕨类植物，根茎短，棕黑色，匍匐丛生；植株高达 1 m。枝端产生孢子叶球，矩形，顶端尖，形如毛笔头。地上茎单一不分枝，中空，有纵列的脊，脊上有疣状突起 2 行，极粗糙。叶呈鞘状，紧包节上，顶部及基部各有一黑圈，鞘上的齿极易脱落。孢子囊生于茎顶，长圆形，无柄，具小尖头。孢子囊穗 6 ~ 8 月间抽出。

**生境分布** | 生长于河岸湿地、坡林下阴湿处、溪边等阴湿的环境。分布于东北、华北和长江流域各地。

**采收加工** | 夏、秋二季采割，除去杂质，晒干或阴干。

**功效主治** | 疏散风热，明目退翳。主治风热目赤，迎风流泪，目生云翳。

**用量用法** | 3 ~ 9 g。内服：煎汤。

**使用注意** | 气血虚者慎服。

# 木通

091

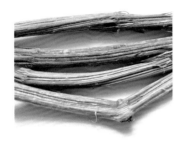

**别名** | 通草、王翁、丁翁、万年、附支、丁父、万年藤。

**性味归经** | 苦，寒。归心、小肠、膀胱经。

**来源** | 本品为木通科植物木通 *Akebia quinata* (Thunb.) Decne.、三叶木通 *Akebia trifoliata* (Thunb.) Koidz. 或白木通 *Akebia trifoliata* (Thunb.) Koidz. var. *australis* (Diels) Rehd. 的干燥茎藤。

**识别特征** | **木通：** 落叶木质缠绕灌木，长3~15 cm，全株无毛。幼枝灰绿色，有纵纹。掌状复叶，小叶片5，倒卵形或椭圆形，长3~6 cm，先端圆，常微凹至具一细短尖，基部圆形或楔形，全缘。短总状花序腋生，花单性，雌雄同株；花序基部着生1~2朵雌花，上部着生密而较细的雄花；雄花具雄蕊6；雌花较大，有离生雌蕊2~13。果肉质，浆果状，长椭圆形或略呈肾形，两端圆，长约8 cm，直径2~3 cm，熟后紫色，柔软，沿腹缝线开裂。种子多数，长卵形而稍扁，黑色或黑褐色。花期4~5月，果期8月。

**生境分布** | 生长于山坡、山沟、溪旁等处的乔木与灌木林中。分布于陕西、山东、江苏、安微、江西、河南、湖北、湖南、广东、四川、贵州等地。

**采收加工** | 秋季采收，截取茎部，除去细枝，阴干。

**功效主治** | 利尿通淋，清心除烦，通经下乳。主治淋证，水肿，小便赤涩，胸中烦热，喉痹咽痛，口舌生疮，妇女经闭，乳汁不通，湿热痹痛。

**用量用法** | 3~6 g。内服：煎汤。

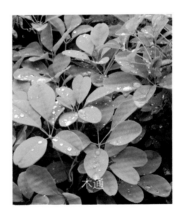

木通

4
画

**使用注意** | 肾气虚、心气弱、汗不彻、口舌燥者皆禁用。

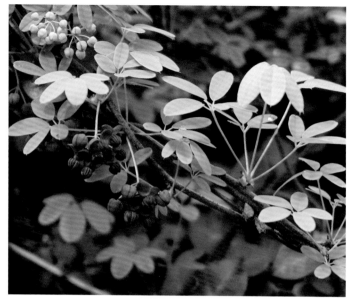

木通

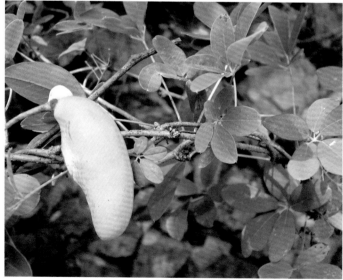

木通

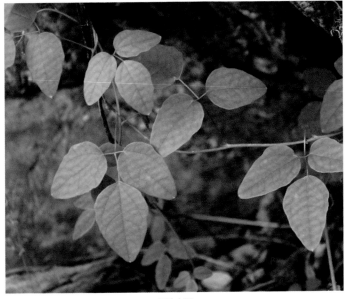

三叶木通

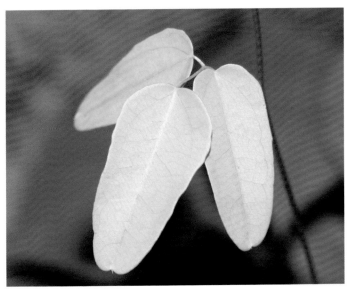

三叶木通

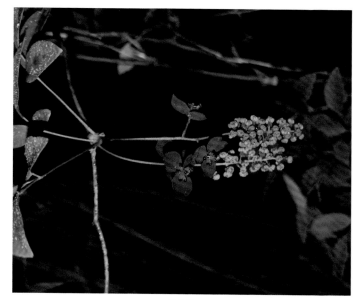

白木通

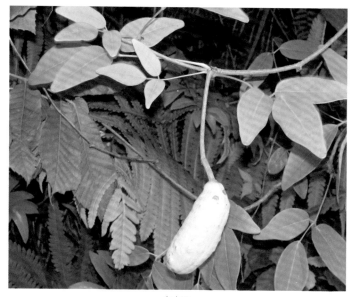

白木通

# 木棉花

092

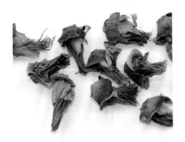

**别名** | 吉贝、烽火、斑芝树、英雄树、攀枝花。

**性味归经** | 甘、淡，凉。归大肠经。

**来源** | 本品为木棉科植物木棉 *Gossampinus malabarica* （DC.）Merr.的干燥花。

**识别特征** | 落叶大乔木，高达25 m。树皮深灰色，树干常有圆锥状的粗刺，分枝平展。掌状复叶；总叶柄长10～20 cm；小叶5～7，长圆形至长圆状披针形，长10～16 cm，宽3.5～5.5 cm；小叶柄长1.5～4 cm。花生于近枝顶叶腋，先叶开放，红色或橙红色，直径约10 cm；萼杯状，较厚，3～5浅裂；花瓣肉质，倒卵状长圆形，长8～10 cm，两面被星状柔毛；雄蕊多数，下部合生成短管，排成3轮，内轮部分花丝上部分2叉，中间10枚雄蕊较短，不分叉，最外轮集生成5束，花药1室，肾形，盾状着生；花柱长于雄蕊；子房5室。蒴果长圆形，木质，长10～15 cm，被灰白色长柔毛和星状毛，室背5瓣开裂，内有丝状绵毛。种子多数，倒卵形，黑色，藏于绵毛内。花期春季，果期夏季。

**生境分布** | 生长于海拔1400～1700 m的干热河谷、稀树草原、雨林沟谷、低山，次生林中及村边、路旁。分布于华南、西南及江西、福建、台湾等地。

**采收加工** | 春季花盛开时采收，除去杂质，晒干。

**功效主治** | 清热利湿，解毒。主治泄泻，痢疾，痔疮出血。

**用量用法** | 6～9 g。内服：煎汤。

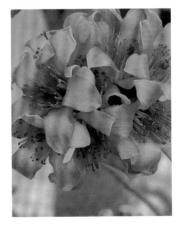

4
画

**使用注意** | 虚寒体质者禁用。

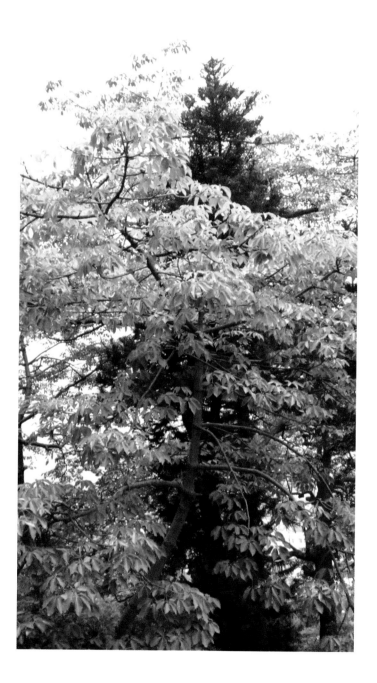

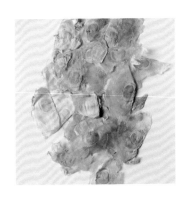

# 木蝴蝶

093

**别名**｜纸肉、故纸、千张纸、白玉纸、玉蝴蝶、云故纸、破布子、白故纸。

**性味归经**｜苦、甘，凉。归肺、肝、胃经。

**来源**｜本品为紫葳科植物木蝴蝶 *Oroxylum indicum*（L.）Vent. 的干燥成熟种子。

**识别特征**｜落叶乔木，高 7～12 m。树皮灰色，厚而有皮孔，有细纵裂纹，小枝皮孔极多而突起，叶痕明显且大。叶交互对生，3～4 回羽状复叶，长 60～160 cm，宽 20～80 cm；小叶柄长 5～10 mm；小叶片椭圆形至宽卵形，长 6～13 cm，宽 4.5～10 cm，先端短尾尖，基部圆形或宽楔形而偏斜。总状花序顶生；花大钟形，花萼肉质；花冠橙红色，长约 6.5 cm，裂片 5；雄蕊 5，伸出于花冠外，花丝基部被绵毛，第 5 个雄蕊较其他 4 个短，花柱长约 6 cm，柱头为 2 个半圆形的薄片。蒴果扁平，长 30～90 cm，宽 5～8.5 cm，厚达 1 cm，边缘稍内弯似马刀，成熟时棕黄色，开裂成两片木质的果瓣。种子多数，薄而扁平，卵圆形，有白色透明的膜翅，似蝴蝶。花期夏、秋二季。

**生境分布**｜生长于山坡、溪边、山谷及灌木丛中。分布于云南、广西、贵州等地。

**采收加工**｜秋、冬二季采摘成熟果实，暴晒至果实开裂，取出种子，晒干。

**功效主治**｜清肺利咽，疏肝和胃。主治肺热咳嗽，喉痹咽痛，音哑，肝胃气痛。

**用量用法**｜1～3 g。内服：煎汤。

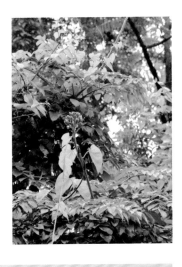

**4
画**

**使用注意**｜本品苦寒，脾胃虚弱者慎用。

# 木鳖子

094

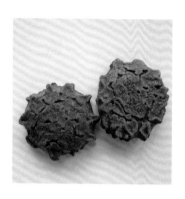

**别名**｜木鳖、漏苓子、糯饭果、藤桐子、番木鳖。

**性味归经**｜苦、微甘，凉；有毒。归肝、脾、胃经。

**来源**｜本品为葫芦科植物木鳖 *Momordica cochinchinensis* （Lour.）Spreng. 的干燥成熟种子。

**识别特征**｜多年生藤本，叶互生，圆形至阔卵形，长7～14 cm，通常3浅裂或深裂，裂片略呈卵形或长卵形，全缘或具微齿，基部近心形，先端急尖，上面光滑，下面密生小乳突，3出掌状网脉；叶柄长5～10 cm，具纵棱，在中部或近叶片处具2～5腺体。花单性，雌雄同株，单生叶腋，花梗细长，每花具1片大型苞片，黄绿色。雄花：萼片5，革质，粗糙，卵状披针形，基部连合，花瓣5，浅黄色，基部连合，雄蕊5，愈合成3体；雌花：萼片线状披针形，花冠与雄花相似，子房下位。瓠果椭圆形，成熟后红色，肉质，外被软质刺尖，种子略呈扁圆形或近椭圆形，边缘四周具不规则的突起，呈龟甲状，灰棕色。花期6～8月，果期9～11月。

**生境分布**｜生长于山坡、林缘、土层较深厚的地方。分布广西、四川、湖北、河南、安徽、浙江、福建、广东、贵州、云南等地。

**采收加工**｜冬季采收成熟果实，剖开，晒至半干，除去果肉，取出种子，干燥。

**功效主治**｜散结消肿，攻毒疗疮。主治疮疡肿毒，乳痈，瘰疬，痔瘘，干癣，秃疮。

**用量用法**｜0.9～1.2 g。外用：适量，研末，用油或醋调涂患处。

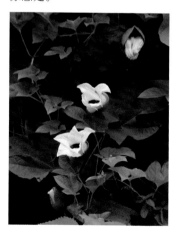

**使用注意**｜孕妇慎用。

# 五加皮

095

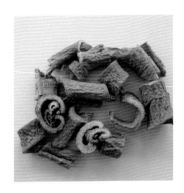

**别名**｜五谷皮、南五加皮、红五加皮。

**性味归经**｜辛、苦，温。归肝、肾经。

**来源**｜本品为五加科植物细柱五加 *Acanthopanax gracilistylus* W. W. Smith 的干燥根皮。

**识别特征**｜落叶灌木，高2～3 m，枝呈灰褐色，无刺或在叶柄部单生扁平刺。掌状复叶互生，在短枝上簇生，小叶5，稀3～4，中央一片最大，倒卵形或披针形，长3～8 cm，宽1～3.5 cm，边缘有钝齿锯齿，上面无毛或沿脉被疏毛，下面腋腑有簇毛。伞形花序单生于叶腋或短枝上，总花梗长2～6 cm，花小，黄绿色，萼齿、花瓣及雄蕊均为5数。子房下位，2室，花柱2，丝状分离。浆果近球形，侧扁，熟时黑色。花期5～7月，果期7～10月。

**生境分布**｜生长于路旁、林缘或灌木丛中。主产于湖北、河南、辽宁、安徽等地。

**采收加工**｜夏、秋二季采挖根部，洗净，剥取根皮，晒干。

**功效主治**｜祛风除湿，补益肝肾，强筋壮骨，利水消肿。主治风湿痹病，筋骨痿软，小儿行迟，体虚乏力，水肿，脚气。

**用量用法**｜5～10 g。内服：煎汤。

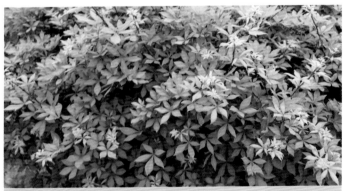

**使用注意**｜阴虚火旺者慎用。

# 五味子

096

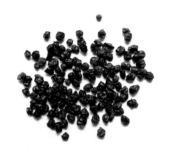

**别名** | 玄及、会及、五味、北五味子。

**性味归经** | 酸、甘，温。归肺、心、肾经。

**来源** | 本品为木兰科植物五味子 *Schisandra chinensis*（Turcz.）Baill. 的干燥成熟果实。

**识别特征** | 落叶木质藤本，长达 8 m。茎皮灰褐色，皮孔明显，小枝褐色，稍具棱角。叶互生，柄细长；叶片薄而带膜质；卵形、阔倒卵形至阔椭圆形，长 5～11 cm，宽 3～7 cm，先端尖，基部楔形、阔楔形至圆形，边缘有小齿牙，上面绿色，下面淡黄色，有芳香。花单性，雌雄异株；雄花具长梗，花被 6～9，椭圆形，雄蕊 5，基部合生；雌花花被 6～9，雌蕊多数，螺旋状排列在花托上，子房倒梨形，无花柱，受粉后花托逐渐延长成穗状。浆果球形，直径 5～7 mm，成熟时呈深红色，内含种子 1～2 枚。花期 5～7 月，果期 8～9 月。

**生境分布** | 生长于半阴阴湿的山沟、灌木丛中。分布于东北、内蒙古、河北、山西等地。

**采收加工** | 秋季果实成熟时采摘，晒干或蒸后晒干，除去果梗和杂质。

**功效主治** | 收敛固涩，益气生津，补肾宁心。主治久嗽虚喘，久泻不止，梦遗滑精，遗尿尿频，自汗盗汗，津伤口渴，内热消渴，心悸失眠。

**用量用法** | 2～6 g。内服：煎汤。

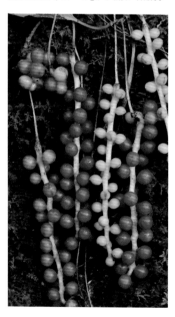

**使用注意** | 本品酸涩收敛，凡新病、实邪者不宜用。

# 五倍子

097

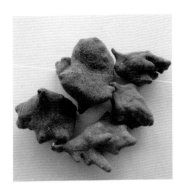

**别名**｜角倍、肤杨树、盐肤子、盐酸白、五倍柴。

**性味归经**｜酸、涩，寒。归肺、大肠、肾经。

**来源**｜本品为漆树科植物盐肤木 *Rhus chinensis* Mill.、青麸杨 *Rhus potaninii* Maxim. 或红麸杨 *Rhus punjabensis* Stew. var. *sinica*（Diels）Rehd. et Wils. 叶上寄生的虫瘿。主要由五倍蚜 *Melaphis chinensis*（Bell）Baker 寄生而形成。

**识别特征**｜**盐肤木：**落叶小乔木或灌木，高 2～10 m；小枝棕褐色，被锈色柔毛，具圆形小皮孔。奇数羽状复叶有小叶（2～）3～6 对，叶轴具宽的叶状翅，小叶自下而上逐渐增大，叶轴和叶柄密被锈色柔毛；小叶多形，卵形、椭圆状卵形或长圆形，长 6～12 cm，宽 3～7 cm，先端急尖，基部圆形。圆锥花序宽大，多分枝，密被锈色柔毛；苞片披针形，被微柔毛，小苞片极小，花白色，花梗长约 1 mm，被微柔毛；雄花花萼外面被微柔毛，裂片长卵形；花瓣倒卵状长圆形，开花时外卷；雄蕊伸出，花丝线形，无毛，花药卵形；子房不育；雌花花萼裂片较短，外面被微柔毛，边缘具细睫毛；花瓣椭圆状卵形，里面下部被柔毛；雄蕊极短；花盘无毛；子房卵形，密被白色微柔毛，花柱 3，柱头头状。核果球形，略压扁，被具节柔毛和腺毛，成熟时红色。花期 8～9 月，果期 10 月。

**生境分布**｜生长于向阳的山坡。除东北、西北外，大部分地区均产，主要分布于四川。

**采收加工**｜秋季采摘，置沸水中略煮或蒸至表面呈灰色，杀死蚜虫，取出，干燥。按外形不同，分为"肚倍"和"角倍"。

**功效主治**｜敛肺降火，涩肠止泻，敛汗，止血，收湿敛疮。主治肺虚久咳，肺热痰嗽，久泻久痢，自汗盗汗，消渴，便血痔血，脱肛，遗精，白浊，外伤出血，痈肿疮毒，皮肤湿烂。

**用量用法**｜3～6 g。外用：适量。

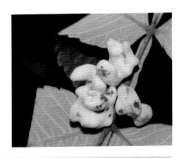

**使用注意**｜湿热泻痢者忌用。

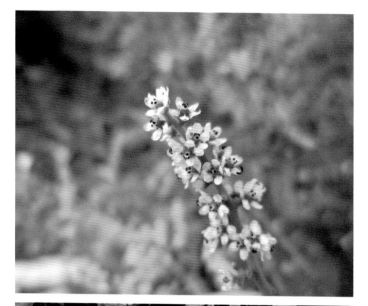

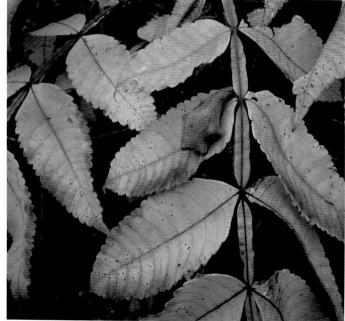

# 太子参

098

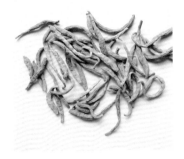

**别名** | 童参、米参、孩儿参、双批七、四叶参。

**性味归经** | 甘、微苦，平。归脾、肺经。

**来源** | 本品为石竹科植物孩儿参 *Pseudostellaria heterophylla*（Miq.）Pax ex Pax et Hoffm. 的干燥块根。

**识别特征** | 多年生草本，块根纺锤形，茎多单生直立，节部膨大。叶对生，下部的叶片窄小，长倒披针形，叶基渐狭，全缘；上部的叶片较大，卵状披针形或菱状卵形，叶基渐狭成楔形，叶缘微波状，茎顶端两对叶稍密集，叶大，呈十字型排列。花两型，茎下部腋生小的闭锁花，五花瓣；茎端的花大型，披针形。

蒴果近球形。花期4月，果期5～6月。

**生境分布** | 生长于林下富腐殖质的深厚土壤中。分布于江苏、安徽、山东等地。

**采收加工** | 夏季茎叶大部分枯萎时采挖，洗净，除去须根，置于沸水中略烫后晒干或直接晒干。

**功效主治** | 益气健脾，生津润肺。主治脾虚体倦，食欲不振，病后虚弱，气阴不足，自汗口渴，肺燥干咳。

**用量用法** | 9～30 g。内服：煎汤。

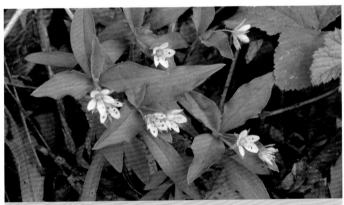

**使用注意** | 邪实之证慎用。

4
画

# 车前子

099

**别名** | 车前实、虾蟆衣子、凤眼前仁、猪耳朵穗子。

**性味归经** | 甘，寒。归肝、肾、肺、小肠经。

**来源** | 本品为车前科植物车前 *Plantago asiatica* L. 或平车前 *Plantago depressa* Willd. 的干燥成熟种子。

**识别特征** | 车前：多年生草本，连花茎可高达 50 cm。具须根；具长柄，几与叶片等长或长于叶片，基部扩大；叶片卵形或椭圆形，长 4 ~ 12 cm，宽 2 ~ 7 cm，先端尖或钝，基部狭窄成长柄，全缘或呈不规则的波状浅齿，通常有 5 ~ 7 条弧形脉。花茎数个，高 12 ~ 50 cm，具棱角，有疏毛，穗状花序为花茎的 2/5 ~ 1/2；花淡绿色，每花有宿存苞片 1，三角形；花萼 4，基部稍合生，椭圆形或卵圆形，宿存；花冠小，膜质，花冠管卵形，先端 4 裂片三角形，向外反卷；雄蕊 4，着生于花冠管近基部，与花冠裂片互生，花药长圆形，先端有三角形突出物，花丝线形；雌蕊 1；子房上位，卵圆形，2 室（假 4 室），花柱 1，线形有毛。蒴果卵状圆锥形，成熟后约在下方 2/5 处周裂，下方 2/5 宿存。种子 4 ~ 8 枚或 9 枚，近椭圆形，黑褐色。花期 6 ~ 9 月，果期 10 月。

**生境分布** | 生长于山野、路旁、沟旁及河边。分布于全国各地。

**采收加工** | 夏、秋二季种子成熟时采收果穗，晒干，搓出种子，除去杂质。

**功效主治** | 清热利尿通淋，渗湿止泻，明目，祛痰。主治热淋涩痛，水肿胀满，暑湿泄泻，目赤肿痛，痰热咳嗽。

**用量用法** | 9 ~ 15 g，包煎。

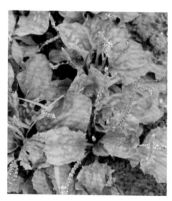

车前

**使用注意** | 内伤劳倦、阳气下陷、肾虚精滑、内无湿热者慎服。

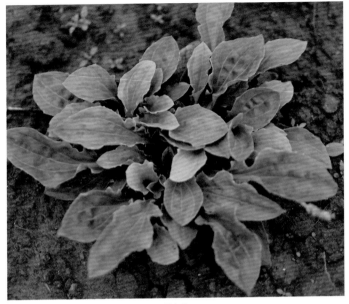

平车前

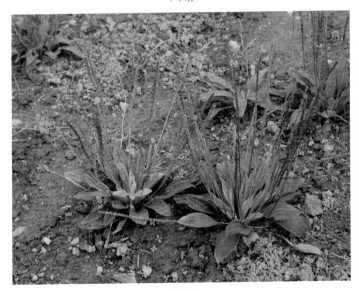

平车前

**137**

# 车前草

100

**别名** | 车轮菜、猪肚菜、灰盆草、车钻辘菜。
**性味归经** | 甘，寒。归肝、肾、肺、小肠经。

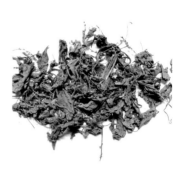

**来源** | 本品为车前科植物车前 *Plantago asiatica* L. 或平车前 *Plantago depressa* Willd. 的干燥全草。
**识别特征** | 见"车前子"项下。
**生境分布** | 见"车前子"项下。
**采收加工** | 夏季采挖，除去泥沙，晒干。

**功效主治** | 清热利尿通淋，祛痰，凉血，解毒。主治热淋涩痛，水肿尿少，暑湿泄泻，痰热咳嗽，吐血衄血，痈肿疮毒。
**用量用法** | 9～30 g，水煎服。

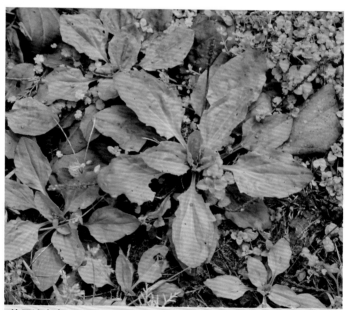

**使用注意** | 凡内伤劳倦、阳气下陷、肾虚精滑及内无湿热者慎服。

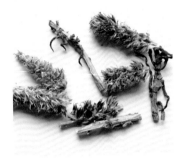

# 瓦松

**别名** | 瓦花、瓦玉、屋松、岩笋、塔松、瓦霜、向天草、昨叶荷草。

**性味归经** | 酸、苦，凉。归肝、肺、脾经。

**来源** | 本品为景天科植物瓦松 *Orostachys fimbriata*（Turcz.）Berg. 的干燥地上部分。

**识别特征** | 多年生肉质草本，高 10 ~ 40 cm。茎略斜伸，全体粉绿色。基部叶呈紧密的莲座状，线形至倒披针形，长 2 ~ 3 cm，绿色带紫，或具白粉，边缘有流苏状的软骨片和一针状尖刺。茎上叶线形至倒卵形，长尖。花梗分枝，侧生于茎上，密被线形或长倒披针形苞叶，花呈顶生肥大的穗状圆锥花序，幼嫩植株上则排列疏散，呈伞房状圆锥花序；花萼与花瓣通常均为 5，罕为 4；萼片卵圆形或长圆形，基部稍合生；花瓣淡红色，膜质，长卵状披针形或长椭圆形；雄蕊 10，几乎与花瓣等长；雌蕊由离生的 5 心皮组成，花柱与雄蕊等长。蓇葖果。花期 7 ~ 9 月，果期 8 ~ 10 月。

**生境分布** | 生长于屋顶、墙头及石上。全国各地均有分布。

**采收加工** | 夏、秋二季花开时采收，除去根及杂质，晒干。

**功效主治** | 凉血止血，解毒敛疮。主治血痢，便血，痔血，疮口久不愈合。

**用量用法** | 3 ~ 9 g。外用：适量，研末涂敷患处。

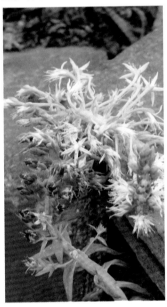

4
画

**使用注意** | 脾胃虚寒者忌用。

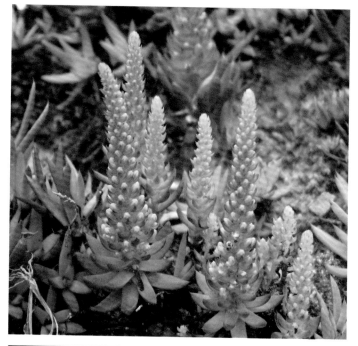

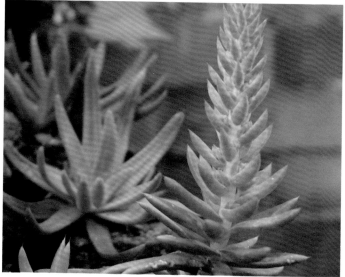

4
画

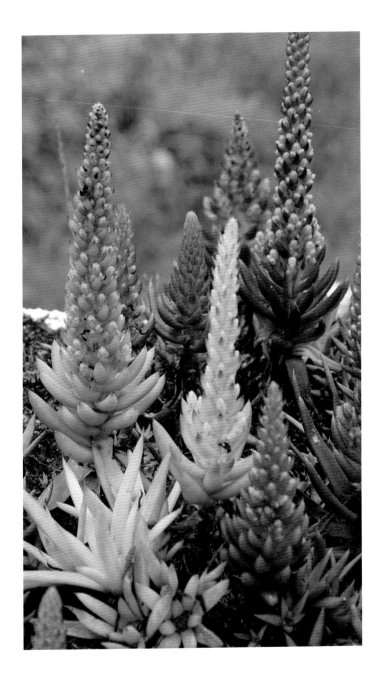

4
画

# 瓦楞子

102

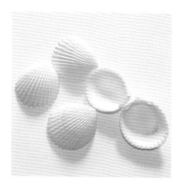

**别名** | 蛤壳、瓦屋子、蜡子壳、瓦垄子、花蚬壳、瓦垄蛤皮、血蛤皮、毛蚶皮。

**性味归经** | 咸，平。归肺、胃、肝经。

**来源** | 本品为软体动物蚶科毛蚶 *Arca subcrenata* Lischke、泥蚶 *Arca granosa* Linnaeus 或 魁 蚶 *Arca inflata* Reeve 的贝壳。

**识别特征** | **毛蚶**：成体壳长 4 ~ 5 cm，壳面膨胀呈卵圆形，两壳不等，壳顶突出而内卷且偏于前方；壳面放射肋 30 ~ 44 条，肋上显出方形小结节；铰合部平直，有齿约 50 枚；壳面白色，被有褐色茸毛状表皮。

**泥蚶**：贝壳极坚厚，卵圆形。两壳相等，极膨胀，尖端向内卷曲。韧带面宽，角质，有排列整齐的纵纹。壳表放射肋发达，肋上具颗粒状结节，故又名粒蚶。壳石灰白色，生长线明显。壳内面灰白色，无珍珠质层。铰合部直，具细而密的片状小齿。前闭壳肌痕呈三角形，后闭壳肌痕呈四方形。泥蚶血液中含有泥蚶血红素，呈红色，因而又称血蚶。

**魁蚶**：大型蚶，壳高达 8 cm，长约 9 cm，宽约 8 cm。壳质坚实且厚，斜卵圆形，极膨胀。左右两壳近相等。背缘直，两侧呈钝角，前端及腹面边缘圆，后端延伸。壳面有放射肋 42 ~ 48 条，以 43 条者居多。放射肋较扁平，无明显结节或突起。同心生长轮脉在腹缘略呈鳞片状。壳面白色，被棕色茸毛状壳皮，有的肋沟呈黑褐色。壳内面灰白色，其壳缘有毛、边缘具齿。铰合部直，铰合齿约 70 枚。

**生境分布** | 毛蚶生活于浅海泥沙底，尤其喜在有淡水流入的河口附近；泥蚶生活于浅海软泥滩中；魁蚶生活于潮下带 5 m ~ 30 m 深的软泥或泥沙质海底。分布于各地沿海地区。

**采收加工** | 秋、冬至次年春捕捞，洗净，置沸水中略煮，去肉，干燥。

**功效主治** | 消痰化瘀，软坚散结，制酸止痛。主治顽痰胶结，黏稠难咯，瘿瘤，瘰疬，癥瘕痞块，胃痛泛酸。

**用量用法** | 9 ~ 15 g，先煎。

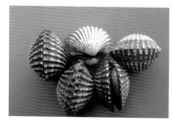

泥蚶

**使用注意** | 无瘀血痰积者勿用。

# 牛黄

103

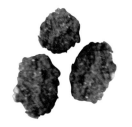

**别名** | 西黄、丑宝。
**性味归经** | 甘，凉。归心、肝经。

**来源** | 本品为牛科动物牛 *Bos taurus domesticus* Gmelin 的干燥胆结石。

**识别特征** | 牛为哺乳动物。体长 1.5 ~ 2 m，体重一般在 250 kg 左右。体格强壮结实，头大，额广，鼻阔，口大。上唇上部有 2 个大鼻孔，其间皮肤硬而光滑，无毛，称为鼻镜。眼、耳都很大。头上有角 1 对，左右分开，角之长短、大小随品种而异，弯曲，无分枝，中空，内有骨质角髓。四肢匀称。4 趾，均有蹄甲，其后方 2 趾不着地，称悬蹄。尾端具丛毛。毛色大部分为黄色，无杂毛掺混。

**生境分布** | 主要分布于我国西北、东北及河北等地。国外产于南美洲（金山牛黄）及印度（印度牛黄）等地。由牛胆汁或猪胆汁经提取加工而制成的称人工牛黄。近年又试对活牛进行手术方法培育天然牛黄，即在牛胆囊内埋置黄核，注入非致病性大肠埃希菌，使胆汁中成分在黄核上沉淀附着，形成结石，称人工天然牛黄。

**采收加工** | 宰牛时，如发现有牛黄，应立即滤去胆汁，将牛黄取出，除去外部薄膜，阴干。

**功效主治** | 清心，豁痰，开窍，凉肝，息风，解毒。主治热病神昏，中风痰迷，惊痫抽搐，癫痫发狂，咽喉肿痛，口舌生疮，痈肿疔疮。

**用量用法** | 0.15 ~ 0.35 g，多入丸、散用。外用：适量，研末敷患处。

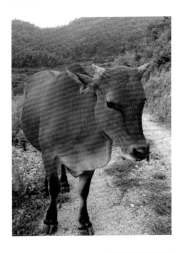

4
画

**使用注意** | 非实热证不宜用；孕妇慎用。

# 牛蒡子

104

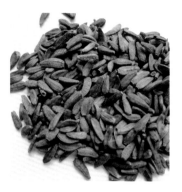

**别名**｜恶实、鼠粘子、毛然子、黍粘子、黑风子、大力子、毛锥子。

**性味归经**｜辛、苦，寒。归肺、胃经。

**来源**｜本品为菊科植物牛蒡 *Arctium lappa* L. 的干燥成熟果实。

**识别特征**｜二年生大型草本，高1～2 m，上部多分枝，带紫褐色，有纵条棱。根粗壮，肉质，圆锥形。基生叶大型，丛生，有长柄。茎生叶互生，有柄，叶片广卵形或心形，长30～50 cm，宽20～40 cm，边缘微波状或有细齿，基部心形，下面密布白色短柔毛。茎上部的叶逐渐变小。头状花序簇生于茎顶或排列成伞房状，花序梗长3～7 cm，表面有浅沟，密生细毛；总苞球形，苞片多数，覆瓦状排列，披针形或线状披针形，先端延长成尖状，末端钩曲。花小，淡红色或红紫色，全为管状花，两性，聚药雄蕊5；子房下位，顶端圆盘状，着生短刚毛状冠毛，花柱细长，柱头2裂。瘦果长圆形，具纵棱，灰褐色，冠毛短刺状，淡黄棕色。花期6～7月，果期7～8月。

**生境分布**｜生长于沟谷林边、荒山草地中；有栽培。全国各地均产，主要分布于河北、吉林、辽宁、黑龙江、浙江，其中尤以东北三省产量为大。

**采收加工**｜秋季果实成熟时采收果序，晒干，打下果实，除去杂质，再晒干。

**功效主治**｜疏散风热，宣肺透疹，解毒利咽。主治风热咳嗽，咽喉肿痛，麻疹，风疹，痄腮，丹毒，痈肿疮毒。

**用量用法**｜6～12 g。内服：煎汤。

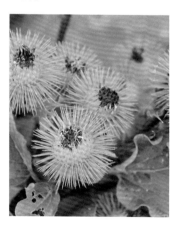

**使用注意**｜本品性寒，滑肠、便溏者慎用。

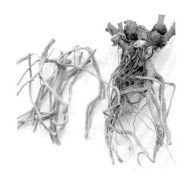

# 牛膝

## 105

**别名** | 牛茎、百倍、土牛膝、怀牛膝、淮牛膝、红牛膝。

**性味归经** | 苦、甘、酸，平。归肝、肾经。

**来源** | 本品为苋科植物牛膝 *Achyranthes bidentata* Bl. 的干燥根。

**识别特征** | 一年生草本，高40~100 cm。根细长，淡黄白色。茎方形有棱角，节处稍膨大如牛的膝盖，节上有对生的分枝，叶为对生，叶片椭圆形或椭圆状披针形，两面有柔毛，全缘。穗状花序腋生兼顶生，花小，绿色，花下折，贴近花梗。果实长圆形，内有种子1枚，黄褐色。花期8~9月，果期10月。

**生境分布** | 生长于海拔200~1750 m的地区，常生长在山坡林下。分布于除东北外的全国各地。

**采收加工** | 冬季茎叶枯萎时采挖，除去须根和泥沙，捆成小把，晒至干皱后，将顶端切齐，晒干。

**功效主治** | 逐瘀通经，补肝肾，强筋骨，利尿通淋，引血下行。主治经闭，痛经，腰膝酸痛，筋骨无力，淋证，水肿，头痛，眩晕，牙痛，口疮，吐血，衄血。

**用量用法** | 5~12 g，水煎服。

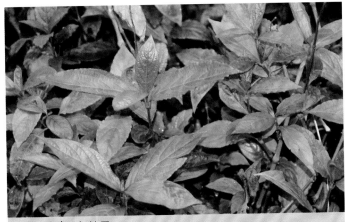

**使用注意** | 孕妇慎用。

4
画

# 毛诃子

106

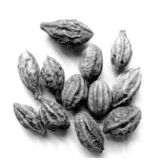

**别名** | 帕如拉。
**性味归经** | 甘、涩，平。无归经。

**来源** | 本品系藏族习用药材。为使君子科植物毗黎勒 *Terminalia bellirica*（Gaertn.）Roxb. 的干燥成熟果实。

**识别特征** | 落叶乔木，高 18 ~ 35 m，胸径 60 ~ 90 cm；枝灰色，具纵纹及明显的螺旋状上升的叶痕，小枝、幼叶及叶柄基部常具锈色茸毛，叶螺旋状聚生枝顶，叶片阔卵形或倒卵形，纸质，长 18 ~ 26 cm，宽 6 ~ 12 cm，全缘，边缘微波状，先端钝或短尖，基部渐狭或钝圆，两面无毛，疏生白色细瘤点，具光泽，侧脉 5 ~ 8 对，背面网脉密集，瘤点较少，叶柄长 3 ~ 9 cm，无毛，常于中上部有 2 腺体。穗状花序腋生，在茎上部常聚成伞房状，长 5 ~ 12 cm，密被红褐色的丝状毛，上部为雄花，基部为两性花；花数 5，淡黄色，长 4 ~ 5 mm，无柄；萼管杯状，5 裂，裂片三角形，长约 3 mm，被茸毛；花瓣缺如；雄蕊 10，生于被毛的花盘外；花盘仅出现在两性花上，10 裂，被红褐色髯毛；子房上位，1 室，花柱棒状，长约 5 mm，下部粗壮，被疏生的长茸毛。假核果卵形，密被锈色茸毛，长 2 ~ 3 cm，直径 2 ~ 2.5 cm，具明显的 5 棱，种子 1 枚。花期 3 ~ 4 月，果期 5 ~ 7 月。

**生境分布** | 生长于海拔 540 ~ 1350 m 向阳山坡和树林中。分布于云南南部。越南、老挝、泰国、柬埔寨、缅甸、印度、马来西亚、印度尼西亚亦有分布。

**采收加工** | 冬季果实成熟时采收，除净杂质、晒干。

**功效主治** | 清热解毒，收敛养血，调和诸药。主治各种热证，泻痢，黄水病，肝胆病，病后虚弱。

**用量用法** | 3 ~ 9 g，多入丸、散服。

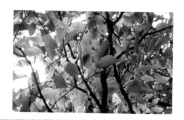

**使用注意** | 孕妇慎服。

# 升麻

107

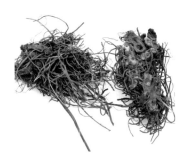

**别名** | 马尿杆、火筒杆、莽牛卡架、窟窿牙根。

**性味归经** | 辛、微甘，微寒。归肺、脾、胃、大肠经。

**来源** | 本品为毛茛科植物升麻 Cimicifuga foetida L.、兴安升麻 Cimicifuga dahurica（Turcz.）Maxim. 或大三叶升麻 Cimicifuga heracleifolia Kom. 的干燥根茎。

**识别特征** | 升麻：多年生草本。根茎呈不规则块状，有洞状的茎痕，须根多而长。茎直立，分枝，高 1～2 m，被疏柔毛。数回羽状复叶，叶柄密被柔毛；小叶片卵形或披针形，长 2～4 cm，宽 1～2.5 cm，边缘有深锯齿，上面绿色，下面灰绿色，两面被短柔毛。复总状花序着生于叶腋或枝顶，狭窄或有时扩大成大形的圆锥花序；花两性；萼片 5，卵形，覆瓦状排列，有 3 脉，白色，具睫毛；蜜叶（退化雄蕊）2 枚，先端 2 裂，白色；雄蕊多数，花丝长短不一，比萼片长；心皮 2～5 枚，被腺毛，胚珠多数。蓇葖果长矩圆形，略扁，先端有短小宿存花柱，略弯曲。种子 6～8 枚。花期 7～8 月，果期 9 月。

**生境分布** | 生长于山坡、沙地。

升麻的根茎为药材西升麻或称川升麻，分布于陕西、四川；大三叶升麻的根茎为药材关升麻，分布于辽宁、吉林、黑龙江；兴安升麻的根茎为药材北升麻，分布于辽宁、黑龙江、河北、山西等地。

**采收加工** | 秋季采挖，除去泥沙，晒至须根干时，燎或除去须根，晒干。

**功效主治** | 发表透疹，清热解毒，升举阳气。主治风热感冒，头痛、齿痛、口舌生疮、咽喉肿痛，麻疹不透，阳毒发斑，脱肛，子宫脱垂。

**用量用法** | 3～10 g。内服：煎汤，或入丸、散。

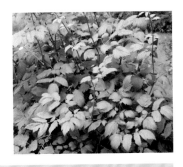

**4 画**

**使用注意** | 麻疹疹出已透、阴虚火旺、肝阳上亢、上盛下虚者忌用。

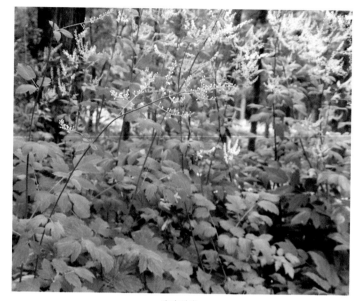

兴安升麻

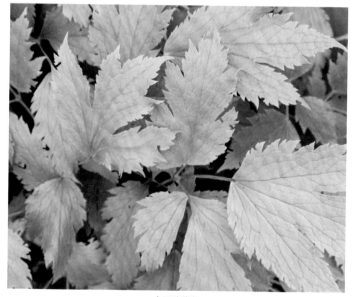

大三叶升麻

# 片姜黄

108

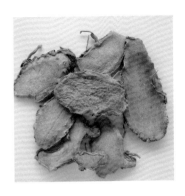

**别名** | 片子姜黄。

**性味归经** | 辛、苦，温。归脾、肝经。

**来源** | 本品为姜科植物温郁金 *Curcuma wenyujin* Y. H. Chen et C. Ling 的干燥根茎。

**识别特征** | 多年生宿根草本。叶基生，叶柄长约 5 cm，基部的叶柄短，或近于无柄，具叶耳；叶片长圆形，长 15 ~ 37 cm，宽 7 ~ 10 cm，先端尾尖，基部圆形或三角形。穗状花序，长约 13 cm，总花梗长 7 ~ 15 cm，具鞘状叶，基部苞片阔卵圆形，小花数朵，生于苞片内，顶端苞片较狭，腋内无花；花萼白色筒状，花冠管呈漏斗状，粉白色，上面 1 枚较大，两侧裂片长圆形；侧生退化雄蕊长圆形，药隔矩形，花丝扁阔；子房被伏毛，花柱丝状，光滑或被疏毛，基部有棒状附属物 2，柱头略呈二唇形，具缘毛。花期 4 ~ 6 月，极少秋季开花。

**生境分布** | 生长于土层深厚、排水良好、疏松肥沃的砂质土壤。分布于江苏、浙江、福建、广东、广西、四川、云南等。

**采收加工** | 冬季茎叶枯萎后采挖，洗净，除去须根，趁鲜纵切厚片，晒干。

**功效主治** | 破血行气，通经止痛。主治胸胁刺痛，痛经经闭，风湿肩臂疼痛，癥瘕，跌扑肿痛。

**用量用法** | 3 ~ 9 g。内服：煎汤，或入丸、散。

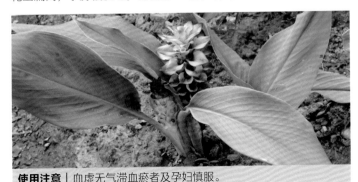

**使用注意** | 血虚无气滞血瘀者及孕妇慎服。

# 化橘红

109

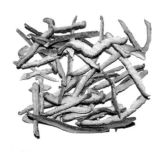

**别名** | 橘红、毛橘红、柚子皮、光七爪、光五爪、柚皮橘红、化州橘红。

**性味归经** | 辛、苦，温。归肺、脾经。

**来源** | 本品为芸香科植物化州柚 *Citrus grandis* 'Tomentosa' 或 柚 *Citrus grandis*（L.）Osbeck 的未成熟或近成熟的干燥外层果皮。

**识别特征** | 化州柚：常绿乔木，高 5～10 m。小枝扁，幼枝、新叶被短柔毛。单复叶互生，长椭圆形、卵状椭圆形或阔卵形，长 6.5～16.5 cm，宽 4.5～8 cm，边缘浅波状，叶翅倒心形。花单生或为总状花序，腋生；花瓣白色；雄蕊 25～45；子房长圆形。柑果梨形、倒卵形或圆形，直径 10～15 cm，柠檬黄色，油室大；瓤囊 10～18 瓣。花期 4～5 月，果期 9～11 月。

**生境分布** | 栽培于丘陵或低山地带。分布于广东化州、廉江、遂溪、徐闻，广西南宁、博白，浙江、江西、台湾、湖北、湖南、四川、贵州、云南等地均有栽培。

**采收加工** | 夏季果实未成熟时采收，置沸水中略烫后，将果皮割成 5 瓣或 7 瓣，除去果瓤及部分中果皮，压制成形，干燥。

**功效主治** | 理气宽中，燥湿化痰。主治风寒咳嗽，咽痒痰多，食积伤酒，呕恶痞闷。

**用量用法** | 3～6 g。内服：煎汤。

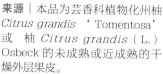

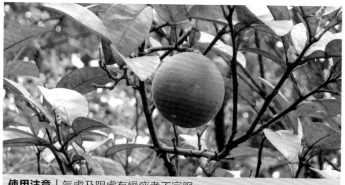

**使用注意** | 气虚及阴虚有燥痰者不宜服。

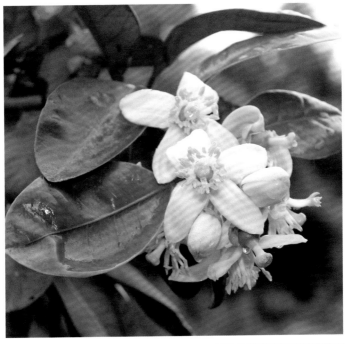

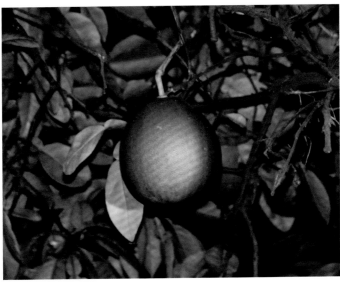

# 月季花

110

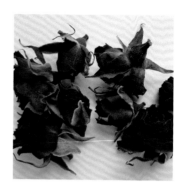

**别名** | 月记、四季花、月贵花、斗雪红、月贵红、月月开、月月花。

**性味归经** | 甘，温。归肝经。

**来源** | 本品为蔷薇科植物月季 *Rosa chinensis* Jacq.的干燥花。

**识别特征** | 常绿直立灌木。枝圆柱形，有三棱形钩状皮刺。单数羽状复叶互生；小叶3～5，稀为7；小叶有柄，柄上有腺毛及刺；小叶片阔卵形至卵状长椭圆形，长2～7 cm，宽1～4 cm，先端渐尖或急尖，基部阔楔形或圆形，边缘有尖锯齿；总叶柄基部有托叶，边缘具腺毛。花通常数朵簇生，稀单生，红色或玫瑰色，重瓣；总苞2，披针形，先端长尾状，表面有毛，边缘有腺毛；花萼5，向下反卷，有长尾状锐尖头，常羽状裂，外面光滑，内面密被白色绵毛；花瓣倒卵形，先端圆形，脉纹明显，呈覆瓦状排列；雄蕊多数，着生于花萼筒边缘的花盘上；雌蕊多数，包于壶状花托的底部，子房有毛。果实卵形或陀螺形。花期5～9月，果期6～11月。

**生境分布** | 生长于山坡或路旁。全国各地大多有栽培。分布于江苏、山东、山西、湖北等地。

**采收加工** | 全年均可采收，花微开时采摘，阴干或低温干燥。

**功效主治** | 活血调经，疏肝解郁。主治气滞血瘀，月经不调，痛经，闭经，胸胁胀痛。

**用量用法** | 3～6 g。内服：煎汤。外用：适量，鲜花捣烂敷。

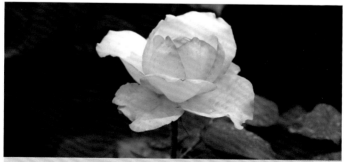

**使用注意** | 多服久用，可能引起便溏腹泻，脾胃虚弱者及孕妇慎用。

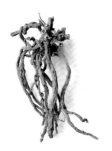

# 丹参

## 111

**别名** | 赤参、山参、红参、郄蝉草、木羊乳、奔马草、活血根。

**性味归经** | 苦，微寒。归心、肝经。

**来源** | 本品为唇形科植物丹参 *Salvia miltiorrhiza* Bge. 的干燥根和根茎。

**识别特征** | 多年生草本，高 30 ~ 100 cm。全株密被淡黄色柔毛及腺毛。茎四棱形，具槽，上部分枝。叶对生，奇数羽状复叶；叶柄长 1 ~ 7 cm；小叶通常 5，稀 3 或 7，顶端小叶最大，侧生小叶较小，小叶片卵圆形至宽卵圆形，长 2 ~ 7 cm，宽 0.8 ~ 5 cm，先端急尖或渐尖，基部斜圆形或宽楔形，边具圆锯齿，两面密被白色柔毛。轮伞花序组成顶生或腋生的总状花序，每轮有花 3 ~ 10，下部者疏离，上部者密集；苞片披针形，上面无毛，下面略被毛；花萼近钟状，紫色；花冠二唇形，蓝紫色，长 2 ~ 2.7 cm，上唇直立，呈镰刀状，先端微裂，下唇较上唇短，先端 3 裂，中央裂片较两侧裂片长且大；发育雄蕊 2，着生于下唇的中部，伸出花冠外，退化雄蕊 2，线形，着生于上唇喉部的两侧，花药退化成花瓣状；花盘前方稍膨大；子房上位，4 深裂，花柱细长，柱头 2 裂，裂片不等。小坚果长圆形，熟时棕色或黑色，长约 3.2 cm，直径约 1.5 mm，包于宿萼中。花期 5 ~ 8 月，果期 8 ~ 9 月。

**生境分布** | 生长于海拔 120 ~ 1300 m 的山坡、林下草地或沟边。分布于辽宁、河北、山西、陕西、宁夏、甘肃、山东、江苏、安徽、浙江、福建、江西、河南、湖北、湖南、四川、贵州等地。

**采收加工** | 春、秋二季采挖，除去泥沙，干燥。

**功效主治** | 活血祛瘀，通经止痛，清心除烦，凉血消痈。主治胸痹心痛，脘腹疼痛，癥瘕积聚，热痹疼痛，心烦不眠，月经不调，痛经经闭，疮疡肿痛。

**用量用法** | 10 ~ 15 g。内服：煎汤。

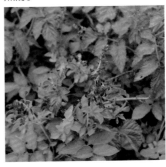

**使用注意** | 不宜与藜芦同用。

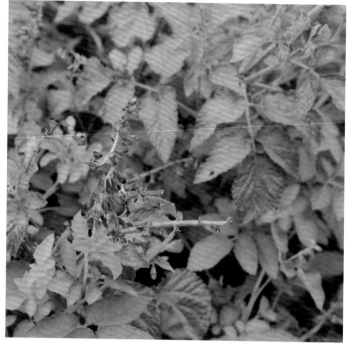

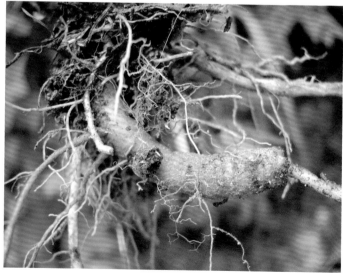

# 乌药

112

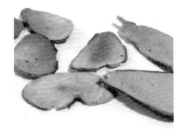

**别名** | 香叶子、细叶樟、铜钱树、斑皮柴、白背树、天台乌药。
**性味归经** | 辛，温。归肺、脾、肾、膀胱经。

**来源** | 本品为樟科植物乌药 *Lindera aggregata*（Sims）Kosterm.的干燥块根。

**识别特征** | 常绿灌木或小乔木，高可达5 m，胸径4 cm；树皮灰褐色，根有纺锤状或结节状膨胀，外面棕黄色至棕黑色，表面有细皱纹，幼枝青绿色，具纵向细条纹，密被金黄色绢毛，后渐脱落；顶芽长椭圆形；叶互生，卵形，椭圆形至近圆形，先端长渐尖或尾尖，基部圆形，革质或有时近革质，上面绿色，有光泽，下面苍白色，幼时密被棕褐色柔毛，后渐脱落，偶见残存斑块状黑褐色毛片。花期3～4月，果期5～11月。

**生境分布** | 生长于向阳山谷、坡地或疏林灌木丛中。分布于浙江、安徽、江西、陕西等地。以浙江天台产者质量最佳。

**采收加工** | 全年均可采挖，除去细根，洗净，趁鲜切片，晒干，或直接晒干。

**功效主治** | 行气止痛，温肾散寒。主治寒凝气滞，胸腹胀痛，气逆喘急，膀胱虚冷，遗尿尿频，疝气疼痛，经寒腹痛。

**用量用法** | 6～10 g。内服：煎汤。

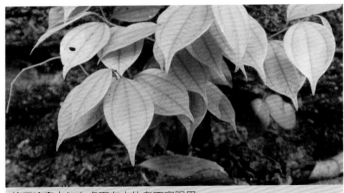

**使用注意** | 气血虚而有内热者不宜服用。

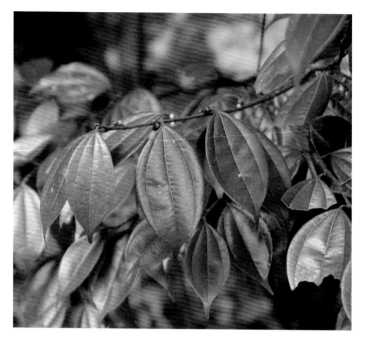

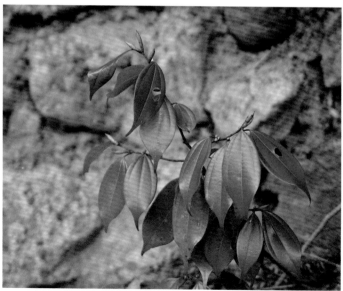

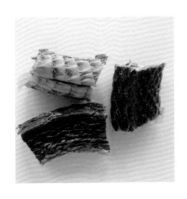

# 乌梢蛇

113

**别名** | 乌蛇、南蛇、乌花蛇、黑风蛇、剑脊蛇、黄风蛇、剑脊乌梢蛇。

**性味归经** | 甘，平。归肝经。

**来源** | 本品为游蛇科动物乌梢蛇 *Zaocys dhumnades*（Cantor）的干燥体。

**识别特征** | 体长可达 2 m，鼻孔大，椭圆形。眼也大。体背呈青灰褐色，各鳞片的边缘黑褐色。背中央的 2 行鳞片黄色或黄褐色，其外侧的 2 行鳞片呈黑色纵线。上唇及喉部淡黄色；腹鳞灰白色，其后半部则呈青灰色。鼻间鳞宽大于长，眼上鳞大，长与其额鳞前缘至吻端的距离相等，有一较小的眼前下鳞，眼后鳞 2，上唇鳞 8，第 4、5片入眼，下唇鳞 9 ~ 11，第 6 片最大。体鳞 16 ~ 16 ~ 14 行，少数 17 ~ 14 ~ 14 行。从颈的后部起背中央有 2 ~ 4 行鳞片起棱。腹鳞 186 ~ 205 片，肛鳞 2 裂。尾下鳞 101 ~ 128 对。

**生境分布** | 生活在我国东部、中部、东南部和西南部的海拔 1600 m 以下中低山地带平原、丘陵地带或低山地区。全国大部分地区有分布。

**采收加工** | 多于夏、秋二季捕捉，剖开蛇腹或先剥去蛇皮留头尾，除去内脏，盘成圆盘状，干燥。

**功效主治** | 祛风，通络，止痉。主治风湿顽痹，麻木拘挛，中风口眼㖞斜，半身不遂，抽搐，痉挛，破伤风，麻风，疥癣。

**用量用法** | 6 ~ 12 g。内服：煎汤。

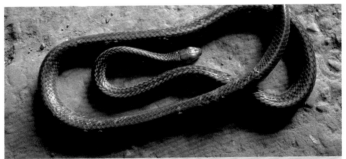

**使用注意** | 乌梢蛇虽甘平无毒，但如属阴亏血虚或内热生风者，仍应慎用。

# 乌梅

114

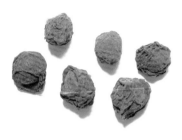

**别名** | 梅实、春梅、熏梅、桔梅肉。

**性味归经** | 酸、涩，平。归肝、脾、肺、大肠经。

---

**来源** | 本品为蔷薇科植物梅 *Prunus mume*（Sieb.）Sieb.et Zucc.的干燥近成熟果实。

**识别特征** | 落叶小乔木，高可达10 m。树皮淡灰色或淡绿色，多分枝。单叶互生；有叶柄，通常有腺体。嫩枝上叶柄基部有线形托叶2，托叶边缘具不整齐细锐锯齿；叶片卵形至长圆状卵形，长4～9 cm，宽2.4～4 cm，先端长尾尖，基部阔楔形，边缘具细锐锯齿，沿脉背有黄褐色毛。花单生或2朵簇生，白色或粉红色，芳香，通常先叶开放，有短梗；苞片鳞片状，褐色；萼筒钟状，裂片5，基部与花托合生；花瓣单瓣或重瓣，通常5，阔倒卵形，雄蕊多数，生于花托边缘；雌蕊1，子房密被毛，花柱细长，弯曲。核果球形，一侧有浅槽，被毛，绿色，熟时黄色，核硬，有槽纹。花期1～2月，果期5月。

**生境分布** | 喜温暖湿润气候，需阳光充足。全国各地均有栽培。分布于浙江、福建、云南等地。

**采收加工** | 夏季果实近成熟时采收，低温烘干后闷至色变黑。

**功效主治** | 敛肺，涩肠，生津，安蛔。主治肺虚久咳，久疟久泻，虚热消渴，蛔厥呕吐腹痛。

**用量用法** | 6～12 g。内服：煎汤。

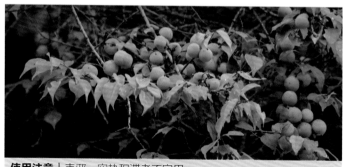

**使用注意** | 表邪、实热积滞者不宜用。

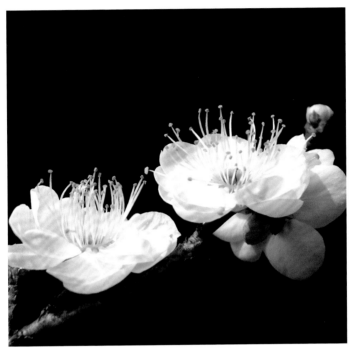

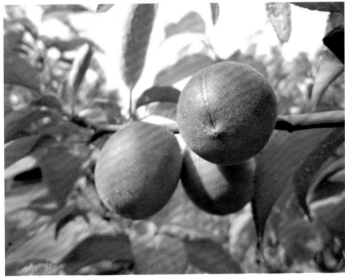

# 火麻仁

115

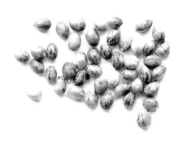

**别名** | 火麻、大麻仁、线麻子。
**性味归经** | 甘，平。归脾、胃、大肠经。

**来源** | 本品为桑科植物大麻 *Cannabis sativa* L. 的干燥成熟种子。

**识别特征** | 一年生直立草本，高 1～3 m。茎直立，表面有纵沟，密被短柔毛，皮层富纤维，基部木质化。掌状叶互生或下部对生，全裂，裂片 3～11，披针形至条状披针形，下面密被灰白色毡毛。花单性，雌雄异株；雄花序为疏散的圆锥花序，黄绿色，花被片 5；雌花簇生于叶腋，绿色，每朵花外面有一卵形苞片。

瘦果卵圆形，质硬，灰褐色，有细网状纹，为宿存的黄褐色苞片所包裹。花期 5～6 月，果期 7～8 月。

**生境分布** | 我国各地均有栽培，也有半野生。分布于东北、华北、华东、中南等地。

**采收加工** | 秋季果实成熟时采收，除去杂质，晒干。

**功效主治** | 润肠通便。主治血虚津亏，肠燥便秘。

**用量用法** | 10～15 g。内服：煎汤。

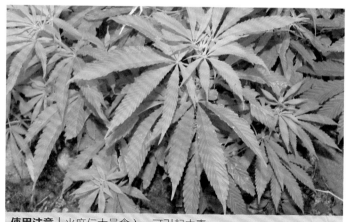

**使用注意** | 火麻仁大量食入，可引起中毒。

# 巴豆

116

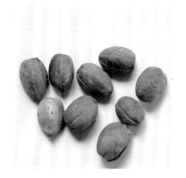

**别名**｜巴果、巴米、刚子、江子、老阳子、双眼龙、猛子仁。

**性味归经**｜辛，热；有大毒。归胃、大肠经。

**来源**｜本品为大戟科植物巴豆 *Croton tiglium* L. 的干燥成熟果实。

**识别特征**｜常绿小乔木。幼枝绿色，被稀疏星状柔毛或几无毛；二年生枝灰绿色，有不明显黄色细纵裂纹。叶互生，卵形至矩圆状卵形，顶端渐尖，两面被稀疏的星状毛，近叶柄处有腺体2。花单性，雌雄同株；总状花序顶生，上部着生雄花，下部着生雌花，亦有全为雄花者；花梗细而短，有星状毛。蒴果类圆形，3室，每室内含1枚种子，果实呈卵圆形或类圆形，表面黄白色，有6条凹陷的纵棱线。去掉果壳有3室，每室有1枚种子。花期3～5月，果期6～7月。

**生境分布**｜多为栽培植物；野生于山谷、溪边、旷野，有时也见于密林中。分布于四川、广西、云南、贵州等地。

**采收加工**｜秋季果实成熟时采收，堆置2～3日，摊开，干燥。

**功效主治**｜外用蚀疮。主治恶疮疥癣，疣痣。

**用量用法**｜外用：适量，研末涂患处，或捣烂以纱布包擦患处。

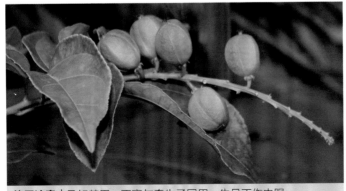

**使用注意**｜孕妇禁用；不宜与牵牛子同用。生品不作内服。

4
画

# 巴豆霜

117

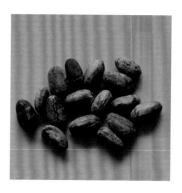

**别名** | 无。

**性味归经** | 辛，热；有大毒。归胃、大肠经。

**来源** | 本品为巴豆 *Croton tiglium* L. 的炮制加工品。

**识别特征** | 见"巴豆"项下。

**生境分布** | 见"巴豆"项下。

**采收加工** | 取净巴豆仁，照制霜法制霜，或取仁碾细后，测定脂肪油含量，加适量的淀粉，使脂肪油含量符合规定，混匀，即得。

**功效主治** | 峻下冷积，逐水退肿，豁痰利咽；外用蚀疮。主治寒积便秘，乳食停滞，腹水膨胀，二便不通，喉风，喉痹；外治痈肿脓成不溃，疥癣恶疮，疣痣。

**用量用法** | 0.1 ~ 0.3 g，多入丸、散用。外用：适量。

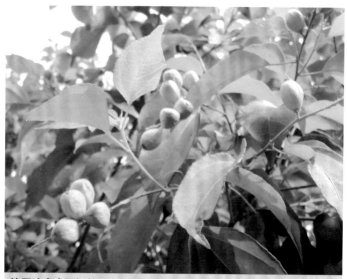

**使用注意** | 孕妇禁用；不宜与牵牛子同用。

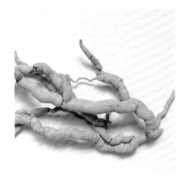

# 巴戟天

118

**别名** | 糠藤、黑藤钻、鸡肠风、兔仔肠、鸡眼藤、三角藤。

**性味归经** | 甘、辛，微温。归肾、肝经。

**来源** | 本品为茜草科植物巴戟天 *Morinda officinalis* How 的干燥根。

**识别特征** | 藤状灌木。根肉质肥厚，圆柱形，呈结节状，茎有纵棱，小枝幼时有褐色粗毛。叶对生，叶片长椭圆形，全缘，叶缘常有稀疏的短睫毛，下面中脉被短粗毛，托叶鞘状。头状花序，有花 2 ~ 10，排列于枝端，花序梗被污黄色短粗毛，花萼先端有不规则的齿裂或近平截，花冠白色，肉质；子房下位，4 室，花柱纤细，2 深裂，藏于花冠内。核果近球形，种子 4 枚。花期 4 ~ 5 月，果期 9 ~ 10 月。

**生境分布** | 生长于山谷、溪边或林下。分布于广东高要、德庆，广西苍梧等地。

**采收加工** | 全年均可采挖，洗净，除去须根，晒至六七成干，轻轻捶扁，晒干。

**功效主治** | 补肾阳，强筋骨，祛风湿。主治阳痿遗精，宫冷不孕，月经不调，少腹冷痛，风湿痹痛，筋骨痿软。

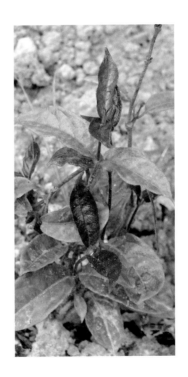

4
画

**使用注意** | 阴虚火旺者不宜单用。

# 水飞蓟

119

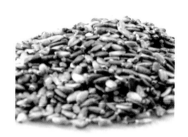

**别名** | 奶蓟、水飞雉、老鼠勒。
**性味归经** | 苦，凉。归肝、胆经。

**来源** | 本品为菊科植物水飞蓟 *Silybum marianum*（L.）Gaertn. 的干燥成熟果实。

**识别特征** | 一二年生草本。茎直立，高 30 ~ 200 cm，多分枝，光滑或被蛛丝状毛，有纵棱槽。叶互生，基部叶常平铺地面，呈莲座状，长椭圆状披针形，深或浅羽状分裂，缘齿有尖刺，长 40 ~ 80 cm，宽 10 ~ 30 cm，表面亮绿色，有乳白色斑纹，基部抱茎；中部、上部叶片渐小，上部叶披针形。头状花序直径 3 ~ 6 cm，单生枝顶，总苞宽球形，总苞片革质，顶端有长刺；管状花紫红色、淡红色，少有白色。瘦果长椭圆形，暗褐色或黑色。有纵条纹及白色斑纹；冠毛多数，白色，不等长，基部合生成环。花期 5 ~ 6 月，果期 6 ~ 7 月。

**生境分布** | 生长于荒原、荒滩地、盐碱地、山地等。江苏、陕西、北京等地有引种栽培。

**采收加工** | 秋季果实成熟时采收果序，晒干，打下果实，除去杂质，晒干。

**功效主治** | 清热解毒，疏肝利胆。主治肝胆湿热，胁痛，黄疸。

**用量用法** | 6 ~ 15g，内服：煎汤。供配制成药用。

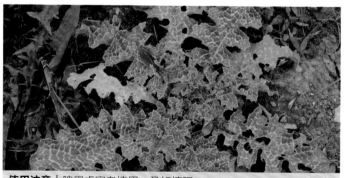

**使用注意** | 脾胃虚寒者慎用，孕妇慎服。

# 水牛角

120

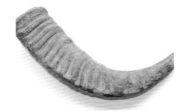

**别名** | 牛角尖。

**性味归经** | 苦，寒。归心、肝经。

**来源** | 本品为牛科动物水牛 *Bubalus bubalis* Linnaeus 的角。

**识别特征** | 水牛为大家畜，体壮，蹄大，额方，鼻宽，嘴向前伸，下颌和颈几乎与地面平行。公、母牛皆有角，角呈方棱状或三角形，弧形对生，角面多带纹。上颚无门齿及犬齿，臼齿皆强大，颈较短。体躯肥满，腰隆凸，四肢强健，肢具四趾，各有蹄，前2趾着地，后2趾不着地而悬。毛粗硬，稀疏，皮毛黑灰色而有光泽，冬季则为青灰色，

品种不多，毛色以灰青、石板青为多，黑色、黄褐色为少，纯白色则较罕见。

**生境分布** | 全国各地均有饲养。主要分布于华南、华东地区。

**采收加工** | 取角后，水煮，除去角塞，干燥。

**功效主治** | 清热凉血，解毒，定惊。主治温病高热，神昏谵语，发斑发疹，吐血衄血，惊风，癫狂。

**用量用法** | 15～30 g，宜先煎3 h以上。

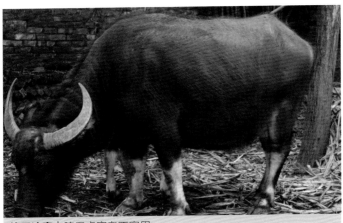

**使用注意** | 脾胃虚寒者不宜用。

4
画

# 水红花子

121

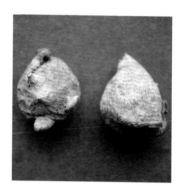

**别名** | 河蓼子、水荭子、川蓼子、荭草实、水红子。
**性味归经** | 咸，微寒。归肝、胃经。

**来源** | 本品为蓼科植物红蓼
*Polygonum orientale* L. 的干燥
成熟果实。

**识别特征** | 一年生草本，高 1 ~
3 m。茎直立，中空，多分枝，
密生长毛。叶互生；叶柄长
3 ~ 8 cm；托叶鞘筒状，下部膜
质，褐色，上部革质，被长毛，
上部常展开成环状翅；叶片卵形
或宽卵形，长 10 ~ 20 cm，宽
6 ~ 12 cm，先端渐尖，基部近
圆形，全缘，两面疏生软毛。总
状花序由多数小花穗组成，顶生
或腋生；苞片宽卵形；花淡红色
或白色；花被 5 深裂，裂片椭圆
形；雄蕊通常 7，长于花被；子

房上位，花柱 2。瘦果近圆形，
黑色，有光泽。花期 7 ~ 8 月，
果期 8 ~ 10 月。

**生境分布** | 生长于路旁和水边湿
地。除西藏自治区外，分布几遍
全国。

**采收加工** | 秋季果实成熟时割取
果穗，晒干，打下果实，除去
杂质。

**功效主治** | 散血消癥，消积止
痛，利水消肿。主治癥瘕痞块，
瘿瘤，食积不消，胃脘胀痛，水
肿腹水。

**用量用法** | 15 ~ 30 g。外用：
适量，熬膏敷患处。

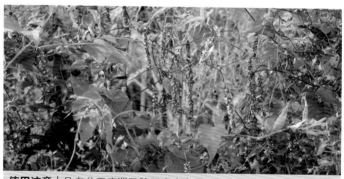

**使用注意** | 凡血分无瘀滞及脾胃虚寒者忌服。

# 水蛭

## 122

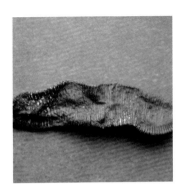

**别名**｜马蛭、蚂蟥、烫水蛭。
**性味归经**｜咸、苦，平；有小毒。归肝经。

**来源**｜本品为水蛭科动物蚂蟥 *Whitmania pigra* Whitman、水蛭 *Hirudo nipponica* Whitman 或柳叶蚂蟥 *Whitmania acranulata* Whitman 的干燥全体。

**识别特征**｜**蚂蟥**：体长稍扁，乍视之似圆柱形，体长 2～2.5 cm，宽 2～3 mm。背面绿中带黑，有 5 条黄色纵线，腹面平坦，灰绿色，无杂色斑，整体环纹显著，体节由 5 环组成，每环宽度相似。眼 10，呈"∩"形排列，口内有 3 个半圆形的颚片围成一"Y"形，当吸着动物体时，用此颚片向皮肤钻进，吸取血液，由咽经食管而贮存于整个消化道和盲囊中。身体各节均有排泄孔，开口于腹侧。雌雄生殖孔相距 4 环，各开口于环与环之间。前吸盘较易见，后吸盘更显著，吸附力也强。

**生境分布**｜生长于稻田、沟渠、浅水污秽坑塘等处。全国大部分地区均有出产，多属野生。主要分布于我国南部地区。

**采收加工**｜夏、秋二季捕捉，用沸水烫死，晒干或低温干燥。

**功效主治**｜破血通经，逐瘀消癥。主治血瘀经闭，癥瘕痞块，中风偏瘫，跌扑损伤。

**用量用法**｜1～3 g。内服：煎汤，或入丸、散。外用：取浸液外滴。

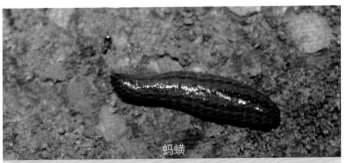

蚂蟥

**使用注意**｜孕妇禁用。

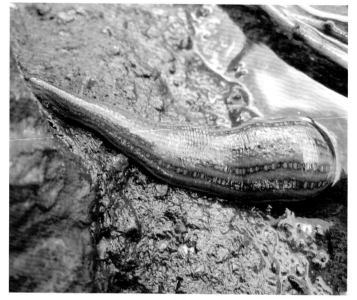

水蛭

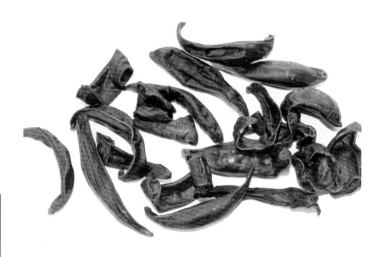

水蛭药材

# 玉竹

123

**别名** | 玉术、委萎、女萎、葳蕤、节地、乌萎、黄芝、山玉竹。

**性味归经** | 甘，微寒。归肺、胃经。

**来源** | 本品为百合科植物玉竹 *Polygonatum odoratum* (Mill.) Druce 的干燥根茎。

**识别特征** | 多年生草本，高30～60 cm。根状茎横生。肥厚，黄白色，长柱形，直径10～15 mm，多节，节间长，密生多数须根。茎单一，稍斜立，具纵棱，光滑无毛，绿色，有时稍带紫红色。单叶互生，呈2列；叶柄短或几无柄；叶片椭圆形或窄椭圆形，长6～12 cm，宽3～5 cm，先端钝尖，基部楔形，全缘，上面绿色，下面粉绿色，中脉隆起。花腋生，单一或2朵生于长梗顶端，花梗俯垂，长12～15 mm，无苞片；花被管窄钟形，绿白色，先端裂为6；

雄蕊6，花丝白色，花药黄色，不外露；子房上位，3室，花柱单一，线形。浆果熟时紫黑色。花期4～5月，果期8～9月。

**生境分布** | 生长于山野林下或石隙间，喜阴湿处。分布于湖南、河南、江苏、浙江。河南产量最大，浙江新昌产的质最佳。

**采收加工** | 秋季采挖，除去须根，洗净，晒至柔软后，反复揉搓、晾晒至半透明，晒干；或蒸透后揉至半透明，晒干。

**功效主治** | 养阴润燥，生津止渴。主治肺胃阴伤，燥热咳嗽，咽干口渴，内热消渴。

**用量用法** | 6～12 g。内服：煎汤。

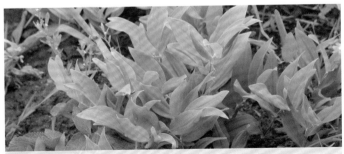

**使用注意** | 脾虚及痰湿内盛者不宜使用。

# 功劳木

124

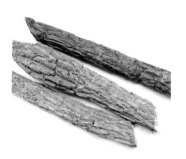

**别名** | 黄柏、土黄柏、黄天竹、十大功劳、伞把黄连。

**性味归经** | 苦，寒。归肝、胃、大肠经。

**来源** | 本品为小檗科植物阔叶十大功劳 *Mahonia bealei* (Fort.) Carr. 或细叶十大功劳 *Mahonia fortunei* ( Lindl. )Fedde 的干燥茎。

**识别特征** | **阔叶十大功劳**：常绿灌木，高1～4m。茎表面土黄色或褐色，粗糙，断面黄色。叶互生，厚革质，具柄，基部扩大抱茎；奇数羽状复叶，长25～40cm，小叶7～15，侧生小叶无柄，阔卵形，大小不等，长4～12cm，宽2.5～4.5cm，顶生小叶较大，有柄，先端渐尖，基部阔楔形或近圆形，边缘反卷，每边有2～8枚大的刺状锯齿，上面深绿色，有光泽，下面黄绿色。总状花序生于茎顶，直立，长5～10cm，6～9个簇生，小苞片1；萼片9；花黄褐色，花瓣6，长圆形，先端2浅裂，基部有2密腺；雄蕊6，雌蕊1。浆果卵圆形，直径约5mm，成熟时蓝黑色，被白粉。花期8～10月，果期10～12月。

**细叶十大功劳**：常绿灌木，高1～2m。茎直立，树皮灰色，多分枝。叶互生；奇数羽状复叶；叶柄基部膨大；叶革质，小叶5～13，狭披针形至披针形，长6～12cm，宽0.7～1.5cm，先端长尖而具锐刺，基部楔形，边缘每边有刺状锯齿6～13，上面深绿色，有光泽，叶脉不明显，下面黄绿色。总状花序自枝顶间抽出，长3～6cm，花梗基部具总苞，苞片卵状三角形；花瓣6，黄色，长圆形，全缘；雄蕊6，花丝线形，花药瓣裂；子房卵圆形，无花柱，柱头头状。浆果卵圆形，熟果卵圆形蓝黑色，外被白粉。花期7～8月，果期8～10月。

**生境分布** | 生长于向阳山坡的灌木丛中，也有栽培。分布于广西、安徽、浙江、江西、福建、河南、湖北、湖南、四川等地。

**采收加工** | 全年均可采收，切块片，干燥。

**功效主治** | 清热燥湿，泻火解毒。主治湿热泻痢，黄疸尿赤，目赤肿痛，胃火牙痛，疮疖痈肿。

**用量用法** | 9～15g。外用：适量。

5画

**使用注意** | 体质虚寒者忌用。

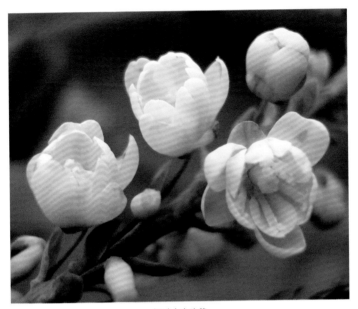

阔叶十大功劳

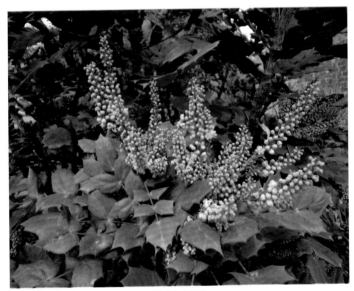

阔叶十大功劳

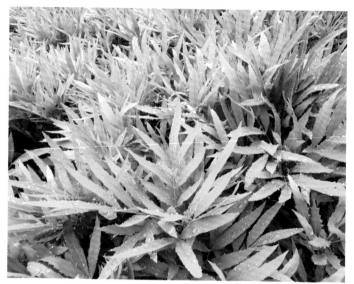

细叶十大功劳

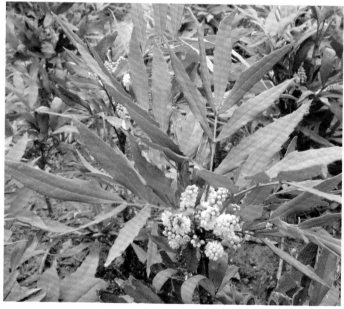

细叶十大功劳

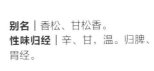

# 甘松

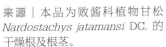

125

**别名** | 香松、甘松香。
**性味归经** | 辛、甘，温。归脾、胃经。

**来源** | 本品为败酱科植物甘松 *Nardostachys jatamansi* DC. 的干燥根及根茎。

**识别特征** | 多年生草本，高 20～35 cm，全株有强烈松脂样香气。基生叶较少而疏生，通常每丛6～9，叶片窄线状倒披针形或倒长披针形，先端钝圆，中部以下渐窄略成叶柄状，基部稍扩展成鞘，全缘，上面绿色，下面淡绿色；主脉3出。聚伞花序呈紧密圆头状，花萼5裂，齿极小，花粉红色，花冠筒状，花柱细长，伸出花冠外，柱头漏斗状。瘦果倒卵形，长约3 mm。花期8月。

**生境分布** | 生长于高山草原地带。分布于四川、甘肃、青海等地。

**采收加工** | 春、秋二季采挖，除去泥沙和杂质，晒干或阴干。

**功效主治** | 理气止痛，开郁醒脾；外用祛湿消肿。主治脘腹胀满，食欲不振，呕吐；外用治牙痛，脚气肿毒。

**用量用法** | 3～6 g。外用：适量，泡汤漱口，煎汤洗脚或研末敷患处。

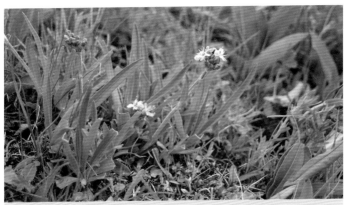

**使用注意** | 气虚血热者忌用。

# 甘草

126

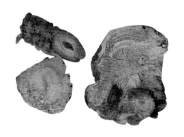

**别名** | 美草、密甘、密草、国老、粉草、甜根子、甜草根、粉甘草、红甘草。

**性味归经** | 甘，平。归心、肺、脾、胃经。

**来源** | 本品为豆科植物甘草 *Glycyrrhiza uralensis* Fisch.、胀果甘草 *Glycyrrhiza inflata* Bat. 或光果甘草 *Glycyrrhiza glabra* L. 的干燥根及根茎。

**识别特征** | **甘草**：多年生草本植物，高 30 ~ 80 cm，根茎多横走，主根甚发达。外皮红棕色或暗棕色。茎直立，有白色短毛和刺毛状腺体。奇数羽状复叶互生，小叶 7 ~ 17 对，卵状椭圆形，全缘，两面被短毛及腺体。总状花序腋生，花密集。花萼钟状，外被短毛或刺状腺体，花冠蝶形，紫红色或蓝紫色。荚果扁平，呈镰刀形或环状弯曲，外面密被刺状腺毛，种子扁卵圆形，褐色。花期 6 ~ 7 月，果期 7 ~ 9 月。

**生境分布** | 生长于干旱、半干旱的荒漠草原、沙漠边缘和黄土丘陵地带。分布于内蒙古、山西、甘肃、新疆等地，以内蒙古伊克昭盟杭锦旗所产品质最优。

**采收加工** | 春、秋二季采挖，除去须根，晒干。

**功效主治** | 补脾益气，清热解毒，祛痰止咳，缓急止痛，调和诸药。主治脾胃虚弱，倦怠乏力，心悸气短，咳嗽痰多，脘腹、四肢挛急疼痛，痈肿疮毒，缓解药物毒性、烈性。

**用量用法** | 2 ~ 10 g。内服：煎汤。

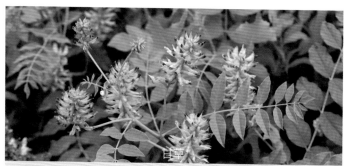

甘草

**使用注意** | 不宜与海藻、京大戟、红大戟、甘遂、芫花同用。

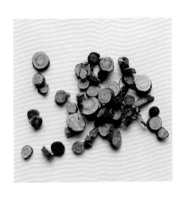

# 炙甘草

127

**别名** | 无。
**性味归经** | 甘，平。归心、肺、脾、胃经。

**来源** | 本品为甘草的炮制加工品。
**识别特征** | 见"甘草"项下。
**生境分布** | 见"甘草"项下。
**采收加工** | 先将蜂蜜锅中炼成中蜜，改用文火加甘草片拌炒均匀，3 ~ 5 min后，出锅，置烤房或烘箱60 ℃，烘至不黏手时取出，放凉，该法所得蜜炙甘草不易焦糊，质佳。
**功效主治** | 补脾和胃，益气复脉。主治脾胃虚弱，倦怠乏力，心动悸，脉结代。
**用量用法** | 2 ~ 10 g。内服：煎汤。

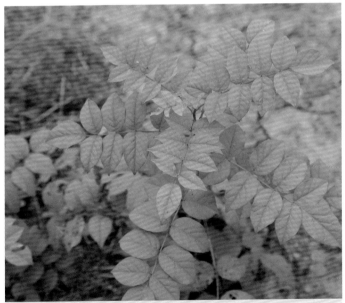

**使用注意** | 不宜与海藻、京大戟、红大戟、甘遂、芫花同用。

5
画

# 甘遂

128

**别名** | 甘泽、猫儿眼、化骨丹、肿手花、萱根子。

**性味归经** | 苦，寒；有毒。归肺、肾、大肠经。

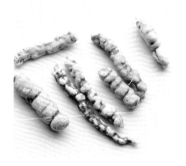

**来源** | 本品为大戟科植物甘遂 *Euphorbia kansui* T. N. Liou ex T. P. Wang 的干燥块根。

**识别特征** | 多年生草本，高25 ~ 40 cm，全株含白色乳汁。茎直立，下部稍木质化，淡红紫色，下部绿色，叶互生，线状披针形或披针形，先端钝，基部宽楔形或近圆形，下部叶淡红紫色。杯状聚伞花序，顶生，稀腋生；总苞钟状，先端4裂，腺体4；花单性，无花被；雄花雄蕊1，雌花花柱3，每个柱头2裂。蒴果近球形。种子卵形，棕色。

花期6 ~ 9月。

**生境分布** | 生长于低山坡、沙地、荒坡、田边和路旁等。分布于陕西、河南、山西等地。

**采收加工** | 春季开花前或秋末茎叶枯萎后采挖，撞去外皮，晒干。

**功效主治** | 泻水逐饮，消肿散结。主治水肿胀满，胸腹积水，痰饮积聚，气逆咳喘，二便不利，风痰癫痫，痈疮肿毒。

**用量用法** | 0.5 ~ 1.5 g，炮制后多入丸、散用。外用：适量，生用。

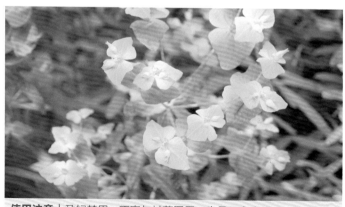

**使用注意** | 孕妇禁用；不宜与甘草同用。生品不宜内服。

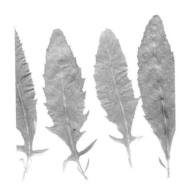

# 艾片（左旋龙脑）

**别名** | 艾粉、结片、艾脑香。
**性味归经** | 辛、苦，微寒。归心、脾、肺经。

**来源** | 本品为菊科植物艾纳香 *Blumea balsamifera*（L.）DC. 的新鲜叶经提取加工制成的结晶。

**识别特征** | 多年生木质草本，高 1 ~ 3 m，全体密被黄色茸毛或绢毛，揉碎时有冰片香气。叶互生；叶片椭圆形或矩圆状披针形，长 10 ~ 17 cm，宽 1.2 ~ 2.5 cm，先端尖，基部狭窄，下延呈叶柄状，或近深裂，边缘具不规则锯齿，两面密被茸毛。头状花序顶生，伞房状；总苞片数轮，外轮较内轮短；管状花黄色，异形，缘花雌性，盘花两性，先端5裂；聚药，雄蕊5；雌蕊1，子房下位，柱头2裂，线状。瘦果具 10 棱，冠毛淡白色。花期 3 ~ 5 月，果期 9 ~ 10 月。

**生境分布** | 生长于山坡草地或灌木丛中。分布于广东、广西、云南等地。广西及贵州有栽培。

**采收加工** | 9 ~ 10 月间，采取艾纳香叶，入蒸器中加热使之升华，升华所得的结晶为灰白色之粉状物，即称艾粉。经压榨去油，炼成块状结晶，再劈削成颗粒状或片状，即为艾片。

**功效主治** | 开窍醒神，清热止痛。主治热病神昏，痉厥，中风痰厥，气郁暴厥，中恶昏迷，目赤，口疮，咽喉肿痛，耳道流脓。

**用量用法** | 0.15 ~ 0.3 g，入丸、散用。外用：研粉点敷患处。

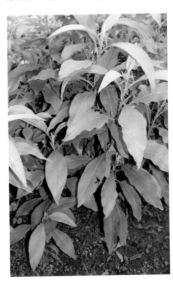

**使用注意** | 孕妇慎用。

# 艾叶

130

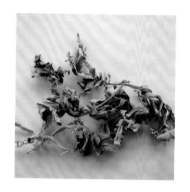

**别名** | 冰台、艾蒿、医草、蕲艾、艾蓬、野莲头、阿及艾、狼尾蒿子。

**性味归经** | 辛、苦，温；有小毒。归肝、脾、肾经。

**来源** | 本品为菊科植物艾 *Artemisia argyi* Levl. et Vant. 的干燥叶。

**识别特征** | 多年生草本，高45～120 cm；茎具明显棱条，上部分枝，被白色短绵毛。单叶，互生，茎中部叶卵状三角形或椭圆形，有柄，羽状深裂，两侧2对裂片椭圆形至椭圆状披针形，中间又常3裂，裂片边缘均具锯齿，上面暗绿色，密布小腺点，稀被白色柔毛，下面灰绿色，密被白色茸毛；茎顶部叶全缘或3裂。头状花序排列成复总状，总苞卵形，密被灰白色丝状茸毛；筒状小花带红色，外层雌性花，内层两性花。瘦果长圆形、无冠毛。花期7～10月。

**生境分布** | 生长于荒地、林缘，有栽培。全国大部分地区均产，以湖北蕲州产者为佳。

**采收加工** | 夏季花未开时采摘，除去杂质，晒干。

**功效主治** | 温经止血，散寒止痛，外用祛湿止痒。主治吐血，衄血，便血，崩漏，月经过多，胎漏下血，少腹冷痛，经寒不调，宫冷不孕；外治皮肤瘙痒。醋艾炙温经止血。主治虚寒性出血。

**用量用法** | 3～9 g。外用：适量，供灸治或熏洗用。

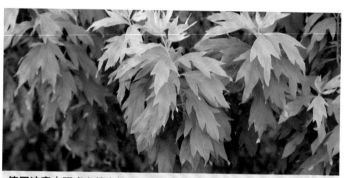

**使用注意** | 阴虚血热者慎用。

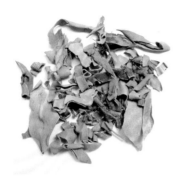

# 石韦

## 131

**别名** | 石皮、石剑、潭剑、金星草、生扯拢、虹霓剑草。

**性味归经** | 甘、苦，微寒。归肺、膀胱经。

**来源** | 本品为水龙骨科植物庐山石韦 *Pyrrosia sheareri*（Bak.）Ching、石韦 *Pyrrosia lingua*（Thunb.）Farwell 或有柄石韦 *Pyrrosia petiolosa*（Christ）Ching 的干燥叶。

**识别特征** | 多年生草本，高 10 ~ 30 cm。根状茎细长如铁丝而横走，被有披针形的茶褐色鳞片，边缘有睫毛。叶近二型，疏生，相距 1 ~ 2 cm；叶柄基部有关节，被星状毛；叶片披针形至卵圆状椭圆形，长 8 ~ 20 cm，宽 2 ~ 5 cm，先端渐尖，基部渐窄，中脉及侧脉明显，叶上面疏被星状毛或无毛，有小凹点，下面密被灰棕色星状毛。孢子叶背面基部着生孢子囊群，无囊群盖。

**生境分布** | 生长于山野的岩石上或树上。主要分布于长江以南各地。

**采收加工** | 全年均可采收，除去根茎及根，晒干或阴干。

**功效主治** | 利尿通淋，清肺止咳，凉血止血。主治热淋，血淋，石淋，小便不通，淋沥涩痛，肺热喘咳，吐血，衄血，尿血，崩漏。

**用量用法** | 6 ~ 12 g，水煎服。

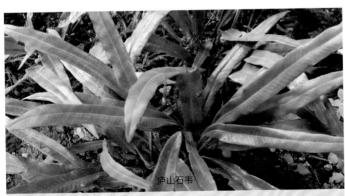

庐山石韦

**使用注意** | 阴虚及无湿热者忌服。

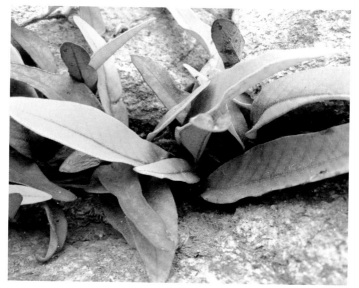

石韦

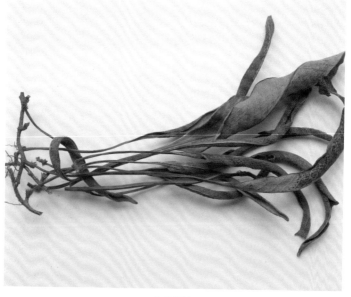

石韦药材

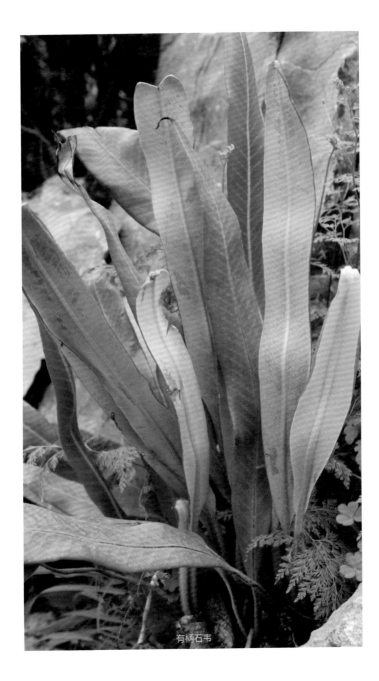

有柄石韦

# 石吊兰

132

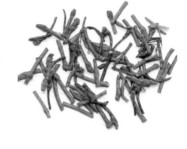

**别名** | 黑乌骨、石豇豆、石泽兰、小泽兰、岩泽兰、肺红草、接骨生。

**性味归经** | 苦，温。归肺经。

**来源** | 本品为苦苣苔科植物吊石苣苔 Lysionotus pauciflorus Maxim. 的干燥地上部分。

**识别特征** | 常绿小灌木，高达25 cm，攀附石上或树上。叶对生或3叶轮生；革质，长椭圆状披针形，长 2.5 ~ 5 cm，宽 0.8 ~ 1.2 cm，先端钝形或尖，边缘具钝状稀锯齿，基部楔形或钝圆，主脉下面凸出；叶柄紫红绿色。聚伞花序腋生及顶生，花梗长约 1 cm；萼深 5 裂，裂片狭披针形；花冠筒状，白色至淡红色，长约 5 cm，中部以上膨胀，二唇形，5 裂；发育雄蕊 2，退化雄蕊 2；雄蕊 1，子房上位。蒴果线形，长 7 ~ 10 cm，直径约 3 mm。种子细微，纺锤形，褐色，两端有褐色毛。花期 8 月。

**生境分布** | 生长于山坡岩石阴湿处。分布于江苏、浙江、安徽、江西、湖南、湖北、陕西、四川、云南、贵州、广西等地。

**采收加工** | 夏、秋二季叶茂盛时采割，除去杂质，晒干。

**功效主治** | 化痰止咳，软坚散结。主治咳嗽痰多，瘰疬痰核。

**用量用法** | 9 ~ 15 g。外用：适量，捣敷或煎水外洗。

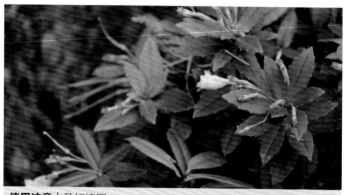

**使用注意** | 孕妇慎服。

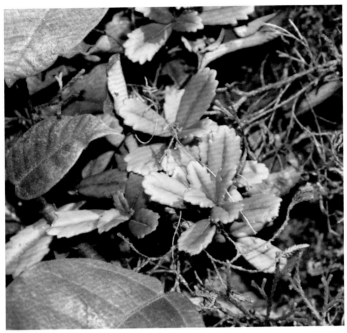

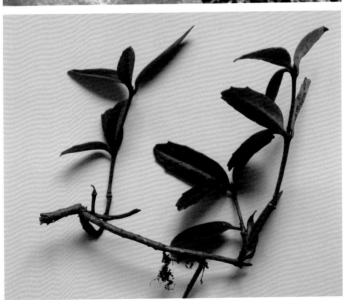

# 石决明

133

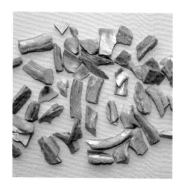

**别名** | 海决明、关海决、鲍鱼壳、真珠母、鳆鱼甲、鲍鱼皮、金蛤蜊皮。

**性味归经** | 咸，寒。归肝经。

**来源** | 本品为鲍科动物杂色鲍 *Haliotis diversicolor* Reeve、皱纹盘鲍 *Haliotis discus* hannai Ino、羊鲍 *Haliotis ovina* Gmelin、澳洲鲍 *Haliotis ruber* （Leach）、耳鲍 *Haliotis asinina* Linnaeus 或白鲍 *Haliotis laevigata* （Donovan）的贝壳。

**识别特征** | **杂色鲍**：贝壳呈卵圆形，壳质坚实，壳长 80 ~ 93 mm，宽 58 ~ 68 mm，壳顶钝，位于壳后端，螺旋部矮小，略高于体螺层的壳面。壳表有 30 多个排成一列整齐而逐渐增大的突起和小孔，前端突起小而不显著，不开孔的突起顶部呈下陷凹窝。体螺层被突起和小孔隔成的螺肋区，成一宽大的倾斜面；其表面还生有不甚规则的螺肋和细密的生长线，随着贝壳的生长，发达的生长线逐渐形成明显的褶襞。体柔软，头部背面两侧各有一细长的触角和有柄的眼各 1 对，在腹面有一向前伸展的吻，口纵裂于其前端，内有颚片和舌齿，足极发达，口与壳口相等，分为上足和下足两部，下足呈盘状，整个足部背面中央的肌肉呈圆柱

状，构成大型的右侧壳肌，背面与贝壳相连。于右侧壳肌下缘；生殖季节的生殖腺，雌性呈灰绿色，雄性呈乳黄色。无靥。

**生境分布** | 栖息于潮间带及低潮线附近，以腹足吸附于岩石下面或岩石缝间。分布于广东、海南、山西、福建、辽宁等沿海地区。

**采收加工** | 夏、秋二季捕捞，去肉，洗净，干燥。

**功效主治** | 平肝潜阳，清肝明目。主治头痛眩晕，目赤翳障，视物昏花，青盲雀目。

**用量用法** | 6 ~ 20 g，先煎。

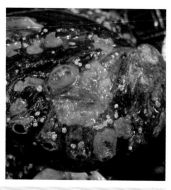

**使用注意** | 本品咸寒，易伤脾胃，故脾胃虚寒、食少便溏者慎用。

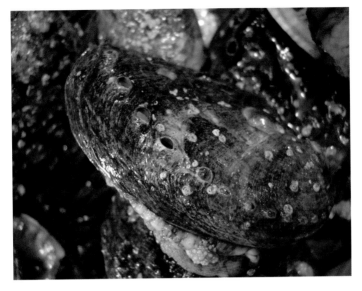

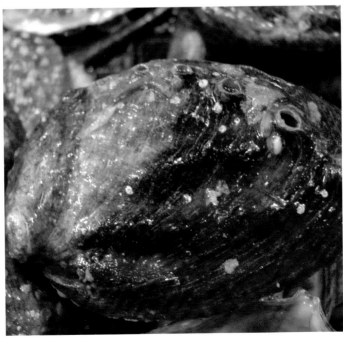

5
画

# 石菖蒲

134

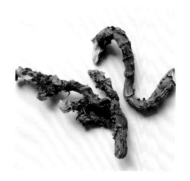

**别名**｜水剑草、山菖蒲、金钱蒲、药菖蒲、菖蒲叶、香菖蒲。

**性味归经**｜辛、苦，温。归心、胃经。

**来源**｜本品为天南星科植物石菖蒲 *Acorus tatarinowii* Schott 的干燥根茎。

**识别特征**｜多年生草本，根茎横卧，直径5～8 mm，外皮黄褐色。叶根生，剑状线形，长30～50 cm，宽2～6 mm，罕达1 cm，先端渐尖，暗绿色，有光泽，叶脉平行，无中脉。花茎高10～30 cm，扁三棱形；佛焰苞叶状。肉穗花序自佛焰苞中部旁侧裸露而出，无梗，斜上或稍直立，呈狭圆柱形，柔弱；花两性，淡黄绿色，密生；花被6，倒卵形，先端钝；雄蕊6，稍长于花被，花药黄色，花丝扁线形；子房长椭圆形。浆果肉质，倒卵形，长、宽均约2 mm。花期6～7月，果期8月。

**生境分布**｜生长于阴湿环境，在郁密度较大的树下也能生长。分布于四川、浙江、江苏等地。

**采收加工**｜秋、冬二季采挖，除去叶、须根及泥沙，晒干。

**功效主治**｜开窍豁痰，醒神益智，化湿开胃。主治脘痞不饥，噤口下痢，神昏癫痫，耳鸣耳聋，健忘失眠。

**用量用法**｜3～10 g。内服：煎服。

**使用注意**｜凡阴亏血虚及精滑多汗者不宜用。

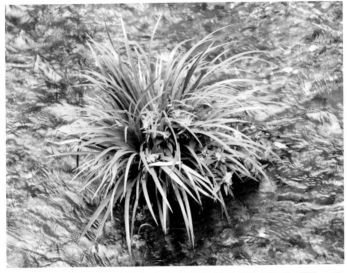

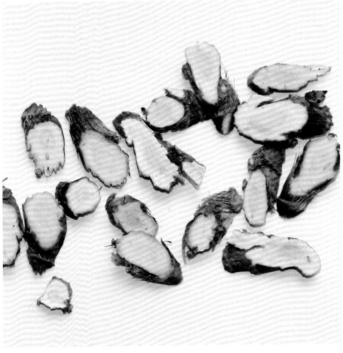

# 石斛

135

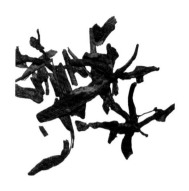

**别名** | 禁生、林兰、黄草、杜兰、金钗花、千年润、吊兰花。

**性味归经** | 甘，微寒。归胃、肾经。

**来源** | 本品为兰科植物金钗石斛 *Dendrobium nobile* Lindl.、霍山石斛 *Dendrobium huoshanense* C. Z. Tang et S. J. Cheng、鼓槌石斛 *Dendrobium chrysotoxum* Lindl. 或流苏石斛 *Dendrobium fimbriatum* Hook. 的栽培品及其同属植物近似种的新鲜或干燥茎。

**识别特征** | **金钗石斛：**多年生附生草本，高 30 ~ 50 cm。茎丛生，直立，直径 1 ~ 1.3 cm，黄绿色，多节，节间长 2.5 ~ 3.5 cm。叶无柄，近革质，常 3 ~ 5 片生于茎的上端；叶片长圆形或长圆状披针形，先端钝，有偏斜状的凹缺，叶脉平行，通常 9，叶鞘紧抱于节间。总状花序自茎节生出，通常具花 2 ~ 3；苞片膜质，小，卵形；花甚大，下垂；花瓣卵状长圆形或椭圆形，与萼片几等长。蒴果。花期 5 ~ 6 月。

**生境分布** | 生长于海拔 100 ~ 3000 m，常附生于树上或岩石上。分布于四川、云南、贵州、广东、广西、湖北等地；陕西、河南、江西等地也有分布。

**采收加工** | 全年均可采收，鲜用者除去根及泥沙；干用者采收后，除去杂质，用开水略烫或烘软，再边搓边烘晒，至叶鞘搓净，干燥。

**功效主治** | 益胃生津，滋阴清热。主治热病津伤，口干烦渴，胃阴不足，食少干呕，病后虚热不退，阴虚火旺，骨蒸劳热，目暗不明，筋骨痿软。

**用量用法** | 6 ~ 12 g；鲜品 15 ~ 30 g。水煎服。

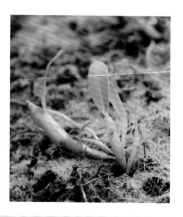

**使用注意** | 本品有敛邪之弊，故温热病初期不宜用，又味甘助湿，湿温未化燥者忌用。

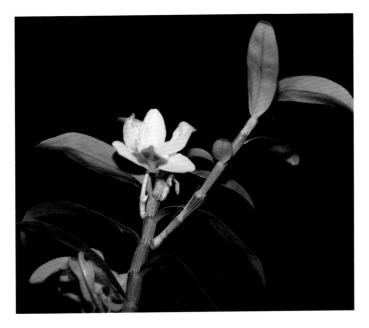

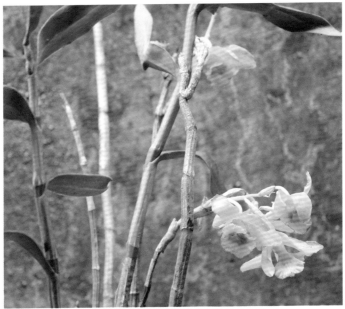

5
画

# 石榴皮

136

**别名** | 石榴壳、酸榴皮、西榴皮、酸石榴皮。

**性味归经** | 酸、涩，温。归大肠经。

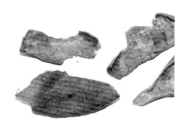

**来源** | 本品为石榴科植物石榴 *Punica granatum* L.的干燥果皮。

**识别特征** | 落叶灌木或乔木，高2～5 m。树皮青灰色；幼枝近圆形或微呈四棱形，枝端通常呈刺状，无毛，叶对生或簇生；叶片倒卵形至长椭圆形，长2.5～6 cm，宽1～1.8 cm，先端尖或微凹；基部渐狭，全缘，上面有光泽，无毛，下面有隆起的主脉，具短柄。花1至数朵，生小枝顶端或腋生，花梗长2～3 mm；花的直径约3 cm；萼筒钟状，肉质而厚，红色，裂片6，三角状卵形；花瓣6，红色，与萼片互生，倒卵形，有皱纹；雄蕊多数，着生于萼管中部，花药球形，花丝细短；雌蕊1，子房下位或半下位，上部6室，具侧膜胎座，下部3室，具中轴胎座，花柱圆形，柱头头状。浆果近球形，果皮肥厚革质，熟时黄色，或带红色，内具薄隔膜，顶端有宿存花萼。种子多数，倒卵形，带棱角。花期5～6月，果期7～8月。

**生境分布** | 生长于山坡向阳处或栽培于庭园。我国大部分地区有分布。

**采收加工** | 秋季果实成熟后收集果皮，晒干。

**功效主治** | 涩肠止泻，止血，驱虫。主治久泻久痢，便血，脱肛，崩漏下血，带下，虫积腹痛。

**用量用法** | 3～9 g，水煎服。

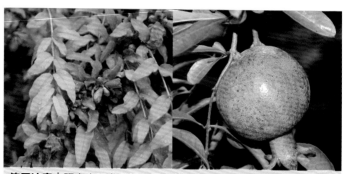

**使用注意** | 阴虚火旺者忌服；恶小蓟。

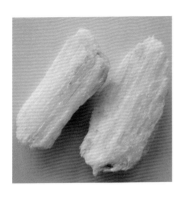

# 石膏

137

**别名** | 白虎、软石膏、细理石。

**性味归经** | 甘、辛，大寒。归肺、胃经。

**来源** | 本品为硫酸盐类矿物石膏族石膏，主含含水硫酸钙（$CaSO_4 \cdot 2H_2O$）。

**识别特征** | 本品为纤维状的结晶聚合体，呈长块状或不规则块状，大小不一。全体白色、灰白色或淡黄色，有白半透明或夹有蓝灰色或灰黄色片状杂质。体重、质脆，易纵向断裂，手捻能碎，纵断面具有纤维状纹理，并有丝样光泽。硬度 1.5 ~ 2，比重 2.3，条痕白色。加热至 107 ℃时，失去部分结晶水，变成熟石膏，而呈白色不透明块状或粉末。气无，味淡。

**生境分布** | 生长于海湾盐湖和内陆湖泊中形成的沉积岩中。分布极广，几乎全国各省区皆有蕴藏，主产湖北、甘肃及四川，以湖北应城产者最佳。

**采收加工** | 采挖后，除去杂石及泥沙。

**功效主治** | 清热泻火，除烦止渴。主治外感热病，高热烦渴，肺热喘咳，胃火亢盛，头痛，牙痛。

**用量用法** | 15 ~ 60 g，先煎。

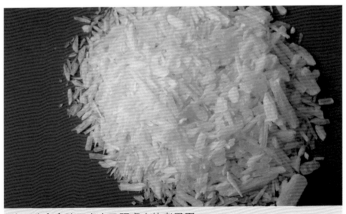

**使用注意** | 脾胃虚寒及阴虚内热者忌用。

5
画

# 煅石膏

138

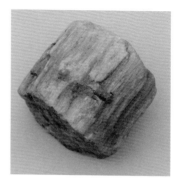

**别名** | 熟石膏。
**性味归经** | 甘、辛、涩，寒。归肺、胃经。

**来源** | 本品为石膏的炮制品。
**识别特征** | 见"石膏"项下。
**生境分布** | 见"石膏"项下。
**采收加工** | 取净石膏，在无烟炉火或坩埚内煅至酥松，取出晾凉，打碎即可。

**功效主治** | 收湿，生肌，敛疮，止血。外治溃疡不敛，湿疹瘙痒，水火烫伤，外伤出血。
**用量用法** | 外用：适量，研末撒敷患处。

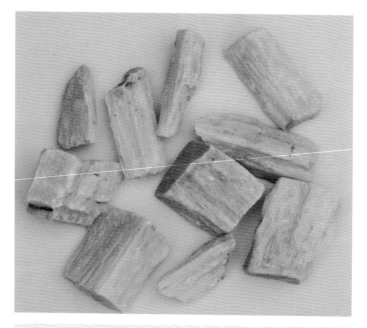

5
画

**使用注意** | 体质虚寒者慎用。

# 布渣叶

139

**别名**┃蓑衣子、破布叶、麻布叶、烂布渣、布包木、破布树。

**性味归经**┃微酸，凉。归脾、胃经。

**来源**┃本品为椴树科植物破布叶 *Microcos paniculata* L. 的干燥叶。

**识别特征**┃常绿灌木或小乔木。树皮灰黑色。叶互生，叶片常见穿孔，卵状长圆形至倒卵圆形，先端渐尖，基部圆形或稍偏斜，两面仅在脉上有疏毛，边缘有疏细齿，基出脉3，网脉在下面明显凸起。叶柄被星状毛。托叶成对，线状披针形。花序顶生或生于上部叶腋，由多个具2～3花的小聚伞花序排成圆锥花序，花序分枝，花梗和萼片外面密生星状柔毛。花淡黄色，萼片5，匙状长圆形；花瓣5，长为萼片的1/4～1/3；雄蕊多数；子房球形，3室，无毛，花柱锥尖。核果倒卵形，黑褐色。花期6～8月，果期8～10月。

**生境分布**┃生长于丘陵、山坡、林缘等处灌木丛中或平地路旁及疏林下，少有栽培。全世界约60种，分布于非洲及印度、马来西亚。我国产2种，为破布叶和海南破布叶，主要分布于我国广东、海南、广西、云南等地。尤以广东省分布广、产量大、资源丰富，广东的阳西、湛江是主产地。

**采收加工**┃夏、秋二季采收，除去净枝梗和杂质，阴干或晒干。

**功效主治**┃消食化滞，清热利湿。主治饮食积滞，感冒发热，湿热黄疸。

**用量用法**┃15～30 g。内服：煎汤。

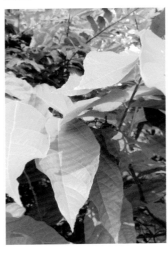

5
画

**使用注意**┃孕妇慎服。

# 龙胆

140

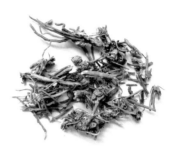

**别名** | 陵游、胆草、草龙胆、龙胆草、地胆草、苦龙胆草。

**性味归经** | 苦，寒。归肝、胆经。

**来源** | 本品为龙胆科植物条叶龙胆 *Gentiana manshurica* Kitag.、龙胆 *Gentiana scabra* Bge.、三花龙胆 *Gentiana triflora* Pall. 或坚龙胆 *Gentiana rigescens* Franch. 的干燥根和根茎。

**识别特征** | **条叶龙胆**：龙胆科多年生草本，高 20～30 cm。根茎平卧或直立，具多数粗壮的须根。花枝单生，直立，黄绿色或带紫红色，中空，近圆形，光滑。茎下部叶膜质；淡紫红色，鳞片形；中、上部叶近革质，无柄，叶脉 1～3 条，光滑。花 1～2 朵，顶生或腋生；无花梗或具短梗；每朵花下具 2 个苞片；花萼筒钟状，裂片平滑；花冠蓝紫色或紫色，筒状钟形，裂片全缘，褶偏斜，卵形；雄蕊着生于冠筒下部；子房狭椭圆形或椭圆状披针形，花柱短。蒴果内藏，宽椭圆形，两端钝；种子褐色，有光泽，线形或纺锤形，表面具增粗的网纹，两端具翅。花、果期 8～11 月。

**龙胆**：多年生草本，高 35～60 cm。根茎短，簇生多数细长的根，根长可达 25 cm，淡棕黄色。茎直立，粗壮，通常不分枝，粗糙，节间常较叶为短。叶对生，无柄，基部叶 2～3 对，甚小，鳞片状；中部及上部叶卵形、卵状披针形或狭披针形，

长 3～8 cm，宽 0.4～4 cm，先端渐尖或急尖，基部连合抱于节上，叶缘及叶脉粗糙，主脉 3 条基出。花无梗，数朵成束，簇生于茎顶及上部叶腋；苞片披针形；花萼绿色，钟形，膜质，长约 2.5 cm，先端 5 裂，裂片披针形至线形；花冠深蓝色至蓝色，钟形，长约 5 cm，先端 5 裂，裂片卵形，先端锐尖，裂片间有 5 褶状三角形副冠片，全缘或偶有 2 齿；雄蕊 5，着生于花冠管中部的下方；子房长圆形，1 室，花柱短，柱头 2 裂。蒴果长圆形，有短梗，成熟时 2 瓣裂。种子细小，线形而扁，褐色，四周有翅。花期 9～10 月，果期 10 月。

**生境分布** | 生长于山坡草丛、灌木丛中及林缘。分布于黑龙江、吉林、辽宁、内蒙古、河北、山东、江苏、安徽、浙江、福建、江西、湖南、湖北、贵州、四川、广东、广西等地。

**采收加工** | 春、秋二季采挖，洗净，干燥。

**功效主治** | 清热燥湿，泻肝胆火。主治湿热黄疸，阴肿阴痒，带下，湿疹瘙痒，肝火目赤，耳鸣耳聋，胁痛口苦，强中，惊风抽搐。

**用量用法** | 3～6 g。内服：煎汤。

**使用注意** | 脾胃虚弱作泄及无湿热实火者忌服。

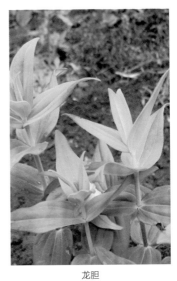

条叶龙胆

龙胆

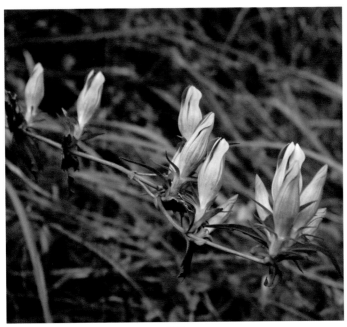

龙胆

# 龙眼肉

141

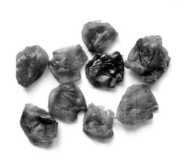

**别名** | 元肉、圆眼、龙目、桂圆、比目、龙眼干、桂圆肉、荔枝奴。

**性味归经** | 甘，温。归心、脾经。

---

**来源** | 本品为无患子科植物龙眼 *Dimocarpus longan* Lour. 的假种皮。

**识别特征** | 常绿乔木，高达 10 m 以上。幼枝被锈色柔毛。双数羽状复叶，互生，长 15 ~ 20 cm；小叶 2 ~ 5 对，通常互生，革质，椭圆形至卵状披针形，长 6 ~ 15 cm。先端短尖或钝，基部偏斜，全缘或波浪形，暗绿色，嫩时褐色，下面通常粉绿色。花两性，或单性花与两性花共存；为顶生或腋生的圆锥花序；花小，黄白色，直径 4 ~ 5 mm，被锈色星状小柔毛；花萼 5 深裂，裂片卵形；花瓣 5，匙形，内面有毛；雄蕊通常 8；子房 2 ~ 3 室，柱头 2 裂。核果球形，直径 1.5 ~ 2 cm，外皮黄褐色，粗糙，假种皮白色肉质，内有黑褐色种子 1 枚。花期 3 ~ 4 月，果期 7 ~ 9 月。

**生境分布** | 生长于低山丘陵台地半常绿季雨林。分布于福建、广西、台湾、广东等地，云南、贵州、四川等地也有栽培。

**采收加工** | 夏、秋二季采收成熟果实，干燥，除去壳、核，晒至干爽不黏。

**功效主治** | 补益心脾，养血安神。主治气血不足，心悸怔忡，失眠健忘，血虚萎黄。

**用量用法** | 9 ~ 15 g。内服：煎汤。

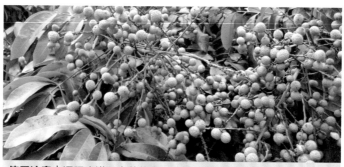

**使用注意** | 湿阻中满及有停饮者不宜用。

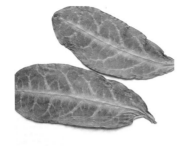

# 龙脷叶

142

**别名** | 龙舌叶、龙味叶、牛耳叶。

**性味归经** | 甘、淡，平。归肺、胃经。

**来源** | 本品为大戟科植物龙脷叶 *Sauropus spatulifolius* Beille 的干燥叶。

**识别特征** | 常绿小灌木，高 10 ~ 40 cm；茎粗糙；枝条圆柱状，直径 2 ~ 5 mm，蜿蜒状弯曲，多皱纹；幼时被腺状短柔毛，老渐无毛，节间短，长 2 ~ 20 mm。叶通常聚生于小枝上部，常向下弯垂，叶片鲜时近肉质，干后近革质或厚纸质，匙形、倒卵状长圆形或卵形，有时长圆形，长 4.5 ~ 16.5 cm，宽 2.5 ~ 6.3 cm，顶端浑圆或钝，有小凸尖，稀凹缺，基部楔形或钝，稀圆形，上面鲜时深绿色，叶脉处呈灰白色，干时黄白色，通常无毛；中脉和侧脉在鲜叶时扁平，干后中脉两面均凸起，侧脉每边 6 ~ 9 条，下面稍凸起；叶柄长 2 ~ 5 mm，初时被腺状短柔毛，老渐无毛；托叶三角状耳形，着生于叶柄基部两侧，宿存。花红色或紫红色，雌雄同枝；花序梗短而粗壮，着生有许多披针形的苞片；雄花花梗丝状；萼片 6，2 轮，近等大，倒卵形；花盘腺体 6，与萼片对生；雄蕊 3，花丝合生呈短柱状；雌花花梗长 2 ~ 3 mm；萼片与雄花的相同；无花盘；子房近圆球状，3 室，花柱 3，顶端 2 裂。花期 2 ~ 10 月。

**生境分布** | 生长于药圃、公园、村边及屋旁。分布于福建、广东、广西等地。

**采收加工** | 夏、秋二季采收，晒干。

**功效主治** | 润肺止咳，通便。主治肺燥咳嗽，咽痛失音，便秘。

**用量用法** | 9 ~ 15 g。内服：煎汤。

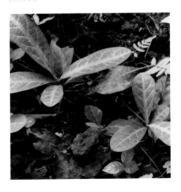

**使用注意** | 无。

5
画

# 平贝母

143

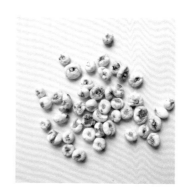

**别名** | 坪贝、贝母、平贝。
**性味归经** | 苦、甘，微寒。归肺、心经。

**来源** | 本品为百合科植物平贝母 *Fritillaria ussuriensis* Maxim. 的干燥鳞茎。

**识别特征** | 草本，高40～60 cm。鳞茎粗1～1.4 cm，由2枚肥厚的鳞瓣组成，周围还有少数小鳞茎。茎基部以上具叶，叶轮生或对生，中部以上兼有少数散生；叶条形，长9～15 cm，宽2～6cm，先端不卷曲或稍卷曲。花1～3，顶生，俯垂，紫色而具黄色小方格；顶端的花具4～6枚叶片状苞片，条状苞片先端极卷曲；花被钟状；花被片6，长圆状倒卵形，钝头，基部上方有蜜腺；雄蕊6，长约为花被片的3/5；花柱具乳头状突起；柱头3深裂。蒴果宽倒卵形，具圆棱。花期5～6月。

**生境分布** | 生长于林中肥沃土壤上。分布于我国东北地区。

**采收加工** | 春季采挖，除去外皮、须根及泥沙，晒干或低温干燥。

**功效主治** | 清热润肺，化痰止咳。主治肺热燥咳，干咳少痰，阴虚劳嗽，咳痰带血。

**用量用法** | 3～9 g；研粉冲服，每次1～2 g。

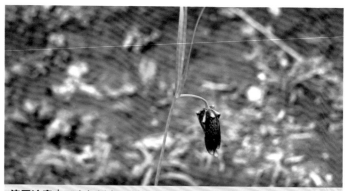

**使用注意** | 不宜与川乌、制川乌、草乌、制草乌、附子同用。

# 北刘寄奴

144

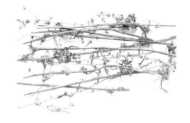

**别名**｜风吹草、随风草、刘寄奴、除毒草、山茵陈、山天芝麻。

**性味归经**｜苦，寒。归脾、胃、肝、胆经。

**来源**｜本品为玄参科植物阴行草 *Siphonostegia chinensis* Benth. 的干燥全草。

**识别特征**｜一年生草本，高30～70 cm。全株密被锈色短毛。根有分枝。茎单一，直立，上部多分枝，稍具棱角，茎上部带淡红色。叶对生；无柄或具短柄；叶片2回羽状全裂，条形或条状披针形，长约8 mm，宽1～2 mm。花对生于茎枝上部成疏总状花序；花梗极短，有1对小苞片，线形；萼筒长1～1.5 cm，有10条显著的主脉，萼齿5，长为筒部的1/4～1/3；花冠上唇红紫色，下唇黄色，长2～2.5 cm，筒部伸直，上唇镰状弯曲，额稍圆，背部被长纤毛，下唇先端3裂，褶襞高拢成瓣状，外被短柔毛；雄蕊4，二强，花丝基部被毛，下部与花冠筒合生；花柱长，先端稍粗而弯曲。蒴果宽卵圆形，先端稍扁斜，包于宿存萼内。种子黑色。花期7～8月，果期8～10月。

**生境分布**｜生长于山坡及草地上。遍布全国各地。

**采收加工**｜秋季采收，除去杂质，晒干。

**功效主治**｜活血祛瘀，通经止痛，凉血止血，清热利湿。主治跌打损伤，外伤出血，瘀血经闭，月经不调，产后瘀血，癥瘕积聚，血痢，血淋，湿热黄疸，水肿腹胀，白带过多。

**用量用法**｜6～9g。内服：煎汤。

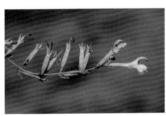

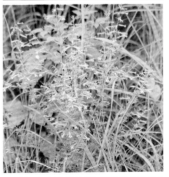

**使用注意**｜孕妇慎用。

# 北豆根

145

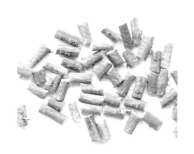

**别名** 野豆根、黄条香、蝙蝠藤。
**性味归经** 苦，寒；有小毒。归肺、胃、大肠经。

**来源** 本品为防己科植物蝙蝠葛 *Menispermum dauricum* DC. 的干燥根茎。

**识别特征** 多年生缠绕藤本，长达10 m以上。根茎细长、横走，黄棕色或黑褐色，有分枝。小枝绿色，有细纵纹。叶互生；圆肾形或卵圆形，边缘3～7浅裂，裂片近三角形，长、宽各5～15 cm，先端尖，基部心形或截形，上面绿色，下面苍白色，掌状脉5～7；叶柄盾状着生，长6～15 cm。腋生短圆锥花序，总花梗长3～7 cm；花小，黄绿色，有小苞片；雄蕊10～20；雌花心皮3，分离。核果扁球形，直径8～10 mm，熟时黑紫色，内果皮坚硬，肾状扁圆形，有环状突起的纹。花期6～7月，果期8～9月。

**生境分布** 生长于山坡林缘、灌木丛中、田边、路旁及石砾滩地，或攀缘于岩石上。分布于东北、华北、华东及陕西、宁夏、甘肃、山东等地。

**采收加工** 春、秋二季采挖，除去须根和泥土，干燥。

**功效主治** 清热解毒，祛风止痛。主治咽喉肿痛，热毒泻痢，风湿痹痛。

**用量用法** 3～9 g，水煎服。

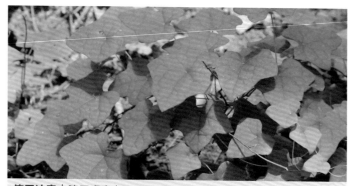

**使用注意** 脾胃虚寒者不可用。

# 北沙参

146

**别名** | 莱阳参、银沙参、海沙参、辽沙参。

**性味归经** | 甘、微苦，微寒。归肺、胃经。

**来源** | 本品为伞形科植物珊瑚菜 *Glehnia littoralis* Fr. Schmidt ex Miq. 的干燥根。

**识别特征** | 多年生草本，高5～35 cm。主根细长圆柱形。茎大部分埋在沙中，少部分露出地面。叶基出，互生；叶柄长，基部鞘状；叶片卵圆形，3出分裂至2回羽状分裂，最后裂片圆卵形，先端圆或渐尖，基部截形，边缘刺刻，质厚。复伞形花序顶生，具粗毛；伞梗10～20条，长1～2 cm；无总苞，小总苞由数个线状披针形的小苞片组成；花白色，每一小伞形花序有花15～20朵；花萼5齿裂，狭三角状披针形，疏生粗毛；花瓣5，卵状披针形；雄蕊5，与花瓣互生；子房下位，花柱基部扁圆锥形。果实近圆球形，具茸毛，果棱有翅。花期5～7月，果期6～8月。

**生境分布** | 生长于海边沙滩，或为栽培。分布于山东、江苏、河北及辽宁等地，以山东莱阳胡城村产者最为著名。

**采收加工** | 夏、秋二季采挖，除去须根，洗净，稍晾，置沸水中烫后，除去外皮，干燥。或洗净直接干燥。

**功效主治** | 养阴清肺，益胃生津。主治肺热燥咳，干咳少痰，劳嗽痰血，胃阴不足，热病津伤，咽干口渴。

**用量用法** | 5～12 g。内服：煎汤。

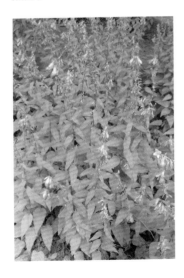

**使用注意** | 不宜与藜芦同用。

5
画

# 四季青

147

**别名** | 油叶树、红冬青、树顶子。
**性味归经** | 苦、涩，凉。归肺、大肠、膀胱经。

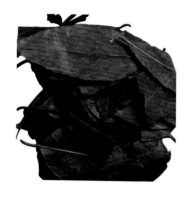

**来源** | 本品为冬青科植物冬青 *Ilex chinensis* Sims 的干燥叶。
**识别特征** | 常绿乔木，高可达12 m。树皮灰色或淡灰色，无毛。叶互生；叶柄长5～15 cm；叶片革质，通常狭长椭圆形，长6～10 cm，宽2～3.5 cm，先端渐尖，基部楔形，很少圆形，边缘疏生浅锯齿，上面深绿色而有光泽，冬季变紫红色，中脉在下面隆起。花单性，雌雄异株，聚伞花序着生于叶腋外或叶腋内；花萼4裂，花瓣4，淡紫色；雄蕊4；子房上位。核果椭圆形，长6～10 mm，熟时红色，内含核4枚，果柄长约5 mm。花期5月，果期10月。
**生境分布** | 生长于向阳山坡林缘、灌木丛中。分布于江苏、浙江、广西、广东和西南各地。
**采收加工** | 秋、冬二季采收，晒干。
**功效主治** | 清热解毒，消肿祛瘀。主治肺热咳嗽，咽喉肿痛，痢疾，胁痛，热淋；外治烧烫伤，皮肤溃疡。
**用量用法** | 15～60 g。外用：适量，水煎外涂。

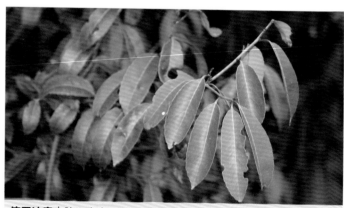

**使用注意** | 脾胃虚寒、肠滑泄泻者慎用。

# 生姜

148

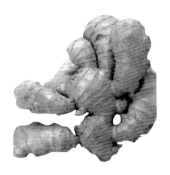

**别名** | 姜、姜皮、鲜姜、姜根、百辣云、炎凉小子。

**性味归经** | 辛，微温。归肺、脾、胃经。

**来源** | 本品为姜科植物姜 *Zingiber officinale* Rosc. 的新鲜根茎。

**识别特征** | 多年生宿根草本，根茎肉质，肥厚，扁平，有芳香和辛辣味。叶披针形至条状披针形，长 15 ~ 30 cm，宽约 2 cm，先端渐尖，基部渐狭，平滑无毛，有抱茎的叶鞘；无柄。花茎直立，被以覆瓦状疏离的鳞片；穗状花序卵形至椭圆形，长约 5 cm，宽约 2.5 cm；苞片卵形，淡绿色；花稠密，长约 2.5 cm，先端锐尖；萼短筒状；花冠 3 裂，裂片披针形，黄色，唇瓣较短，长圆状倒卵形，呈淡紫色，有黄白色斑点；雄蕊 1，挺出，子房下位；花柱丝状，淡紫色，柱头呈放射状。蒴果长圆形，长约 2.5 cm。花期 6 ~ 8 月。

**生境分布** | 生长于阳光充足、排水良好的沙质地。全国各地均产，其中以四川、广东、山东、陕西为主产地。

**采收加工** | 秋、冬二季采挖，除去须根和泥沙。

**功效主治** | 解表散寒，温中止呕，化痰止咳，解鱼蟹毒。主治风寒感冒，咳嗽痰多，胃寒呕吐，鱼蟹中毒。

**用量用法** | 3 ~ 10 g。内服：煎汤。

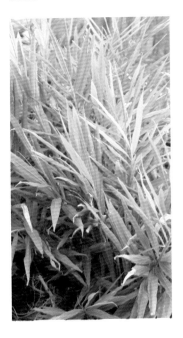

5
画

**使用注意** | 阴虚内热者忌服。

# 仙茅

149

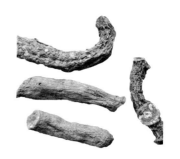

**别名**｜天棕、山棕、茅爪子、蟠龙草、风苔草、冷饭草、婆罗门参、独脚仙茅。

**性味归经**｜辛，热；有毒。归肾、肝、脾经。

**来源**｜本品为石蒜科植物仙茅 *Curculigo orchioides* Gaertn. 的干燥根茎。

**识别特征**｜多年生草本，根茎延长，长可达30 cm，圆柱状，肉质，外皮褐色；根粗壮，肉质，地上茎不明显。叶3～6，狭披针形，长10～25 cm，先端渐尖，基部下延成柄，再向下扩大呈鞘状，绿白色，边缘膜质，叶脉明显，有中脉，两面疏生长柔毛，后渐光滑。花腋生，藏在叶鞘内，花杂性，上部为雄花，下部为两性花；苞片披针形，绿色，膜质，被长柔毛。浆果椭圆形，稍肉质，长约1.2 cm，先端有喙，被长柔毛，种子稍呈球形，亮黑色，有喙，表面有波状沟纹。花期6～8月。

**生境分布**｜生长于平原荒草地向阳处或混生在山坡茅草及芒萁谷丛中。主要分布于四川、云南、贵州；广东、广西、湖南、湖北也有分布。

**采收加工**｜秋、冬二季采挖，除去根头和须根，洗净，干燥。

**功效主治**｜补肾阳，强筋骨，祛寒湿。主治阳痿精冷，筋骨痿软，腰膝冷痛，阳虚冷泻。

**用量用法**｜3～10 g。内服：煎汤。

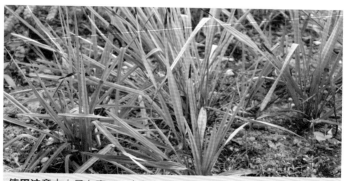

**使用注意**｜本品有毒，不宜久服。燥热性强、阴虚火旺者忌服。

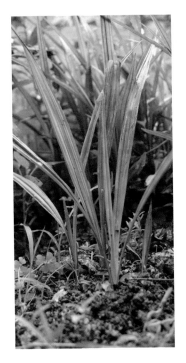
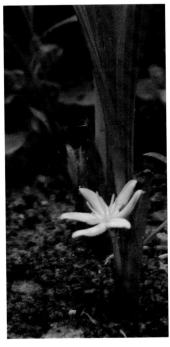

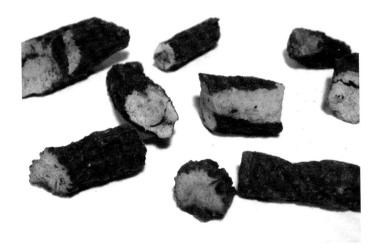

# 仙鹤草

150

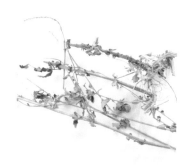

**别名** | 狼牙草、龙牙草、脱力草。
**性味归经** | 苦、涩，平。归心、肝经。

**来源** | 本品为蔷薇科植物龙芽草 *Agrimonia pilosa* Ledeb. 的干燥地上部分。

**识别特征** | 多年生草本，高30 ~ 90 cm，全株具白色长毛。根茎横走，圆柱形，秋末自先端生一圆锥形向上弯曲的白色冬芽。茎直立。单数羽状复叶互生，小叶大小不等，间隔排列，卵圆形至倒卵形，托叶卵形，叶缘齿裂，可制取黄色染料。穗状花序顶生或腋生，花小、黄色，萼筒外面有槽并有毛，顶端生一圈钩状刺毛。瘦果倒圆锥形，萼裂片宿存。花、果期7 ~ 9月。

**生境分布** | 生长于路旁、山坡或水边，也有栽培。全国大部分地区均有。

**采收加工** | 夏、秋二季茎叶茂盛时采割，除去杂质，干燥。

**功效主治** | 收敛止血，截疟，止痢，解毒，补虚。主治咯血，吐血，崩漏下血，疟疾，血痢，痈肿疮毒，阴痒带下，脱力劳伤。

**用量用法** | 6 ~ 12 g。外用：适量。

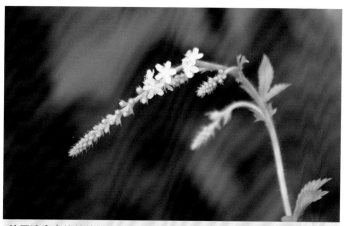

**使用注意** | 仙鹤草偶可引起心悸、颜面充血与潮红等现象。

# 白及

## 151

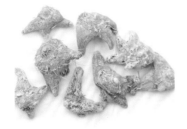

**别名**┃甘根、白给、白根、白芨、冰球子、羊角七、白乌儿头。

**性味归经**┃苦、甘、涩，微寒。归肺、肝、胃经。

**来源**┃本品为兰科植物白及 *Bletilla striata*（Thunb.）Reichb. f. 的干燥块茎。

**识别特征**┃多年生草本，高30～60 cm。地下块茎扁圆形或不规则菱形，肉质，黄白色，生有多数须根，常数个并生，其上显有多个同心环形叶痕。叶3～6，披针形或广披针形，长15～40 cm，宽2.5～5 cm，先端渐尖，基部下延成鞘状抱茎。总状花序顶生，常有花3～8；苞片长圆状披针形，长2～3 cm；花淡紫红色，花瓣不整齐，其中有1较大者形如唇状，倒卵状长圆形，3浅裂，中裂片有皱纹，中央有褶片5。蒴果纺锤状，长约3.5 cm，有6条纵棱。花期4～5月，果期7～9月。

**生境分布**┃生长于林下阴湿处或山坡草丛中。分布于四川、贵州、湖南、湖北、浙江等地。

**采收加工**┃夏、秋二季采挖，除去须根，洗净，置沸水中煮至无白心，晒至半干，除去外皮，晒干。

**功效主治**┃收敛止血，消肿生肌。主治咯血，吐血，外伤出血，疮疡肿毒，皮肤皲裂。

**用量用法**┃6～15 g；研末吞服3～6 g。外用：适量。

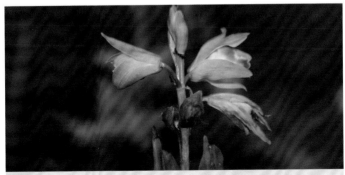

**使用注意**┃不宜与川乌、制川乌、草乌、制草乌、附子同用。

# 白术

152

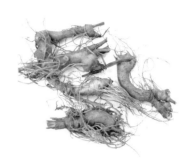

**别名** | 冬术、浙术、种术、白茉、山蓟、天蓟、山姜、乞力伽。

**性味归经** | 苦、甘，温。归脾、胃经。

**来源** | 本品为菊科植物白术 *Atractylodes macrocephala* Koidz.的干燥根茎。

**识别特征** | 多年生草本，高 30 ~ 60 cm。根状茎肥厚，略呈拳状，有不规则分枝，外皮灰黄色。茎直立，上部分枝，基部木质化，有不明显纵槽。叶互生，茎下部叶有长柄，叶片 3 深裂，偶为 5 深裂，顶端裂片最大，裂片椭圆形至卵状披针形，边缘有刺状齿；茎上部叶渐短，叶片不分裂，椭圆形至卵状披针形，先端渐尖，基部渐窄下延成柄，边缘有弱刺，叶脉显著。头状花序单生于枝端，总苞钟状，总苞片 7 ~ 8 层，覆瓦状排列，总苞基部被一轮羽状深裂的叶状苞片包围；全为管状花，花冠紫色，先端 5 裂，开展或反卷，雄蕊 5；子房下位，表面密被茸毛，花柱细长，柱头头状，顶端有一浅裂缝。冠毛羽状分枝，与花冠略等长。瘦果椭圆形，稍扁，被有黄白色茸毛。花期秋季。

**生境分布** | 原生长于山区丘陵地带，野生种在原产地几乎已绝迹。现广为栽培，主要分布于浙江、湖北、湖南等地。以浙江于潜产的最佳，称为"于术"。

**采收加工** | 冬季下部叶枯黄、上部叶变脆时采挖 2 ~ 3 年生的根茎。除去泥沙，烘干或晒干，再除去须根。

**功效主治** | 健脾益气，燥湿利水，止汗，安胎。主治脾虚食少，腹胀泄泻，痰饮眩悸，水肿，自汗，胎动不安。

**用量用法** | 6 ~ 12 g。内服：煎汤。

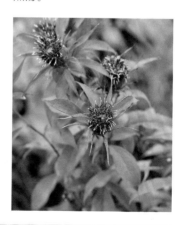

**使用注意** | 本品燥湿伤阴，阴虚内热、津液亏耗者忌用。

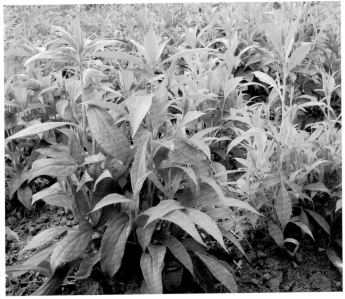

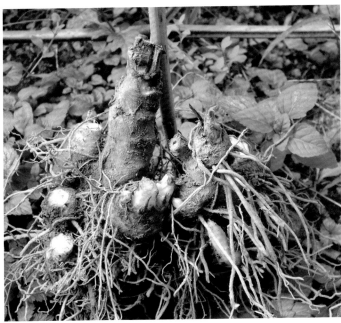

# 白头翁

153

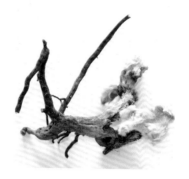

**别名**｜翁草、白头公、野丈人、老翁花、犄角花、胡王使者。
**性味归经**｜苦，寒。归胃、大肠经。

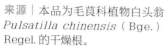

**来源**｜本品为毛茛科植物白头翁 *Pulsatilla chinensis*（Bge.）Regel. 的干燥根。

**识别特征**｜多年生草本，高达50 cm，全株密被白色长柔毛。主根粗壮，圆锥形。叶基生，具长柄，叶3全裂，中央裂片具短柄，3深裂，侧生裂片较小，不等3裂，叶上面疏被伏毛，下面密被伏毛。花茎1～2 cm，高10 cm以上，总苞由3枚小苞片组成，苞片掌状深裂。花单一，顶生，花被6，紫色，2轮，外密被长绵毛。雄蕊多数，雌蕊多数，离生心皮，花柱丝状，果期延长，密被白色长毛。瘦果多数，密集成头状，宿存花柱羽毛状。花期3～5月，果期5～6月。

**生境分布**｜生长于平原或低山山坡草地、林缘或干旱多岩石的坡地。分布于我国北方各地。

**采收加工**｜春、秋二季采挖，除去泥沙，干燥。

**功效主治**｜清热解毒，凉血止痢。主治热毒血痢，阴痒带下。

**用量用法**｜9～15 g。内服：煎汤。

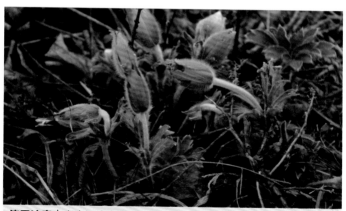

**使用注意**｜虚寒泻痢者忌服。

# 白芍

154

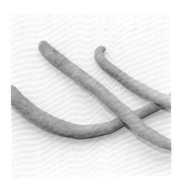

**别名** ｜ 杭芍、生白芍、大白芍、金芍药。

**性味归经** ｜ 苦、酸，微寒。归肝、脾经。

**来源** ｜ 本品为毛茛科植物芍药 *Paeonia lactiflora* Pall. 的干燥根。

**识别特征** ｜ 多年生草本，高 50 ~ 80 cm。根肥大，通常圆柱形或略呈纺锤形。茎直立，光滑无毛。叶互生；具长柄；2 回 3 出复叶，小叶片椭圆形至披针形，长 8 ~ 12 cm，宽 2 ~ 4 cm，先端渐尖或锐尖，基部楔形，全缘，叶缘具极细乳突，上面深深色，下面淡绿色，叶脉在下面隆起，叶基部常常带红色。花甚大，单生于花茎的分枝顶端，每花茎有 2 ~ 5 朵花，花茎长 9 ~ 11 cm；萼片 3，叶状；花瓣 10 片左右或更多，倒卵形，白色、粉红色或红色；雄蕊多数，花药黄色；心皮 3 ~ 5，分离。蓇葖果 3 ~ 5，卵形，先端钩状向外弯。花期 5 ~ 7 月，果期 6 ~ 7 月。

**生境分布** ｜ 生长于山坡、山谷的灌木丛或草丛中。分布于浙江、安徽、四川、山东等地，河南、湖南、陕西等地也有栽培。

**采收加工** ｜ 夏、秋二季采挖，洗净，除去头尾及细根，置沸水中煮后除去外皮，或去皮后再煮，晒干。

**功效主治** ｜ 养血调经，敛阴止汗，柔肝止痛，平抑肝阳。主治血虚萎黄，月经不调，自汗，盗汗，胁痛，腹痛，四肢挛痛，头痛眩晕。

**用量用法** ｜ 6 ~ 15 g。内服：煎汤。

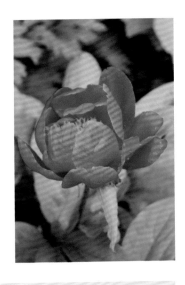

**使用注意** ｜ 不宜与藜芦同用。

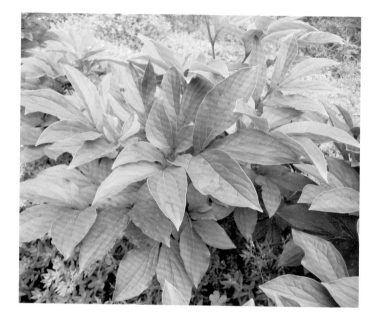

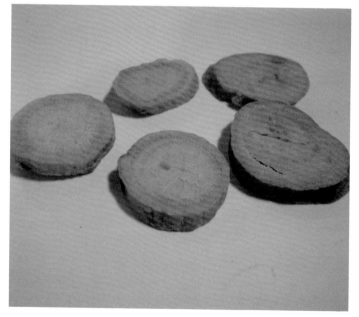

# 白芷

155

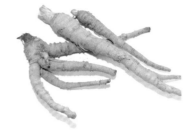

**别名** | 香棒、白臣、番白芷、杭白芷、川白芷、兴安白芷、库页白芷。

**性味归经** | 辛，温。归胃、大肠、肺经。

**来源** | 本品为伞形科植物白芷 *Angelica dahurica* （Fisch. ex Hoffm.）Benth. et Hook. f. 或杭白芷 *Angelica dahurica* （Fisch. ex Hoffm.）Benth. et Hook. f. var. *formosana* （Boiss.）Shan et Yuan 的干燥根。

**识别特征** | **白芷**：多年生草本，高 1～2 m；根圆锥形；茎粗壮中空。基生叶有长柄，基部叶鞘紫色，叶片 2～3 回 3 出式羽状全裂，最终裂片长圆形或披针形，边缘有粗锯齿，基部沿叶轴下延成翅状；茎上部叶有显著膨大的囊状鞘。复伞形花序顶生或腋生，伞幅 18～40～70，总苞片通常缺如，或 1～2，长卵形。膨大成鞘状。花白色，双悬果椭圆形，无毛或极少毛，分果侧棱成翅状，棱槽中有油管 1，合生面有 2。花期 5～6 月，果期 6～7 月。

**生境分布** | 生长于山地林缘。分布于四川、浙江、河南、河北、安徽等地。

**采收加工** | 夏、秋二季叶黄时采挖，除去须根和泥沙，晒干或低温干燥。

**功效主治** | 解表散寒，祛风止痛，宣通鼻窍，燥湿止带，消肿排脓。主治感冒头痛，眉棱骨痛，鼻塞流涕，鼻鼽，鼻渊，牙痛，带下，疮疡肿痛。

**用量用法** | 3～10 g，水煎服。

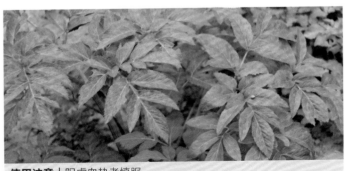

**使用注意** | 阴虚血热者慎服。

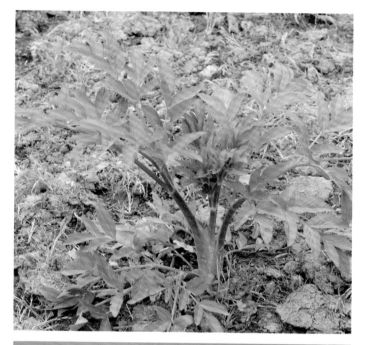

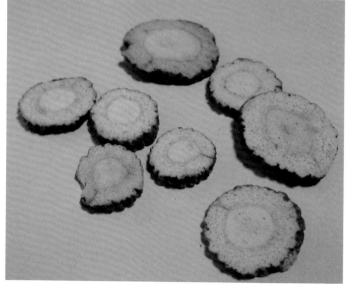

# 白附子

156

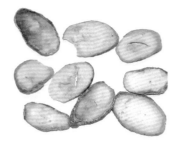

**别名** | 剪刀草、野半夏、玉如意、犁头尖、野慈菇。
**性味归经** | 辛，温；有毒。归胃、肝经。

**来源** | 本品为天南星科植物独角莲 *Typhonium giganteum* Engl. 的干燥块茎。

**识别特征** | 多年生草本，块茎卵圆形或卵状椭圆形。叶根生，1～4片，戟状箭形，依生长年限大小不等，长9～45 cm，宽7～35 cm；叶柄肉质，基部鞘状。花葶7～17 cm，有紫斑，花单性，雌雄同株，肉穗花序，有佛焰苞，花单性，雌雄同株。雄花位于花序上部，雌花位于下部。浆果，熟时红色。花期6～8月，果期7～10月。

**生境分布** | 生长于山野阴湿处。分布于河南、甘肃、湖北等地。河南产的称禹白附，品质最优。

**采收加工** | 秋季采挖，除去须根及外皮，晒干。

**功效主治** | 祛风痰，定惊搐，解毒散结，止痛。主治中风痰壅，口眼㖞斜，语言謇涩，惊风癫痫，破伤风，痰厥头痛，偏正头痛，瘰疬痰核，毒蛇咬伤。

**用量用法** | 3～6 g，一般炮制后用。外用：生品适量，捣烂，熬膏或研末以酒调敷患处。

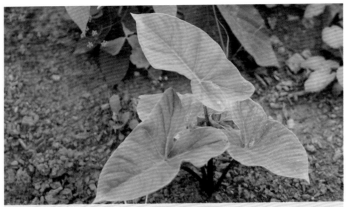

**使用注意** | 孕妇慎用；生品内服宜慎。

# 白茅根

157

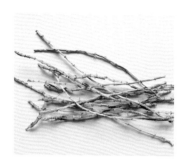

**别名** | 茅根、兰根、茹根、地筋、白茅菅、白花茅根。

**性味归经** | 甘，寒。归肺、胃、膀胱经。

---

**来源** | 本品为禾本科植物白茅 *Imperata cylindrica* Beauv. var. *major* (Nees) C. E. Hubb. 的干燥根茎。

**识别特征** | 多年生草本。根茎密生鳞片。秆丛生，直立，高30 ~ 90 cm，具2 ~ 3节，节上有长4 ~ 10 mm的柔毛。叶多丛集基部；叶鞘无毛，或上部及边缘和鞘口具纤毛，老时基部或破碎呈纤维状；叶舌干膜质，钝头，长约1 mm；叶片线形或线状披针形，先端渐尖，基部渐狭，根生叶长，几乎与植株相等，茎生叶较短。圆锥花序柱状，长5 ~ 20 cm，宽1.5 ~ 3 cm，分枝短缩密集；小穗披针形或长圆形，长3 ~ 4 mm，基部密生长10 ~ 15 mm的丝状柔毛，具长短不等的小穗柄；两颖相等或第一颖稍短，除背面下部略呈革质外，余均膜质，边缘具纤毛，背面疏生丝状柔毛，第一颖较狭，具3 ~ 4脉，第二颖较宽，具4 ~ 6脉；第一外稃卵状长圆形，长约1.5 mm，先端钝，内稃缺如；第二外稃披针形，长约1.2 mm，先端尖，两侧略呈细齿状；内稃长约1.2 mm，宽约1.5 mm，先端截平；雄蕊2，花药黄色，长约3 mm；柱头2，深紫色。颖果。花期夏、秋二季。

**生境分布** | 生长于低山带沙质草甸、平原河岸草地、荒漠与海滨。全国大部分地区均产。

**采收加工** | 春、秋二季采挖，洗净，晒干，除去须根及膜质叶鞘，捆成小把。

**功效主治** | 凉血止血，清热利尿。主治血热吐血，衄血，尿血，热病烦渴，湿热黄疸，水肿尿少，热淋涩痛。

**用量用法** | 9 ~ 30 g。内服：煎汤。

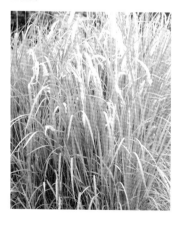

**使用注意** | 脾胃虚寒、溲多不渴者忌服。

# 白矾

## 158

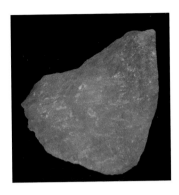

**别名** | 明矾、矾石。
**性味归经** | 酸、涩，寒。归肺、脾、肝、大肠经。

**来源** | 本品为硫酸盐类矿物明矾石族明矾石经加工提炼制成。主含含水硫酸铝钾 [ $KAl-(SO_4)_2 \cdot 12H_2O$ ]。

**识别特征** | 明矾石属三方晶系。晶形呈细小的菱面体或板状，通常为致密块状、细粒状、土状等。颜色为无色、白色，常带淡黄及淡红等色。条痕白色。光泽玻璃状，解理面上有时微带珍珠光，块状者光泽暗淡或微带蜡状光泽。透明至半透明。解理平行不完全。断口晶体者呈贝状；块体者呈多片状、参差状。硬度3.5～4，比重2.6～2.8。性脆。

**生境分布** | 常为碱性长石受低温硫酸盐溶液的作用变质而成，多产于火山岩中。

**采收加工** | 采得后，打碎，用水溶解，收集溶液，蒸发浓缩，放冷后即析出结晶。

**功效主治** | 外用：解毒杀虫，燥湿止痒；内服：止血止泻，祛除风痰。外治用于湿疹、疥癣、脱肛、痔疮、聤耳流脓；内服用于久泻不止、便血、崩漏、癫痫发狂。

**用量用法** | 0.6～1.5 g。外用：适量，研末敷或化水洗患处。

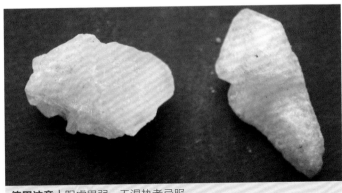

**使用注意** | 阴虚胃弱、无湿热者忌服。

# 白果

159

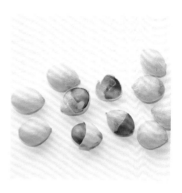

**别名**｜灵眼、银杏核、公孙树子、鸭脚树子。

**性味归经**｜甘、苦、涩，平；有毒。归肺、肾经。

**来源**｜本品为银杏科植物银杏 *Ginkgo biloba* L. 的干燥成熟种子。

**识别特征**｜落叶乔木，高可达 40 m。树干直立，树皮灰色。枝有长短两种，叶在短枝上簇生，在长枝上互生。叶片扇形，长 4 ~ 8 cm，宽 5 ~ 10 cm，先端中间 2 浅裂，基部楔形，叶脉平行，叉形分歧；叶柄长 2.5 ~ 7 cm。花单性，雌雄异株；雄花呈下垂的短葇黄花序，4 ~ 6 个生于短枝上的叶腋内，有多数雄蕊，花药 2 室，生于短柄的顶端；雌花每 2 ~ 3 个聚生于短枝上，每花有一长柄，柄端 2 叉，各生 1 心皮，胚珠附生于其上，通常只有 1 个胚珠发育成熟。种子核果状，倒卵形或椭圆形，淡黄色，被白粉状蜡质；外种皮肉质，有臭气；内种皮灰白色，骨质，两侧有棱边；胚乳丰富，子叶 2。花期 4 ~ 5 月，果期 7 ~ 10 月。

**生境分布**｜生长于海拔 500 ~ 1000 m 的酸性土壤、排水良好地带的天然林中。全国各地均有栽培，分布于广西、四川、河南、山东等地。以广西产的品质最优。

**采收加工**｜秋季种子成熟时采收，除去肉质外种皮，洗净，稍蒸或略煮后，烘干。

**功效主治**｜敛肺定喘，止带缩尿。主治痰多喘咳，带下白浊，尿频遗尿。

**用量用法**｜5 ~ 10 g。内服：煎汤。

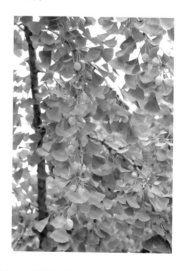

**使用注意**｜生食有毒。

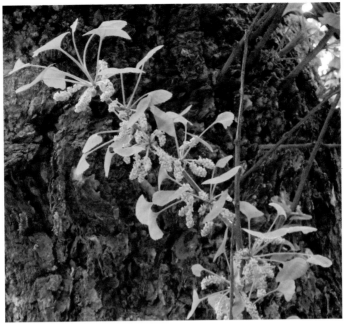

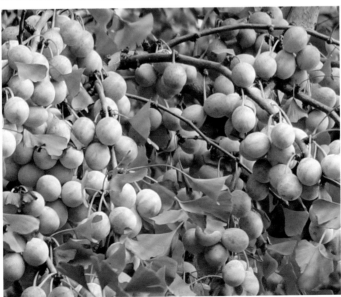

# 白屈菜

160

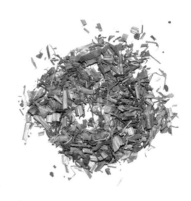

**别名** | 地黄连、土黄连、断肠草、山西瓜、山黄连、假黄连。

**性味归经** | 苦，凉；有毒。归肺、胃经。

**来源** | 本品为罂粟科植物白屈菜 *Chelidonium majus* L. 的干燥全草。

**识别特征** | 多年生草本。主根圆锥状，土黄色。茎直立，高30～100 cm，多分枝，有白粉，疏生白色细长柔毛，断之有黄色乳汁。叶互生，1～2回单数羽状全裂；基生叶长10～15 cm，全裂片2～5对，不规则深裂，深裂片边缘具不规则缺刻，顶端裂片广倒卵形，基部楔形而下延，上面近无毛，下面疏生短柔毛，有白粉；茎生叶形与基生叶形相同。花数朵，近伞状排列，苞片小，卵形，长约1.5 mm，花柄丝状，有短柔毛；萼片2，早落，椭圆形，外面疏生柔毛；花瓣4，黄色，卵圆形，长约9 mm；雄蕊多数，花丝黄色；雌蕊1，无毛，花柱短。蒴果条状圆柱形，长达3.5 cm。种子多数，卵形，细小，黑褐色。有光泽及网纹。花期5～7月，果期6～8月。

**生境分布** | 生长于山坡或山谷林边草地。分布于东北、河北、河南、山东、山西、江苏、江西、浙江等地。

**采收加工** | 夏、秋二季采挖，除去泥沙，阴干或晒干。

**功效主治** | 解痉止痛，止咳平喘。主治胃脘挛痛，咳嗽气喘，百日咳。

**用量用法** | 9～18 g。煎服；外用适量，捣敷患处。

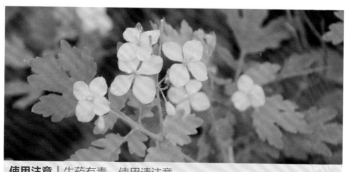

**使用注意** | 生药有毒，使用请注意。

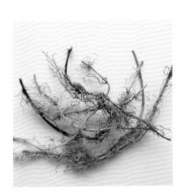

# 白前

161

**别名** | 石蓝、嗽药、水杨柳、草白前、鹅白前、白马虎。

**性味归经** | 辛、苦，微温。归肺经。

**来源** | 本品为萝藦科植物柳叶白前 Cynanchum stauntonii (Decne.) Schltr. ex Lévl. 或芫花叶白前 Cynanchum glaucescens (Decne.) Hand. -Mazz. 的干燥根茎和根。

**识别特征** | **柳叶白前：**多年生草本，高 30 ~ 60 cm，根茎匍匐，茎直立，单一，下部木质化。单叶对生，具短柄；叶片披针形至线状披针形，先端渐尖，基部渐狭，边缘反卷，下部的叶较短而宽，顶端的叶渐短而狭。聚伞花序腋生，总花梗长 8 ~ 15 mm，中部以上着生多数小苞片，花萼绿色，裂片卵状披针形。蓇葖果

角状，长约 7 cm。种子多数，顶端具白色细茸毛。花期 6 月，果期 10 月。

**生境分布** | 生长于山谷中阴湿处、江边沙碛之上或溪滩。分布于浙江、安徽、江苏等地。湖北、福建、江西、湖南、贵州等地也产。

**采收加工** | 秋季采挖，洗净，晒干。

**功效主治** | 降气，消痰，止咳。主治肺气壅实，咳嗽痰多，胸满喘急。

**用量用法** | 3 ~ 10 g。内服：煎汤。

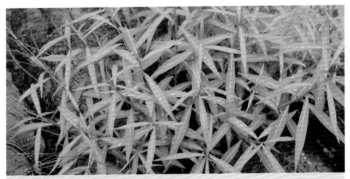

**使用注意** | 咳喘属气虚不归元者不宜用。

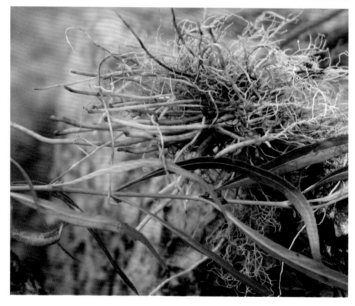

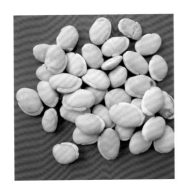

# 白扁豆

162

**别名** | 眉豆、树豆、藤豆、茶豆、沿篱豆、峨眉豆、火镰扁豆。

**性味归经** | 甘，微温。归脾、胃经。

**来源** | 本品为豆科植物扁豆 *Dolichos lablab* L. 的干燥成熟种子。

**识别特征** | 一年生缠绕草本。茎常呈淡紫色或淡绿色，无毛或疏被柔毛。3 出复叶，先生小叶菱状广卵形，侧生小叶斜菱状广卵形，长 6 ~ 11 cm，宽 4.5 ~ 10.5 cm，顶端短尖或渐尖，两面沿叶脉处有白色短柔毛。总状花序腋生，花 2 ~ 4 朵丛生于花序轴的节上。花冠白色或紫红色；子房有绢毛，基部有腺体，花柱近顶端有白色髯毛。种子 2 ~ 5 枚，扁椭圆形，白色、红褐色或近黑色。花期 6 ~ 8 月，果期 9 月。

**生境分布** | 均为栽培品。主要分布于湖南、安徽、河南等地。

**采收加工** | 秋、冬二季采收成熟果实，晒干，取出种子，再晒干。

**功效主治** | 健脾化湿，和中消暑。主治脾胃虚弱，食欲缺乏，大便溏泻，白带过多，暑湿吐泻，胸闷，脘腹胀痛。

**用量用法** | 9 ~ 15 g，水煎服。

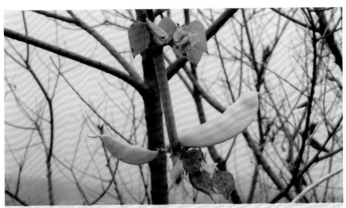

**使用注意** | 多食能壅气，伤寒邪热炽者勿服。患疟疾者忌用。因含毒性蛋白质，生用有毒，加热毒性大减，故生用研末服宜慎。

# 白蔹

163

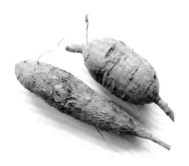

**别名** | 兔核、昆仑、白根、猫儿卵、见肿消、鹅抱蛋、穿山老鼠。

**性味归经** | 苦，微寒。归心、胃经。

**来源** | 本品为葡萄科植物白蔹 *Ampelopsis japonica*( Thunb. ) Makino 的干燥块根。

**识别特征** | 木质藤本。块根纺锤形或块状，深棕红色，根皮栓化，易剥落。茎多分枝，带淡紫色，散生点状皮孔，卷须与叶对生。掌状复叶互生，一部分羽状分裂，一部分羽状缺刻，边缘疏生粗锯齿，叶轴有宽翅，裂片基部有关节，两面无毛。聚伞花序与叶对生，序梗细长而缠绕，花淡黄色，花盘杯状，边缘稍分裂；子房着生花盘中央，2室，花柱1，甚短。浆果球形或肾形，熟时蓝色或白色，有针孔状凹点。花期6～7月，果期8～9月。

**生境分布** | 生长于荒山的灌木丛中。分布于东北、华北、华东及河北、陕西、河南、湖北、四川等地。

**采收加工** | 春、秋二季采挖，除去泥沙及细根，切成纵瓣或斜片，晒干。

**功效主治** | 清热解毒，消痈散结，敛疮生肌。主治痈疽发背，疔疮、瘰疬、烧烫伤。

**用量用法** | 5～10 g。外用：适量，煎汤洗或研成极细粉敷患处。

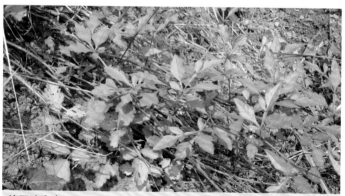

**使用注意** | 不宜与川乌、制川乌、草乌、制草乌、附子同用。

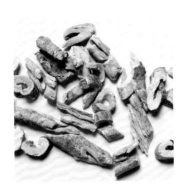

# 白鲜皮

164

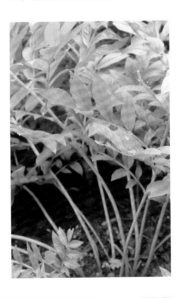

**别名** | 藓皮、臭根皮、北鲜皮、白膻皮。

**性味归经** | 苦，寒。归脾、胃、膀胱经。

**来源** | 本品为芸香科植物白鲜 *Dictamnus dasycarpus* Turcz. 的干燥根皮。

**识别特征** | 多年生草本。根木质化，数条丛生，外皮淡黄白色。茎直立，高 50 ~ 65 cm。单数羽状复叶互生；有叶柄；叶轴有狭翼，小叶通常 9 ~ 11，无柄，卵形至长圆状椭圆形，长 3.5 ~ 9 cm，宽 2 ~ 4 cm，先端锐尖，边缘具细锯齿，表面密布腺点，叶两面沿脉有柔毛，尤以背面较多，至果期脱落，近光滑。总状花序，花轴及花梗混生白色柔毛及黑色腺毛；花梗基部有线状苞片 1；花淡红色而有紫红色线条；萼片 5，长约为花瓣的 1/5；花瓣 5，倒披针形或长圆形，基部渐细呈柄状；雄蕊 10；子房 5 室。蒴果，密被腺毛，成熟时 5 裂，每瓣片先端有一针尖。种子 2 ~ 3 枚，黑色，近圆形。花期 4 ~ 5 月，果期 5 ~ 6 月。

**生境分布** | 生长于土坡、灌木丛中、森林下及山坡阳坡。分布于辽宁、河北、四川、江苏等地。

**采收加工** | 春、秋二季采挖根部，除去泥沙及粗皮，剥取根皮，干燥。

**功效主治** | 清热燥湿，祛风解毒。主治湿热疮毒，黄水淋漓，湿疹，风疹，疥癣疮癫，风湿热痹，黄疸尿赤。

**用量用法** | 5 ~ 10 g。外用：适量，煎汤洗或研粉敷。

**使用注意** | 虚寒患者慎用。

5
画

# 白薇

165

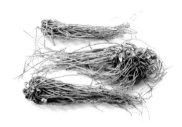

**别名** | 春草、芒草、白微、白幕、薇草、骨美、龙胆白薇。

**性味归经** | 苦、咸，寒。归胃、肝、肾经。

**来源** | 本品为萝藦科植物白薇 *Cynanchum atratum* Bge. 或蔓生白薇 *Cynanchum versicolor* Bge. 的干燥根和根茎。

**识别特征** | 多年生草本，高约50 cm。根茎短，簇生多数细长的条状根。茎直立，通常不分枝，密被灰白色短柔毛。叶对生，宽卵形或卵状长圆形，长5～10 cm，宽3～7 cm。两面被白色短柔毛。伞状聚伞花序，腋生，花深紫色，直径1～1.5 cm，花冠5深裂，副花冠裂片5，与蕊柱几等长。雄蕊5，花粉块每室1个，下垂。蓇葖果单生，先端尖，基部钝形。种子多数，有狭翼，有白色绢毛。花期5～7月，果期8～10月。

**生境分布** | 生长于树林边缘或山坡。分布于山东、安徽、辽宁、四川、江苏、浙江、福建、甘肃、河北、陕西等地。

**采收加工** | 春、秋二季采挖，洗净，干燥。

**功效主治** | 清热凉血，利尿通淋，解毒疗疮。主治温邪伤营发热，阴虚发热，骨蒸劳热，产后血虚发热，热淋，血淋，痈疽肿毒。

**用量用法** | 5～10 g，水煎服。

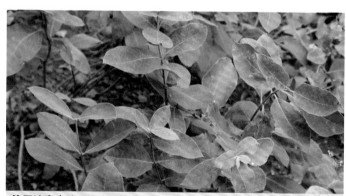

**使用注意** | 脾胃虚寒、食少便溏者不宜服用。

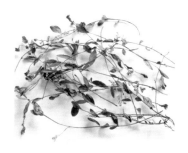

# 瓜子金

## 166

**别名** | 辰砂草、金锁匙、瓜子草、挂米草、金牛草、竹叶地丁。

**性味归经** | 辛、苦，平。归肺经。

**来源** | 本品为远志科植物瓜子金 *Polygala japonica* Houtt. 的干燥全草。

**识别特征** | 多年生草本，高 10 ~ 30 cm。根圆柱形，表面褐色，有纵皱纹和结节，支根细。茎丛生，微被灰褐色细毛。叶互生，带革质，卵状披针形，长 1 ~ 2 cm，宽 0.5 ~ 1 cm，侧脉明显，有细柔毛。总状花序腋生，花紫色；萼片 5，不等大，内面 2 片较大，花瓣状；花瓣 3，基部与雄蕊鞘相连，中间 1 片较大，龙骨状，背面先端有流苏状附属物；雄蕊 8，花丝几乎全部连合成鞘状；子房上位，柱头 2 裂，不等长。蒴果广卵形，顶端凹，边缘有宽翅，具宿萼。种子卵形，密被柔毛。花期 4 ~ 5 月，果期 5 ~ 7 月。

**生境分布** | 生长于山坡草丛中、路旁。分布于安徽、浙江、江苏等地。

**采收加工** | 春末花开时采挖，除去泥沙，晒干。

**功效主治** | 祛痰止咳，活血消肿，解毒止痛。主治咳嗽痰多，咽喉肿痛；外治跌打损伤，疔疮疖肿，蛇虫咬伤。

**用量用法** | 15 ~ 30 g。水煎服。

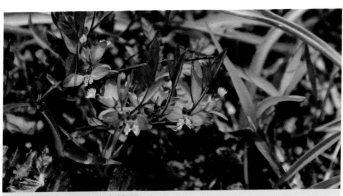

**使用注意** | 脾胃虚寒者慎用。

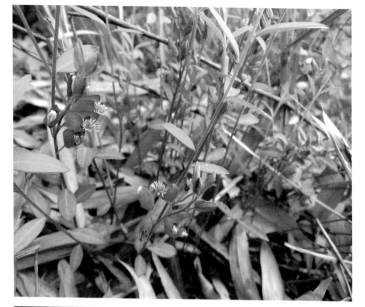

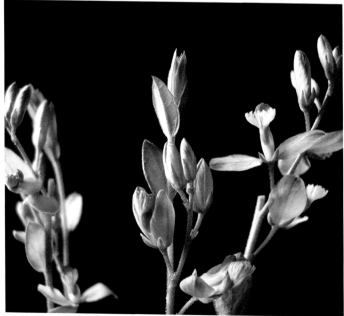

# 瓜蒌

167

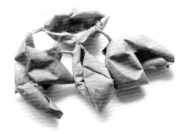

**别名** | 苦瓜、天撤、山金匏、药瓜皮。

**性味归经** | 甘、微苦，寒。归肺、胃、大肠经。

**来源** | 本品为葫芦科植物栝楼 *Trichosanthes kirilowii* Maxim. 或双边栝楼 *Trichosanthes rosthornii* Harms 的干燥成熟果实。

**识别特征** | 栝楼：多年生草质藤本。块根肥厚。茎攀缘，有棱线，卷须2～3歧。叶互生，叶片宽卵状心形，长、宽为5～14 cm，3～5浅裂至深裂，边缘常再分裂，小裂片较圆，两面稍被毛。雄花生于上端1/3处，3～8朵成总状花序，有时单生，萼片线形，花冠白色，裂片扇状倒三角形，先端流苏长1.5～2 cm；雌花单生，花梗长约6 cm。果实椭圆形至球形，直径7～11 cm，果瓤橙黄色。种子扁椭圆形。花期7～8月，果期9～10月。

**生境分布** | 生长于山坡、草丛、林缘半阴处。全国均产，栽培或野生。分布于山东、河北、河南、安徽、浙江等地，以山东产者质量优。

**采收加工** | 秋季果实成熟时，连果梗剪下，置通风处阴干。

**功效主治** | 清热涤痰，宽胸散结，润燥滑肠。主治肺热咳嗽，痰浊黄稠，胸痹心痛，结胸痞满，乳痈，肺痈，肠痈，大便秘结。

**用量用法** | 9～15 g，水煎服。

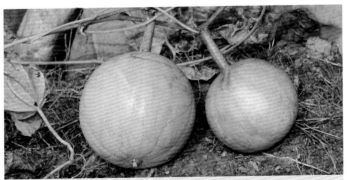

**使用注意** | 不宜与川乌、制川乌、草乌、制草乌、附子同用。

# 瓜蒌子

168

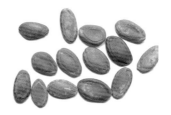

**别名** | 瓜米、瓜蒌仁、蒌仁。
**性味归经** | 甘，寒。归肺、胃、大肠经。

**来源** | 本品为葫芦科植物栝楼 *Trichosanthes kirilowii* Maxim. 或双边栝楼 *Trichosanthes rosthornii* Harms 的干燥成熟种子。
**识别特征** | 见"瓜蒌"项下。
**生境分布** | 见"瓜蒌"项下。

**采收加工** | 秋季采摘成熟果实，剖开，取出种子，洗净，晒干。
**功效主治** | 润肺化痰，滑肠通便。主治燥咳痰黏，肠燥便秘。
**用量用法** | 9 ~ 15 g。内服：煎汤。

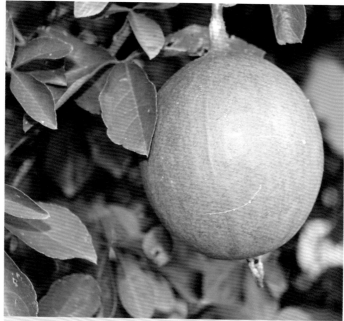

5画

**使用注意** | 不宜与川乌、制川乌、草乌、制草乌、附子同用。

# 炒瓜蒌子

169

**别名** | 无。
**性味归经** | 甘，寒。归肺、胃、大肠经。

**来源** | 本品为瓜蒌子的炮制加工品。
**识别特征** | 见"瓜蒌"项下。
**生境分布** | 见"瓜蒌"项下。
**采收加工** | 取瓜蒌子，用文火炒

至微鼓起，取出，放凉。
**功效主治** | 润肺化痰，滑肠通便。主治燥咳痰黏，肠燥便秘。
**用量用法** | 9 ~ 15 g。内服：煎汤。

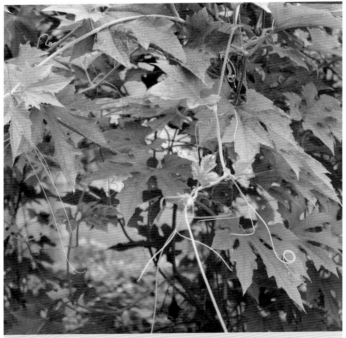

**使用注意** | 不宜与川乌、制川乌、草乌、制草乌、附子同用。

5
画

# 瓜蒌皮

170

**别名** | 瓜壳、瓜蒌壳。
**性味归经** | 甘，寒。归肺、胃经。

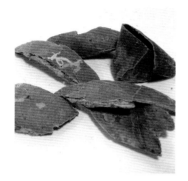

**来源** | 本品为葫芦科植物栝楼 *Trichosanthes kirilowii* Maxim. 或双边栝楼 *Trichosanthes rosthornii* Harms 的干燥成熟果皮。
**识别特征** | 见"瓜蒌"项下。
**生境分布** | 见"瓜蒌"项下。

**采收加工** | 秋季采摘成熟果实，剖开，除去果瓤及种子，阴干。
**功效主治** | 清热化痰，利气宽胸。主治痰热咳嗽，胸闷胁痛。
**用量用法** | 6 ~ 10 g。内服：煎汤。

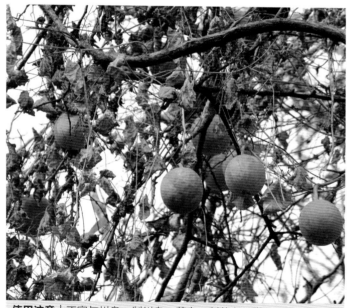

**使用注意** | 不宜与川乌、制川乌、草乌、制草乌、附子同用。

5 画

# 冬瓜皮

171

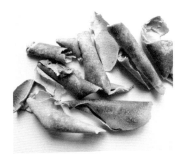

**别名** | 白瓜皮、白东瓜皮。
**性味归经** | 甘，凉。归脾、小肠经。

**来源** | 本品为葫芦科植物冬瓜 *Benincasa hispida*（Thunb.）Cogn. 的干燥外层果皮。

**识别特征** | 一年生攀缘草本，多分枝，枝蔓粗壮，全体有白色刚毛；卷须 2 ~ 3 叉。叶片心状卵形，长、宽均 10 ~ 25 cm，通常 5 ~ 7 浅裂，裂片三角形或卵形，先端短尖，边缘有波状齿或钝齿。雌、雄花均单生于叶腋，黄色；花萼裂片三角状卵形，绿色，边缘有锯齿或波状浅裂，叶状，反折。果实长椭圆形，长 25 ~ 60 cm，直径 20 ~ 30 cm，幼时绿色，表面密被针状毛，成熟后有白色蜡质白粉，果肉肥厚纯白，疏松多汁。种子卵形，白色或黄白色，扁平，有窄缘。花期 6 ~ 9 月，果期 7 ~ 10 月。

**生境分布** | 全国大部分地区有产。均为栽培。

**采收加工** | 食用冬瓜时洗净，削取外层果皮，晒干。

**功效主治** | 利尿消肿。主治水肿胀满，小便不利，暑热口渴，小便短赤。

**用量用法** | 9 ~ 30 g。内服：煎汤。

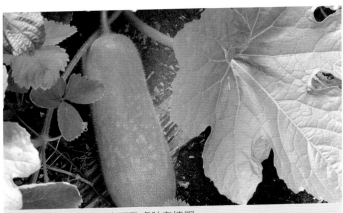

**使用注意** | 因营养不良而致虚肿者慎服。

# 冬虫夏草

172

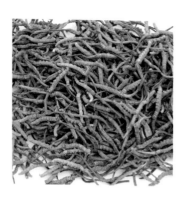

**别名** | 虫草、冬虫草。
**性味归经** | 甘，平。归肺、肾经。

**来源** | 本品为麦角菌科真菌冬虫夏草菌 *Cordyceps sinensis*（BerK.）Sacc. 寄生在蝙蝠蛾科昆虫幼虫上的子座及幼虫尸体的干燥复合体。

**识别特征** | 冬虫夏草菌子囊菌的子座出自寄主幼虫的头部，单生，细长如棒球棍状，长4～11 cm。上部为子座头部，稍膨大，呈圆柱形，褐色，密生多数子囊壳。子囊壳大部分陷入子座中，先端突出于子座之外，卵形或椭圆形；每一子囊壳内有多数细长的子囊，每一子囊内有8个具有隔膜的子囊孢子，一般只有2个成活，线形。寄主为鳞翅目、鞘翅目等昆虫的幼虫，冬季菌丝侵入，蛰居于土中的幼虫体内，使虫体充满菌丝而死亡。夏季长出子座。

**生境分布** | 生长于海拔3000～4500 m的高山草甸区。分布于四川、青海、西藏等地，云南、甘肃、贵州也有。

**采收加工** | 夏初子座出土，孢子未发散时挖取，晒至六七成干，除去似纤维状的附着物及杂质，晒干或低温干燥。

**功效主治** | 补肾益肺，止血化痰。主治肾虚精亏，阳痿遗精，腰膝酸痛，久咳虚喘，劳嗽咯血。

**用量用法** | 3～9 g。内服：煎汤。

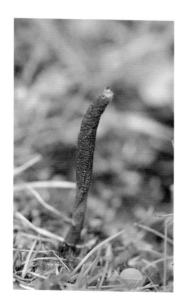

**使用注意** | 有表邪者慎用，久服宜慎。

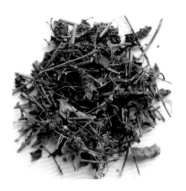

# 冬凌草

**别名**｜冰凌花、冰凌草、六月令、彩花草、山香草、雪花草。

**性味归经**｜苦、甘，微寒。归肺、胃、肝经。

**来源**｜本品为唇形科植物碎米桠 *Rabdosia rubescens*（Hemsl.）Hara 的干燥地上部分。

**识别特征**｜多年生草本植物或亚灌木，一般高 30 ~ 130 cm。叶对生，有柄，叶片皱缩，展平后呈卵形或菱状卵圆形，长 2 ~ 6 cm，宽 1.5 ~ 3 cm，先端锐尖或渐尖，基部楔形，骤然下延成假翅，边缘具粗锯齿，齿尖具胼胝体，上表面为棕绿色，有腺点，疏被柔毛，下表面淡绿色。茎直立，茎高 30 ~ 100 cm，最高达 150 cm，地上茎部分木质化，中空，基部浅褐色，上部浅绿色至浅紫色；无毛，纵向剥落，茎上部表面红紫色，有柔毛；质硬脆，断面淡黄色。聚伞花序 3 ~ 5 花。花冠淡蓝色或淡紫红色，二唇形，上唇外反，先端具 4 圆裂，下唇全缘，通常较上唇长，常呈舟状，花冠基部上方常呈浅囊状；雄蕊 4，2 强，伸出花冠外，花柱先端相等，2 浅裂，花盘杯状。小坚果倒卵状三棱形，褐色，无毛。花期 8 ~ 10 月，果期 9 ~ 11 月。

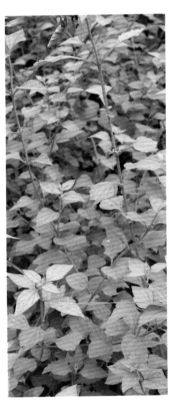

**使用注意**｜脾胃虚寒者、年老体衰的老人和不足 3 岁的幼儿忌服。

# 冬葵果

174

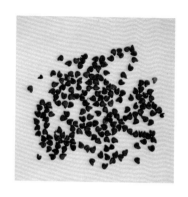

**别名**｜葵子、葵菜子、冬葵子。
**性味归经**｜甘、涩，凉。归脾、膀胱经。

**来源**｜本品系蒙古族习用药材。为锦葵科植物冬葵 *Malva verticillata* L. 的干燥成熟果实。
**识别特征**｜一年生草本，不分枝。茎被柔毛。叶柄细瘦，被疏柔毛；叶片圆形，5～7裂，直径5～8 cm，基部心形、边缘具细锯齿，特别皱曲。花白色。果扁球形，直径约8 mm，分果10～11，网状，具细柔毛。种子直径约1 mm，暗黑色。花期6～9月。
**生境分布**｜生长于山坡、灌木丛、林地及路旁向阳处。我国西南及河北、甘肃、江西、湖北、湖南等地种植。
**采收加工**｜夏、秋二季果实成熟时采收，除去杂质，阴干。
**功效主治**｜清热利尿，消肿。主治尿闭，水肿，口渴，尿路感染。
**用量用法**｜3～9 g。内服：煎汤。

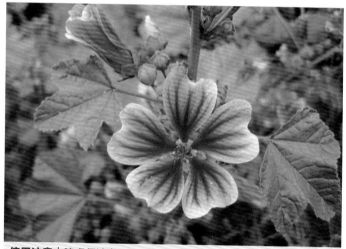

**使用注意**｜脾虚便溏者忌用；孕妇慎用。

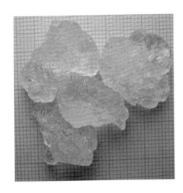

# 玄明粉

175

**别名** | 白龙粉、风化硝、元明粉。
**性味归经** | 咸、苦，寒。归胃、大肠经。

**来源** | 本品为芒硝经风化干燥制得。主含硫酸钠（$Na_2SO_4$）。

**识别特征** | 晶体结构属斜方晶系。晶体呈双锥状、柱状、板状或粒状，集合体为散粒、粉末状或块状。无色透明或呈灰白、黄、黄褐等色，透明度亦降低。玻璃状或油脂状光泽。解理多组、完全、中等、不完全。硬度 2.5 ~ 3，比重 2.66 ~ 2.68。易溶于水，在潮湿空气中易水化，逐渐变成粉末状的芒硝。味微咸。

**生境分布** | 天然无水芒硝产于含硫酸钠卤水的盐湖中，与芒硝、泻利盐、白钠镁矾、钙芒硝、石膏、泡碱、石盐等共生。

**采收加工** | 将芒硝放入平底盆内或用纸包裹，露置通风干燥处，令其风化，使水分消失，成为白色粉末即得。风化时气温不宜高于 32 ℃，否则会使芒硝液化。此法所得玄明粉，常因风化不完全而残留一部分水分。又法：将芒硝放入瓷盆（忌用铁锅）内，再将盆放在水锅上加热，使结晶熔化，然后水分逐渐散失，而留存白色粉末。水分消失较上法彻底。

**功效主治** | 泻下通便，润燥软坚，清火消肿。主治实热积滞，大便燥结，腹满胀痛；外治咽喉肿痛，口舌生疮，牙龈肿痛，目赤，痈肿，丹毒。

**用量用法** | 3 ~ 9 g，溶入煎好的汤液中服用。外用：适量。

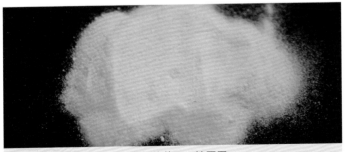

**使用注意** | 孕妇慎用；不宜与硫黄、三棱同用。

5画

# 玄参

176

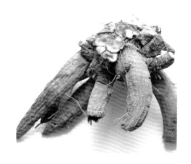

**别名**｜元参、黑参、鹿肠、玄台、逐马、浙玄参、乌元参、野脂麻。

**性味归经**｜甘、苦、咸，微寒。归肺、胃、肾经。

**来源**｜本品为玄参科植物玄参 *Scrophularia ningpoensis* Hemsl. 的干燥根。

**识别特征**｜多年生草本，根肥大。茎直立，四棱形，光滑或有腺状毛。茎下部叶对生，近茎顶互生，叶片卵形或卵状长圆形，边缘有细锯齿，下面疏生细毛。聚伞花序顶生，开展成圆锥状，花冠暗紫色，5裂，上面2裂片较长而大，侧面2裂片次之，最下1片裂片最小。蒴果卵圆形，萼宿存。花期7～8月，果期8～9月。

**生境分布**｜生长于溪边、山坡林下及草丛中。分布于我国长江流域及陕西、福建等省，野生、家种均有。

**采收加工**｜冬季茎叶枯萎时采挖，除去根茎、幼芽、须根及泥沙，晒或烘至半干。堆放3～6日，反复数次至干燥。

**功效主治**｜清热凉血，滋阴降火，解毒散结。主治温邪入营，热入营血，温毒发斑，热病伤阴，舌绛烦渴，津伤便秘，骨蒸劳嗽，目赤，咽痛，白喉，瘰疬，痈肿疮毒。

**用量用法**｜9～15 g。内服：煎汤。

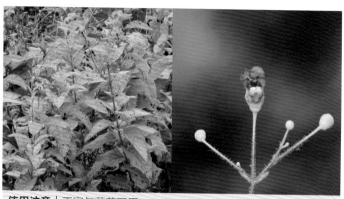

**使用注意**｜不宜与藜芦同用。

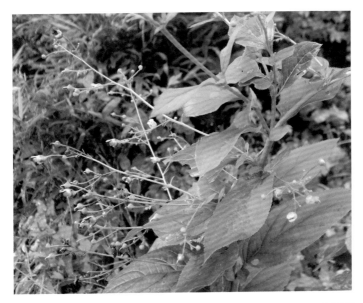

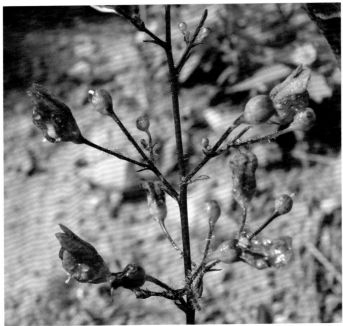

# 半边莲

177

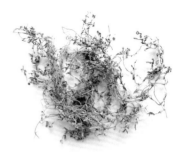

**别名** | 瓜仁草、急解索、长虫草、半边花、细米草、蛇舌草。

**性味归经** | 辛，平。归心、小肠、肺经。

**来源** | 本品为桔梗科植物半边莲 *Lobelia chinensis* Lour. 的干燥全草。

**识别特征** | 多年生小草本，高约 10 cm，有乳汁。茎纤细，稍具 2 条纵棱，近基部匍匐，节着地生根。叶互生，狭披针形至线形，长 0.7 ~ 2 cm，宽 3 ~ 7 mm，全缘或疏生细齿；具短柄或近无柄。花单生叶腋，花梗长 2 ~ 3 cm；花萼筒喇叭形，先端 5 裂；花冠淡红色或淡紫色，裂片披针形，长 8 ~ 10 mm，均偏向一侧；雄蕊 5，聚药，花丝基部分离；子房下位，2 室。蒴果倒圆锥形。种子多数，细小，椭圆形，褐色。花期 5 ~ 8 月，果期 8 ~ 10 月。

**生境分布** | 生长于田埂、草地、沟边、溪边潮湿处。分布于安徽、江苏及浙江等地。

**采收加工** | 夏季采收，除去泥沙，洗净，晒干。

**功效主治** | 清热解毒，利尿消肿。主治痈肿疔疮，蛇虫咬伤，臌胀水肿，湿热黄疸，湿疹湿疮。

**用量用法** | 9 ~ 15 g。内服：煎汤。

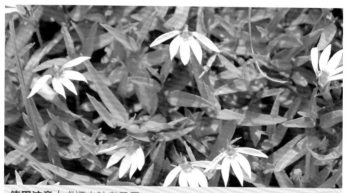

**使用注意** | 虚证水肿者忌用。

# 半枝莲

178

**别名** | 半向花、半面花、偏头草、挖耳草、通经草、狭叶韩信草。

**性味归经** | 辛、苦，寒。归肺、肝、肾经。

**来源** | 本品为唇形科植物半枝莲 *Scutellaria barbata* D. Don 的干燥全草。

**识别特征** | 多年生草本植物，株高 30 ~ 40 cm。茎下部匍匐生根，上部直立，茎方形，绿色。叶对生，叶片三角状卵形或卵圆形，边缘有波状钝齿，下部叶片较大，叶柄极短。花小，2 朵对生，排列成偏侧的总状花序，顶生；花梗被黏性短毛；苞片叶状，向上渐变小，被毛。花萼钟状，外面有短柔毛，二唇形，上唇具盾片。花冠唇形，蓝紫色，外面密被柔毛；雄蕊 4，二强；子房 4裂，柱头完全着生在子房底部，顶端 2 裂。小坚果卵圆形，棕褐色。花期 5 ~ 6 月，果期 6 ~ 8 月。

**生境分布** | 生长于沟旁、田边及路旁潮湿处。分布于江苏、江西、福建、广东、广西等地。

**采收加工** | 夏、秋二季茎叶茂盛时采挖，洗净，晒干。

**功效主治** | 清热解毒，化瘀利尿。主治疔疮肿毒，咽喉肿痛，跌扑伤痛，水肿，黄疸，蛇虫咬伤。

**用量用法** | 15 ~ 30 g，水煎服。

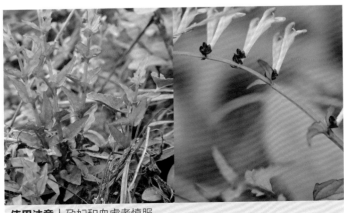

**使用注意** | 孕妇和血虚者慎服。

# 半夏

179

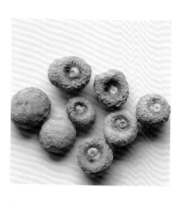

**别名** | 地文、示姑、水玉、守田、地茨菇、老黄嘴、野芋头。

**性味归经** | 辛、温；有毒。归脾、胃、肺经。

**来源** | 本品为天南星科植物半夏 *Pinellia ternata*（Thunb.）Breit. 的干燥块茎。

**识别特征** | 多年生小草本，高 15 ~ 30 cm。块茎近球形。叶基生，一年生的叶为单叶，卵状心形；2 ~ 3 年后，叶为 3 小叶的复叶，小叶椭圆形至披针形，中间小叶较大，全缘，两面光滑无毛。叶柄长 10 ~ 20 cm，下部有 1 株芽。花单性同株，肉穗花序，花序下部为雌花，贴生于佛焰苞，中部不育，上部为雄花，花序中轴先端附属物延伸呈鼠尾状，伸出在佛焰苞外。浆果卵状椭圆形，绿色，成熟时红色。花期 5 ~ 7 月，果期 8 ~ 9 月。

**生境分布** | 生长于山坡、溪边阴湿的草丛中或林下。分布于四川、湖北、江苏、安徽等地。以四川、浙江产的量大质优。

**采收加工** | 夏、秋二季采挖，洗净，除去外皮及须根，晒干。

**功效主治** | 燥湿化痰，降逆止呕，消痞散结。主治湿痰寒痰，咳喘痰多，痰饮眩晕，心悸不宁，痰厥头痛，呕吐反胃，胸脘痞闷，梅核气；外治痈肿痰核。

**用量用法** | 内服：一般炮制后使用，3 ~ 9 g。外用：适量，磨汁涂或研末以酒调敷患处。

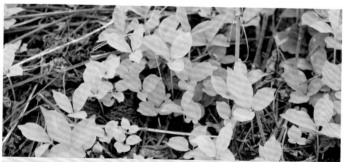

**使用注意** | 不宜与川乌、制川乌、草乌、制草乌、附子同用；生品内服宜慎。

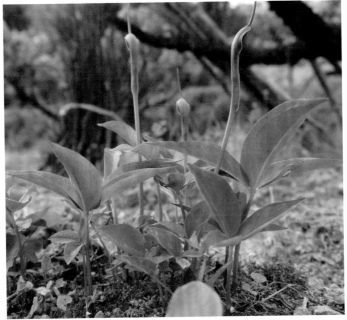

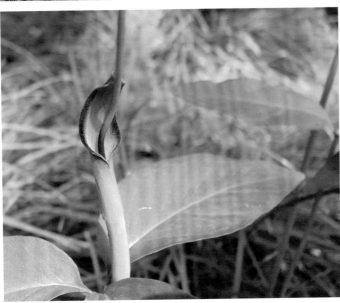

# 法半夏

180

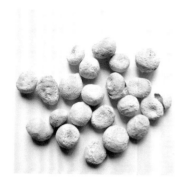

**别名** | 法夏。

**性味归经** | 辛，温。归脾、胃、肺经。

**来源** | 本品为半夏的炮制加工品。

**识别特征** | 见"半夏"项下。

**生境分布** | 见"半夏"项下。

**采收加工** | 取净半夏，大小分开，用水浸泡至内无干心，取出；另取甘草适量，加水煎煮2次，合并煎液，倒入用适量水制成的石灰液中，搅匀，加入上述已浸透的半夏，浸泡，每日搅拌1～2次，并保持浸液 pH 在 12 以上，至剖面黄色均匀、口尝微有麻舌感时，取出，洗净，阴干或烘干，即得。每 100 kg 净半夏，用甘草 15 kg，生石灰 10 kg。

**功效主治** | 燥湿化痰。主治痰多咳喘，痰饮眩悸，风痰眩晕，痰厥头痛。

**用量用法** | 3～9g。内服：煎汤。

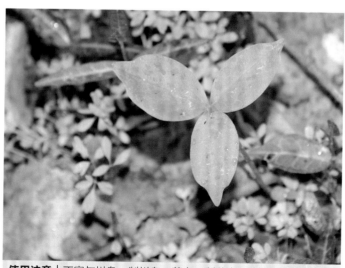

**使用注意** | 不宜与川乌、制川乌、草乌、制草乌、附子同用。

5 画

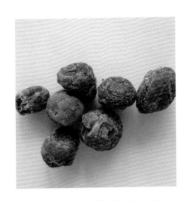

# 姜半夏

181

**别名**｜无。
**性味归经**｜辛，温。归脾、胃、肺经。

**来源**｜本品为半夏的炮制加工品。
**识别特征**｜见"半夏"项下。
**生境分布**｜见"半夏"项下。
**采收加工**｜取净半夏，大小分开，用水浸泡至内无干心，取出；另取生姜切片煎汤，加白矾与半夏共煮透，取出，晾干，或晾至半干，干燥；或切薄片，干燥。每100 kg 净半夏，用生姜25 kg，白矾12.5 kg。
**功效主治**｜温中化痰，降逆止呕。主治痰饮呕吐，胃脘痞满。
**用量用法**｜3～9 g，水煎服。

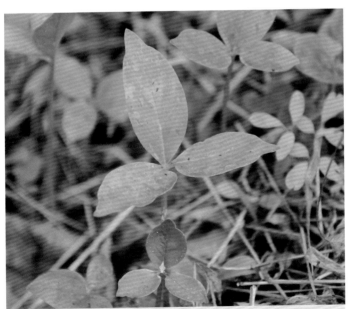

**使用注意**｜不宜与川乌、制川乌、草乌、制草乌、附子同用。

# 清半夏

182

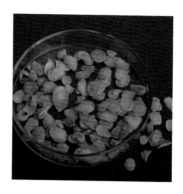

**别名** | 清水半夏、清夏、清夏片。
**性味归经** | 辛，温。归脾、胃、肺经。

**来源** | 本品为半夏的炮制加工品。
**识别特征** | 见"半夏"项下。
**生境分布** | 见"半夏"项下。
**采收加工** | 取净半夏，大小分开，用8%白矾溶液浸泡至内无干心，口尝微有麻舌感，取出，洗净，切厚片，干燥。每100 kg净半夏，用白矾20 kg。
**功效主治** | 燥湿化痰。主治湿痰咳嗽，胃脘痞满，痰涎凝聚，咯吐不出。
**用量用法** | 3 ~ 9 g，水煎服。

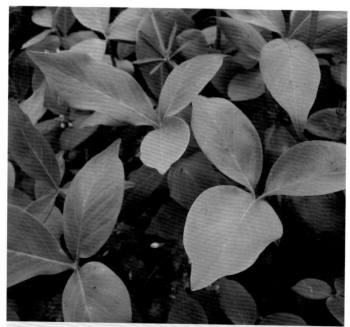

**使用注意** | 不宜与川乌、制川乌、草乌、制草乌、附子同用。

# 母丁香

183

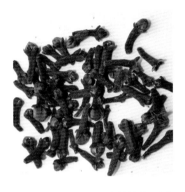

**别名** | 鸡舌香、雌丁香、亭炅独生。
**性味归经** | 辛，温。归脾、胃、肺、肾经。

**来源** | 本品为桃金娘科植物丁香 *Eugenia caryophyllata* Thunb. 的干燥近成熟果实。

**识别特征** | 常绿乔木，高达 10 m。叶对生；叶柄明显；叶片长方卵形或长方倒卵形，长 5 ~ 10 cm，宽 2.5 ~ 5 cm，先端渐尖或急尖，基部狭窄常下展成柄，全缘。花芳香，呈顶生聚伞圆锥花序，花径约 6 mm；花萼肥厚，绿色后转紫色，长管状，先端 4 裂，裂片三角形；花冠白色稍带淡紫，短管状，4 裂；雄蕊多数，花药纵裂；子房下位，与萼管合生，花柱粗厚，柱头不明显。

浆果红棕色，长方状椭圆形，长 1 ~ 1.5 cm，直径 5 ~ 8 mm，先端宿存萼片。种子长方形。花期 1 ~ 2 月，果期 6 ~ 7 月。

**生境分布** | 生长于土层深厚、疏松肥沃、排水良好的森林中。分布于坦桑尼亚、马来西亚、印度尼西亚；我国海南省有栽培。

**采收加工** | 果将熟时采摘，晒干。

**功效主治** | 温中降逆，补肾助阳。主治脾胃虚寒，呃逆呕吐，食少吐泻，心腹冷痛，肾虚阳痿。

**用量用法** | 1 ~ 3 g。内服或研末外敷。

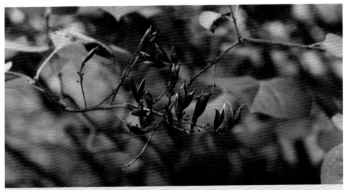

**使用注意** | 不宜与郁金同用。

# 丝瓜络

184

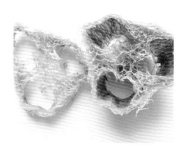

**别名** | 瓜络、丝瓜筋、丝瓜布、天萝筋、丝瓜网、丝瓜壳、絮瓜瓤、丝瓜瓤。

**性味归经** | 甘，平。归肺、胃、肝经。

**来源** | 本品为葫芦科植物丝瓜 *Luffa cylindrica*（L.）Roem. 的干燥成熟果实中的维管束。

**识别特征** | 一年生攀缘草本。茎有5棱，光滑或棱上有粗毛；卷须通常3裂。叶片掌状5裂，裂片三角形或披针形，先端渐尖，边缘有锯齿，两面均光滑无毛。雄花的总状花序有梗，长10～15 cm，花瓣分离，黄色或淡黄色，倒卵形，长约4 cm；雌花的花梗长2～10 cm。果实长圆柱形，长20～50 cm，直或稍弯，下垂，无棱角，表面绿色，成熟时黄绿色至褐色，果肉内有强韧的纤维，呈网状。种子椭圆形，扁平，黑色，边缘有膜质狭翅。花、果期8～10月。

**生境分布** | 我国各地均有栽培。

**采收加工** | 夏、秋二季果实成熟、果皮变黄、内部干枯时采摘，除去外皮及果肉，洗净，晒干，除去种子。

**功效主治** | 祛风通络，活血下乳。主治痹痛拘挛，胸胁胀痛，乳汁不通，乳痈肿痛。

**用量用法** | 5～12 g。内服：煎汤。

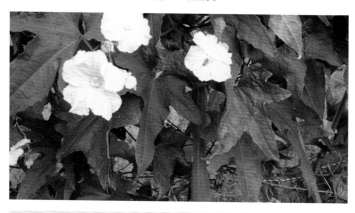

**使用注意** | 寒嗽、寒痰者慎用。

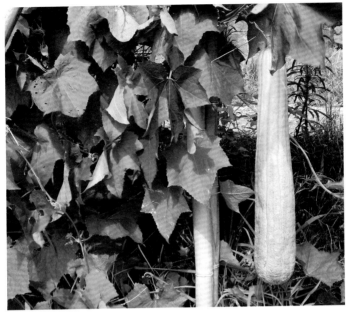

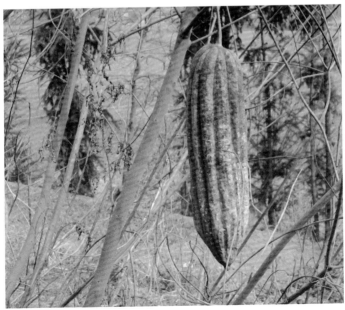

# 老鹳草

185

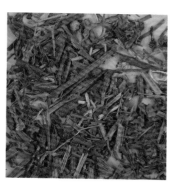

**别名** | 贯筋、老鹳嘴、老鸦嘴、老贯筋、老牛筋、老观草。

**性味归经** | 辛、苦，平。归肝、肾、脾经。

**来源** | 本品为牻牛儿苗科植物老鹳草 *Geranium wilfordii* Maxim.、牻牛儿苗 *Erodium stephanianum* Willd. 或野老鹳草 *Geranium carolinianum* L. 的干燥地上部分，中间者习称"长嘴老鹳草"，前、后两者习称"短嘴老鹳草"。

**识别特征** | **老鹳草**：本品为多年生草本，高35～80 cm。茎伏卧或略倾斜，多分枝。叶对生，叶柄长1.5～4 cm，叶片3～5深裂，近五角形，基部略呈心形，裂片近菱形，先端钝或突尖，边缘具整齐的锯齿，上面绿色，具伏毛，下面淡绿色，沿叶脉被柔毛。花小，每花梗2朵，腋生，花梗细长；花瓣5，倒卵形，白色或淡红色，具深红色纵脉。蒴果先端长喙状，成熟时裂开，喙部由下而上卷曲。种子长圆形，黑褐色。花期5～6月，果期6～7月。

**生境分布** | 生长于山坡、草地及路旁。分布于辽宁、吉林、黑龙江、河北、江苏、安徽、浙江、湖南、四川、贵州、云南等地。

**采收加工** | 夏、秋二季果实近成熟时采割，捆成把，晒干。

**功效主治** | 祛风湿，通经络，止泻痢。主治风湿痹痛，麻木拘挛，筋骨酸痛，泄泻痢疾。

**用量用法** | 9～15 g。内服：煎汤。

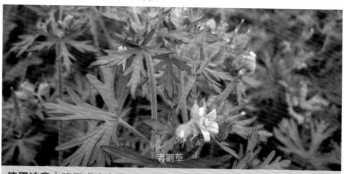

老鹳草

**使用注意** | 脾胃虚寒者忌用。

# 地龙

186

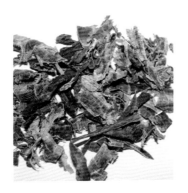

**别名** | 曲蟺、抽串、坚蚕、引无、却行、黄犬。

**性味归经** | 咸，寒。归肝、脾、膀胱经。

**来源** | 本品为钜蚓科动物参环毛蚓 *Pheretima aspergillum*（E. Perrier）、通俗环毛蚓 *Pheretima vulgaris* Chen、威廉环毛蚓 *Pheretima guillelmi*（Michaelsen）或栉盲环毛蚓 *Pheretima pectinifera* Michaelsen 的干燥体。前一种习称"广地龙"，后三种习称"沪地龙"。

**识别特征** | **参环毛蚓**：体较大，长 11 ~ 38 cm，宽 5 ~ 12 mm。体背部灰紫色，腹面稍淡。前端较尖，后端较圆，长圆柱形。头部退化，口位于体前端。全体由 100 多个体节组成。每节有一环刚毛，刚毛圈稍白。第 14 ~ 16 节结构特殊，形成环带，无刚毛。雌性生殖孔 1 个，位于第 14 节腹面正中；雄性生殖孔 1 对，位于第 18 节腹面两侧；受精囊孔 3 对，位于第 6 ~ 7、第 7 ~ 8、第 8 ~ 9 节间。

**通俗环毛蚓**：本种身体大小、色泽及内部构造与威廉环毛蚓相似。唯受精囊腔较深广，前后缘均隆肿，外面可见腔内大小

乳突各一。雄交配腔也深广，内壁多皱纹，有平顶乳突 3，位置在腔底，有 1 突为雄孔所在处，能全部翻出。

**生境分布** | 广地龙生长于潮湿、疏松的泥土中，行动迟缓，分布于广东、广西、福建等地；沪地龙生活于潮湿多有机物处，主产于上海一带。

**采收加工** | 广地龙春季至秋季捕捉，沪地龙夏季捕捉，及时剖开腹部，除去内脏及泥沙，洗净，晒干或低温干燥。

**功效主治** | 清热定惊，通络，平喘，利尿。主治高热神昏，惊痫抽搐，关节痹痛，肢体麻木，半身不遂，肺热喘咳，水肿尿少。

**用量用法** | 5 ~ 10 g。内服：煎汤。

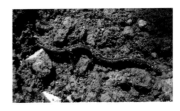

**使用注意** | 脾胃素虚及血虚无瘀或出血者慎服。地龙有毒，有溶血作用，内服过量可产生不良反应。

# 地枫皮

187

**别名** | 地风、追地风、钻地风、南宁地枫皮。

**性味归经** | 微辛、涩，温；有小毒。归膀胱、肾经。

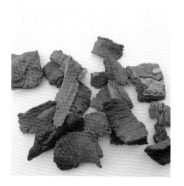

**来源** | 本品为木兰科植物地枫皮 *Illicium difengpi* K. I. B. et K. I. M. 的干燥树皮。

**识别特征** | 常绿灌木，高 1 ~ 3 cm。树皮灰褐色，有纵皱纹，质松脆易折断，断面颗粒性，芳香；嫩枝褐色。叶常 3 ~ 5 片集生于枝顶；叶柄较粗，长 1.3 ~ 2.5 cm；叶片革质或厚革质，有光泽，倒披针形，长椭圆形或卵状椭圆形，长 10 ~ 14 cm，宽 3 ~ 6 cm，先端短渐尖，基部楔形或宽楔形，全缘，边缘稍向背面反转。花红色，腋生或近顶生；花梗长 0.6 ~ 1.5 cm；花被片 15 ~ 17，少数达 20，最大一片宽椭圆形或近圆形，长约 1.3 cm，宽约 1 cm，肉质；雄蕊 21，稀 18、20 或 22，长 3.5 ~ 4 mm；心皮常为 13，离生，轮状排列。蓇葖果 9 ~ 11，先端有弯曲的尖头，长 3 ~ 5 mm，果梗长 1 ~ 4 cm。花期 4 ~ 6 月，果期 7 ~ 9 月。

**生境分布** | 生长于海拔 200 ~ 500 m 的石灰岩山地的山顶或石山疏林下。分布于广西西南部地区。

**采收加工** | 春、秋二季剥取，晒干或低温干燥。

**功效主治** | 祛风除湿，行气止痛。主治风湿痹痛，劳伤腰痛。

**用量用法** | 6 ~ 9 g。内服：煎汤。外用：适量，研粉酒调敷。

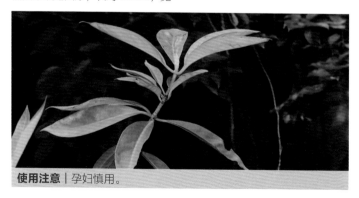

**使用注意** | 孕妇慎用。

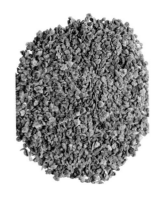

# 地肤子

188

**别名** | 扫帚子、扫帚菜子。
**性味归经** | 辛、苦，寒。归肾、膀胱经。

**来源** | 本品为藜科植物地肤 *Kochia scoparia*（L.）Schrad. 的干燥成熟果实。

**识别特征** | 一年生草本，高50～150 cm。茎直立，多分枝，绿色，秋季常变为红色，幼枝有白柔毛。叶互生，无柄，狭披针形至线状披针形，长1～7 cm，宽1～7 mm，先端渐尖，基部楔形，全缘，上面绿色，无毛，下面淡绿色，无毛或有短柔毛；幼叶边缘有白色长柔毛，其后逐渐脱落。花1朵或数朵生于叶腋，呈穗状花序；花小，黄绿色；花被筒状，先端5齿裂，裂片三角形，向内弯曲，包裹子房，中肋突起似龙骨状，裂片背部有一绿色突起物；雄蕊5，伸出于花被之外；子房上位，扁圆形，花柱极短，柱头2。胞果扁圆形，基部有宿存花被，展开成5枚横生的翅。种子1枚，扁球形，黑色。花期7～9月，果期8～10月。

**生境分布** | 生长于山野荒地、田野、路旁，栽培于庭园。全国大部分地区有产。

**采收加工** | 秋季果实成熟时采收植株，晒干，打下果实，除去杂质。

**功效主治** | 清热利湿，祛风止痒。主治小便涩痛，阴痒带下，风疹，湿疹，皮肤瘙痒。

**用量用法** | 9～15 g。外用：适量，煎汤熏洗。

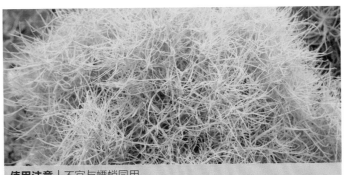

**使用注意** | 不宜与螵蛸同用。

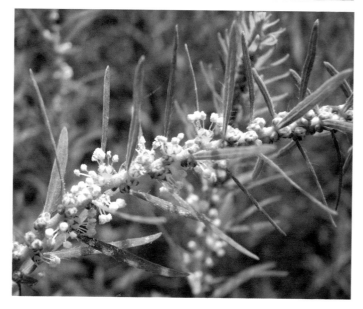

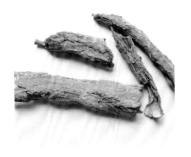

# 地骨皮

189

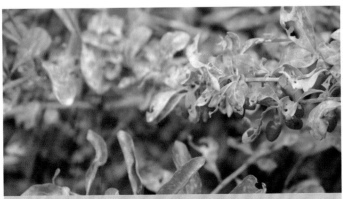

**别名**｜杞根、地辅、地骨、地节、枸杞根、枸杞根皮。

**性味归经**｜甘，寒。归肺、肝、肾经。

**来源**｜本品为茄科植物枸杞 *Lycium chinense* Mill. 或宁夏枸杞 *Lycium barbarum* L. 的干燥根皮。

**识别特征**｜枸杞：灌木，高1～2 m。枝细长，常弯曲下垂，有棘刺。叶互生或簇生于短枝上，叶片长卵形或卵状披针形，长2～5 cm，宽0.5～1.7 cm，全缘，叶柄长2～10 mm。花1～4朵簇生于叶腋，花梗细；花萼钟状，3～5裂；花冠漏斗状，淡紫色，5裂，裂片与筒部几等长，裂片有缘毛；雄蕊5，子房2室。浆果卵形或椭圆状卵形，长0.5～1.5 cm，红色，内有多数种子，肾形，黄色。花、果期6～11月。

**生境分布**｜生长于田野或山坡向阳干燥处；有栽培。分布于河北、河南、陕西、四川、江苏、浙江等地。

**采收加工**｜春初或秋后采挖根部，剥取根皮，晒干。

**功效主治**｜凉血除蒸，清肺降火。主治阴虚潮热，骨蒸盗汗，肺热咳嗽，咯血，衄血，内热消渴。

**用量用法**｜9～15 g。内服：煎汤。

**使用注意**｜外感风寒发热及脾虚便溏者不宜用。

# 地黄

190

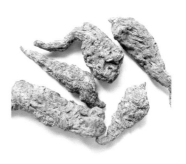

**别名** | 生地黄、鲜生地、山烟根。
**性味归经** | 鲜地黄：甘、苦、寒。归心、肝、肾经。生地黄：甘、寒。归心、肝、肾经。

**来源** | 本品为玄参科植物地黄 *Rehmannia glutinosa* Libosch. 的新鲜或干燥块根。

**识别特征** | 多年生草本，全株有白色长柔毛和腺毛。叶基生成丛，倒卵状披针形，基部渐狭成柄，边缘有不整齐钝齿，叶面皱缩，下面略带紫色。花茎由叶丛抽出，花序总状；萼5浅裂；花冠钟形，略二唇状，紫红色，内面常有黄色带紫的条纹。蒴果球形或卵圆形，具宿萼和花柱。花期4～6月，果期7～8月。

**生境分布** | 喜气候温和及阳光充足之地，分布于我国河南、河北、东北及内蒙古，大部分地区有栽培。尤以河南产的怀地黄为道地药材。

**采收加工** | 秋季采挖，除去芦头、须根及泥沙，鲜用；或将地黄缓缓烘焙至约八成干。前者习称"鲜地黄"，后者习称"生地黄"。

**功效主治** | 鲜地黄：清热生津，凉血止血。主治热病伤阴，舌绛烦渴，温毒发斑，吐血衄血，喉痹，咽喉肿痛。生地黄：清热凉血，养阴生津。主治热入营血，温毒发斑，吐血衄血，热病伤阴，舌绛烦渴，津伤便秘，阴虚发热，骨蒸劳热，内热消渴。

**用量用法** | 鲜地黄：12～30 g；生地黄：10～15 g，水煎服。

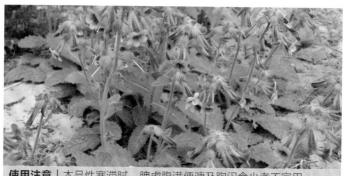

**使用注意** | 本品性寒滞腻，脾虚腹满便溏及胸闷食少者不宜用。

# 熟地黄

191

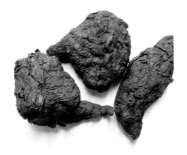

**别名** | 熟地、大熟地、砂熟地。
**性味归经** | 甘，微温。归肝、肾经。

**来源** | 本品为生地黄 *Rehmannia glutinosa* Libosch. 的炮制加工品。
**识别特征** | 见"地黄"项下。
**生境分布** | 见"地黄"项下。
**采收加工** | 取干地黄加黄酒30%，拌和，入蒸器中，蒸至内外黑润，取出。晒至八成干时，切厚片，干燥即成。或取干地黄置蒸器中蒸8 h以后，焖一夜，次日翻过再蒸4~8 h，再焖一夜，取出晒至八成干时，切厚片或块，干燥，即得。
**功效主治** | 补血滋阴，益精填髓。主治血虚萎黄，心悸怔忡，月经不调，崩漏下血，肝肾阴虚，腰膝酸软，骨蒸潮热，盗汗遗精，内热消渴，耳鸣，须发早白。
**用量用法** | 9~15 g。内服：煎汤，或入丸、散，熬膏或浸酒。

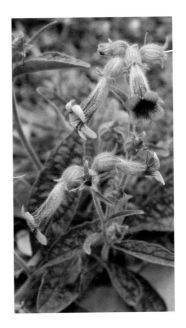

6
画

**使用注意** | 本品滋腻、碍胃，宜与陈皮、砂仁同用以健胃行滞。凡气滞、痰多、脘腹胀满、食少便溏者忌服。传统认为，炒炭可以增强止血作用，故熟地炭用于止血。

# 地榆

192

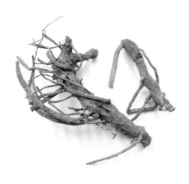

**别名**｜黄瓜香、猪人参、山地瓜、血箭草。

**性味归经**｜苦、酸、涩，微寒。归肝、大肠经。

**来源**｜本品为蔷薇科植物地榆 *Sanguisorba officinalis* L. 或长叶地榆 *Sanguisorba officinalis* L.var. *longifolia*（Bert.）Yü et Li的根。

**识别特征**｜地榆：多年生草本，高50～100 cm，茎直立，有细棱。奇数羽状复叶，基生叶丛生，具长柄，小叶通常4～9对，小叶片卵圆形或长卵圆形，边缘具尖锐的粗锯齿，小叶柄基部常有小托叶；茎生叶有短柄，托叶抱茎，镰刀状，有齿。花小，暗紫红色，密集成长椭圆形穗状花序。瘦果暗棕色，被细毛。花、果期7～10月。

**生境分布**｜生长于山地的灌木丛、山坡、草原或田岸边。全国均有分布，以浙江、江苏、山东、安徽、河北等地产量多。

**采收加工**｜春季将发芽时或秋季植株枯萎后采挖，除去须根，洗净，干燥，或趁鲜切片，干燥。

**功效主治**｜凉血止血，解毒敛疮。主治便血，痔血，血痢，崩漏，水火烫伤，痈肿疮毒。

**用量用法**｜9～15 g。外用：适量，研末涂敷患处。

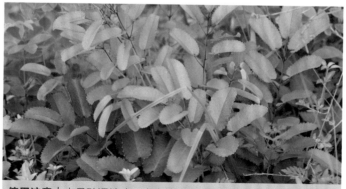

**使用注意**｜本品酸涩性凉，虚寒性出血及出血夹瘀者慎服。大面积烧、烫伤，不宜大量外涂，以免引起药物性肝炎。

# 地锦草

193

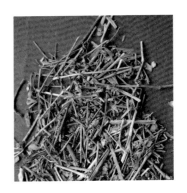

**别名** | 血见愁、奶汁草、莲子草、血经基、红莲草、小红筋草、铁线马齿苋。

**性味归经** | 辛，平。归肝、大肠经。

**来源** | 本品为大戟科植物地锦 *Euphorbia humifusa* Willd. 或斑地锦 *Euphorbia maculata* L. 的干燥全草。

**识别特征** | **地锦：** 一年生匍匐草本。茎纤细，近基部分枝，带紫红色，无毛。叶对生；叶柄极短；托叶线形，通常3裂；叶片长圆形，长4~10 mm，宽4~6 mm，先端钝圆，基部偏狭，边缘有细齿，两面无毛或疏生柔毛，绿色或淡红色。杯状花序单生于叶腋；总苞倒圆锥形，浅红色，顶端4裂，裂片长三角形；腺体4，长圆形，有白色花瓣状附属物；子房3室；花柱3，2裂。蒴果三棱状球形，光滑无毛；种子卵形，黑褐色，外被白色蜡粉，长约1.2 mm，宽约0.7 mm。花期6~10月，果实7月渐次成熟。

**生境分布** | 生长于田野路旁及庭院间。全国各地均有分布，尤以长江流域及南方各省（区）为多。

**采收加工** | 夏、秋二季采收，除去杂质，晒干。

**功效主治** | 清热解毒，凉血止血，利湿退黄。主治痢疾，泄泻，咯血，尿血，便血，崩漏，疮疖痈肿，湿热黄疸。

**用量用法** | 9~20 g。外用：适量。

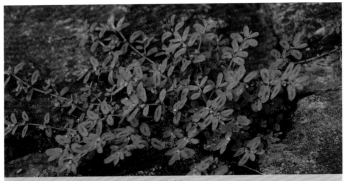

**使用注意** | 血虚无瘀及脾胃虚弱者慎用。

6
画

# 芒硝

194

**别名** | 朴硝、英消、盆消、马牙消。

**性味归经** | 咸、苦，寒。归胃、大肠经。

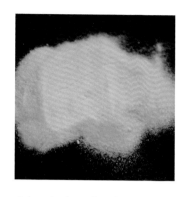

**来源** | 本品为硫酸盐类矿物芒硝族芒硝，经加工精制而成的结晶体。主含含水硫酸钠（$Na_2SO_4 \cdot 10H_2O$）。

**识别特征** | 单斜晶系，晶体呈短柱状或针状；通常呈致密块状、纤维状集合体。无色或白色，玻璃光泽，具完全的板面解理，莫氏硬度 1.5 ~ 2，比重 1.48。味清凉略苦咸，极易潮解，在干燥的空气中逐渐失去水分而转变为白色粉末状的无水芒硝。本品为棱柱状、长方形或不规则块状及粒状。无色透明或类白色半透明。质脆，易碎，断面呈绢丝样光泽。无臭，味咸。

**生境分布** | 分布于河北、河南、山东、山西、江苏及安徽等地。

**采收加工** | 在秋、冬之间，碱质地面出现白霜，扫集后用锅煮炼，溶解后过滤，除去泥沙及不溶性杂质，将滤液放冷析出结晶，通称"皮硝"。再取萝卜洗净切片，置锅内加水与皮硝共煮，取上层液，放冷析出结晶，即芒硝。

**功效主治** | 泻下通便，润燥软坚，清火消肿。主治实热积滞，腹满胀痛，大便燥结，肠痈肿痛；外治乳痈，痔疮肿痛。

**用量用法** | 6 ~ 12 g，一般不入煎剂，待汤剂煎得后，溶入汤液中服用。外用：适量。

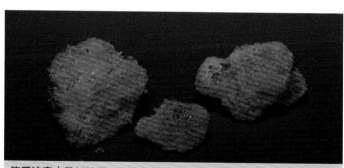

**使用注意** | 孕妇慎用；不宜与硫黄、三棱同用。

6
画

# 亚乎奴 (锡生藤)

195

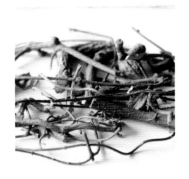

**别名** | 锡生藤。
**性味归经** | 甘、苦，温。归肝、脾经。

**来源** | 本品系傣族习用药材。为防己科植物锡生藤 *Cissampelos pareira* L. var. *hirsuta*（Buch. ex DC.）Forman 的干燥全株。

**识别特征** | 藤本，长可达 3 m。根粗壮，长达 30 cm，直径 4 ~ 15 mm，表面灰棕色，多弯曲。老茎圆柱形，具扭旋的纵沟纹，枝纤细，常密被黄棕色柔毛。单叶互生；叶片纸质，心状近圆形或心状圆形，长、宽均为 2 ~ 5 cm，先端微凹陷，具小突尖，基部心形，有时近截平，全缘或波状，两面被黄棕色柔毛，下面被毛较密；叶柄长 1 ~ 2 cm，被黄棕色柔毛。花小，淡黄色，雌雄异株；雄花序为伞房状聚伞花序，腋生，花序轴和分枝均纤细，密被柔毛；雌花序总状；花瓣很小，附着在萼片的基部；雌蕊 1，柱头 3 裂。核果卵形，被毛，成熟时红色。种子扁平，马蹄形，背有小瘤体。花期 4 ~ 5 月，果期 5 ~ 7 月。

**生境分布** | 生长于海拔 200 ~ 1300 m 的河谷、小溪旁及河边、沙滩或荒地。分布于云南、广西、贵州等地。

**采收加工** | 春、夏二季采挖，除去泥沙，晒干。

**功效主治** | 消肿止痛，止血，生肌。主治外伤肿痛，创伤出血。

**用量用法** | 外伤肿痛，干粉适量加酒或蛋清调敷患处。创伤出血，干粉适量外敷，每日 1 次。

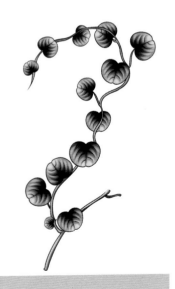

**6画**

**使用注意** | 重症肌无力患者禁服。

# 亚麻子

196

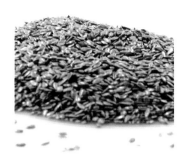

**别名** | 胡麻子、亚麻仁、大胡麻、胡麻仁、壁虱胡麻。

**性味归经** | 甘，平。归肺、肝、大肠经。

**来源** | 本品为亚麻科植物亚麻 *Linum usitatissimum* L. 的干燥成熟种子。

**识别特征** | 一年生草本，高40～70 cm。茎直立，上部多分枝。叶线形至线状披针形，长1～3 cm，宽1.5～2.5 cm，先端锐尖，全缘，无柄。花萼片卵状披针形，边缘有纤毛；花瓣蓝色或白色；雄蕊5，退化雄蕊5；子房5室，花柱分离，柱头棒状。蒴果球形，直径约7 mm，顶端5瓣裂。种子10。花期5～6月，果期6～9月。

**生境分布** | 全国各地有栽培。分布于黑龙江、吉林、辽宁、内蒙古等地。

**采收加工** | 秋季果实成熟时采收全株，晒干，打下种子，去杂质，再晒干。

**功效主治** | 润燥通便，养血祛风。主治肠燥便秘，皮肤干燥，瘙痒，脱发。

**用量用法** | 9～15 g。内服：煎汤。

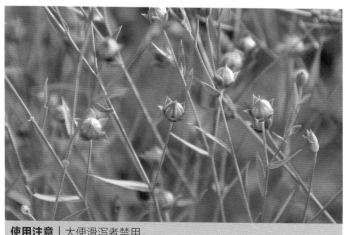

**使用注意** | 大便滑泻者禁用。

# 西瓜霜

197

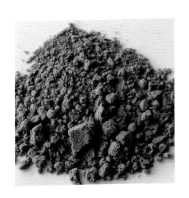

**别名** | 西瓜硝。

**性味归经** | 咸，寒。归肺、胃、大肠经。

**来源** | 本品为葫芦科植物西瓜 *Citrullus lanatus*（Thunb.）Marsumu. et Nakai 的成熟新鲜果实与皮硝经加工制成。

**识别特征** | 一年生蔓性草本。茎细弱，匍匐，有明显的棱沟。卷须2歧，被毛；叶片三角状卵形、广卵形，长8～20 cm，宽5～18 cm，3深裂或近3全裂，中间裂片较长，两侧裂片较短，裂片再作不规则羽状分裂，两面均为淡绿色，边缘波状或具疏齿。雌雄同株，雄花、雌花均单生于叶腋，雄花直径2～2.5 cm，花梗细，被长柔毛；花萼合生成广钟形，被长毛，先端5裂，裂片窄披针形或线状披针形；花冠合生成漏斗状，外面绿色，被长柔毛，上部5深裂，裂片卵状椭圆形或广椭圆形，先端钝，雄蕊5，其中4枚成对合生，1枚分离，花丝粗短；雌花较雄花大，花和雄花相似；子房下位，卵形，外面多少被短柔毛，花柱短，柱头5浅裂，瓠果近圆形或长椭圆形，直径约30 cm，表面绿色、暗绿色，多具深浅相间的条纹。种子多数，扁形，略呈卵形，黑色、红色、白色或黄色，或有斑纹，两面平滑，基部卵圆形，经常边缘稍拱起。花、果期夏季。

**生境分布** | 我国各地均有栽培。

**采收加工** | 夏、秋二季采收，加工。

**功效主治** | 清热泻火，消肿止痛。主治咽喉肿痛，喉痹，口疮。

**用量用法** | 0.5～1.5 g。外用：适量，研末吹敷患处。

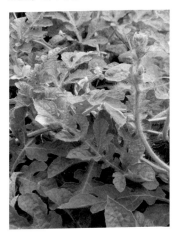

**使用注意** | 虚寒患者忌用。

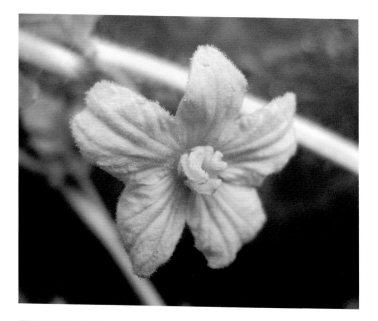

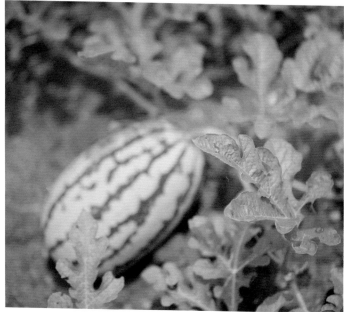

# 西红花

198

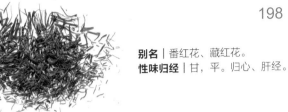

**别名** | 番红花、藏红花。
**性味归经** | 甘，平。归心、肝经。

**来源** | 本品为鸢尾科植物番红花 *Crocus sativus* L. 的干燥柱头。

**识别特征** | 多年生草本。鳞茎扁球形，大小不一，直径 0.5 ~ 10 cm，外被褐色膜质鳞叶。自鳞茎生出 2 ~ 14 株丛，每丛有叶 2 ~ 13，基部有 3 ~ 5 片广阔鳞片，乌黑叶线形，长 15 ~ 35 cm，宽 2 ~ 4 mm，边缘反卷，具细毛。花顶生；花被片 6，倒卵圆形，淡紫色，花筒细管状；雄蕊 3，花药基部箭形；子房下位，3 室，花柱细长，黄色，柱头 3，膨大呈漏斗状，伸出花被筒外而下垂，深红色。蒴果长圆形，具三钝棱。种子多数，球形。花期 10 ~ 11 月。

**生境分布** | 主要分布在欧洲、地中海及中亚等地。北京、上海、浙江、江苏等地有引种栽培。

**采收加工** | 10 ~ 11 月下旬，晴天早晨日出时采花，再摘取柱头，随即晒干，或在 55 ℃ ~ 60 ℃ 下烘干。

**功效主治** | 活血化瘀，凉血解毒，解郁安神。主治经闭癥瘕，产后瘀阻，温毒发斑，忧郁痞闷，惊悸发狂。

**用量用法** | 1 ~ 3 g，煎服或沸水泡服。

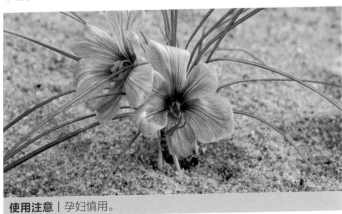

**使用注意** | 孕妇慎用。

# 西青果

199

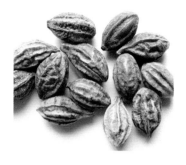

**别名** | 藏青果、西藏青果。
**性味归经** | 苦、酸、涩、平。归肺、大肠经。

**来源** | 本品为使君子科植物诃子 *Terminalia chebula* Retz. 的干燥幼果。

**识别特征** | 乔木，高达 30 m。枝近无毛，皮孔细长，白色或淡黄色，幼枝黄褐色，被茸毛。叶互生或近对生；叶柄粗壮，长 1.8 ~ 2.3 cm，距顶端 1 ~ 5 mm 处有 2 ~ 4 腺体；叶卵形或椭圆形，长 7 ~ 14 cm，宽 4.5 ~ 8.5 cm，先端短尖，基部钝圆或楔形，偏斜，全缘或微波状，两面无毛，密被细瘤点；穗状花序腋生或顶生，有时又组成圆锥花序；花两性；花萼管杯状，淡绿带黄色，长约 3.5 mm，5 齿裂，长约 1 mm，三角形，外面无毛，内面被黄棕色的柔毛；花瓣缺如；雄蕊 10，高出花萼之上，花药小，椭圆形；子房下位，1 室，圆柱形，长约 1 mm，被毛，干时变黑褐色，花柱长而粗，锥尖。核果卵形或椭圆形，长 2.4 ~ 4.5 cm，直径 1.9 ~ 2.3 cm，青色粗糙，无毛，成熟时变黑褐色，通常有 5 条钝棱。花期 5 月，果期 7 ~ 9 月。

**生境分布** | 生于海拔 800 ~ 1540 m 的疏林中，或阳坡林缘。分布于广东、海南、广西、云南等地。

**采收加工** | 9 ~ 10 月采收未成熟的幼果，经水烫后晒干。

**功效主治** | 清热生津，解毒。主治阴虚白喉。

**用量用法** | 1.5 ~ 3 g。水煎或含服。

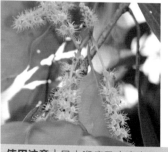

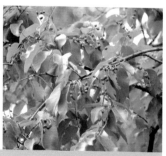

**使用注意** | 风火喉痛及中寒者忌用。

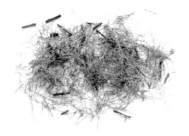

# 西河柳

200

**别名** | 柽柳、山川柳、三春柳、西湖柳、赤柽柳。

**性味归经** | 甘、辛，平。归心、肺、胃经。

**来源** | 本品为柽柳科植物柽柳 *Tamarix chinensis* Lour. 的干燥细嫩枝叶。

**识别特征** | 落叶灌木或小乔木。枝密生，绿色或带红色，细长，常下垂。叶互生，极小，鳞片状，卵状三角形，顶端渐尖，基部鞘状抱茎，无柄。总状花序集为疏散的圆锥花序；花小，白色至粉红色，苞片三角状；萼片5；花瓣5，花丝较花冠长，花盘10或5裂；子房上位，1室，花柱3。蒴果小。种子先端有丛毛。花期4～9月，果期8～10月。

**生境分布** | 生长于坡地、沟渠旁。全国各地均有分布，分布于河北、河南、山东、安徽、江苏、湖北、云南、福建、广东等地。

**采收加工** | 夏末花未开时采收，阴干。

**功效主治** | 发表透疹，祛风除湿。主治麻疹不透，风湿痹痛。

**用量用法** | 3～6g。外用：适量，煎汤擦洗。

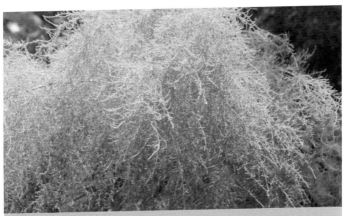

**使用注意** | 过量应用令人心烦、血压下降、呼吸困难。麻疹已透者不宜服用。

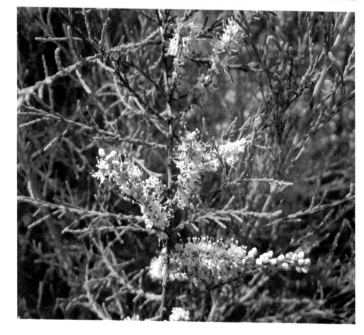

# 西洋参

201

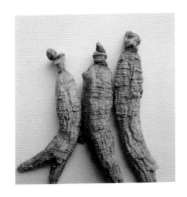

**别名**｜洋参、花旗参、美国人参。
**性味归经**｜甘、微苦，凉。归心、肺、肾经。

**来源**｜本品为五加科植物西洋参 *Panax quinquefolium* L. 的干燥根。

**识别特征**｜多年生草本。茎单一，不分枝。一年生无茎，生3出复叶1枚，二年生有2枚3出或5出复叶；3～5年轮生3.5枚掌状复叶，复叶中两侧小叶较小，中间一片小叶较大，小叶倒卵形，边缘具细重锯齿，但小叶下半部分边缘的锯齿不明显。总叶柄长4～7 cm。伞状花序顶生，总花梗常较叶柄略长。花6～20，萼绿色。浆果状核果，扁圆形，熟时鲜红色，种子2枚。花期5～6月，果期6～9月。

**生境分布**｜均系栽培品，生长于土质疏松、土层较厚、肥沃、富含腐殖质的森林沙质壤上。分布于美国、加拿大及法国，我国也有栽培。

**采收加工**｜秋季采挖，洗净，晒干或低温干燥。

**功效主治**｜补气养阴，清热生津。主治气虚阴亏，虚热烦倦，咳喘痰血，内热消渴，口燥咽干。

**用量用法**｜3～6g，另煎兑服。

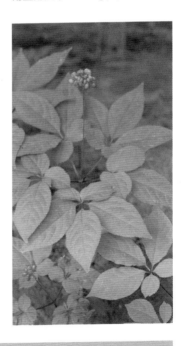

**使用注意**｜中阳虚衰、寒湿中阻及气郁化火等一切实证、火郁之证均应忌服。反藜芦，忌铁器及火炒炮制本品。

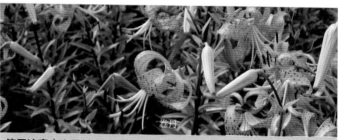

# 百合

202

**别名** | 强瞿、山丹、番韭、倒仙。
**性味归经** | 甘，寒。归心、肺经。

**来源** | 本品为百合科植物卷丹 *Lilium lancifolium* Thunb.、百合 *Lilium brownii* F. E. Brown var. *viridulum* Baker 或细叶百合 *Lilium pumilum* DC.的干燥肉质鳞叶。

**识别特征** | **百合**：多年生草本，高 60 ~ 100 cm。鳞茎球状，白色，肉质，先端常开放如荷花状，长 3.5 ~ 5 cm，直径 3 ~ 4 cm，下面着生多数须根。茎直立，圆柱形，常有褐紫色斑点。叶 4 ~ 5 列互生；无柄；叶片线状披针形至长椭圆状披针形，长 4.5 ~ 10 cm，宽 8 ~ 20 mm，先端渐尖，基部渐狭，全缘或微波状，叶脉 5，平行。花大，单生于茎顶，少有 1 朵以上者；花梗长达 3 ~ 10 cm；花被片 6，乳白色或带淡棕色，倒卵形；雄蕊 6，花药线形，丁字着生；雌蕊 1，子房圆柱形，3 室，每室有多数胚珠，柱头膨大，盾状。蒴果长卵圆形，室间开裂，绿色；种子多数。花期 6 ~ 8 月，果期 9 月。

**生境分布** | 生长于山野林内及草丛中。全国大部分地区均产，分布于湖南、浙江、江苏、陕西、四川等地。

**采收加工** | 秋季采挖，洗净，剥取鳞片，置沸水中略烫，干燥。

**功效主治** | 养阴润肺，清心安神。主治阴虚燥咳，劳嗽咳血，虚烦惊悸，失眠多梦，精神恍惚。

**用量用法** | 6 ~ 12 g。内服：煎汤。

卷丹

**使用注意** | 本品甘寒滑利，风寒咳嗽、中寒便溏者忌服。

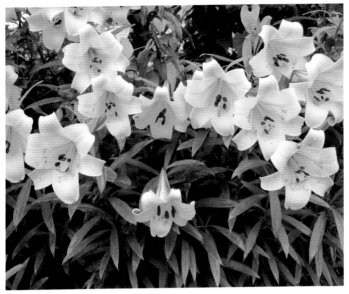

百合

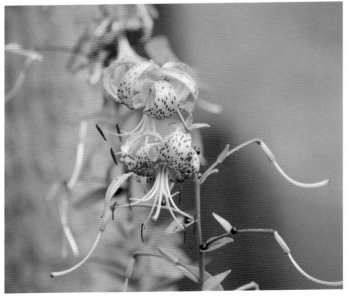

细叶百合

6
画

**271**

# 百部

203

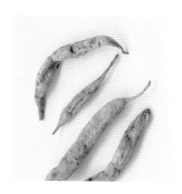

**别名** ｜ 百奶、肥百部、制百部、百条根、九丛根、一窝虎、野天门冬。

**性味归经** ｜ 甘、苦，微温。归肺经。

**来源** ｜ 本品为百部科植物直立百部 *Stemona sessilifolia* （Miq.） Miq.、蔓生百部 *Stemona japonica* （Bl.）Miq. 或对叶百部 *Stemona tuberosa* Lour. 的干燥块根。

**识别特征** ｜ **直立百部：** 多年生草本，高 30 ~ 60 cm。茎直立，不分枝，有纵纹。叶常 3 ~ 4 片轮生，偶为 5；卵形、卵状椭圆形至卵状披针形，长 3.5 ~ 5.5 cm，宽 1.8 ~ 3.8 cm，先端急尖或渐尖，基部楔形，叶脉通常 5 条，中间 3 条特别明显；有短柄或几无柄。花腋生，多数生于近茎下部呈鳞片状的苞片间；花梗细长，直立或斜向上。花期 3 ~ 4 月。

**蔓生百部：** 多年生草本，高 60 ~ 90 cm，全体平滑无毛。根肉质，通常作纺锤形，数个至数十个簇生。茎上部蔓状，具纵纹。叶通常 4 片轮生；卵形或卵状披针形，长 3 ~ 9 cm，宽 1.5 ~ 4 cm，先端锐尖或渐尖，全缘或带微波状，基部圆形或近于截形，偶为浅心形，中脉 5 ~ 9；叶柄线形，长 1.5 ~ 2.5 cm。花梗丝状，长 1.5 ~ 2.5 cm，其基部贴生于叶片中脉上，每梗通常单生 1 花；花被 4，淡绿色，卵状披针形至卵形；雄蕊 4，紫色，花丝短，花药内向，线形，顶端有一线形附属体；子房卵形，甚小，无花柱。蒴果广卵形而扁；内有长椭圆形的种子数枚。花期 5 月，果期 7 月。

**生境分布** ｜ 生长于阳坡灌木林下或竹林下。分布于安徽、江苏、湖北、浙江、山东等地。

**采收加工** ｜ 春、秋二季采挖，除去须根，洗净，置沸水中略烫或蒸至无白心，取出，晒干。

**功效主治** ｜ 润肺下气止咳，杀虫灭虱。主治新久咳嗽，肺痨咳嗽，顿咳；外用于头虱，体虱，蛲虫病，阴痒。蜜百部润肺止咳，主治阴虚劳嗽。

**用量用法** ｜ 3 ~ 9 g。外用：适量，水煎或酒浸。

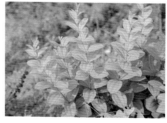

直立百部

**使用注意** ｜ 易伤胃滑肠，脾虚便溏者慎服。本品且有小毒，过量服用，可引起呼吸中枢麻痹。

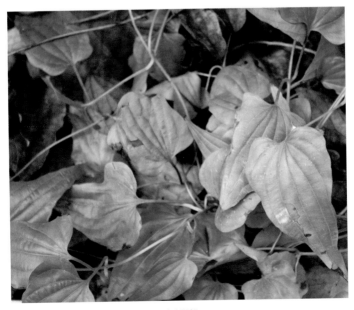

蔓生百部

对叶百部

**273**

# 当归

204

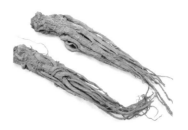

**别名** | 云归、秦归、西当归、岷当归。

**性味归经** | 甘、辛，温。归肝、心、脾经。

**来源** | 本品为伞形科植物当归 *Angelica sinensis*（Oliv.）Diels 的干燥根。

**识别特征** | 多年生草本，茎带紫色，有纵直槽纹。叶为2～3回奇数羽状复叶，叶柄基部膨大呈鞘，叶片卵形，小叶片呈卵形或卵状披针形，近顶端一对无柄，1～2回分裂，裂片边缘有缺刻。复伞形花序顶生，无总苞或有2片。双悬果椭圆形，分果有5棱，侧棱有翅，每个棱槽有1个油管，结合面2个油管。花期6～7月，果期7～8月。

**生境分布** | 生长于高寒多雨的山区；多栽培。分布于甘肃省岷县（古秦州），产量大，质优。其次四川、云南、湖北、陕西、贵州等地也有栽培。

**采收加工** | 秋末采挖，除去须根及泥沙，待水分稍蒸发后，捆成小把，上棚，用烟火慢慢熏干。

**功效主治** | 补血活血，调经止痛，润肠通便。主治血虚萎黄，眩晕心悸，月经不调，经闭痛经，虚寒腹痛，风湿痹痛，跌扑损伤，痈疽疮疡，肠燥便秘。酒当归活血通经，主治经闭痛经，风湿痹痛，跌扑损伤。

**用量用法** | 6～12 g。内服：煎汤。

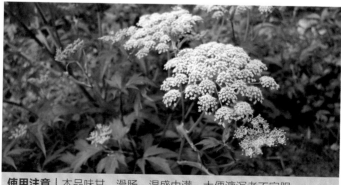

**使用注意** | 本品味甘，滑肠、湿盛中满、大便溏泻者不宜服。

# 当药

205

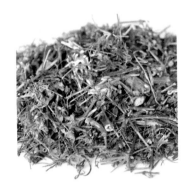

**别名**│苦草、小方杆、乌金散。
**性味归经**│苦，寒。归肝、胃、大肠经。

**来源**│本品为龙胆科植物瘤毛獐牙菜 *Swertia pseudochinensis* Hara 的干燥全草。

**识别特征**│一至二年生草本，高约40 cm。根黄色。茎直立，多分枝，近方形，淡黄色，有时带暗紫色。叶对生；下部叶狭倒卵形至倒披针形，上部叶倒披针形至长椭圆状披针形，长2～5 cm，宽3～10 mm，基部狭楔形；无柄。花顶生和腋生，集生成伞房花序式的圆锥花序；萼片5，披针形，与花冠等长或短于花冠；花冠5裂，裂片长8～12 mm，白色，有紫色条纹。蒴果狭卵形。花期10～11月。

**生境分布**│生长于山坡林下潮湿地及草地。分布于吉林至华北和陕西、甘肃、青海、四川、浙江等地。

**采收加工**│夏、秋二季采挖，除去杂质，晒干。

**功效主治**│清湿热，健胃。主治湿热黄疸，胁痛，痢疾腹痛，食欲不振。

**用量用法**│6～12 g，水煎服，儿童酌减。

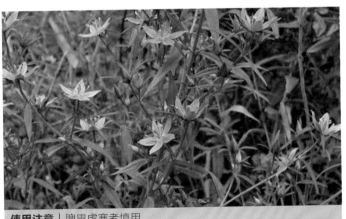

**使用注意**│脾胃虚寒者慎用。

6
画

# 虫白蜡

206

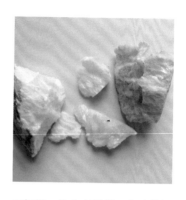

**别名** | 白蜡、木蜡、虫蜡、树蜡、蜡膏。

**性味归经** | 甘，温。归肝、肺经。

**来源** | 本品为蜡蚧科昆虫白蜡蚧（白蜡虫）*Ericerus pela*（Chavannes）Guerin 的 雄虫群栖于木犀科植物白蜡树 *Fraxinus chinensis* Roxb.、女贞 *Ligustrum lucidum* Ait. 或女贞属他种植物枝干上分泌的蜡，经精制而成。

**识别特征** | 雌虫体椭圆形，长 1.2～1.5 mm。体表褐色，有深黑斑点。单眼 1 对，口器为甲壳质针状吸收器。环节不明显，无翅，触角及足皆不发达。腹面灰黄色，有多个尖棘，沿身体边缘排列。尾端有深凹陷。雄虫体色与雌虫相同。初孵化时，形与雌虫相似，但有粗大的足，腹部有硬刺及很多泌蜡孔。头部两侧有大小不等的单眼各 5；触角 1 对，分为 7 节。胸部圆形，有翅 1 对，长约 5 mm，膜质透明。经泌蜡后，虫体变成圆形。白蜡虫雌性无蛹期，雄虫有蛹期。卵分雌雄两性，被一层角质囊包围。春季孵化，雄性幼虫在树枝上固定不动，并分泌白色蜡质，包围体外。蜡质分泌盛时相互粘连在一起，使枝条呈雪白色棒状。

**生境分布** | 生长于白蜡树或女贞属植物上。分布于湖南、四川、贵州、云南等地。以四川产量为最大。

**采收加工** | 8～9 月间为采蜡期，清晨用利刀将包有蜡质的树枝切下，放入沸水锅中煮之，虫体下沉，蜡质熔化而浮于水面，冷后凝结成块。取出后再加水加热熔化，过滤后凝固即成。取原药材，除去杂质，用时捣碎。

**功效主治** | 止血生肌，敛疮。主治创伤出血，疮口久溃不敛。

**用量用法** | 3～6 g。外用：适量。多用于赋形药入膏、丸剂，外用：研粉撒敷患处。

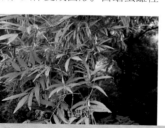

白蜡树

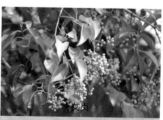

女贞

**使用注意** | 常作为赋形剂，制丸、片的润滑剂。

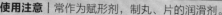

# 肉苁蓉

207

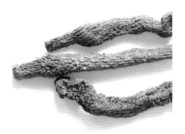

**别名** | 大芸（淡大芸）、寸芸、苁蓉（甜苁蓉、淡苁蓉）、地精、查干告亚。

**性味归经** | 甘、咸，温。归肾、大肠经。

**来源** | 本品为列当科植物肉苁蓉 *Cistanche deserticola* Y. C. Ma 或管花肉苁蓉 *Cistanche tubulosa*（Schenk）Wight 的干燥带鳞叶的肉质茎。

**识别特征** | **肉苁蓉**：多年生寄生草本，高 80 ~ 100 cm。茎肉质肥厚，不分枝。鳞叶黄色，肉质，覆瓦状排列，披针形或线状披针形。穗状花序顶生于花茎；每花下有 1 苞片，小苞片 2，基部与花萼合生；背面被毛，花萼 5 浅裂，有缘毛；花冠管状钟形，黄色，顶端 5 裂，裂片蓝紫色；雄蕊 4。蒴果卵形，褐色。种子极多，细小。花期 5 ~ 6 月。

**生境分布** | 肉苁蓉生长于盐碱地、干河沟沙地、戈壁滩一带。寄生在红沙、盐爪爪、着叶盐爪、西伯利亚白刺等植物的根上。分布于内蒙古、陕西、甘肃、宁夏、新疆等地。

**采收加工** | 春季苗刚出土或秋季冻土之前采挖，除去茎尖。切段，晒干。

**功效主治** | 补肾阳，益精血，润肠通便。主治肾阳不足，精血亏虚，阳痿不孕，腰膝酸软，筋骨无力，肠燥便秘。

**用量用法** | 6 ~ 10 g。内服：煎汤。

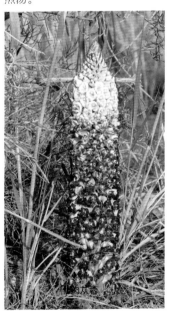

肉苁蓉

**使用注意** | 药力和缓，用量宜大。助阳滑肠，故阳事易举、精滑不固、腹泻便溏者忌服。实热便秘者亦不宜。

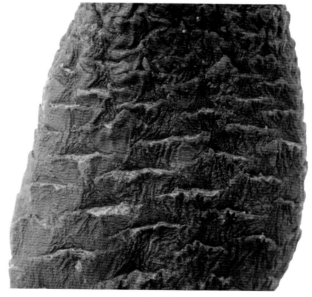

肉苁蓉

管花肉苁蓉

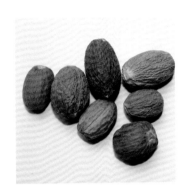

# 肉豆蔻

208

**别名** | 肉叩、肉扣、肉蔻、肉果、玉果。

**性味归经** | 辛,温。归脾、胃、大肠经。

**来源** | 本品为肉豆蔻科植物肉豆蔻 *Myristica fragrans* Houtt. 的干燥种仁。

**识别特征** | 高大乔木,全株无毛。叶互生,革质,叶柄长4～10 mm,叶片椭圆状披针形或椭圆形,长5～15 cm,先端尾状,基部急尖,全缘,上面暗绿色,下面常粉绿色并有红棕色的叶脉。花单性,雌雄异株,总状花序腋生,具苞片。浆果肉质,梨形或近于圆球形,黄棕色,成熟时纵裂成两瓣,露出绯红色肉质的假种皮,内含种子1枚,种皮壳状,木质坚硬。花期3～4

月,果期7～10月。

**生境分布** | 在热带地区广为栽培。分布于马来西亚、印度尼西亚;我国广东、广西、云南等地也有栽培。

**采收加工** | 每年4～6月及11～12月各采1次。早晨摘取成熟果实,剖开果皮、剥去假种皮,再敲脱壳状的种皮,取出种仁用石灰乳浸1日后,文火焙干。

**功效主治** | 温中行气,涩肠止泻。主治脾胃虚寒,久泻不止,脘腹胀痛,食少呕吐。

**用量用法** | 3～10 g。内服:煎汤。

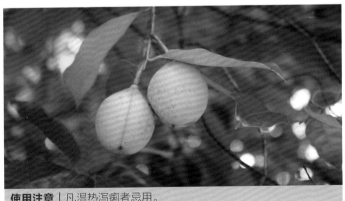

**使用注意** | 凡湿热泻痢者忌用。

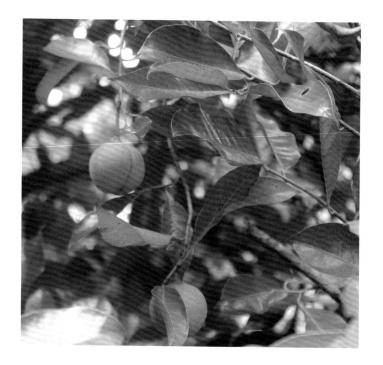

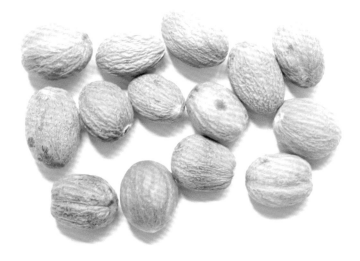

# 肉桂

209

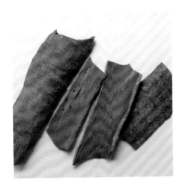

**别名** | 玉桂、牡桂、菌桂、筒桂、大桂、辣桂。

**性味归经** | 辛、甘，大热。归肾、脾、心、肝经。

**来源** | 本品为樟科植物肉桂 *Cinnamomum cassia* Presl 的干燥树皮。

**识别特征** | 常绿乔木，树皮灰褐色，幼枝多有 4 棱。叶互生，叶片革质，长椭圆形或近披针形，先端尖，基部钝，全缘，3 出脉于背面明显隆起。圆锥花序腋生或近顶生，花小，白色，花被 6，能育雄蕊 9，子房上位，胚珠 1。浆果椭圆形，长约 1 cm，黑紫色，基部有浅杯状宿存花被。种子长圆形，紫色。花期 5～7 月，果期至次年 2～3 月。

**生境分布** | 多为栽培。分布于广东、海南、云南等地。

**采收加工** | 多于秋季剥取，阴干。

**功效主治** | 补火助阳，引火归元，散寒止痛，温通经脉。主治阳痿宫冷，腰膝冷痛，肾虚作喘，虚阳上浮，眩晕目赤，心腹冷痛，虚寒吐泻，寒疝腹痛，痛经经闭。

**用量用法** | 1～5 g，水煎服。

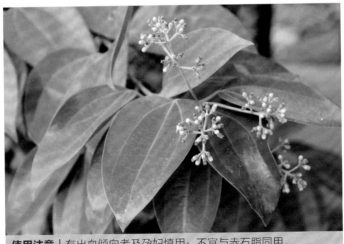

**使用注意** | 有出血倾向者及孕妇慎用；不宜与赤石脂同用。

6
画

**281**

# 朱砂

210

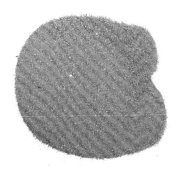

**别名** | 丹粟、丹砂、赤丹、汞砂、辰砂。

**性味归经** | 甘，微寒；有毒。归心经。

**来源** | 本品为硫化物类矿物辰砂族辰砂，主含硫化汞（HgS）。

**识别特征** | 三方晶系。晶体呈厚板状或菱面体，在自然界中单体少见，多呈粒状、致密状块体出现，也有呈粉末状被膜者。颜色为朱红色至黑红色，有时带铅灰色。条痕为红色。金刚光泽，半透明，有平行的完全解理，断口呈半贝壳状或参差状。硬度2～2.5，比重8.09～8.2。性脆。常呈矿脉。

**生境分布** | 生长于石灰岩、板岩、砂岩中。分布于湖南、湖北、四川、广西、云南、贵州等地。

**采收加工** | 采挖后，选取纯净者，用磁铁吸净含铁的杂质，再用水淘去杂石和泥沙。

**功效主治** | 清心镇惊，安神明目，解毒。主治心悸易惊，失眠多梦，癫痫发狂，小儿惊风，视物昏花，口疮，喉痹，疮疡肿毒。

**用量用法** | 0.1～0.5 g，多入丸、散服，不宜入煎剂。外用：适量。

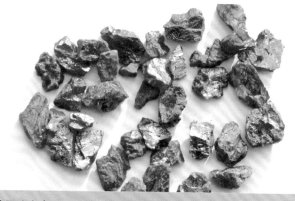

**使用注意** | 本品有毒，不宜大量服用，也不宜少量久服；孕妇及肝肾功能不全者禁用。

# 朱砂根

211

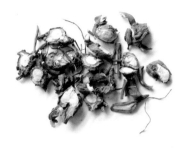

**别名**│凤凰肠、老鼠尾、平地木、石青子、地杨梅、散血丹、浪伞根。
**性味归经**│微苦、辛、平。归肺、肝经。

**来源**│本品为紫金牛科植物朱砂根 *Ardisia crenata* Sims 的干燥根。

**识别特征**│灌木，高达 1.5 m，全体秃净。茎直立，有数个分枝。叶纸质至革质，椭圆状披针形至倒披针形，长 6 ~ 12 cm，宽 2 ~ 4 cm；先端短尖或渐尖，基部短尖或楔尖，两面均秃净，有隆起的腺点，边缘有钝圆波状齿，背卷，有腺体；侧脉 12 ~ 18 对，极纤细，近边缘处结合而成一边脉，常隐于卷边内；叶柄长 5 ~ 10 mm。伞形花序顶生或腋生，花序柄长 1.5 ~ 2 cm；花白色或淡红色；萼片 5 裂，裂片长卵形，钝头；花冠 5 裂，裂片长椭圆状披针形，长 4 ~ 5 mm，与萼片均有稀疏的腺点；雄蕊 5，花丝极短，基部扁；子房上位，花柱线形。核果球形，直径约 6 mm，熟时红色，有黑色斑点。花期 6 ~ 7 月。

**生境分布**│生长于山地林下、沟边、路旁。分布于浙江、安徽、江西、湖南、湖北、四川、福建、广东、广西等地。

**采收加工**│秋、冬二季采挖，洗净，晒干。

**功效主治**│解毒消肿，活血止痛，祛风除湿。主治咽喉肿痛，风湿痹痛，跌打损伤。

**用量用法**│3 ~ 9 g。内服：煎汤。

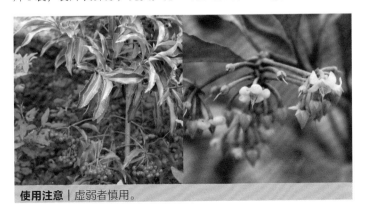

**使用注意**│虚弱者慎用。

# 竹节参

212

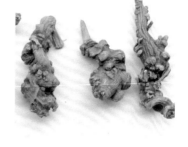

**别名** | 明七、白三七、竹根七、萝卜七、蜈蚣七、竹节人参。

**性味归经** | 甘、微苦，温。归肝、脾、肺经。

**来源** | 本品为五加科植物竹节参 *Panax japonicus* C. A. Mey. 的干燥根茎。

**识别特征** | 多年生草本，野生者高50～80 cm，栽培植株高可达150 cm。根茎横卧，呈竹鞭状，肉质肥厚，白色，结节间具凹陷茎痕，栽培品根茎重可达1 kg。叶为掌状复叶，3～5枚轮生于茎顶；叶柄长8～11 cm；小叶通常5，叶片膜质，倒卵状椭圆形至长圆状椭圆形，长5～18 cm，宽2～6.5 cm，先端渐尖，稀长尖，基部楔形至近圆形，边缘具细锯齿或重锯齿，上面叶脉无毛或疏生刚毛，下面无毛或疏生密毛。伞形花序单生于茎顶，通常有花50～80，栽培品可达2500，总花梗长12～70 cm，无毛或有疏短柔毛；花小，淡绿色，小花梗长约10 mm；花萼绿色，先端5齿，齿三角状卵形；花瓣5，长卵形，覆瓦状排列；雄蕊5，花丝较花瓣短；子房下位，2～5室，花柱2～5，中部以下连合，上部分离，果时外弯。核果状浆果，球形，初熟时红色，全熟时顶部紫黑色，直径5～7 mm。种子2～5枚，白色，三角状长卵形，长约4.5 mm。花期5～6月，果期7～9月。

**生境分布** | 生长于海拔1800～2600 m的山谷阔叶林中。分布于西南及陕西、甘肃、安徽、浙江、江西、福建、河南、湖南、湖北、广西、西藏等地。

**采收加工** | 秋季采挖，除去主根及外皮，干燥。

**功效主治** | 散瘀止血，消肿止痛，祛痰止咳，补虚强壮。主治劳嗽咯血，跌扑损伤，咳嗽痰多，病后虚弱。

**用量用法** | 6～9 g。内服：煎汤。

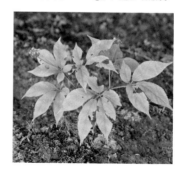

**使用注意** | 孕妇忌服。无虚无瘀者不宜。

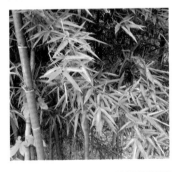

# 竹茹

213

**别名** | 竹皮、青竹茹、嫩竹茹、细竹茹、淡竹茹、淡竹皮茹。

**性味归经** | 甘，微寒。归肺、胃、心、胆经。

**来源** | 本品为禾本科植物青秆竹 *Bambusa tuldoides* Munro、大头典竹 *Sinocalamus beecheyanus*（Munro）McClure var. *pubescens* P. F. Li 或淡竹 *Phyllostachys nigra*（Lodd.）Munro var. *henonis*（Mitf.）Stapf ex Rendle 的茎秆的干燥中间层。

**识别特征** | 植株木质化，呈乔木状。竿高 6 ~ 18 m，直径 5 ~ 7 cm，成长后仍为绿色，或老时为灰绿色，竿环及箨环均隆起。箨鞘背面无毛或上部具微毛，黄绿色至淡黄色而具有灰黑色的斑点和条纹；箨耳及其毛均极易脱落；箨叶长披针形，有皱褶，基部收缩；小枝具叶 1 ~ 5，叶鞘鞘口无毛；叶片深绿色，无毛，窄披针形，宽 1 ~ 2 cm，次脉 6 ~ 8 对，质薄。穗状花序小枝排列成覆瓦状的圆锥花序；小穗含 2 ~ 3 花，顶端花退化，颖 1 或 2 片，披针形，具微毛；外稃锐尖，表面有微毛；内稃先端有 2 齿，被微毛，长 12 ~ 15 mm；鳞被数目有变化，1 ~ 3 枚或缺如，披针形，长约 3 mm；花药长 7 ~ 10 mm，开花时，以具有甚长之花丝而垂悬于花外；子房呈尖卵形，顶生一长形花柱，两者共长约 7 mm，柱头 3，呈帚刷状。笋期 4 ~ 5 月，花期 10 月至次年 5 月。

**生境分布** | 生长于路旁、山坡，也有栽培的。分布于长江流域和南方各地。

**采收加工** | 全年均可采制，取新鲜茎，除去外皮，将稍带绿色的中间层刮成丝条，或削成薄片，捆扎成束，阴干。前者称"散竹茹"，后者称"齐竹茹"。

**功效主治** | 清热化痰，除烦止呕。主治痰热咳嗽，胆火夹痰，惊悸不宁，心烦失眠，中风痰迷，舌强不语，胃热呕吐，妊娠恶阻，胎动不安。

**用量用法** | 5 ~ 10 g。内服：煎汤。

**使用注意** | 寒痰咳嗽、胃寒呕吐者勿用。

**6
画**

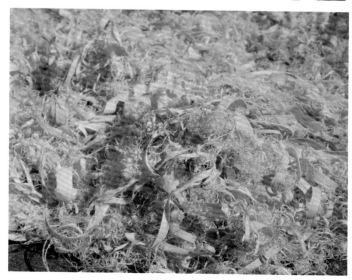

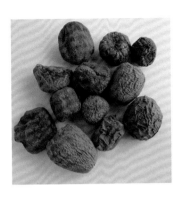

# 延胡索（元胡）

214

**别名** | 元胡、延胡、玄胡索、元胡索。

**性味归经** | 辛、苦，温。归肝、脾经。

**来源** | 本品为罂粟科植物延胡索 *Corydalis yanhusuo* W. T. Wang 的干燥块茎。

**识别特征** | 多年生草本，高 10～20 cm。块茎球形。地上茎短，纤细，稍带肉质，在基部之上生 1 鳞片。基生叶和茎生叶同形，有柄；茎生叶为互生，2 回 3 出复叶，第 2 回往往分裂不完全而呈深裂状，小叶片长椭圆形、长卵圆形或线形，长约 2 cm，先端钝或锐尖，全缘。总状花序，顶生或对叶生；苞片阔披针形；花红紫色，横着于纤细的小花梗上，小花梗长约 6 mm；花萼早落；花瓣 4，外轮 2 片稍大，边缘粉红色，中央青紫色，上部 1，尾部延伸成长距，距长约占全长的一半，内轮 2 片比外轮 2 片狭小，上端青紫色，愈合，下部粉红色；雄蕊 6，花丝连合成 2 束，每束具 3 花药；子房扁柱形，花柱细短，柱头 2，似小蝴蝶状。果为蒴果。花期 4 月，果期 5～6 月。

**生境分布** | 生长于稀疏林、山地、树林边缘的草丛中。分布于浙江、江苏、湖北、湖南、安徽、江西等地，有栽培。本品为浙江特产，尤以金华地区的产品最佳。

**采收加工** | 夏初茎叶枯萎时采挖，除去须根，洗净，置沸水中煮至无白心时，取出，晒干。

**功效主治** | 活血，行气，止痛。主治胸胁、脘腹疼痛，胸痹心痛，经闭痛经，产后瘀阻，跌扑肿痛。

**用量用法** | 3～10g；研末吞服，每次 1.5～3g。

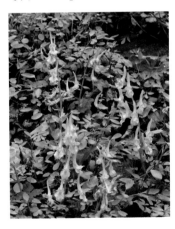

**使用注意** | 孕妇慎服。

# 华山参

215

**别名** | 热参、大红参、大紫参、白毛参、华山人参。

**性味归经** | 甘、微苦，温；有毒。归肺、心经。

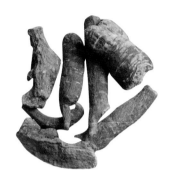

**来源** | 本品为茄科植物漏斗泡囊草 *Physochlaina infundibularis* Kuang 的干燥根。

**识别特征** | 多年生草本，高20～60 cm。根粗壮，肉质，锥状圆柱形。茎直立，被毛，常数茎丛生。叶互生，卵形、宽卵形或三角状宽卵形，长3～7 cm，基部楔形下延，有时近截形或浅心形，全缘或微波状；叶柄长5～6 cm。伞房花序顶生或腋生；花梗长达7 cm，密生白色茸毛；花萼钟形，裂片5，长椭圆形或长三角形，边缘及外面具白色茸毛，在果期膨大成球状的囊；花冠黄绿色，或边缘呈黄绿色，边缘以下呈紫褐色，裂片5，广卵形至三角形，花冠外面及边缘具茸毛；雄蕊5，着生于花冠管内下方；子房2室，花柱丝状。蒴果盖裂，包于囊状宿萼内。种子肾形。花期3～5月，果期5～6月。

**生境分布** | 生长于山坡、沟谷或草地。分布于陕西、山西、河南等地。

**采收加工** | 春季采挖，除去须根，洗净，晒干。

**功效主治** | 温肺祛痰，平喘止咳，安神镇惊。主治寒痰喘咳，惊悸失眠。

**用量用法** | 0.1～0.2 g。内服：煎汤。

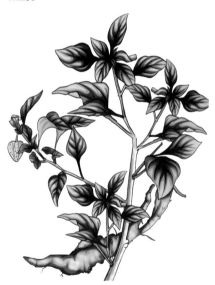

**使用注意** | 不宜多服，以免中毒；青光眼患者禁服；孕妇及前列腺重度肥大者慎用。

# 自然铜

216

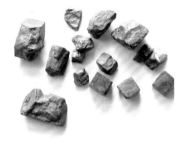

**别名** | 石髓铅、方块铜。
**性味归经** | 辛,平。归肝经。

**来源** | 本品为硫化物类矿物黄铁矿族黄铁矿,主含二硫化铁($FeS_2$)。

**识别特征** | 黄铁矿的晶形多为立方体,或为八面体,五角十二面体及它们的聚形,或为粒状集合体,多数为结核状及钟乳状体。药用主要为立方体。多呈方块状,直径 0.2 ~ 0.5 cm。表面亮铜黄色,有金属光泽,有的表面显棕褐色(系氧化成氧化铁所致),具棕黑色或墨绿色细条纹及沙眼。立方体相邻晶面上的条纹相互垂直,是其重要特征。均匀质重,硬脆,易砸碎,碎块形状一般不规则,也有显小方形者。硬度 6 ~ 6.5,比重 4.9 ~ 5.2,条痕棕黑色或黑绿色,断口呈参差状,有时呈贝壳状。断面黄白色,有金属光泽或棕褐色,可见银白色亮星。

**生境分布** | 分布于四川、广东、湖南、云南、河北及辽宁等地。四川产者为优。

**采收加工** | 四季均可采挖,采得后,除去杂石。

**功效主治** | 散瘀止痛,续筋接骨。主治跌打损伤,筋骨折伤,瘀肿疼痛。

**用量用法** | 3 ~ 9 g,多入丸、散服,若入煎剂宜先煎。外用:适量。

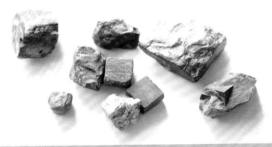

**使用注意** | 本品为行血散瘀之品,不宜久服,凡阴虚火旺、阴虚无瘀者,均应慎用。

# 伊贝母

217

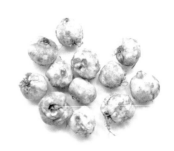

**别名** | 生贝、西贝母。

**性味归经** | 苦、甘，微寒。归肺、心经。

**来源** | 本品为百合科植物新疆贝母 *Fritillaria walujewii* Regel 或伊犁贝母 *Fritillaria pallidiflora* Schrenk 的干燥鳞茎。

**识别特征** | **新疆贝母：** 伊多年生草本，植株长 20 ~ 40 cm。鳞茎由2枚鳞片组成。叶通常最下面的为对生，先端不卷曲，中部至上部对生或 3 ~ 5 枚轮生，先端稍卷曲，下面的条形，向上逐渐变为披针形。花单朵，深紫色而有黄色小方格，具 3 枚先端强烈卷曲的叶状苞片；外花被片比内花被片稍狭而长；蜜腺窝在背面明显凸出，几乎成直角；雄蕊长约为花被片的一半至2/3，花药近基着，花丝无乳突。蒴果长 1.8 ~ 3 cm，宽和长相近或稍狭，棱上的翅宽 4 ~ 5 mm。花期 5 ~ 6 月，果期 7 ~ 8 月。

**伊犁贝母：** 多年生草本。茎平滑，高 15 ~ 40 cm。叶通常互生，有时近对生或近轮生，卵状长圆形至长方披针形，长 5 ~ 12 cm，宽 1 ~ 3.5 cm，先端不卷曲，并具硬尖突。花单生于茎顶或数朵成束状，淡黄色，内面有暗红色斑点，每花有 1 ~ 2 枚叶状苞片，苞片先端不卷曲；花被片6，蜜腺窝在背面明显突出；雄蕊6。蒴果长圆形，具6棱，棱上有宽翅。花期 5 月。

**生境分布** | 生长于海拔 1300 ~ 1780 m 的林下或阳坡草地。药材主产于新疆。

**采收加工** | 5 ~ 7 月采挖，除去泥沙，晒干，再去须根及外皮。

**功效主治** | 清热润肺，化痰止咳。主治肺热燥咳，干咳少痰，阴虚劳嗽，咳痰带血。

**用量用法** | 3 ~ 9 g，水煎服。

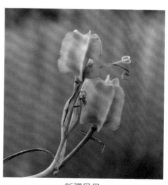

新疆贝母

**使用注意** | 不宜与川乌、制川乌、草乌、制草乌、附子同用。

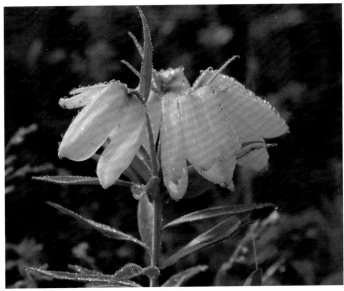

伊犁贝母

伊犁贝母

# 血余炭

218

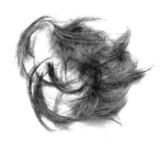

**别名**丨乱发炭、头发炭、人发炭、人发灰。

**性味归经**丨苦，平。归肝、胃经。

**来源**丨本品为人头发制成的炭化物。

**采收加工**丨取头发，除去杂质，碱水洗去油垢，清水漂净，晒干，焖煅成炭，放凉。

**功效主治**丨收敛止血，化瘀，利尿。主治吐血，咯血，衄血，血淋，尿血，便血，崩漏，外伤出血，小便不利。

**用量用法**丨5～10 g，水煎服。

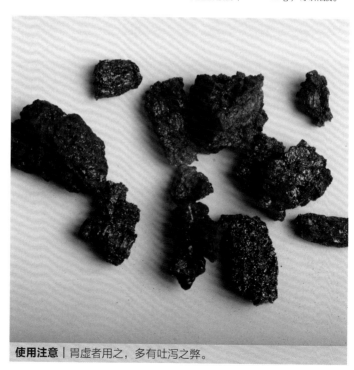

**使用注意**丨胃虚者用之，多有吐泻之弊。

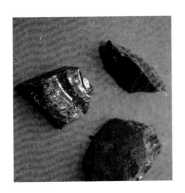

# 血竭

219

**别名** | 海蜡、麒麟竭、麒麟血、木血竭。

**性味归经** | 甘、咸，平。归心、肝经。

**来源** | 本品为棕榈科植物麒麟竭 *Daemonorops draco* Bl. 果实渗出的树脂经加工制成。

**识别特征** | 多年生常绿藤本。羽状复叶在枝梢互生，基部有时近于对生；叶柄和叶轴均被稀疏小刺，小叶片多数，互生，条形至披针形。花单性，雌雄异株，肉穗花序形大，具有圆锥状分枝；基部外被长形苞包，花黄色。果实核果状，阔卵形或近球形，果皮猩红色，表皮密被覆瓦状鳞片。种子1枚。

**生境分布** | 多为栽培，分布于马来西亚、印度尼西亚、伊朗等地，我国广东、台湾等地也有栽培。

**采收加工** | 采收成熟果实捣烂，置布袋中，榨取树脂，然后煎熬至胶状，冷却凝固成块状物；或取果实，置笼内蒸，使树脂渗出；也有将树干砍破或钻以若干个小孔，使树脂自然渗出，凝固而成。

**功效主治** | 活血定痛，化瘀止血，生肌敛疮。主治跌打损伤，心腹瘀痛，外伤出血，疮疡不敛。

**用量用法** | 研末，1～2g，或入丸剂。外用：研末撒或入膏药用。

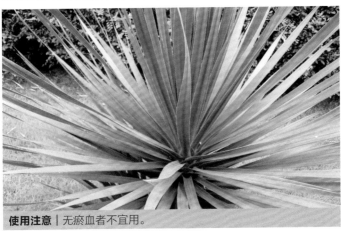

**使用注意** | 无瘀血者不宜用。

6
画

# 全蝎

220

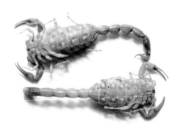

**别名** | 全虫、钳蝎、蝎子。
**性味归经** | 辛，平；有毒。归肝经。

**来源** | 本品为钳蝎科动物东亚钳蝎 Buthus martensii Karsch 的干燥体。

**识别特征** | 钳蝎体长约 6 cm，分为头胸部及腹部 2 部。头胸部较短，7 节，分节不明显，背面覆有头胸甲，前端两侧各有 1 对单眼，头胸甲背部中央处另有 1 对，如复眼。头部有附肢 2 对，1 对为钳角，甚小；1 对为强大的脚须，形如蟹螯。胸部有步足 4 对，每足分为 7 节，末端各有钩爪 2。腹部甚长，分前腹及后腹两部，前腹部宽广，共有 7 节，第 1 节腹面有一生殖厣，内有生殖孔；第 2 节腹面有 1 对栉板，上有齿 16 ~ 25；第 3 ~ 6 节的腹面，各有书肺孔 1 对。后腹部细长，分为 5 节和 1 节尾刺，后腹部各节皆有颗粒排列而成的纵棱数条。尾刺呈钩状，上屈，内有毒腺。卵胎生。

**生境分布** | 生长于阴暗潮湿处。分布于河南、山东、湖北、安徽等地。

**采收加工** | 春末至秋初捕捉，除去泥沙，置沸水或沸盐水中，煮至全身僵硬，捞出，置通风处，阴干。

**功效主治** | 息风镇痉，通络止痛，攻毒散结。主治肝风内动，痉挛抽搐，小儿惊风，中风口㖞，半身不遂，破伤风，风湿顽痹，偏正头痛，疮疡，瘰疬。

**用量用法** | 3 ~ 6 g。内服：煎汤。

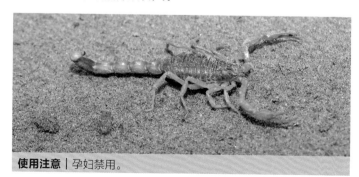

**使用注意** | 孕妇禁用。

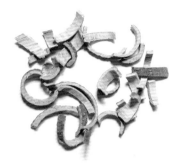

# 合欢皮

221

**别名** | 合昏皮、夜合皮、合欢木皮。

**性味归经** | 甘，平。归心、肝、肺经。

**来源** | 本品为豆科植物合欢 *Albizia julibrissin* Durazz. 的干燥树皮。

**识别特征** | 落叶乔木，伞形树冠。树干浅灰褐色，树皮轻度纵裂。枝粗而疏生，幼枝带棱角。叶互生，伞房状花序，雄蕊花丝犹如缕状，半白半红，故有"马缨花""绒花"之称。叶为偶数羽状复叶，小叶10～30对，镰刀状圆形，昼开夜合。伞房花序头状，萼及花瓣均为黄绿色，五裂，花丝上部为红色或粉红色丝状，簇结成球。果实为荚果。花期6～7月，果期为10月。

**生境分布** | 生长于山谷、林缘、坡地，南北多有栽培。分布于辽宁、河北、陕西、甘肃、宁夏、新疆、山东、江苏、安徽、江西、福建、河南、湖北、湖南、广西、广东、四川、贵州、云南等地。

**采收加工** | 夏、秋二季剥取，晒干。

**功效主治** | 解郁安神，活血消肿。主治心神不安，忧郁失眠，肺痈，疮肿，跌扑伤痛。

**用量用法** | 6～12 g。外用：适量，研末调敷。

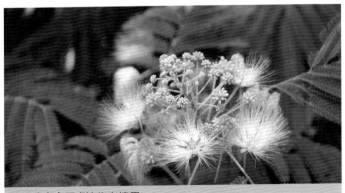

**使用注意** | 阴虚津伤者慎用。

6 画

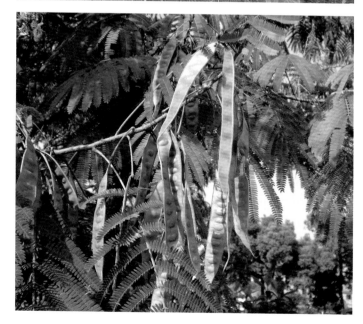

# 合欢花

222

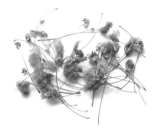

**别名** | 绒花树、夜合欢、鸟绒树、夜合树、苦情花。

**性味归经** | 甘，平。归心、肝经。

**来源** | 本品为豆科植物合欢 *Albizia julibrissin* Durazz. 的干燥花序或花蕾。

**识别特征** | 见"合欢皮"项下。

**生境分布** | 生长于路旁、林边及山坡上。分布于华东、华南、西南及辽宁、河北、河南、陕西。

**采收加工** | 夏季花开放时择晴天采收或花蕾形成时采收，及时晒干。前者习称"合欢花"，后者习称"合欢米"。

**功效主治** | 解郁安神。主治心神不安，忧郁失眠。

**用量用法** | 5～10 g。水煎服。

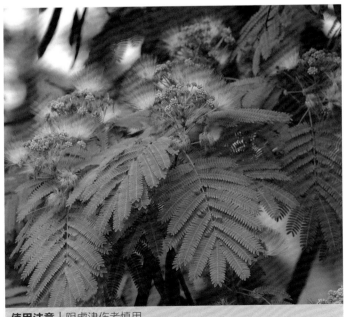

**使用注意** | 阴虚津伤者慎用。

6画

# 决明子

223

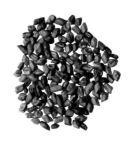

**别名** | 羊明、羊角、草决明、还瞳子、马蹄决明。

**性味归经** | 甘、苦、咸，微寒。归肝、大肠经。

**来源** | 本品为豆科植物钝叶决明 *Cassia obtusifolia* L. 或决明（小决明）*Cassia tora* L. 的干燥成熟种子。

**识别特征** | 钝叶决明：一年生半灌木状草本；高 1 ~ 2 m，上部多分枝，全体被短柔毛。双数羽状复叶互生，有小叶 2 ~ 4 对，在下面两小叶之间的叶轴上有长形暗红色腺体；小叶片倒卵形或倒卵状短圆形，长 1.5 ~ 6.5 cm，宽 1 ~ 3 cm，先端圆形，有小突尖，基部楔形，两侧不对称，全缘。幼时两面疏生柔毛。花成对腋生，小花梗长 1 ~ 2.3 cm；萼片 5，分离；花瓣 5，黄色，倒卵形，长约 12 mm，具短爪，最上瓣先端有凹陷，基部渐窄；发育雄蕊 7，3 枚退化。子房细长弯曲，柱头头状。荚果 4 棱柱状，略扁，稍弯曲。长 15 ~ 24 cm，果柄长 2 ~ 4 cm。种子多数，菱状方形，淡褐色或绿棕色，有光泽，两侧面各有一条线形的宽 0.3 ~ 0.5 mm 的浅色斜凹纹。花期 6 ~ 8 月，果期 9 ~ 10 月。

决明：与钝叶决明形态相似，但植株较小，通常不超过 130 cm。下面两对小叶间各有 1 个腺体；小花梗、果实及果柄均较短；种子较小，两侧各有一条宽 1.5 ~ 2 mm 的绿黄棕色带。具臭气。

**生境分布** | 生长于村边、路旁和旷野等处。分布于安徽、广西、四川、浙江、广东等地，南北各地均有栽培。

**采收加工** | 秋季采收成熟果实，晒干，打下种子，除去杂质。

**功效主治** | 清肝明目，润肠通便。主治目赤涩痛，羞明多泪，头痛眩晕，目暗不明，大便秘结。

**用量用法** | 9 ~ 15 g。内服：煎汤。

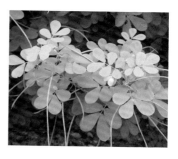

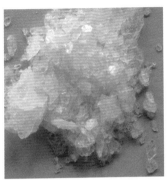

# 冰片（合成龙脑）

224

**别名**｜片脑、桔片、龙脑香、梅花脑、冰片脑、梅花冰片、羯布罗香。

**性味归经**｜辛、苦，微寒。归心、脾、肺经。

**来源**｜本品为龙脑香科植物龙脑香树脂的加工品，或龙脑香的树干经蒸馏冷却而得的结晶，称"龙脑冰片"，又称"梅片"。由菊科多年生草本植物艾纳香叶的升华物经加工劈削而成，称"艾片"。现多用松节油、樟脑等，经化学方法合成，称"机制冰片"。

**识别特征**｜常绿乔木，高达5 m，光滑无毛，树皮有凹入的裂缝，外有坚硬的龙脑结晶。叶互生，革质；叶柄粗壮；叶片卵圆形，先端尖；基部钝圆形或阔楔形，全缘，两面无毛，有光泽，主脉明显，侧脉羽状，先端在近叶缘处相连。圆锥状花序，着生于枝上部的叶腋间，花两性，整齐；花托肉质，微凹；花萼5，覆瓦状排列，花后继续生长；花瓣5，白色；雄蕊多数，离生，略呈周位状，花药线状，药室内向，边缘开裂，药隔延长呈尖尾状，花丝短；雌蕊1，由3心皮组成，子房上位，中轴胎座，3室，每室有胚珠2，花柱丝状。干果卵圆形，果皮革质，不裂，花托呈壳斗状，边缘有5片翼状宿存花萼。种子1～2枚，具胚乳。

**生境分布**｜生长于热带雨林。龙脑香分布于东南亚地区，我国台湾有引种。

**采收加工**｜龙脑冰片是从龙脑树干的裂缝处采取干燥的树脂，或砍下树枝、树干，切成碎片，用蒸气蒸馏升华，冷却后即成结晶而得。

**功效主治**｜开窍醒神，清热止痛。主治热病神昏、惊厥，中风痰厥，气郁暴厥，中恶昏迷，胸痹心痛，目赤，口疮，咽喉肿痛，耳道流脓。

**用量用法**｜0.15～0.3 g，入丸、散用。外用：研粉点敷患处。

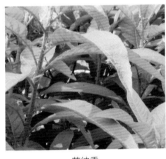

艾纳香

# 关黄柏

225

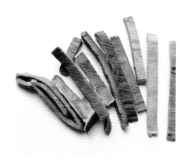

**别名** | 关柏、蘗木。

**性味归经** | 苦，寒。归肾、膀胱经。

**来源** | 本品为芸香科植物黄蘗 *Phellodendron amurense* Rupr. 的干燥树皮。

**识别特征** | 乔木，高10～25 m。树皮淡黄褐色或淡灰色，木栓层厚而软，有规则深纵沟裂。叶对生，羽状复叶，小叶5～13 cm，卵形或卵状披针形，长5～12 cm，宽3～4.5 cm，边缘具细锯齿或波状，有缘毛，上面暗绿色，下面苍白色。圆锥花序顶生，雌雄异株，花小而多，黄绿色。浆果状核果球形，紫黑色，有香气。花期5～6月，果期9～10月。

**生境分布** | 生长于深山、溪旁林中。分布于辽宁、吉林、河北。

**采收加工** | 剥取树皮后，除去粗皮，晒干。

**功效主治** | 清热燥湿，泻火除蒸，解毒疗疮。主治湿热泻痢，黄疸尿赤，带下阴痒，热淋涩痛，脚气痿躄，骨蒸劳热，盗汗，遗精，疮疡肿毒，湿疹湿疮。盐关黄柏滋阴降火。主治阴虚火旺，盗汗骨蒸。

**用量用法** | 3～12 g。外用：适量。

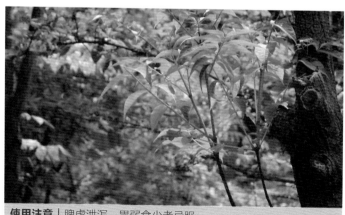

**使用注意** | 脾虚泄泻、胃弱食少者忌服。

# 灯心草

226

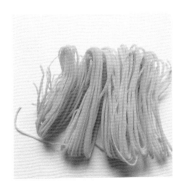

**别名** | 蔺草、灯芯草、龙须草、野席草、马棕根、野马棕。

**性味归经** | 甘、淡，微寒。归心、肺、小肠经。

**来源** | 本品为灯心草科植物灯心草 *Juncus effusus* L. 的干燥茎髓。

**识别特征** | 多年生草本，高40 ~ 100 cm，根茎横走，密生须根，茎簇生，直立，细柱形。叶鞘红褐色或淡黄色，叶片退化呈刺芒状。花序假侧生，聚伞状，多花，密集或疏散，花淡绿色，具短柄。蒴果长圆状，先端钝或微凹，长约与花被等长或稍长，内有3个完整的隔膜。种子多数，卵状长圆形。花期6 ~ 7月，果期7 ~ 10月。

**生境分布** | 生长于湿地或沼泽边缘。分布于全国各地。

**采收加工** | 夏末至秋季割取茎，晒干，取出茎髓，理直，扎成小把。

**功效主治** | 清心火，利小便。主治心烦失眠，尿少涩痛，口舌生疮。

**用量用法** | 1 ~ 3 g。内服：煎汤。

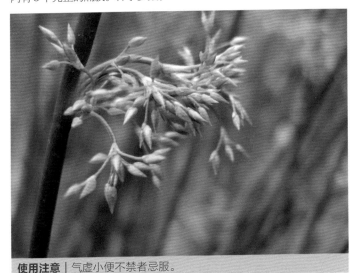

**使用注意** | 气虚小便不禁者忌服。

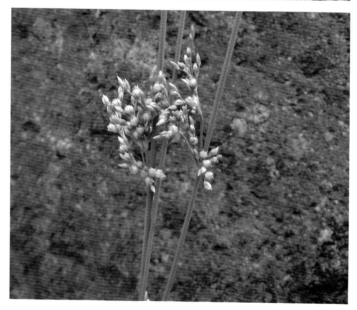

6
画

# 灯盏细辛
## （灯盏花）

227

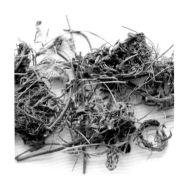

**别名** | 灯盏花、灯盏草、短茎飞蓬、灯台细辛。

**性味归经** | 辛、微苦，温。归心、肝经。

**来源** | 本品为菊科植物短葶飞蓬 *Erigeron breviscapus*（Vant.）Hand.-Mazz. 的干燥全草。

**识别特征** | 多年生草本，高 20 ~ 30 cm。根茎粗壮，其上密生纤细的须根。叶为单叶，基生叶密集，匙形，两面有毛，边缘常皱波状，基部下延成柄，柄带红色；茎生叶长圆形，长约 2 cm，宽约 0.6 cm。头状花序顶生，常单个，边缘有 2 列紫色舌状花，中央为黄包管状花。瘦果扁平，有柔软的冠毛。花期夏季。

**生境分布** | 生长于向阳坡地。分布于云南、广西等地。

**采收加工** | 夏、秋二季采挖，除去杂质，晒干。

**功效主治** | 活血通络止痛，祛风散寒。主治中风偏瘫，胸痹心痛，风湿痹痛，头痛，牙痛。

**用量用法** | 9 ~ 15 g，煎服或研末蒸鸡蛋服。外用：适量。

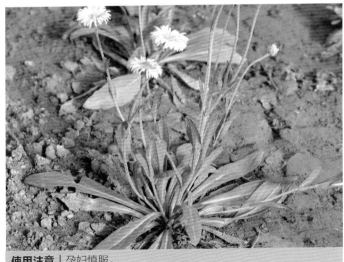

**使用注意** | 孕妇慎服。

6
画

# 安息香

228

**别名** | 野茉莉、拙贝罗香。

**性味归经** | 辛、苦，平。归心、脾经。

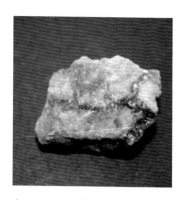

**来源** | 本品为安息香科植物白花树 *Styrax tonkinensis*（Pierre）Craib ex Hart. 的干燥树脂。

**识别特征** | 乔木，高 5 ~ 20 m。树皮灰褐色，有不规则纵裂纹；枝稍扁，被褐色长茸毛，后变为无毛。叶互生；柄长 8 ~ 15 mm，密被褐色星状毛；叶片椭圆形、椭圆状卵形至卵形，长 5 ~ 18 cm，宽 4 ~ 10 cm，先端短渐尖，基部圆形或楔形，上面无毛或嫩叶脉上被星状毛，下面密被灰色至粉绿色星状茸毛，边全缘，幼叶有时具 2 ~ 3 个齿裂，侧脉 5 ~ 6 对。顶生圆锥花序较大，长 5 ~ 15 cm，下部的总状花序较短，花梗和花序梗密被黄褐色星状短柔毛；萼杯状，5 齿裂；花白色，长 1.2 ~ 2.5 cm，5 裂，裂片卵状披针形；花萼及花冠均密被白色星状毛；雄蕊 10，等长，花丝扁平，疏被白色星状毛，下部联合成筒；花柱长约 1.5 cm。果实近球形，直径约 1 cm，外面密被星状茸毛。种子卵形，栗褐色，密被小瘤状突起和星状毛。花期 4 ~ 6 月，果期 8 ~ 10 月。

**生境分布** | 野生或栽培于稻田边。分布于越南、老挝及泰国等地，我国云南、广西也产。

**采收加工** | 树干经自然损伤或夏、秋二季割裂树干，收集流出的树脂，阴干。

**功效主治** | 开窍醒神，行气活血，止痛。主治中风痰厥，气郁暴厥，中恶昏迷，心腹疼痛，产后血晕，小儿惊风。

**用量用法** | 0.6 ~ 1.5 g，多入丸、散服。

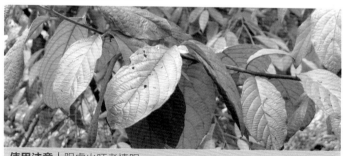

**使用注意** | 阴虚火旺者慎服。

# 防己

229

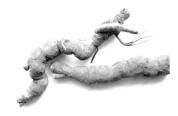

**别名**｜解离、石解、石蟾蜍、粉防己、倒地拱、载君行。
**性味归经**｜苦，寒。归膀胱、肺经。

**来源**｜本品为防己科植物粉防己 *Stephania tetrandra* S. Moore 的干燥根。

**识别特征**｜木质藤本。根呈圆柱形或半圆柱形，直径 1.5 ~ 4.5 cm，略弯曲，弯曲处有横沟。表面粗糙，灰棕色或淡黄色，质坚硬不易折断，断面粉性，可见放射状的木质部（俗称车轮纹）。单叶互生，长椭圆形或卵状披针形，先端短尖，基部圆形，全缘，下面密被褐色短柔毛。总状花序，有花 1 ~ 3，被毛，花被下部呈弯曲的筒状，长约 5 cm，上部扩大，三浅裂，紫色带黄色斑纹，子房下位。蒴果长圆形，具 6 棱，种子多数。花期 4 ~ 5 月，果期 5 ~ 6 月。

**生境分布**｜生长于山野丘陵地、草丛或矮林边缘。分布于安徽、浙江、江西、福建等地。

**采收加工**｜秋季采挖，洗净，除去粗皮，晒至半干，切段，个大者纵切，干燥。

**功效主治**｜祛风止痛，利水消肿。主治风湿痹痛，水肿脚气，小便不利，湿疹疮毒。

**用量用法**｜5 ~ 10 g。煎汤服。

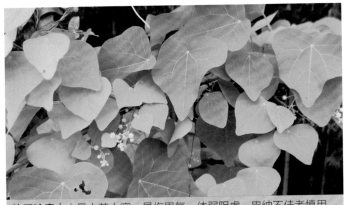

**使用注意**｜本品大苦大寒，易伤胃气，体弱阴虚、胃纳不佳者慎用。

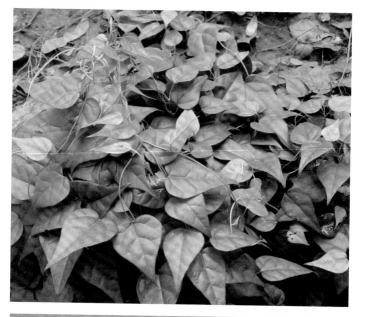

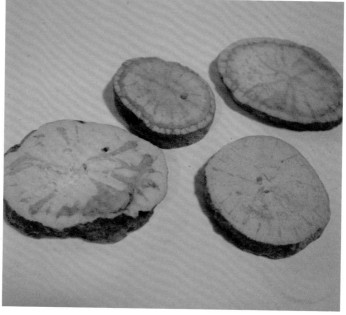

# 防风

230

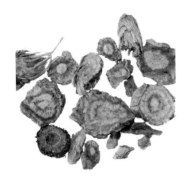

**别名** | 屏风、铜芸、百种、回云、百枝、回草、风肉。

**性味归经** | 辛、甘，微温。归膀胱、肝、脾经。

**来源** | 本品为伞形科植物防风 *Saposhnikovia divaricata* (Turcz.) Schischk 的干燥根。

**识别特征** | 多年生草本，高达80 cm，茎基密生褐色纤维状的叶柄残基。茎单生，二歧分枝。基生叶有长柄，2～3回羽裂，裂片楔形，有3～4缺刻，具扩展叶鞘。复伞形花序，总苞缺如，或少有1；花小，白色。双悬果椭圆状卵形，分果有5棱，棱槽间，有油管1，结合面有油管2，幼果有海绵质瘤状突起。花期8～9月，果期9～10月。

**生境分布** | 生长于丘陵地带山坡草丛中或田边、路旁，高山中、下部。分布于黑龙江、吉林、辽宁、内蒙古、河北、山西、河南等地。

**采收加工** | 春、秋二季采挖未抽花茎植株的根，除去须根和泥沙，晒干。

**功效主治** | 祛风解表，胜湿止痛，止痉。主治感冒头痛，风湿痹痛，风疹瘙痒，破伤风。

**用量用法** | 5～10 g。煎汤服。

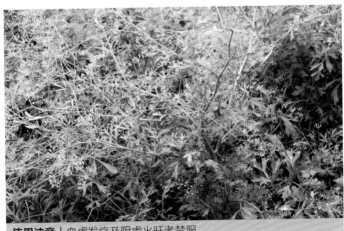

**使用注意** | 血虚发痉及阴虚火旺者禁服。

6
画

307

# 红大戟

231

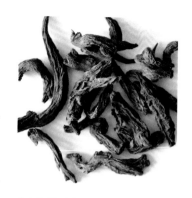

**别名** ｜ 土人参、走沙黄、紫大戟、广大戟、南大戟、红芽大戟、云南大戟。

**性味归经** ｜ 苦，寒；有小毒。归肺、脾、肾经。

**来源** ｜ 本品为茜草科植物红大戟 Knoxia valerianoides Thorel et Pitard 的干燥块根。

**识别特征** ｜ 多年生草本，高 30 ~ 100 cm。块根通常 2 ~ 3，纺锤形，红褐色或棕褐色。茎直立或上部稍呈蔓状，稍具棱。叶对生，无柄；叶片长椭圆形至条状披针形，长 2 ~ 10 cm，宽 0.5 ~ 3 cm，先端窄或短渐尖，基部楔形，全缘，上面被白色柔毛，下面沿脉及叶脉被毛；托叶 2 ~ 4 裂，裂片钻形。聚伞花序，花多数，密集成球形，直径 1 ~ 1.5 cm，花小，淡紫红色；花萼浅 4 裂，3 片小，1 片大；花冠管状漏斗形，先端 4 裂，裂片舌状，喉部密被长毛；雄蕊 4，着生在花冠管中部；子房下位，2 室，花柱细长，柱头 2 裂。果实很小，卵形或椭圆形。花期 9 月，果期 10 月。

**生境分布** ｜ 生长于山坡草丛中。分布于福建、台湾、广东、广西、贵州、云南及西藏等地。

**采收加工** ｜ 秋、冬二季采挖，除去须根，洗净，置沸水中略烫，干燥。

**功效主治** ｜ 泻水逐饮，消肿散结。主治水肿胀满，胸腹积水，痰饮积聚，气逆咳喘，二便不利，痈肿疮毒，瘰疬痰核。

**用量用法** ｜ 1.5 ~ 3 g，入丸、散服，每次 1 g；内服醋制用。外用：适量，生用。

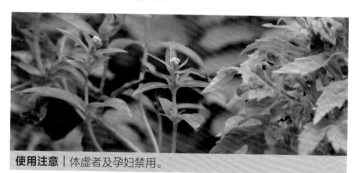

**使用注意** ｜ 体虚者及孕妇禁用。

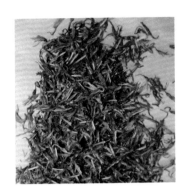

# 红花

232

**别名** | 草红、杜红花、刺红花、金红花。

**性味归经** | 辛，温。归心、肝经。

**来源** | 本品为菊科植物红花 *Carthamus tinctorius* L. 的干燥花。

**识别特征** | 一年生草本，高 30～90 cm，全体光滑无毛。茎直立，基部木质化，上部多分枝。叶互生，质硬，近于无柄而抱茎；卵形或卵状披针形，长 3.5～9 cm，宽 1～3.5 cm，基部渐狭，先端尖锐，边缘具刺齿；上部叶逐渐变小，成苞片状，围绕头状花序。花序大，顶生，总苞片多列，外面 2～3 列呈叶状，披针形，边缘有针刺；内列呈卵形，边缘无刺而呈白色膜质；花托扁平；管状花多数，通常两性，橘红色，先端 5 裂，裂片线形；雄蕊 5，花药聚合；雌蕊 1，花柱细长，伸出花药管外面，柱头 2 裂，裂片短，舌状。瘦果椭圆形或倒卵形，长约 5 mm，基部稍歪斜，白色，具 4 肋。花期 6～7 月，果期 8～9 月。

**生境分布** | 全国各地多有栽培。

**采收加工** | 夏季花由黄变红时采摘，阴干或晒干。

**功效主治** | 活血通经，散瘀止痛。主治经闭，痛经，恶露不尽，癥瘕痞块，胸痹心痛，瘀滞腹痛，胸胁刺痛，跌扑损伤，疮疡肿痛。

**用量用法** | 3～10 g。内服：煎汤。

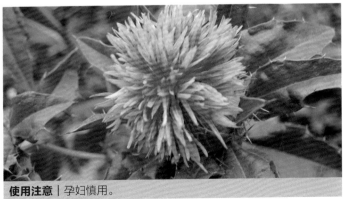

**使用注意** | 孕妇慎用。

# 红花龙胆

233

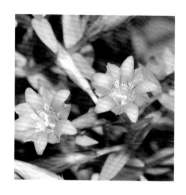

**别名** | 龙胆草、土白连、九月花、星秀花、冷风吹、雪里梅。

**性味归经** | 苦，寒。归肝、胆经。

**来源** | 本品为龙胆科植物红花龙胆 *Gentiana rhodantha* Franch. 的干燥全草。

**识别特征** | 多年生草本，具短缩根茎。根细条形，黄色。茎直立。基生叶呈莲座状，椭圆形、倒卵形或卵形；茎生叶宽卵形或卵状三角形。花单生茎顶，无花梗；花萼膜质，有时微带紫色；花冠淡红色，上部有紫色纵纹，筒状，上部稍开展；雄蕊着生于冠筒下部，花丝丝状，花药椭圆形；子房椭圆形。蒴果内藏或仅先端外露，淡褐色，长椭圆形，两端渐狭，果皮薄，种子淡褐色，近圆形，具翅。花、果期10月至翌年2月。

**生境分布** | 生长于高山灌木丛、草地及林下，海拔 570 ~ 1750 m。分布于云南、四川、贵州、甘肃、陕西、河南、湖北、广西等地。

**采收加工** | 秋、冬二季采挖，除去泥沙，晒干。

**功效主治** | 清热利湿，解毒，止咳。主治湿热黄疸，小便不利，肺热咳嗽。

**用量用法** | 9 ~ 15 g。内服：煎汤。

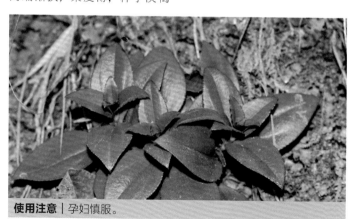

**使用注意** | 孕妇慎服。

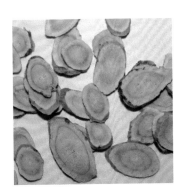

# 红芪

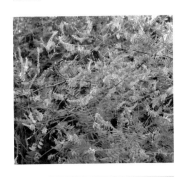

234

**别名** | 箭芪、口芪、独芪、绵芪、黑皮芪、白皮芪。

**性味归经** | 甘，微温。归肺、脾经。

**来源** | 本品为豆科植物多序岩黄芪 *Hedysarum polybotrys* Hand.-Mazz. 的干燥根。

**识别特征** | 多年生草本，高可达 1.5 m。主根粗长圆柱形，外皮红棕色，长 10 ～ 50 cm。叶互生；叶柄长 0.5 ～ 1 cm；托叶披针形，基部边合；奇数羽状复叶，长达 15 cm；小叶 7 ～ 25，叶柄基部其短；叶片长圆状卵形，长 1 ～ 3.5 cm，宽 5 ～ 11 mm，先端近平截或微凹，基部宽楔形，全缘，上面无毛，下面中脉被长柔毛。总状花序腋生，长 5 ～ 8 cm，有花 20 ～ 25，花梗丝状，长 2 ～ 3 mm，被长柔毛；花萼斜钟形，被短毛，最下 1 个萼齿较其余 4 齿长大；蝶形花冠，淡黄色，长约 1 cm；雄蕊 10，9 合 1 离，子房狭长形，具柄。荚果扁平，串珠状，有 3 ～ 5 节，边缘具窄翅，表面有稀疏网纹及短柔毛，每节有椭圆形种子 1 枚。花期 6 ～ 8 月，果期 7 ～ 9 月。

**生境分布** | 生长于山地阳坡草地灌丛中。甘肃省野生红芪主要分布于宕昌、武都、郏县、舟曲、临潭、卓尼、文县、礼县、武山、西和及临夏等地。

**采收加工** | 春、秋二季采挖，除去须根和根头，晒干。

**功效主治** | 补气升阳，固表止汗，利水消肿，生津养血，行滞通痹，托毒排脓，敛疮生肌。主治气虚乏力，食少便溏，中气下陷，久泻脱肛，便血崩漏，表虚自汗，气虚水肿，内热消渴，血虚萎黄，半身不遂，痹痛麻木，痈疽难溃，久溃不敛。

**用量用法** | 9 ～ 30 g。内服：煎汤。

**使用注意** | 表实邪盛、气滞湿阻、食积停滞、痈疽初起或溃后热毒尚盛等实证，以及阴虚阳亢者禁服。

# 炙红芪

235

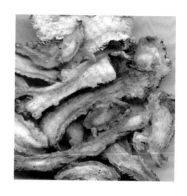

**别名** | 无。
**性味归经** | 甘, 温。归肺、脾经。

**来源** | 本品为红芪的炮制加工品。
**识别特征** | 见"红芪"项下。
**生境分布** | 见"红芪"项下。
**采收加工** | 取净红芪片, 照蜜炙法炒至不黏手。
**功效主治** | 补中益气。主治气虚乏力, 食少便溏。
**用量用法** | 9 ~ 30 g。内服:煎汤。

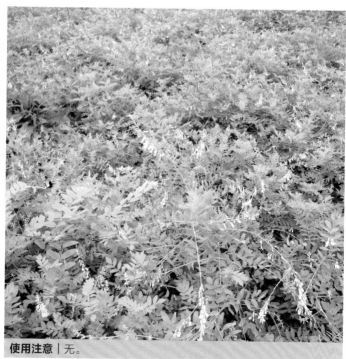

**使用注意** | 无。

# 红豆蔻

236

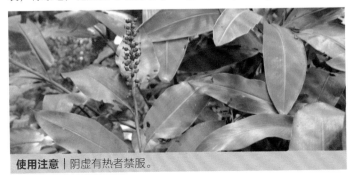

**别名** | 红豆、红扣、良姜子。
**性味归经** | 辛，温。归脾、肺经。

**来源** | 本品为姜科植物大高良姜 *Alpinia galanga* Willd. 的干燥成熟果实。

**识别特征** | 多年生丛生草本，高 1.5 ~ 2.5 m。根茎粗壮，圆形，有节，棕红色并略有辛辣味。叶 2 列，无叶柄或极短；叶片长圆形或宽披针形，长 30 ~ 50 cm，宽 6 ~ 14 cm，先端急尖，基部楔形，边缘钝，常棕白色，两面无毛或背面有长柔毛；叶舌长 5 ~ 10 mm，先端钝。圆锥花序顶生，直立，花序轴上密生柔毛，多分枝；总苞片线形，长约 20 cm；小苞片披针形或狭长圆形，长 1 ~ 2 cm；花绿白色，清香；花萼管状，顶端有不等 3 浅裂，有缘毛；花冠管与萼管略等长，裂片 3，长圆形，唇瓣倒卵形至长圆形，长 2.5 ~ 3 cm，宽 8 ~ 12 mm，基部成爪状，有红色条纹；雄蕊 1；子房下位，无毛，花柱细长，柱头略膨大。蒴果长圆形，不开裂，长 1 ~ 1.5 cm，宽约 7 mm，中部稍收缩，熟时橙红色。种子多角形，棕黑色。花期 6 ~ 7 月，果期 7 ~ 10 月。

**生境分布** | 生长于山坡、旷野的草地或灌木丛中。分布于广东、海南、广西、云南等地。

**采收加工** | 秋季果实变红时采收，除去杂质，阴干。

**功效主治** | 散寒燥湿，醒脾消食。主治脘腹冷痛，食积胀满，呕吐泄泻，饮酒过多。

**用量用法** | 3 ~ 6 g。内服：煎汤。

**使用注意** | 阴虚有热者禁服。

6
画

# 红参

237

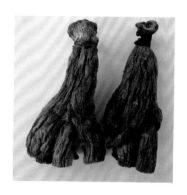

**别名**│人衔、棒锤、土精、玉精、地精、百尺杆、金井玉阑。
**性味归经**│甘、微苦，温。归脾、肺、心、肾经。

**来源**│本品为五加科植物人参 *Panax ginseng* C. A. Mey. 的栽培品经蒸制后的干燥根和根茎。

**识别特征**│多年生草本；主根肉质，圆柱形或纺锤形，须根细长；根状茎（芦头）短，上有茎痕（芦碗）和芽苞；茎单生，直立，先端渐尖，边缘有细尖锯齿，上面沿中脉疏被刚毛。伞形花序顶生，花小；花萼钟形，具5齿；花瓣5，淡黄绿色；雄蕊5，花丝短，花药球形；子房下位，2室，花柱1，柱头2裂。浆果状核果扁球形或肾形，成熟时鲜红色；种子2枚，扁圆形，黄白色。

**生境分布**│生长于海拔数百米的落叶阔叶林或针叶阔叶混交林下。分布于辽宁东部、吉林东半部和黑龙江东部。

**采收加工**│秋季采挖，洗净，蒸制后，干燥。

**功效主治**│大补元气，复脉固脱，益气摄血。主治体虚欲脱，肢冷脉微，气不摄血，崩漏下血。

**用量用法**│3～9g，另煎兑服。

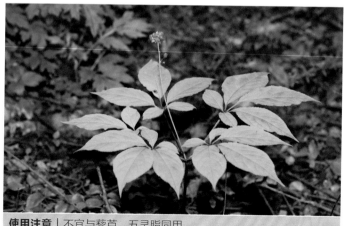

**使用注意**│不宜与藜芦、五灵脂同用。

# 红粉

238

**别名** | 升丹、升药、红粉、灵药、三白丹、小升丹、三仙丹、红升丹。

**性味归经** | 辛，热；有大毒。归肺、脾经。

**来源** | 本品为红氧化汞（HgO）。

**识别特征** | 本品为橙红色片状结晶或极细粉末，故名。

**生境分布** | 分布于河北、天津、湖北武汉、湖南湘潭、江苏镇江；其他地区亦可制造。

**采收加工** | 原品入药。用时置乳钵内，加水少许，飞至极细，晒干，碾细。

**功效主治** | 拔毒除脓，去腐生肌。主治痈疽疔疮，梅毒下疳，一切恶疮，肉暗紫黑，腐肉不去，窦道瘘管，脓水淋漓，久不收口。

**用量用法** | 外用：适量，研极细粉，单用或与其他药味配成散剂或制成药捻。

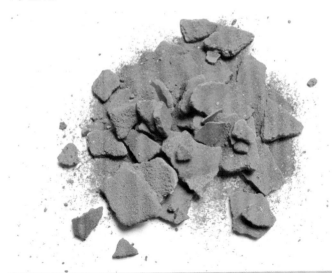

**使用注意** | 本品有毒，只可外用，不可内服；外用亦不宜久用；孕妇禁用。

# 红景天

239

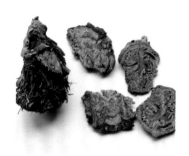

**别名** | 蔷薇红景天、扫罗玛布尔（藏名）。

**性味归经** | 甘、苦，平。归肺、心经。

**来源** | 本品为景天科植物大花红景天 *Rhodiola crenulata*（Hook. f. et. Thoms.）H. Ohba 的干燥根和根茎。

**识别特征** | 多年生草本，高 10 ~ 20 cm。根粗壮，圆锥形，肉质，褐黄色，根颈部具多数须根。根茎短，粗壮，圆柱形，被多数覆瓦状排列的鳞片状的叶。从茎顶端之叶腋抽出数条花茎，花茎上下部均有肉质叶，叶片椭圆形，边缘具粗锯齿，先端锐尖，基部楔形，几无柄。聚伞花序顶生，花红色。蓇葖果。花期 8 月，果期 9 月。

**生境分布** | 生长于高山岩石处，野生或栽培。分布于西藏、新疆、辽宁、吉林、山西、河北。

**采收加工** | 秋季花茎凋枯后采挖，除去粗皮，洗净，晒干。

**功效主治** | 益气活血，通脉平喘。主治气虚血瘀，胸痹心痛，中风偏瘫，倦怠气喘。

**用量用法** | 3 ~ 6 g。内服：煎汤。

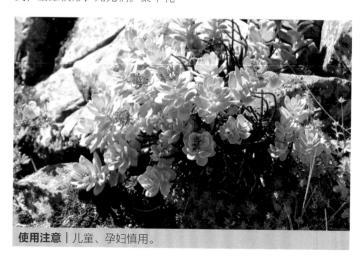

**使用注意** | 儿童、孕妇慎用。

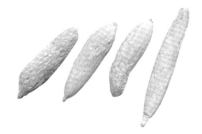

# 麦冬

240

**别名** | 玉银、麦门冬、沿阶草。

**性味归经** | 甘、微苦，微寒。归心、肺、胃经。

**来源** | 本品为百合科植物麦冬 *Ophiopogon japonicus*（L. f）Ker-Gawl. 的干燥块根。

**识别特征** | 多年生草本，地上匍匐茎细长。叶丛生，狭线形，革质，深绿色，平行脉明显，基部绿白色并稍扩大。花葶常比叶短，总状花序轴长 2～5 cm，花 1～2，生于苞片腋内，花梗长 2～4 mm，关节位于近中部或中部以上，花微下垂，花被片 6，披针形，白色或淡紫色。浆果球形，成熟时深绿色或蓝黑色。花期 5～8 月，果期 8～9 月。

**生境分布** | 生长于海拔 2000 m 以下的山坡阴湿处、林下或溪旁。分布于浙江、四川等地。

**采收加工** | 夏季采挖，洗净，反复暴晒，堆置，至七八成干，除去须根，干燥。

**功效主治** | 养阴生津，润肺清心。主治肺燥干咳，阴虚劳嗽，喉痹咽痛，津伤口渴，内热消渴，心烦失眠，肠燥便秘。

**用量用法** | 6～12 g。内服：煎汤。

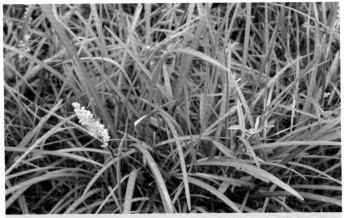

**使用注意** | 脾胃虚寒、大便溏薄及感冒风寒或痰饮湿浊咳嗽者忌服。

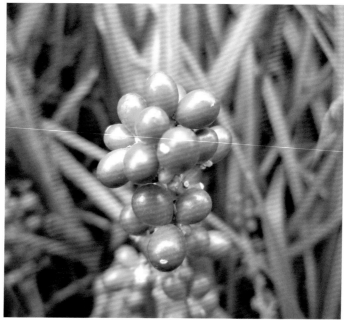

# 麦芽

241

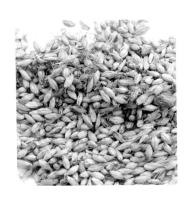

**别名** | 麦蘖、大麦蘖、大麦芽、大麦毛、草大麦。

**性味归经** | 甘，平。归脾、胃经。

**来源** | 本品为禾本科植物大麦 *Hordeum vulgare* L. 的成熟果实经发芽干燥的炮制加工品。

**识别特征** | 越年生草本。秆粗壮，光滑无毛，直立，高50～100 cm。叶鞘松弛抱茎；两侧有较大的叶耳；叶舌膜质，长1～2 mm；叶片扁平，长9～20 cm，宽6～20 mm。穗状花序长3～8 cm（芒除外），直径约1.5 cm，小穗稠密，每节着生3枚发育的小穗，小穗通常无柄，长1～1.5 cm（除芒外）；颖线状披针形，微具短柔毛，先端延伸成8～14 mm的芒；外稃背部无毛，有脉5，顶端延伸成芒，芒长8～15 cm，边棱具细刺，内稃与外稃等长。颖果腹面有纵沟或内陷，先端有短柔毛，成熟时与外稃黏着，不易分离，但某些栽培品种容易分离。花期3～4月，果期4～5月。

**生境分布** | 我国各地普遍栽培。全国各地均产。

**采收加工** | 将麦粒用水浸泡后，保持适宜温度、湿度，待幼芽长至约0.5 cm时，晒干或低温干燥。

**功效主治** | 行气消食，健脾开胃，回乳消胀。主治食积不消，脘腹胀痛，脾虚食少，乳汁郁积，乳房胀痛，妇女断乳，肝郁胁痛，肝胃气痛。生麦芽健脾和胃，疏肝行气。主治脾虚食少，乳汁郁积。炒麦芽行气消食回乳。主治食积不消，妇女断乳。焦麦芽消食化滞。主治食积不消，脘腹胀痛。

**用量用法** | 10～15 g；回乳炒用60 g。

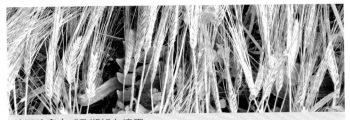

**使用注意** | 哺乳期妇女慎用。

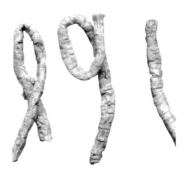

# 远志

242

**别名** | 棘菀、细草、小鸡腿、小鸡眼、小草根。

**性味归经** | 苦、辛，温。归心、肾、肺经。

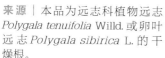

**来源** | 本品为远志科植物远志 *Polygala tenuifolia* Willd. 或卵叶远志 *Polygala sibirica* L. 的干燥根。

**识别特征** | 远志：多年生草本，高 20 ～ 40 cm。根圆柱形，长达 40 cm，肥厚，淡黄白色，具少数侧根。茎直立或斜上，丛生，上部多分枝。叶互生，狭线形或线状披针形，长 1 ～ 4 cm，宽 1 ～ 3 mm，先端渐尖，基部渐窄，全缘，无柄或近无柄。总状花序长 2 ～ 14 cm，偏侧生于小枝顶端，细弱，通常稍弯曲；花淡蓝紫色，长约 6 mm；花梗细弱；苞片 3，极小，易脱落；萼片的外轮 3 片，比较小，线状披针形，长约 2 mm，内轮 2 片，呈花瓣状，呈稍弯些的长圆状倒卵形；花瓣的两侧瓣倒卵形，长约 4 mm，中央花瓣较大，呈龙骨瓣状，背面顶端有撕裂成条的鸡冠状附属物；雄蕊 8，花丝连合成鞘状；子房倒卵形，扁平，花柱线形，弯垂，柱头 2 裂。蒴果扁平，卵圆形，边有狭翅。种子卵形，微扁，长约 2 mm，棕

黑色，密被白色细茸毛，上端有发达的种阜。花期 5 ～ 7 月，果期 7 ～ 9 月。

**生境分布** | 秦岭南北坡均产，生长于海拔 400 ～ 1000 m 的山坡草地或路旁。分布于山西、陕西等地。

**采收加工** | 春、秋二季采挖，除去须根和泥沙，晒干或抽取木心晒干。

**功效主治** | 安神益智，交通心肾，祛痰，消肿。主治心肾不交引起的失眠多梦、健忘惊悸、神志恍惚，咳痰不爽，疮疡肿毒，乳房肿痛。

**用量用法** | 内服：3 ～ 10 g，水煎服。

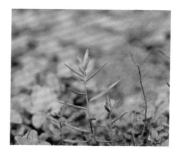

**使用注意** | 有胃炎及溃疡者慎用。

# 赤小豆

243

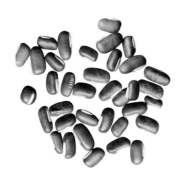

**别名** | 赤豆、红小豆、野赤豆。

**性味归经** | 甘、酸，平。归心、小肠经。

**来源** | 本品为豆科植物赤小豆 *Vigna umbellata* Ohwi et Ohashi 或赤豆 *Vigna angularis* Ohwi et Ohashi 的干燥成熟种子。

**识别特征** | 赤小豆：一年生草本植物。主根不发达，侧根细长，株高 80 ~ 100 cm，有直立丛生型、半蔓生型及蔓生缠绕型。叶为 3 小叶组成的复叶。小叶圆头形或剑头形。花梗自叶腋生出，梗的先端着生数花，为自花授粉作物，花小，开黄花或淡灰色花，龙骨瓣呈螺旋形，每花梗上结荚 1 ~ 5 个，荚长 7 ~ 16 cm，果荚内包着 4 ~ 18 枚椭圆形或长椭圆形种子。种子多为赤褐色，也有黑色、灰色、白色、绿杂色、浅黄色等。花期 5 ~ 8 月，果期 8 ~ 9 月。

赤豆：一年生直立草本，高可达 90 cm。茎上有显著的长硬毛。3 出复叶互生；顶生小叶卵形，长 5 ~ 10 cm，宽 2 ~ 5 cm，先端渐尖，侧生小叶偏斜，全缘或 3 浅裂，两面疏被白色柔毛；托叶卵形。总状花序腋生；花萼 5 裂；花冠蝶形，黄色，旗瓣具短爪，龙骨瓣上部卷曲；雄蕊 10，二体。荚果圆柱形，长 5 ~ 8 cm。种子 6 ~ 8 枚。花期 6 ~ 7 月，果期 7 ~ 8 月。

**生境分布** | 全国各地普遍栽培。分布于吉林、北京、天津、河北、陕西、山东、安徽、江苏、浙江、江西、广东、四川等地。

**采收加工** | 秋季果实成熟而未开裂时拔取全株，晒干，打下种子，除去杂质，再晒干。

**功效主治** | 利水消肿，解毒排脓。主治水肿胀满，脚气浮肿，黄疸尿赤，风湿热痹，痈肿疮毒，肠痈腹痛。

**用量用法** | 9 ~ 30 g。外用：适量，研末调敷。

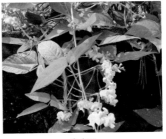

赤小豆

**使用注意** | 阴虚而无湿热者及小便清长者忌食。

7
画

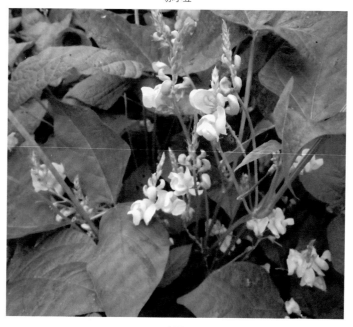

赤小豆

赤豆

# 赤石脂

244

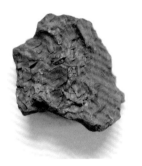

**别名** | 赤符、红土、红高岭、赤石土、吃油脂。

**性味归经** | 甘、酸、涩，温。归大肠、胃经。

---

**来源** | 本品为硅酸盐类矿物多水高岭石族多水高岭石，主含四水硅酸铝 $[Al_4(Si_4O_{10})(OH)_8 \cdot 4H_2O]$。

**识别特征** | 单斜晶系的多水高岭土。本品为块状集合体，呈不规则块状，大小不一。表面粉红色、红色至紫红色，或有红白相间的花纹，断面有的具蜡样光泽，疏松多孔的具土样光泽。质软，易碎，硬度 1～2，比重 2.0～2.2，吸水性强，用舌舐之黏舌，具土腥气，不溶于水，能溶于酸类。味淡，嚼之无沙粒感。

**生境分布** | 分布于福建、河南、山东、山西等地。

**采收加工** | 全年均可采挖，挖出后，选择红色滑腻如脂的块状体，拣去杂石、泥土。

**功效主治** | 涩肠止血，生肌敛疮。主治久泻久痢，大便出血，崩漏带下；外治疮疡久溃不敛，湿疮脓水浸淫。

**用量用法** | 9～12 g，先煎。外用：适量，研末敷患处。

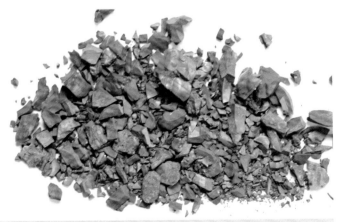

**使用注意** | 不宜与肉桂同用。

# 赤芍

245

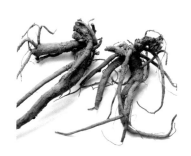

**别名** | 木芍药、红芍药、臭牡丹根。
**性味归经** | 苦，微寒。归肝经。

**来源** | 本品为毛茛科植物川赤芍 *Paeonia veitchii* Lynch 或芍药 *Paeonia lactiflora* Pall. 的干燥根。

**识别特征** | 川赤芍：多年生草本。茎直立。茎下部叶为2回3出复叶，小叶通常二回深裂，小裂片宽 0.5 ~ 1.8 cm。花2 ~ 4朵生于茎顶端和其下的叶腋；花瓣6 ~ 9，紫红色或粉红色；雄蕊多数；心皮2 ~ 5。果密被黄色茸毛。根为圆柱形，稍弯曲。表面暗褐色或暗棕色，粗糙，有横向突起的皮孔，手搓则外皮易破而脱落（俗称糟皮）。花期5 ~ 6月，果期7 ~ 8月。

芍药：多年生草本，高40 ~ 70 cm，无毛。根肥大，纺锤形或圆柱形，黑褐色。茎直立，上部分枝，基部有数枚鞘状膜质鳞片。叶互生；叶柄长达9 cm，位于茎顶部者叶柄较短；茎下部叶为2回3出复叶，上部叶为3出复叶；小叶狭卵形、椭圆形或披针形，基部楔形或偏斜，边缘具白色软骨质细齿，两面无毛，下面沿叶脉疏生短柔毛，近革质。花两性，数朵生茎顶和叶腋；花瓣9 ~ 13，倒卵形，白色，有时基部具深紫色斑块或粉红色。蓇葖果卵形或卵圆形，长2.5 ~ 3 cm，直径1.2 ~ 1.5 cm，先端具橡。花期5 ~ 6月，果期6 ~ 8月。

**生境分布** | 生长于山坡林下草丛中及路旁。分布于内蒙古、四川及东北各地。

**采收加工** | 春、秋二季采挖，除去根茎、须根及泥沙，晒干。

**功效主治** | 清热凉血，散瘀止痛。主治热入营血，温毒发斑，吐血衄血，目赤肿痛，肝郁胁痛，经闭痛经，癥瘕腹痛，跌扑损伤，痈肿疮疡。

**用量用法** | 6 ~ 12 g，水煎服。

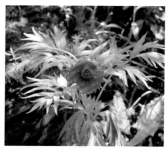

川赤药

**使用注意** | 不宜与藜芦同用。

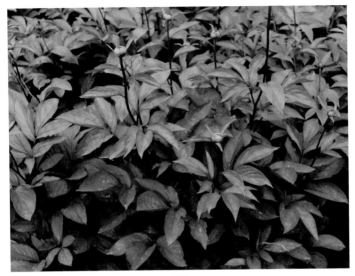

芍药

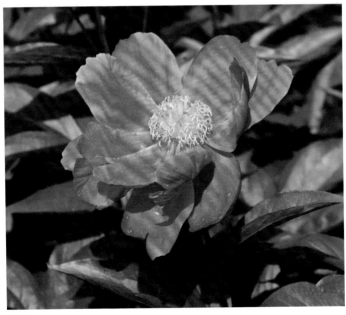

芍药

# 芫花

246

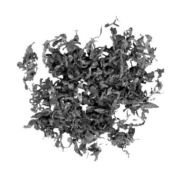

**别名** | 莞花、南芫花、芫花条、药鱼草、头痛花、闷头花、老鼠花。

**性味归经** | 苦、辛，温；有毒。归肺、脾、肾经。

**来源** | 本品为瑞香科植物芫花 *Daphne genkwa* Sieb. et Zucc. 的干燥花蕾。

**识别特征** | 落叶灌木，幼枝密被淡黄色绢毛，柔韧。单叶对生，稀互生，具短柄或近无柄。叶片长椭圆形或卵状披针形，长2.5～5 cm，宽0.5～2 cm，先端急尖，基部楔形，幼叶下面密被淡黄色绢状毛。花先叶开放，淡紫色或淡紫红色，3～7朵排成聚伞花丛，顶生及腋生，通常集于枝顶；花被筒状，长约1.5 cm，外被绢毛，裂片4，卵形，约为花全长的1/3；雄蕊8，2轮，分别着生于花被筒中部及上部；

子房密被淡黄色柔毛。核果长圆形，白色。花期3～5月，果期6～7月。

**生境分布** | 生长于路旁及山坡林间。分布于长江流域以南及山东、河南、陕西。

**采收加工** | 春季花未开放时采收，除去杂质，干燥。

**功效主治** | 泻水逐饮；外用杀虫疗疮。主治水肿胀满，胸腹积水，痰饮积聚，气逆咳喘，二便不利；外治疥癣秃疮，痈肿，冻疮。

**用量用法** | 1.5～3 g。醋芫花研末吞服，每次0.6～0.9 g，每日1次。外用：适量。

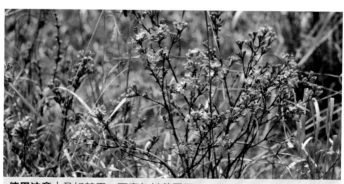

**使用注意** | 孕妇禁用，不宜与甘草同用。

# 花椒

247

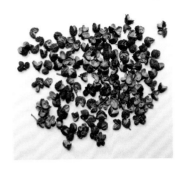

**别名**｜香椒、青椒、山椒、蜀椒、红椒、大花椒、青花椒、红花椒、大红袍。

**性味归经**｜辛，温。归脾、胃、肾经。

**来源**｜本品为芸香科植物花椒 *Zanthoxylum bungeanum* Maxim. 或青椒 *Zanthoxylum schinifolium* Sieb. et Zucc. 的干燥成熟果皮。

**识别特征**｜花椒：灌木或小乔木，高3～6 m。茎枝疏生略向上斜的皮刺，基部侧扁；嫩枝被短柔毛。叶互生；单数羽状复叶，长8～14 cm，叶轴具狭窄的翼，小叶通常5～9，对生，几无柄，叶片卵形，椭圆形至广卵形，长2～5 cm，宽1.5～3 cm，先端急尖；通常微凹，基部为不等的楔形，边缘钝锯齿状，齿间具腺点，下面在中脉基部有丛生的长柔毛。伞房状圆锥花序，顶生或顶生于侧枝上；花单性，雌雄异株，花轴被短柔毛；花被片4～8，三角状披针形；雄花具雄蕊5～7，花药矩圆形，药隔近顶端具腺点，花丝线形，退化心皮2，先端2叉裂；雌花心皮通常3～4，子房背脊上部有凸出的腺点，花柱略外弯，柱头头状，子房无柄。成熟心皮通常2～3。果实红色至紫红色，密生疣状突起的腺点。种子1枚，黑色，有光泽。花期3～5月，果期7～10月。

**生境分布**｜生长于温暖湿润、土层深厚肥沃的壤土、沙壤土中。我国大部分地区有分布，但以四川产者为佳。

**采收加工**｜秋季采收成熟果实，晒干，除去种子和杂质。

**功效主治**｜温中止痛，杀虫止痒。主治脘腹冷痛，呕吐泄泻，虫积腹痛；外治湿疹，阴痒。

**用量用法**｜3～6 g，煎服。外用：适量，煎汤熏洗。

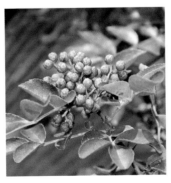

花椒

**使用注意**｜阴虚火旺者及孕妇忌用。

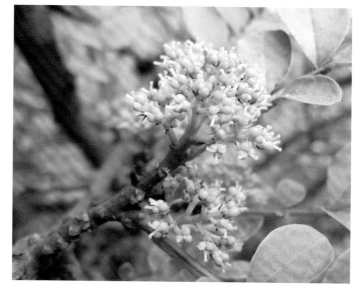

花椒

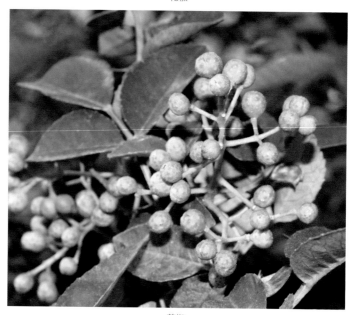

花椒

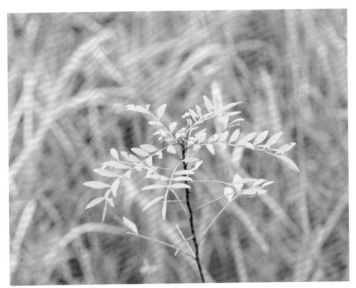

青椒

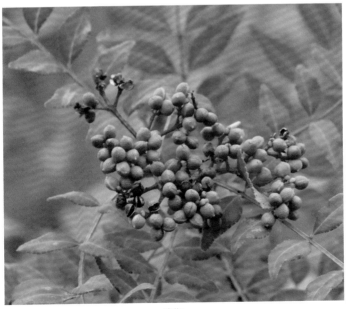

青椒

**329**

# 花蕊石

248

**别名**｜花乳石、白云石。
**性味归经**｜酸、涩，平。归肝经。

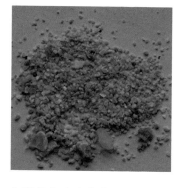

**来源**｜本品为变质岩类岩石蛇纹大理岩。主含碳酸钙（CaCO₃）。
**识别特征**｜该石为变质岩类含蛇纹石大理岩的石块，主要成分为碳酸钙及含水硅酸镁。花蕊石呈不规则的块状，有棱角而不锋利，表面白色或淡灰白色，夹杂有淡黄色或黄绿色的点状或条纹状彩晕，阳光下有闪烁的星状光泽。体重质坚，断面不整齐，以有黄绿色斑纹者为佳。

**生境分布**｜分布广泛，是内生热液矿脉及沉积的碳酸盐类岩石的重要组成部分。分布于江苏、浙江、陕西、山西、河南、山东等地。
**采收加工**｜采挖后，除去杂石和泥沙。
**功效主治**｜化瘀止血。主治咯血，吐血，外伤出血，跌扑伤痛。
**用量用法**｜4.5～9 g，多研末服。外用：适量。

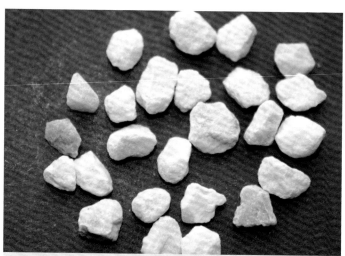

**使用注意**｜内无瘀滞者慎用；孕妇忌服。

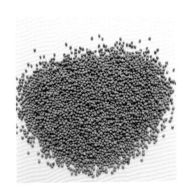

# 芥子

249

**别名** | 芥菜子、青菜子、黄芥子、白芥子。

**性味归经** | 辛，温。归肺经。

**来源** | 本品为十字花科植物白芥 *Sinapis alba* L. 或 芥 *Brassica juncea*（L.）Czern. et Coss. 的干燥成熟种子。前者习称"白芥子"，后者习称"黄芥子"。

**识别特征** | 一年生草本，高 50 ~ 150 cm。无毛，有时具刺毛，常带粉霜。茎有分枝。基生叶叶柄有小裂片；叶片宽卵形至倒卵形，长 15 ~ 35 cm，宽 5 ~ 17 cm，先端圆钝，不分裂或大头羽裂，边缘有缺刻或齿牙；下部叶较小，边缘有缺刻，有时具圆钝锯齿，不抱茎；上部叶窄披针形至条形，具不明显疏齿或全缘。总状花序花后延长；花淡黄色；花瓣4，鲜黄色，宽椭圆形或宽楔形，长达 1.1 ~ 1.4 cm，先端平截，全缘，基部具爪；雄蕊6,4长2短，长雄蕊长约 8 mm，短雄蕊长约 6 mm；雌蕊 1，子房圆柱形，长约 1 mm，花柱细，柱头头状。长均果条形，长 3 ~ 5.5 cm，具细喙，长 6 ~ 12 mm；果梗长 5 ~ 15 mm。种子近球形，直径 1 ~ 1.8 mm，鲜黄色至黄棕色，少数为暗红棕色，表面具网纹。花期 4 ~ 5 月，果期 5 ~ 6 月。

**生境分布** | 全国各地多有栽培。分布于安徽、河南、河北、山西、山东、四川等地。

**采收加工** | 夏末秋初果实成熟时采割植株，晒干，打下种子，除去杂质。

**功效主治** | 温肺豁痰利气，散结通络止痛。主治寒痰咳嗽，胸胁胀痛，痰滞经络，关节麻木、疼痛，痰湿流注，阴疽肿毒。

**用量用法** | 3 ~ 9 g。外用：适量。

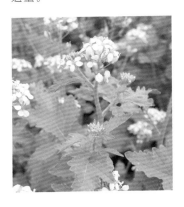

**使用注意** | 脾虚咳嗽及阴虚火旺者忌服。

# 苍术

250

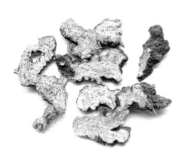

**别名**｜赤术、青术、仙术。
**性味归经**｜辛、苦，温。归脾、胃、肝经。

**来源**｜本品为菊科植物茅苍术 *Atractylodes lancea*（Thunb.）DC. 或北苍术 *Atractylodes chinensis*（DC.）Koidz. 的干燥根茎。

**识别特征**｜**茅苍术**：多年生草本，高达80 cm；根茎结节状圆柱形。叶互生，革质，上部叶一般不分裂，无柄，卵状披针形至椭圆形，长3～8 cm，宽1～3 cm，边缘有刺状锯齿，下部叶多为3～5深裂，顶端裂片较大，侧裂片1～2对，椭圆形。头状花序顶生，叶状苞片1列，羽状深裂，裂片刺状；总苞圆柱形，总苞片6～8层，卵形至披针形；花多数，两性，或单性多异株，全为管状花，白色或淡紫色；两性花有多数羽毛状长冠毛，单性花一般为雌花，具退化雄蕊5，瘦果有羽状冠毛。花期8～10月，果期9～11月。

**北苍术**：与茅苍术大致相同，其主要区别点为叶通常无柄，叶片较宽，卵形或窄卵形，一般羽状5深裂，茎上部叶3～5，羽状浅裂或不裂；头状花

序稍宽，总苞片多为5～6层，夏、秋间开花。

**生境分布**｜生长于山坡、林下及草地。茅苍术分布于江苏、湖北、河南等地，以产于江苏茅山一带者质量最好。北苍术分布于河北、山西、陕西等地。

**采收加工**｜春、秋二季采挖，除去泥沙，晒干，摘去须根。

**功效主治**｜燥湿健脾，祛风散寒，明目。主治湿阻中焦，脘腹胀满，泄泻，水肿，脚气痿躄，风湿痹痛，风寒感冒，夜盲，眼目昏涩。

**用量用法**｜3～9 g。煎汤服。

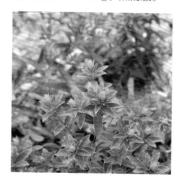

**使用注意**｜阴虚内热、津液亏虚、表虚多汗者禁服。

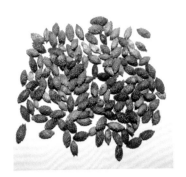

# 苍耳子

251

**别名** 苍子、葈耳实、牛虱子、胡寝子、苍郎种、胡苍子、苍棵子。

**性味归经** 辛、苦，温；有毒。归肺经。

---

**来源** 本品为菊科植物苍耳 *Xanthium sibiricum* Patr. 的干燥成熟带总苞的果实。

**识别特征** 一年生草本，高 20～90 cm。根纺锤状，分枝或不分枝。茎直立，不分枝或少有分枝，下部圆柱形，上部有纵沟，被灰白色糙伏毛。叶互生；有长柄，长 3～11 cm；叶片三角状卵形或心形，长 4～9 cm，宽 5～10 cm 的全缘，或有 3～5 不明显浅裂，先尖或钝，基出三脉，上面绿色，下面苍白色，被粗糙或短白伏毛。头状花序近于无柄，聚生，单性同株；雄花序球形，总苞片小，1 列，密生柔毛，花托柱状，托片倒披针形，小花管状，先端 5 齿裂，雄蕊 5，花药长圆状线形；雌花序卵形，总苞片 2～3 列，外列苞片小，内列苞片大，结成囊状卵形，2 室的硬体，外面有倒刺毛，顶有 2 圆锥状的尖端，小花 2，无花冠，子房在总苞内，每室有 1 花，花柱线形，突出在总苞外。成熟具瘦果的总苞坚硬，卵形或椭圆形，边同喙部长 12～15 cm，宽 4～7 cm，绿色、淡黄色或红褐色；瘦果 2，倒卵形，瘦果内含 1 枚种子。花期 7～8 月，果期 9～10 月。

**生境分布** 生长于荒地、山坡等干燥向阳处。分布于全国各地。

**采收加工** 秋季果实成熟时采收，干燥，除去梗、叶等杂质。

**功效主治** 散风寒，通鼻窍，祛风湿。主治风寒头痛，鼻塞流涕，鼻鼽，鼻渊，风疹瘙痒，湿痹拘挛。

**用量用法** 3～10 g。煎汤服。

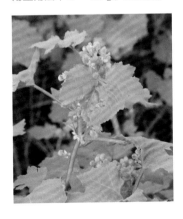

---

**使用注意** 血虚头痛者不宜服用。过量服用易致中毒。

# 芡实

252

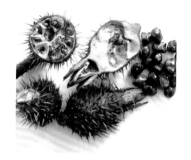

**别名**｜肇实、鸡头米、鸡头苞、鸡头莲、刺莲藕。

**性味归经**｜甘、涩，平。归脾、肾经。

**来源**｜本品为睡莲科植物芡 *Euryale ferox* Salisb. 的干燥成熟种仁。

**识别特征**｜一年生水生草本，具白色须根及不明显的茎。初生叶沉水，箭形；后生叶浮于水面，叶柄长，圆柱形中空，表面生多数刺，叶片椭圆状肾形或圆状盾形，直径 65 ~ 130 cm，表面深绿色，有蜡被，具多数隆起，叶脉分歧点有尖刺，背面深紫色，叶脉凸起，有茸毛。花单生；花梗粗长，多刺，伸出水面；萼片4，直立，披针形，肉质，外面绿色，有刺，内面带紫色；花瓣多数，分3轮排列，带紫色；雄蕊多数；子房半下位，8室，无花柱，柱头红色。浆果球形，海绵质，污紫红色，外被皮刺，上有宿存萼片。种子球形，黑色，坚硬，具假种皮。花期6 ~ 9月，果期7 ~ 10月。

**生境分布**｜生长于池沼湖泊中。分布于湖南、江苏、安徽、山东等地。

**采收加工**｜秋末冬初采收成熟果实，除去果皮，取出种子，洗净，再除去硬壳（外种皮），晒干。

**功效主治**｜益肾固精，补脾止泻，除湿止带。主治遗精滑精，遗尿尿频，脾虚久泻，白浊，带下。

**用量用法**｜9 ~ 15 g。内服：煎汤。

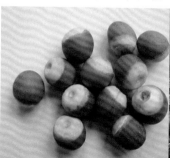

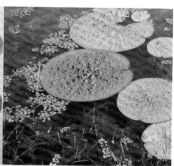

**使用注意**｜芡实为滋补敛涩之品，故大小便不利者不宜用。

# 芦荟

253

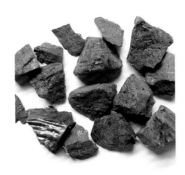

**别名** | 卢会、象胆、讷会、奴会、劳伟。

**性味归经** | 苦，寒。归肝、胃、大肠经。

**来源** | 本品为百合科植物库拉索芦荟 *Aloe barbadensis* Miller、好望角芦荟 *Aloe ferox* Miller 或其他同属近缘植物叶的汁液浓缩干燥物。

**识别特征** | 多年生草本。茎极短。叶簇生于茎顶，直立或近于直立，肥厚多汁；呈狭披针形，长 15～36 cm，宽 2～6 cm，先端长渐尖，基部宽阔，粉绿色，边缘有刺状小齿。花茎单生或稍分枝，高 60～90 cm；总状花序疏散型；花下垂，长约 2.5 cm，黄色或有赤色斑点；花被管状，6 裂，裂片稍外弯；雄蕊 6，花药丁字着生；雌蕊 1，3 室，每

室有多数胚珠。蒴果，三角形，室背开裂。花期 2～3 月。

**生境分布** | 生长于排水性能良好、不易板结的疏松土质中。福建、台湾、广东、广西、四川、云南等地有栽培。

**采收加工** | 全年可采，割取植物的叶片，收集流出的液汁，置锅内熬成稠膏，倾入容器，冷却凝固后即得。

**功效主治** | 泻下通便，清肝泻火，杀虫疗疳。主治热结便秘，惊痫抽搐，小儿疳积；外治癣疮。

**用量用法** | 2～5 g，宜入丸、散。外用：适量，研末敷患处。

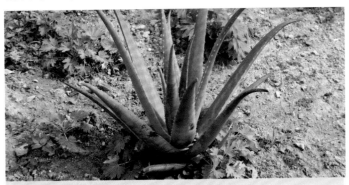

**使用注意** | 孕妇慎用。

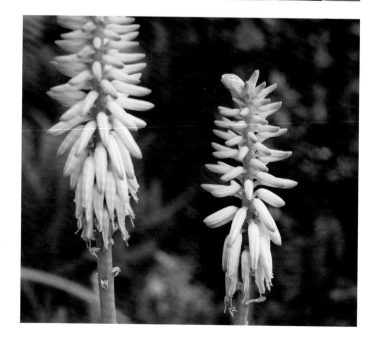

# 芦根

254

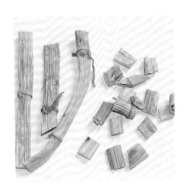

**别名** | 苇根、芦头、芦柴根、芦菇根、芦茅根、苇子根、芦芽根、甜梗子。

**性味归经** | 甘，寒。归肺、胃经。

**来源** | 本品为禾本科植物芦苇 *Phragmites communis* Trin. 的新鲜或干燥根茎。

**识别特征** | 多年生高大草本，具有匍匐状地下茎，粗壮，横走，节间中空，每节上具芽。茎高2~5 m，节下通常具白粉。叶2列式排列，具叶鞘；叶鞘抱茎，无毛或具细毛；叶灰绿色或蓝绿色，较宽，线状披针形，粗糙，先端渐尖。圆锥花序大型，顶生，直立，有时稍弯曲，暗紫色或褐紫色，稀淡黄色。颖果椭圆形至长圆形。花期9~10月。

**生境分布** | 生长于池沼地、河溪地、湖边及河流两岸沙地及湿地等处，多为野生。全国各地均有分布。

**采收加工** | 全年均可采挖，除去芽、须根及膜状叶，鲜用或晒干。

**功效主治** | 清热泻火，生津止渴，除烦止呕，利尿。主治热病烦渴，肺热咳嗽，肺痈吐脓，胃热呕哕，热淋涩痛。

**用量用法** | 15~30 g；鲜品用量加倍，或捣汁用。

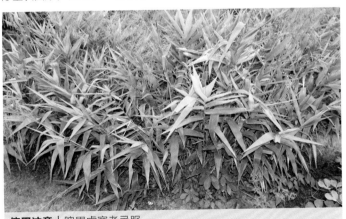

**使用注意** | 脾胃虚寒者忌服。

# 苏木

255

**别名** | 苏枋、苏方、苏方木。
**性味归经** | 甘、咸，平。归心、肝、脾经。

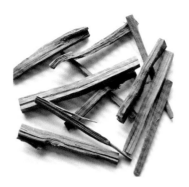

**来源** | 本品为豆科植物苏木 *Caesalpinia sappan* L. 的干燥心材。

**识别特征** | 常绿小乔木，高可达 5 ~ 10 m。树干有小刺，小枝灰绿色，具圆形凸出的皮孔，新枝被微柔毛，其后脱落。叶为 2 回双数羽状复叶，全长达 30 cm 或更长；羽片对生，9 ~ 13 对，长 6 ~ 15 cm，叶轴被柔毛；小叶 9 ~ 16 对，长圆形，长约 14 mm，宽约 6 mm，先端钝形微凹，全缘，上面绿色无毛，下面具细点，无柄；具锥刺状托叶。圆锥花序顶生，宽大多花，与叶等长，被短柔毛；花黄色，直径 10 ~ 15 mm；萼基部合生，上部 5 裂，裂片略不整齐；花瓣 5，其中 4 片圆形，等大，最下 1 片较小，上部长方状倒卵形，基部约 1/2 处窄缩成爪状；雄蕊 10，花丝下部被棉状毛；子房上位，1 室。荚果长圆形，偏斜，扁平，厚革质，无刺，无刚毛，顶端一侧有尖喙，长约 7.5 cm，直径约 3.5 cm，成熟后暗红色，具短茸毛，不开裂，含种子 4 ~ 5 枚。

花期 5 ~ 6 月，果期 9 ~ 10 月。

**生境分布** | 生长于海拔 200 ~ 1050 m 的山谷丛林中或栽培。分布于台湾、广东、广西、云南等地。

**采收加工** | 多于秋季采伐，除去白色边材，干燥。

**功效主治** | 活血祛瘀，消肿止痛。主治跌打损伤，骨折筋伤，瘀滞肿痛，经闭痛经，产后瘀阻，胸腹刺痛，痈疽肿痛。

**用量用法** | 3 ~ 9 g。内服：煎汤。

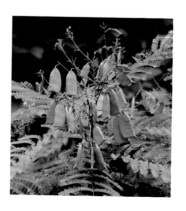

**使用注意** | 孕妇慎用。

# 苏合香

256

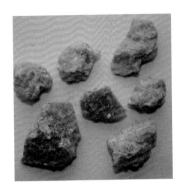

**别名** | 苏合油、帝油流、苏合香油、流动苏合香。

**性味归经** | 辛，温。归心、脾经。

**来源** | 本品为金缕梅科植物苏合香树 *Liquidambar orientalis* Mill. 的树干渗出的香树脂经加工精制而成。

**识别特征** | 乔木，高 10～15 m。叶互生，具长柄，叶片掌状，多为 3～5 裂，裂片卵形或长方状卵形，边缘有锯齿；花单性，雌雄花序常并生于叶腋，小花多数集成圆头状花序，黄绿色；雄花的圆头状花序成总状排列，花有小苞片，无花被，雄蕊多数，花丝短；雌花序单生，总花梗下垂，花被细小，雌蕊由 2 心皮合成，子房半下位，2 室。果序球形，直径约 2.5 cm，由多数蒴果聚生，蒴果先端喙状，熟时顶端开裂，种子 1 或 2 枚。

**生境分布** | 喜生于湿润肥沃的土壤。分布于非洲、印度及土耳其等地，我国广西有栽培。

**采收加工** | 初夏时将树皮击伤或割破，深达木部，使香树脂渗入树皮内。至秋季剥下树皮，榨取香树脂，即为普通苏合香。如将其溶解于乙醇中，过滤，蒸去乙醇，则为精制苏合香。

**功效主治** | 开窍，辟秽，止痛。主治中风痰厥，猝然昏倒，胸痹心痛，胸腹冷痛，惊痫。

**用量用法** | 0.3～1 g，宜入丸、散服。

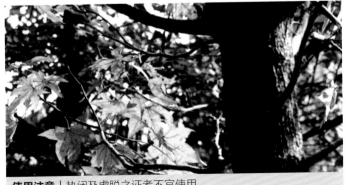

**使用注意** | 热闭及虚脱之证者不宜使用。

# 杜仲

257

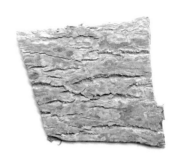

**别名** | 胶树、棉树皮、丝棉皮、丝楝树皮。

**性味归经** | 甘，温。归肝、肾经。

**来源** | 本品为杜仲科植物杜仲 *Eucommia ulmoides* Oliv. 的干燥树皮。

**识别特征** | 落叶乔木，高达 20 m。树皮和叶折断后均有银白色细丝。叶椭圆形或椭圆状卵形，先端长渐尖，基部圆形或宽楔形，边缘有锯齿。花单性，雌雄异株，无花被，先叶或与叶同时开放，单生于小枝基部。翅果长椭圆形而扁，长约 3.5 cm，先端凹陷，种子 1 枚。果期 10 ~ 11 月。

**生境分布** | 生长于山地林中或栽培。分布于四川大巴山区、陕西、贵州、河南伏牛山区及湖南湘西苗族自治州、常德、湖北恩施。此外，广西、浙江、甘肃也产。

**采收加工** | 4 ~ 6 月剥取，刮去粗皮，堆置"发汗"至内皮呈紫褐色，晒干。

**功效主治** | 补肝肾，强筋骨，安胎。主治肝肾不足，腰膝酸痛，筋骨无力，头晕目眩，妊娠漏血，胎动不安。

**用量用法** | 6 ~ 10 g，水煎服。

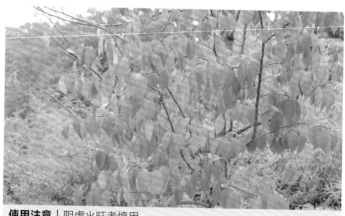

**使用注意** | 阴虚火旺者慎用。

# 杜仲叶

258

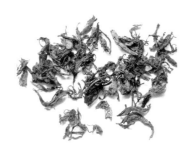

**别名**｜无。
**性味归经**｜微辛，温。归肝、肾经。

**来源**｜本品为杜仲科植物杜仲 *Eucommia ulmoides* Oliv. 的干燥叶。
**识别特征**｜见"杜仲"项下。
**生境分布**｜见"杜仲"项下。
**采收加工**｜夏、秋二季枝叶茂盛时采收，晒干或低温烘干。
**功效主治**｜补肝肾，强筋骨。主治肝肾不足，头晕目眩，腰膝酸痛，筋骨痿软。
**用量用法**｜10～15 g。内服：煎汤。

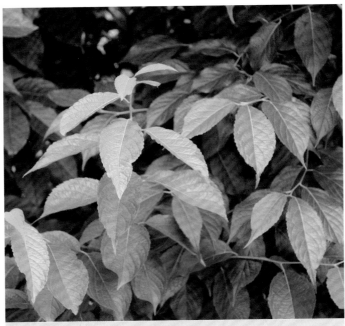

**使用注意**｜无。

# 杠板归

259

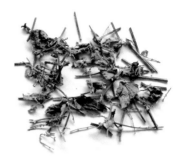

**别名** ｜ 河白草、蛇倒退、梨头刺、蛇不过。

**性味归经** ｜ 酸，微寒。归肺、膀胱经。

**来源** ｜ 本品为蓼科植物杠板归 *Polygonum perfoliatum* L. 的干燥地上部分。

**识别特征** ｜ 多年生草本。茎有棱，红褐色，有倒生钩刺。叶互生，盾状着生；叶片近三角形，长 4 ~ 6 cm，宽 5 ~ 8 cm，先端尖，基部近心形或截形，下面沿脉疏生钩刺；托叶鞘近圆形，抱茎；叶柄长，疏生倒钩刺。花序短穗状；苞片圆形；花被 5 深裂，淡红色或白色，结果时增大，肉质，变为深蓝色；雄蕊 8；花柱 3 裂。瘦果球形，包于蓝色多汁的花被内。花期 6 ~ 8 月，果期 9 ~ 10 月。

**生境分布** ｜ 生长于山谷、灌木丛中或水沟旁。分布于江苏、浙江、福建、江西、广东、广西、四川、湖南、贵州等地。

**采收加工** ｜ 夏季开花时采割，晒干。

**功效主治** ｜ 清热解毒，利水消肿，止咳。主治咽喉肿痛，肺热咳嗽，小儿顿咳，水肿尿少，湿热泻痢，湿疹、疔肿，蛇虫咬伤。

**用量用法** ｜ 15 ~ 30 g。外用：适量，煎汤熏洗。

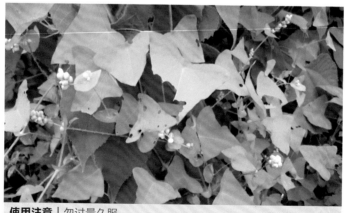

**使用注意** ｜ 勿过量久服。

# 巫山淫羊藿

260

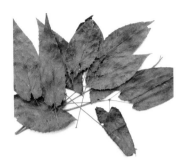

**别名** | 无。

**性味归经** | 辛、甘，温。归肝、肾经。

**来源** | 本品为小檗科植物巫山淫羊藿 *Epimedium wushanense* T. S. Ying 的干燥叶。

**识别特征** | 多年生常绿草本，高 50 ~ 80 cm。根状茎结节状，粗短，质地坚硬，表面被褐色鳞片，多须根。1回3出复叶基生和茎生，具长柄，小叶3；小叶具柄。叶片革质，披针形至狭披针形，先端渐尖或长渐尖，边缘具刺齿，基部心形，顶生小叶基部具均等的圆形裂片，侧生小叶基部的裂片偏斜，内边裂片小，圆形，外边裂片大，三角形，渐尖，上面无毛，背面被绵毛或秃净，叶缘具刺锯齿；花茎具2枚对生叶。圆锥花序顶生，具多数花朵，序轴无毛；花梗疏被腺毛或无毛；花淡黄色，萼片2轮，外萼片近圆形，内萼片阔椭圆形，花丝扁平，花药瓣裂，裂片外卷，顶端钝尖；子房圆柱形，花柱略短于子房。蒴果长 1.5 ~ 2 cm，宿存花柱长约 5 mm，喙状。花期 4 ~ 5月，果期 5 ~ 8月。

**生境分布** | 生长于海拔 1400 ~ 3000 m 的林下、灌木丛中、岩石上或河边杂木林。分布于我国四川、云南。

**采收加工** | 夏、秋二季茎叶茂盛时采收，除去杂质，晒干或阴干。

**功效主治** | 补肾阳，强筋骨，祛风湿。主治肾阳虚衰，阳痿遗精，筋骨痿软，风湿痹痛，麻木拘挛，绝经期眩晕。

**用量用法** | 3 ~ 9 g。内服：煎汤。

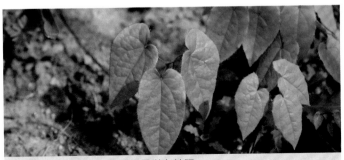

**使用注意** | 阴虚火旺、强阳易举者禁服。

# 豆蔻

261

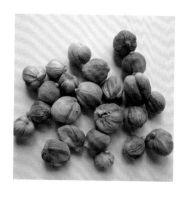

**别名** | 紫蔻、漏蔻、十开蔻、白豆蔻、圆豆蔻、原豆蔻。

**性味归经** | 辛，温。归肺、脾、胃经。

**来源** | 本品为姜科植物白豆蔻 *Amomum kravanh* Pierre ex Gagnep. 或爪哇白豆蔻 *Amomum compactum* Soland ex Maton 的干燥成熟果实。按产地不同分为"原豆蔻"和"印尼白蔻"。

**识别特征** | **白豆蔻**：多年生草本。叶披针形，顶端有长尾尖，除具缘毛外，两面无毛；无叶柄。叶舌初被疏长毛，后脱落而仅有疏缘毛；叶鞘口无毛；穗状花序圆柱形；苞片卵状长圆形；花萼管被毛；花冠白色或稍带淡黄色；唇瓣椭圆形，稍凹入，淡黄色，中脉有带紫边的橘红色带；雄蕊1；子房被长柔毛。花期2~5月，果期6~8月。

**生境分布** | 生长于山沟阴湿处，我国多栽培于树荫下。海南、云南、广西有栽培。原产于印度尼西亚。

**采收加工** | 秋季果实成熟时采收，用时除去果皮，取种子打碎。

**功效主治** | 化湿行气，温中止呕，开胃消食。主治湿浊中阻，不思饮食，湿温初起，胸闷不饥，寒湿呕逆，胸腹胀痛，食积不消。

**用量用法** | 3~6g，后下。

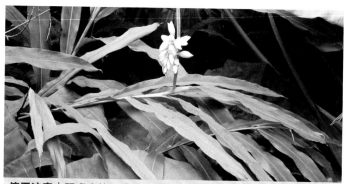

**使用注意** | 阴虚内热，或胃火偏盛、口干口渴、大便燥结者忌食；干燥综合征及糖尿病患者忌食。

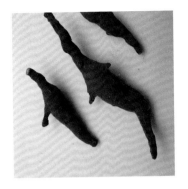

# 两头尖

262

**别名** | 风花、银莲花、草乌喙、复活节花、竹节香附。

**性味归经** | 辛，热；有毒。归脾经。

**来源** | 本品为毛茛科植物多被银莲花 *Anemone raddeana* Regel 的干燥根茎。

**识别特征** | 多年生草本，高 10 ~ 25 cm。根茎横走或斜生，细纺锤形，长 1.5 ~ 3 cm，直径 3 ~ 8 mm，暗褐色，顶端具数枚黄白色大型膜质鳞片。基生叶为 3 出复叶，通常 1；叶柄长 10 ~ 15 cm，无毛或疏被长柔毛；小叶具柄，柄长约 1 cm；小叶片通常 3 深裂或近全裂，裂片倒卵形，3 裂或缺刻状，先端钝，基部楔形，两面无毛或仅基部疏被长柔毛。花茎单一，直立，疏被长柔毛，较基生叶高，有叶状总苞片 3，总苞片长圆形或狭倒卵形，具数个缺刻状圆齿，长 1.5 ~ 3.5 cm，宽

0.5 ~ 1.5 cm；花单朵，顶生，直径 2.5 ~ 3.5 cm；萼片花瓣状，长圆形，10 ~ 15 片，白色，外侧略带紫晕，两面无毛；雄蕊多数，花药黄色，椭圆形，花丝细长；雌蕊多数，子房被长柔毛，花柱稍弯，无毛。瘦果具细毛。花期 4 ~ 5 月，果期 5 ~ 6 月。

**生境分布** | 生长于海拔 800 m 左右的山地林中或草地阴凉处。分布于东北及河北、山东、山西等地。

**采收加工** | 夏季采挖，除去须根，洗净，干燥。

**功效主治** | 祛风湿，消痈肿。主治风寒湿痹，四肢拘挛，骨节疼痛，痈肿溃烂。

**用量用法** | 1 ~ 3 g。外用：适量。

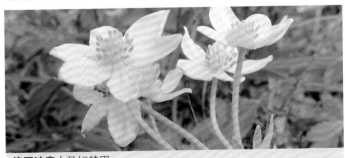

**使用注意** | 孕妇禁用。

# 两面针

263

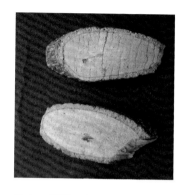

**别名** | 两背针、双面针、双面刺、叶下穿针、入地金牛、红心刺刁根。
**性味归经** | 苦、辛，平；有小毒。归肝、胃经。

**来源** | 本品为芸香科植物两面针 *Zanthoxylum nitidum* ( Roxb. ) DC. 的干燥根。
**识别特征** | 幼龄植株为直立灌木，成龄灌木为木质藤本；茎、枝、叶轴下面和小叶中脉两面均着生钩状皮刺。单数羽状复叶，长7 ~ 15 cm；小叶3 ~ 11，对生，革质，卵形至卵状矩圆形，无毛，上面稍有光泽，伞房状圆锥花序，腋生；花数4；萼片宽卵形。果成熟时紫红色，有粗大腺点，顶端具短喙。花期3 ~ 5月，果期9 ~ 11月。
**生境分布** | 生长于山野。分布于华南各省及台湾、云南各地。
**采收加工** | 全年可采挖，洗净，切片或段，晒干。
**功效主治** | 活血化瘀，行气止痛，祛风通络，解毒消肿。主治跌扑损伤，胃痛，牙痛，风湿痹痛，毒蛇咬伤；外治烧烫伤。
**用量用法** | 5 ~ 10 g。外用：适量，研末调敷或煎水洗患处。

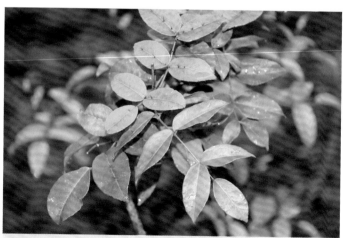

**使用注意** | 不能过量服用，忌与酸味食物同服。

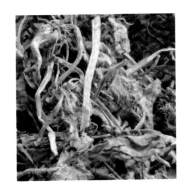

# 连钱草

264

**别名** | 地蜈蚣、铜钱草、蜈蚣草、野花生、仙人对坐草、神仙对坐草。

**性味归经** | 辛、微苦，微寒。归肝、肾、膀胱经。

**来源** | 本品为唇形科植物活血丹 *Glechoma longituba*（Nakai）Kupr. 的干燥地上部分。

**识别特征** | 多年生草本。茎细，方形，被细柔毛，下部匍匐，上部直立。叶对生，肾形至圆心形，长 1.5 ~ 3 cm，宽 1.5 ~ 5.5 cm，边缘有圆锯齿，两面有毛或近无毛，下面有腺点；叶柄长为叶片的 1 ~ 2 倍。轮伞花序腋生，每轮 2 ~ 6 花；苞片刺芒状；花萼钟状，长 7 ~ 10 mm，萼齿狭三角状披针形，顶端芒状，外面有毛和腺点；花冠二唇形，淡蓝色至紫色，长 1.7 ~ 2.2 cm，下唇具深色斑点，中裂片肾形；雄蕊 4，药室叉开。小坚果长圆形，褐色。花期 3 ~ 4 月，果期 4 ~ 6 月。

**生境分布** | 生长于田野、林缘、路旁、林间草地、溪边河畔或村旁阴湿草丛中。除西北、内蒙古外，全国各地均有分布。

**采收加工** | 春至秋季采收，除去杂质，晒干。

**功效主治** | 利湿通淋，清热解毒，散瘀消肿。主治热淋，石淋，湿热黄疸，疮痈肿痛，跌打损伤。

**用量用法** | 15 ~ 30 g。外用：适量，煎汤洗。

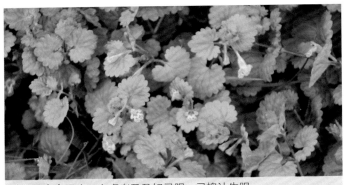

**使用注意** | 阴疽、血虚者及孕妇忌服。忌捣汁生服。

# 连翘

265

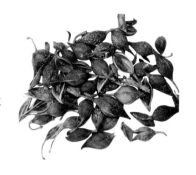

**别名**｜连壳、青翘、落翘、黄花条、黄奇丹。

**性味归经**｜苦，微寒。归肺、心、小肠经。

**来源**｜本品为木犀科植物连翘 *Forsythia suspensa*（Thunb.）Vahl 的干燥果实。

**识别特征**｜落叶灌木，高 2～3 m。茎丛生，小枝通常下垂，褐色，略呈四棱状，皮孔明显，中空。单叶对生或 3 小叶丛生，卵形或长圆状卵形，长 3～10 cm，宽 2～4 cm，无毛，先端锐尖或钝，基部圆形，边缘有不整齐锯齿。花先叶开放，一至数朵，腋生，金黄色，长约 2.5 cm。花萼合生，与花冠筒约等长，上部 4 深裂；花冠基部联合成管状，上部 4 裂，雄蕊 2，着生于花冠基部，不超出花冠，子房卵圆形，花柱细长，柱头 2 裂。蒴果狭卵形，稍扁，木质，长约 1.5 cm，成熟时 2 瓣裂。种子多数，棕色、扁平，一侧有薄翅。花期 3～4 月，果期 7～9 月。

**生境分布**｜生长于山野荒坡或栽培。分布于山西、河南、陕西等地。

**采收加工**｜秋季果实初熟尚带绿色时采收，除去杂质，蒸熟，晒干，习称"青翘"；果实熟透时采收，晒干，除去杂质，习称"老翘"。

**功效主治**｜清热解毒，消肿散结，疏散风热。主治痈疽，瘰疬，乳痈，丹毒，风热感冒，温病初起，温热入营，高热烦渴，神昏发斑，热淋涩痛。

**用量用法**｜6～15 g。内服：煎汤。

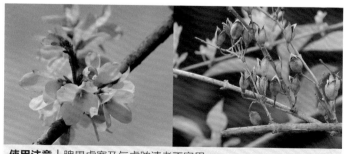

**使用注意**｜脾胃虚寒及气虚脓清者不宜用。

# 吴茱萸

266

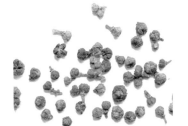

**别名** | 吴萸、茶辣、漆辣子、米辣子、臭辣子树、左力纯幽子。

**性味归经** | 辛、苦，热；有小毒。归肝、脾、胃、肾经。

**来源** | 本品为芸香科植物吴茱萸 *Euodia rutaecarpa*（Juss.）Benth.、石虎 *Euodia rutaecarpa*（Juss.）Benth. var. *officinalis*（Dode）Huang 或疏毛吴茱萸 *Euodia rutaecarpa*（Juss.）Benth. var. *bodinieri*（Dode）Huang 的干燥近成熟果实。

**识别特征** | 吴茱萸：灌木或小乔木，全株具臭气，幼枝、叶轴及花序轴均被锈色长柔毛。叶对生，单数羽状复叶，小叶 5 ~ 9，椭圆形至卵形，全缘或有微小钝锯齿，两面均被长柔毛，有粗大腺点。花单性，雌雄异株；聚伞状圆锥花序顶生，花白色。蓇葖果，成熟时紫红色，果实略呈扁球形，直径 2 ~ 5 mm。表面绿黑色或暗黄绿色，粗糙，有多数凹下细小油点，顶平，中间有凹窝及 5 条小裂缝，有的裂成 5 瓣。基部有花萼及短果柄，果柄密生茸毛；每心皮具种子 1 枚。花期 6 ~ 8 月，果期 9 ~ 10 月。

**生境分布** | 生长于温暖地带路旁、山地或疏林下。多为栽培。分布于贵州、广西、湖南、云南、四川、陕西南部及浙江等地。以贵州、广西产量较大，湖南常德产者质量佳。

**采收加工** | 8 ~ 11 月果实尚未开裂时，剪下果枝，晒干或低温干燥，除去枝、叶、果梗等杂质。

**功效主治** | 散寒止痛，降逆止呕，助阳止泻。主治厥阴头痛，寒疝腹痛，寒湿脚气，经行腹痛，脘腹胀痛，呕吐吞酸，五更泄泻。

**用量用法** | 2 ~ 5 g。外用：适量。

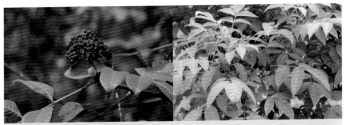

**使用注意** | 本品辛热燥烈，易损气动火，不宜多用久服，阴虚有热者忌用。吴茱萸、黄连、生姜均有止呕之功，然吴茱萸治肝火犯胃之呕酸；黄连治胃中实热之呕苦；生姜治胃寒上逆之呕水，三者各有不同。

# 牡丹皮

267

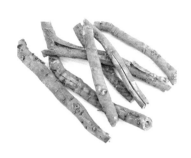

**别名** | 丹皮、丹根、牡丹根皮。

**性味归经** | 苦、辛，微寒。归心、肝、肾经。

**来源** | 本品为毛茛科植物牡丹 *Paeonia suffruticosa* Andr. 的干燥根皮。

**识别特征** | 落叶小灌木，高 1 ~ 2 m，主根粗长。根皮呈圆筒状或槽状，外表灰棕色或紫褐色，有横长皮孔及支根痕。去栓皮的外表粉红色，内表面深棕色，并有多数光亮细小结晶（牡丹酚）附着。质硬脆，易折断。叶为 2 回 3 出复叶，小叶卵形或广卵形，顶生小叶片通常 3 裂。花大型，单生枝顶；萼片 5；花瓣 5 至多数，白色、红色或浅紫色；雄蕊多数；心皮 3 ~ 5，离生。聚合蓇葖果，表面密被黄褐色短毛。花期 5 ~ 7 月，果期 7 ~ 8 月。

**生境分布** | 生长于向阳、不积水的斜坡、沙质地。分布于河南、安徽、山东等地，以安徽凤凰山等地的质量最佳。

**采收加工** | 秋季采挖根部，除去细根和泥沙，剥取根皮，晒干；或刮去粗皮，除去木心，晒干。前者习称"连丹皮"，后者习称"刮丹皮"。

**功效主治** | 清热凉血，活血化瘀。主治热入营血，温毒发斑，吐血衄血，夜热早凉，无汗骨蒸，经闭痛经，跌扑伤痛，痈肿疮毒。

**用量用法** | 6 ~ 12 g。内服：煎汤。

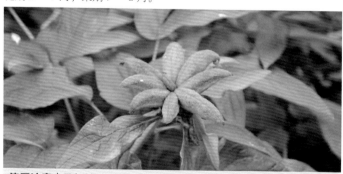

**使用注意** | 孕妇慎用。

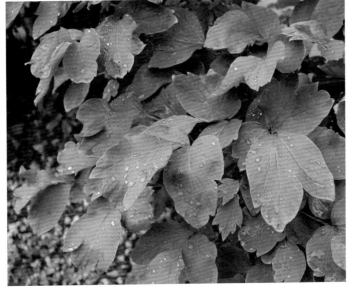

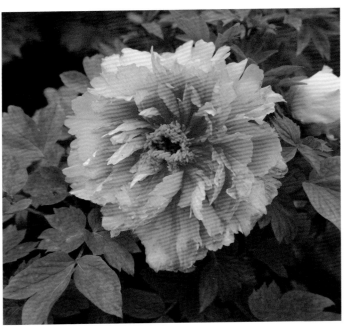

# 牡荆叶

268

**别名** | 黄荆柴、黄荆条、荆条棵、五指柑。

**性味归经** | 微苦、辛，平。归肺经。

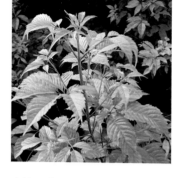

**来源** | 本品为马鞭草科植物牡荆 *Vitex negundo* L. var. *cannabifolia*（Sieb. et Zucc.）Hand.-Mazz. 的新鲜叶。

**识别特征** | 落叶灌木或小乔木，植株高1～5 m。多分枝，具香味。小枝四棱形，绿色，被粗毛，老枝褐色，圆形。掌状复叶，对生；小叶5，稀为3，中间1枚最大；叶片披针形或椭圆状披针形，基部楔形，边缘具粗锯齿，先端渐尖，表面绿色，背面淡绿色，通常被柔毛。圆锥花序顶生，长10～20 cm；花萼钟状，先端5齿裂；花冠淡紫色，先端5裂，二唇形。果实球形，黑色。花、果期7～10月。

**生境分布** | 生长于低山向阳的山坡路旁或灌木丛中。分布于华东及河北、湖南、湖北、广东、广西、四川、贵州等地。

**采收加工** | 夏、秋二季叶茂盛时采收，除去茎枝。

**功效主治** | 祛痰，止咳，平喘。主治咳嗽痰多。

**用量用法** | 鲜用，供提取牡荆油用。

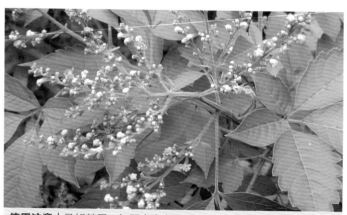

**使用注意** | 孕妇禁用；气弱表虚者忌服。

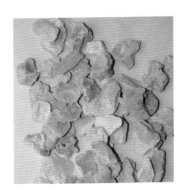

# 牡蛎

269

**别名** | 蛎蛤、牡蛤、海蛎子、海蛎子壳、海蛎子皮。

**性味归经** | 咸，微寒。归肝、胆、肾经。

**来源** | 本品为牡蛎科动物长牡蛎 *Ostrea gigas* Thunberg、大连湾牡蛎 *Ostrea talienwhanensis* Crosse 或近江牡蛎 *Ostrea rivularis* Gould 的贝壳。

**识别特征** | **长牡蛎**：呈长片状，背腹缘几平行，长 10 ~ 50 cm，高 4 ~ 15 cm。右壳较小，鲜片坚厚，层状或层纹状排列，壳外面平坦或具数个凹陷，淡紫色、灰白色或黄褐色，内面瓷白色，壳顶两侧无小齿。左壳凹下很深，鳞片较右壳粗大，壳顶附着面小。质硬，断面层状，洁白。无臭，味微咸。

**大连湾牡蛎**：呈类三角形，背腹缘呈八字形，右壳外面淡黄色，具疏松的同心鳞片，鳞片起伏成波浪状，内面白色。左壳同心鳞片坚厚，自壳顶部放射肋数个，明显，内面凹下呈盒状，铰合面小。

**近江牡蛎**：呈圆形、卵圆形或三角形等。右壳外面稍不平，有灰、紫、棕、黄等色，环生同心鳞片，幼体者鳞片薄而脆，多年生长后鳞片层层相叠，内面白

色，边缘有时淡紫色。

**生境分布** | 生活于低潮线附近至水深 7 m 左右的江河入海近处，适盐度为 10% ~ 25%。我国沿海均有分布，山东、福建、广东沿海已有人工养殖。

**采收加工** | 全年均可捕捞，去肉，洗净，晒干。

**功效主治** | 重镇安神，潜阳补阴，软坚散结。主治惊悸失眠，眩晕耳鸣，瘰疬痰核，癥瘕痞块。煅牡蛎收敛固涩，制酸止痛。主治自汗盗汗，遗精滑精，崩漏带下，胃痛吞酸。

**用量用法** | 9 ~ 30 g，先煎。

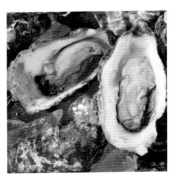

**使用注意** | 本品多服久服易引起消化不良。

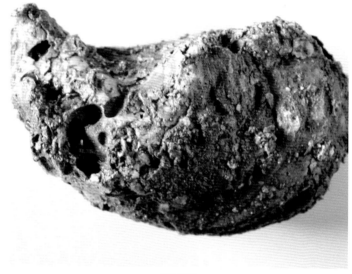

牡蛎药材

# 体外培育牛黄

270

**别名** | 无。
**性味归经** | 甘，凉。归心、肝经。

**来源** | 本品以牛科动物牛 *Bos taurus domesticus* Gmelin 的新鲜胆汁作母液，加入去氧胆酸、胆酸、复合胆红素钙等制成。

**识别特征** | 本品呈球形或类球形，直径 0.5 ~ 3 cm。表面光滑，呈黄红色至棕黄色。体轻，质松脆，断面有同心层纹。气香，味苦而后甘，有清凉感，嚼之易碎，不黏牙。
**生境分布** | 本品为人工制成品。
**采收加工** | 本品为人工制成品。
**功效主治** | 清心，豁痰，开窍，凉肝，息风，解毒。主治热病神昏，中风痰迷，惊痫抽搐，癫痫发狂，咽喉肿痛，口舌生疮，痈肿疔疮。
**用量用法** | 0.15 ~ 0.35 g，多入丸、散用。外用：适量，研末敷患处。

**使用注意** | 孕妇慎用；偶有轻度消化道不适。

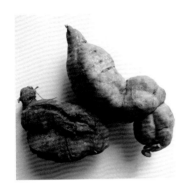

# 何首乌

271

**别名**｜交茎、交藤、夜合、多花蓼、紫乌藤、桃柳藤、九真藤。

**性味归经**｜苦、甘、涩，微温。归肝、心、肾经。

**来源**｜本品为蓼科植物何首乌 *Polygonum multiflorum* Thunb. 的干燥块根。

**识别特征**｜多年生缠绕草本。根细长，末端成肥大的块根，外表面红褐色至暗褐色。茎基部略呈木质，中空。叶互生，具长柄，叶片狭卵形或心形，长 4 ~ 8 cm，宽 2.5 ~ 5 cm，先端渐尖，基部心形或箭形，全缘或微带波状，上面深绿色，下面浅绿色，两面均光滑无毛。托叶膜质，鞘状，褐色，抱茎，长 5 ~ 7 mm。花小，直径约 2 mm，多数，密聚成大型圆锥花序，小花梗具节，基部具膜质苞片；花被绿白色，花瓣状，5 裂，裂片倒卵形，大小不等，外面 3 片的背部有翅；雄蕊 8，比花被短；雌蕊 1，子房三角形，花柱短，柱头 3 裂，头状。瘦果椭圆形，有 3 棱，长 2 ~ 3.5 mm，黑色，有光泽，外包宿存花被，花被呈明显的 3 翅，成熟时褐色。花期 10 月，果期 11 月。

**生境分布**｜生长于墙垣、叠石之旁。分布于河南、湖北、广西、广东、贵州、四川、江苏等地，全国其他地区也有栽培。

**采收加工**｜秋、冬二季叶枯萎时采挖，削去两端，洗净，个大的切成块，干燥。

**功效主治**｜解毒，消痈，截疟，润肠通便。主治疮痈，瘰疬，风疹瘙痒，久疟体虚，肠燥便秘。

**用量用法**｜内服：3 ~ 6 g，水煎服。

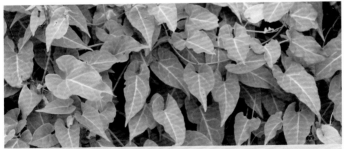

**使用注意**｜大便溏泻及有痰湿者不宜用。

# 制何首乌

272

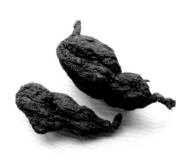

**别名** | 制首乌。

**性味归经** | 苦、甘、涩，微温。归肝、心、肾经。

**来源** | 本品为何首乌的炮制加工品。

**识别特征** | 见"何首乌"项下。

**生境分布** | 见"何首乌"项下。

**采收加工** | 取何首乌片或块，照炖法用黑豆汁拌匀，置于非铁质的适宜容器内，炖至汁液吸尽；或照蒸法，清蒸或用黑豆汁拌匀后蒸，蒸至内外均呈棕褐色，或晒至半干，切片，干燥。每100 kg 何首乌片（块），用黑豆10 kg。

**功效主治** | 补肝肾，益精血，乌须发，强筋骨，化浊降脂。主治血虚萎黄，眩晕耳鸣，须发早白，腰膝酸软，肢体麻木，崩漏带下，高脂血症。

**用量用法** | 6 ~ 12 g。内服：煎汤。

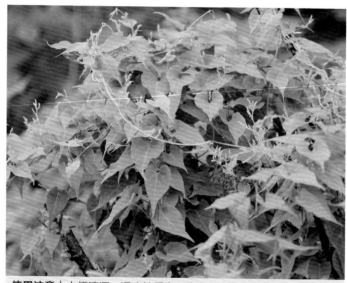

**使用注意** | 大便溏泻、湿痰较重者不宜用。本品不宜与葱、蒜同用。

# 伸筋草

273

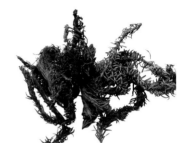

**别名** ｜ 牛尾菜、水摇竹、大伸筋、百部伸筋、大顺筋藤。

**性味归经** ｜ 微苦、辛，温。归肝、脾、肾经。

**来源** ｜ 本品为石松科植物石松 *Lycopodium japonicum* Thunb. 的干燥全草。

**识别特征** ｜ 多年生草本，高15～30 cm；匍匐茎蔓生，营养茎常为二歧分枝。叶密生，钻状线形，长3～5 mm，宽约1 mm，先端渐尖，具易落芒状长尾，全缘，中脉在叶背明显，无侧脉或小脉，孢子枝从第二、第三年营养枝上长出，远高于营养枝，叶疏生。孢子囊穗长2～5 cm，单生或2～6个生于长柄上。孢子叶卵状三角形，先端急尖而具尖尾，有短柄，黄绿色，边缘膜质，具不规则锯齿，孢子囊肾形。7月、8月间孢子成熟。

**生境分布** ｜ 生长于疏林下荫蔽处。分布于浙江、湖北、江苏等地。

**采收加工** ｜ 夏、秋二季茎叶茂盛时采收，除去杂质，晒干。

**功效主治** ｜ 祛风除湿，舒筋活络。主治关节酸痛，屈伸不利。

**用量用法** ｜ 3～12 g，水煎服。

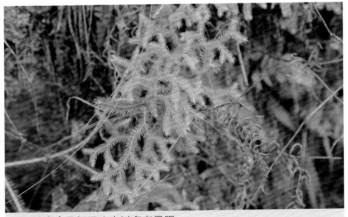

**使用注意** ｜ 孕妇及出血过多者忌服。

# 皂角刺

274

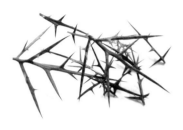

**别名** | 皂刺、天丁、皂针、皂荚刺、皂角针。

**性味归经** | 辛，温。归肝、胃经。

**来源** | 本品为豆科植物皂荚 *Gleditsia sinensis* Lam. 的干燥棘刺。

**识别特征** | 乔木，高达 15 cm。刺粗壮，通常分枝，长可达 16 cm，圆柱形。小枝无毛。1 回偶数羽状复叶，长 12 ~ 18 cm；小叶 6 ~ 14 片，长卵形、长椭圆形至卵状披针形，长 3 ~ 8 cm，宽 1.5 ~ 3.5 cm，先端钝或渐尖，基部斜圆形或斜楔形，边缘有细锯齿，无毛。花杂性，排成腋生的总状花序；花萼钟状，有 4 枚披针形裂片；花瓣 4，白色；雄蕊 6 ~ 8；子房条形，沿缝线有毛。荚果条形，不扭转，长 12 ~ 30 cm，宽 2 ~ 4 cm，微厚，黑棕色，被白色粉霜。花期 4 ~ 5 月，果期 9 ~ 10 月。

**生境分布** | 生长于路旁、沟旁、住宅附近、山地林中。分布于江苏、湖北、河北、山西、河南、山东。此外，广东、广西、四川、安徽、浙江、贵州、陕西、江西、甘肃等地亦产。

**采收加工** | 全年均可采收，干燥，或趁鲜切片，干燥。

**功效主治** | 消肿托毒，排脓，杀虫。主治痈疽初起或脓成不溃；外治疥癣麻风。

**用量用法** | 3 ~ 10 g。外用：适量，醋蒸取汁涂患处。

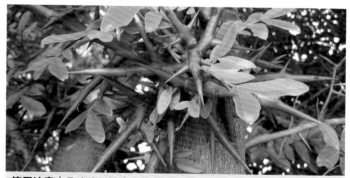

**使用注意** | 凡痈疽已溃者不宜服，孕妇亦忌之。

# 皂矾（绿矾）

275

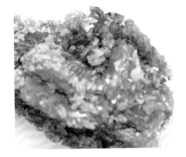

**别名**｜青矾、绛矾。
**性味归经**｜酸，凉。归肝、脾经。

**来源**｜本品为硫酸盐类矿物水绿矾的矿石。主含含水硫酸亚铁（$FeSO_4 \cdot 7H_2O$）。

**识别特征**｜晶体结构属单斜晶系。晶体为短柱状、厚板状、细粒状或纤维状，集合体呈粒块状、纤维放射状块体或皮壳、被膜。呈各种色调的绿色；含铜时呈浅绿蓝色（铜绿矾），失水、羟基化或氧化为黄绿、绿黄到金丝雀黄、黄褐、红褐、褐红等色（过渡为水绿矾－纤铁矾即黄矾或局部含褐铁矿的集合体）；完全脱水的纯净绿矾为白色。条痕浅于晶体颜色。新鲜晶体透明，罕见；通常半透明，风化表面不透明。为玻璃状、丝绢状光泽或土状光泽。晶体解理完全，断口呈贝壳状；风化者见不到清晰解理。

**生境分布**｜常生长于氧化带以下富含黄铁矿半分解矿石的裂隙中。分布于山东、湖南、甘肃、新疆、陕西、安徽、浙江、河南等地。

**采收加工**｜采挖后，除去杂石。

**功效主治**｜解毒燥湿，杀虫补血。主治黄肿胀满，疳积久痢，肠风便血，血虚萎黄，湿疮疥癣，喉痹口疮。

**用量用法**｜0.8 ~ 1.6 g。外用：适量。

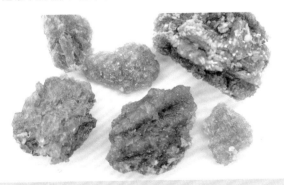

**使用注意**｜孕妇慎用。

# 佛手

276

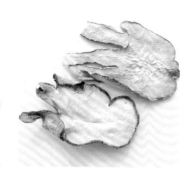

**别名** 九爪木、五指橘、佛手柑。

**性味归经** 辛、苦、酸，温。归肝、脾、胃、肺经。

**来源** 本品为芸香科植物佛手 *Citrus medica* L. var. *sarcodactylis* Swingle 的干燥果实。

**识别特征** 常绿小乔木或灌木。老枝灰绿色，幼枝略带紫红色，有短而硬的刺。单叶互生；叶柄短，长 3 ~ 6 mm，无翼叶，无关节；叶片革质，长椭圆形或倒卵状长圆形，长 5 ~ 16 cm，宽 2.5 ~ 7 cm，先端钝，有时微凹，基部近圆形或楔形，边缘有浅波状钝锯齿。花单生、簇生或为总状花序；花萼杯状，5 浅裂，裂片三角形；花瓣 5，内面白色，外面紫色；雄蕊多数；子房椭圆形，上部窄尖。柑果卵形或长圆形，先端分裂如拳状，或张开似指尖，其裂数代表心皮数，表面橙黄色，粗糙，果肉淡黄色。种子数枚，卵形，先端尖，有时不完全发育。花期 4 ~ 5 月，果期 10 ~ 12 月。

**生境分布** 生长于果园或庭院中。分布于广东、福建、云南、四川等地。

**采收加工** 秋季果实尚未变黄或变黄时采收，纵切成薄片，晒干或低温干燥。

**功效主治** 疏肝理气，和胃止痛，燥湿化痰。主治肝胃气滞，胸胁胀痛，胃脘痞满，食少呕吐，咳嗽痰多。

**用量用法** 3 ~ 10g。煎汤服。

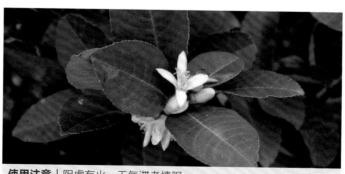

**使用注意** 阴虚有火、无气滞者慎服。

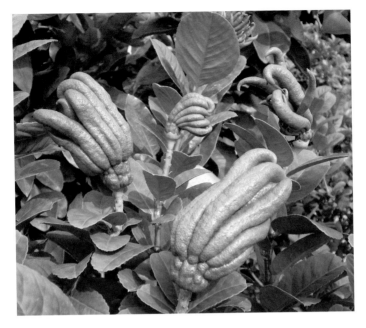

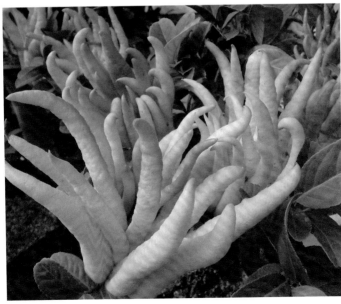

# 余甘子

277

**别名** | 油甘、牛甘、余甘果、余柑子、油柑子、油甘果、油甘子。

**性味归经** | 甘、酸、涩，凉。归肺、胃经。

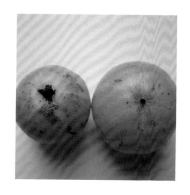

**来源** | 本品系藏族习用药材。为大戟科植物余甘子 *Phyllanthus emblica* L. 的干燥成熟果实。

**识别特征** | 落叶小乔木或灌木，高 3 ~ 8 m。树皮灰白色，薄而易脱落，露出大块赤红色内皮。叶互生于细弱的小枝上，2 列，密生，极似羽状复叶；近无柄；落叶时整个小枝脱落；托叶线状披针形；叶片长方线形或线状长圆形，长 1 ~ 2 cm，宽 3 ~ 5 mm。花簇生于叶腋，花小，黄色；单性，雌雄同株，具短柄；每花簇有 1 朵雌花，每花有花萼 5 ~ 6，无瓣；雄花花盘呈6 个极小的腺体，雄蕊 3，合生成柱；雌花花盘杯状，边缘撕裂状，子房半藏其中。果实肉质，直径约 1.5 cm，圆而略带 6 棱，初为黄绿色，成熟后呈赤红色，味先酸涩而后回甜。花期 4 ~ 5月，果期 9 ~ 11 月。

**生境分布** | 生长于海拔 200 ~ 2300 m 的山地疏林、灌丛、荒地或山沟向阳处。我国野生种分布在云南、广西、福建、海南、台湾、四川、贵州等地，江西、湖南、浙江等地也有分布。

**采收加工** | 冬季至次春果实成熟时采收，除去杂质，干燥。

**功效主治** | 清热凉血，消食健胃，生津止咳。主治血热血瘀，消化不良，腹胀，咳嗽，喉痛，口干。

**用量用法** | 3 ~ 9 g，多入丸、散服。

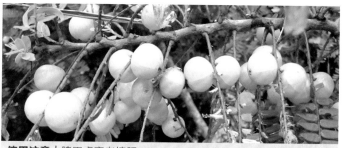

**使用注意** | 脾胃虚寒者慎服。

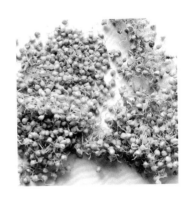

# 谷芽

278

**别名** | 蘗米、谷蘗、稻蘗、稻芽。
**性味归经** | 甘，温。归脾、胃经。

**来源** | 本品为禾本科植物粟 *Setaria italica*（L.）Beauv. 的成熟果实经发芽干燥的炮制加工品。

**识别特征** | 粟茎秆圆柱形，高60 ~ 150 cm，基部数节可生出分蘗，少数品种上部的节能生出分枝。每节 1 叶，叶片条状披针形，长 10 ~ 60 cm，有明显的中脉。须根系、茎基部的节还可生出气生根支持茎秆。穗状圆锥花序。穗的主轴生出侧枝，因第1 级侧枝的长短和分布不同而形成不同的穗形。在第 3 级分枝顶部簇生小穗和刺毛（刚毛）。颖果平滑。花、果期 6 ~ 10 月。

**生境分布** | 栽培于水田中。我国各地均产。

**采收加工** | 将粟谷用水浸泡后，保持适宜的温度、湿度，待须根长至约 6 mm 时，晒干或低温干燥。

**功效主治** | 消食和中，健脾开胃。主治食积不消，腹胀口臭，脾胃虚弱，不饥食少。炒谷芽偏于消食，用于不饥食少。焦谷芽善化积滞，用于积滞不消。

**用量用法** | 9 ~ 15 g，水煎服。

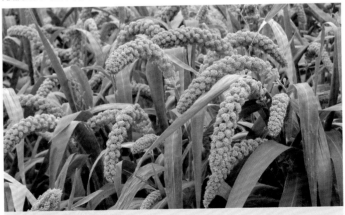

7
画

**使用注意** | 胃下垂者忌用。

# 谷精草

279

**别名**│谷精珠、戴星草、文星草、流星草、珍珠草、鱼眼草、天星草。

**性味归经**│辛、甘，平。归肝、肺经。

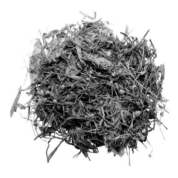

**来源**│本品为谷精草科植物谷精草 *Eriocaulon buergerianum* Koem. 的干燥带花茎的头状花序。

**识别特征**│多年生草本；叶通常狭窄，密丛生；叶基生，长披针状线形，有横脉。花小，单性，辐射对称，头状花序球形，顶生，总苞片宽倒卵形或近圆形，花苞片倒卵形，顶端骤尖。蒴果膜质，蒴果长约1 mm，室背开裂；种子单生，胚乳丰富，种子长椭圆形，有毛茸。花、果期6～11月。

**生境分布**│生长于溪沟、田边阴湿地带。分布于浙江、江苏、安徽、江西、湖南、广东、广西等地。

**采收加工**│秋季采收，将花序连同花茎拔出，晒干。

**功效主治**│疏散风热，明目退翳。主治风热目赤，肿痛羞明，眼生翳膜，风热头痛。

**用量用法**│5～10 g，水煎服。

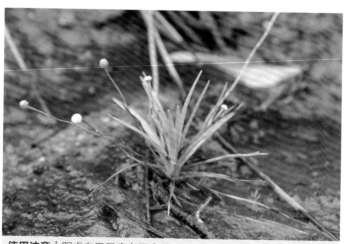

**使用注意**│阴虚血亏目疾者不宜用。

# 龟甲

280

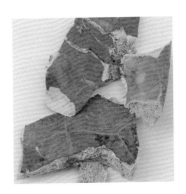

**别名** | 龟板、下甲、血板、烫板、乌龟壳、乌龟板。

**性味归经** | 咸、甘，微寒。归肝、肾、心经。

**来源** | 本品为龟科动物乌龟 *Chinemys reevesii*（Gray）的背甲及腹甲。

**识别特征** | 乌龟体呈扁圆形，腹背均有坚硬的甲，甲长约 12 cm，宽约 8.5 cm，高约 5.5 cm。头形略方，头部光滑，后端具小鳞，鼓膜明显。吻端尖圆，颌无齿而形成角质喙；颈能伸缩。甲由真皮形成的骨板组成，骨板外被鳞甲，又称角板；背面鳞甲棕褐色，顶鳞甲后端宽于前端；中央为 5 枚脊鳞甲，两侧各有 4 枚肋鳞甲，缘鳞甲每侧 11，肛鳞甲 2。腹面鳞甲 12，淡黄色。背腹鳞甲在体侧相连。尾短而尖细。四肢较扁平，指、趾间具蹼，后肢第 5 趾无爪，余皆有爪。多群居，常栖息在川泽湖池中，肉食性，常以蠕虫及小鱼等为食。生活力很强，数月断食，可以不死。

**生境分布** | 生长于江河、水库、池塘、湖泊及其他水域。分布于河北、河南、江苏、山东、安徽、广东、广西、湖北、四川、陕西、云南等地。

**采收加工** | 全年均可捕捉，以秋、冬二季为多，捕捉后杀死，或用沸水烫死，剥取背甲和腹甲，除去残肉，晒干。

**功效主治** | 滋阴潜阳，益肾强骨，养血补心，固经止崩。主治阴虚潮热，骨蒸盗汗，头晕目眩，虚风内动，筋骨痿软，心虚健忘，崩漏经多。

**用量用法** | 9 ~ 24 g，先煎。

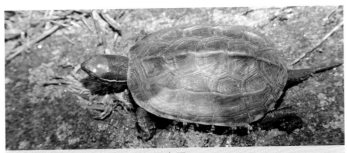

**使用注意** | 脾胃虚寒者及孕妇不宜用。

# 龟甲胶

281

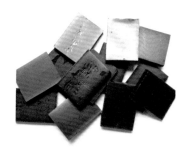

**别名** | 龟胶、龟板胶。
**性味归经** | 咸、甘，凉。归肝、肾、心经。

**来源** | 本品为龟甲经水煎煮、浓缩制成的固体胶。
**识别特征** | 见"龟甲"项下。
**生境分布** | 见"龟甲"项下。
**采收加工** | 取漂泡后的净龟甲，分次水煎，滤过，合并滤液（或加入明矾细粉少许），静置，滤取胶液，文火浓缩（可加适量的黄酒、冰糖及豆油）至稠膏状，冷凝，切块，晾干。
**功效主治** | 滋阴，养血，止血。主治阴虚潮热，骨蒸盗汗，腰膝酸软，血虚萎黄，崩漏带下。
**用量用法** | 3～9 g，烊化兑服。

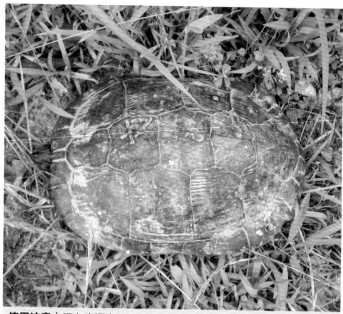

**使用注意** | 胃有寒湿者忌服。

# 辛夷

282

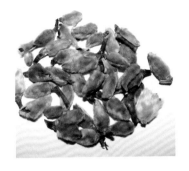

**别名** | 木栏、桂栏、杜兰、木兰、紫玉兰、毛辛夷、辛夷桃。

**性味归经** | 辛，温。归肺、胃经。

**来源** | 本品为木兰科植物望春花 *Magnolia biondii* Pamp.、武当玉兰 *Magnolia sprengeri* Pamp. 或玉兰 *Magnolia denudata* Desr. 的干燥花蕾。

**识别特征** | **望春花：** 落叶乔木，干直立，小枝除枝梢外均无毛；芽卵形，密被淡黄色柔毛。单叶互生，具短柄；叶片长圆状披针形或卵状披针形，先端渐尖，基部圆形或楔形，全缘，两面均无毛，幼时下面脉上有毛。花先叶开放，单生于枝顶，直径 6 ~ 8 cm，花萼线形，3 枚；花瓣匙形，白色，6 片，每 3 片排成 1 轮；雄蕊多数；心皮多数，分离。花期 2 ~ 5 月。

**武当玉兰：** 与望春花相似，但叶倒卵形或倒卵状长圆形，先端钝或突尖，叶背面中脉两侧和脉腋密被白色长毛。花大，萼片与花瓣共 12 片，二者无明显区别，外面粉红色，内面白色。

**玉兰：** 叶片为倒卵形或倒卵状矩圆形，长 10 ~ 18 cm，宽 6 ~ 10 cm，先端宽而突尖，基部宽楔形，叶背面及脉上有细柔毛。春季开大型白色花，直径 10 ~ 15 cm，萼片与花瓣共 9 片，大小近相等，且无显著区别，矩圆状倒卵形。

**生境分布** | 生长于海拔 300 ~ 1600 m 的地区，一般生长在山坡林缘。分布于河南、四川、安徽、浙江、陕西、湖北等地。

**采收加工** | 冬末春初花未开放时采收，除去花梗，阴干。

**功效主治** | 散风寒，通鼻窍。主治风寒头痛，鼻塞流涕，鼻鼽，鼻渊。

**用量用法** | 3 ~ 10 g，包煎。外用：适量。

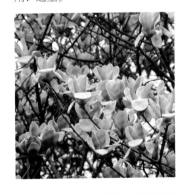

**使用注意** | 阴虚火旺者忌服。

7
画

# 羌活

283

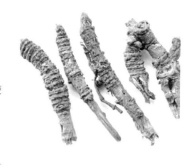

**别名** | 羌青、羌滑、黑药、护羌使者、胡王使者、退风使者。
**性味归经** | 辛、苦，温。归膀胱、肾经。

**来源** | 本品为伞形科植物羌活 *Notopterygium incisum* Ting ex H. T. Chang 或宽叶羌活 *Notopterygium franchetii* H. de Boiss. 的干燥根茎和根。

**识别特征** | **羌活：** 多年生草本，高 60 ~ 150 cm；茎直立，淡紫色，有纵沟纹。基生叶及茎下部叶具柄，基部两侧成膜质鞘状，叶为 2 ~ 3 回羽状复叶，小叶 3 ~ 4 对，卵状披针形，小叶 2 回羽状分裂至深裂，最下一对小叶具柄；茎上部的叶近无柄，叶片薄，无毛。复伞形花序，花小，白色。双悬果长圆形。主棱均扩展成翅，每棱槽有油管 3 个，合生面有 6 个。花期 7 月，果期 8 ~ 9 月。

**宽叶羌活：** 与上种区别点为：小叶长圆状卵形至卵状披针形，边缘具锯齿，叶脉及叶缘具微毛。复伞形花序，伞幅 14 ~ 23；小伞形花序上生多数花，花淡黄色。双悬果近球形。花期 6 ~ 7 月，果期 8 ~ 9 月。

**生境分布** | 生长于海拔 2600 ~ 3500 m 的高山、高原之林下、灌木丛、林缘、草甸。分布于四川、甘肃、青海、云南等地。

**采收加工** | 春、秋二季采挖，除去须根和泥沙，晒干。

**功效主治** | 解表散寒，祛风除湿，止痛。主治风寒感冒，头痛项强，风湿痹痛，肩背酸痛。

**用量用法** | 3 ~ 10 g。内服：煎汤。

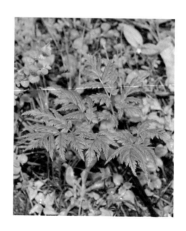

**使用注意** | 本品气味浓烈，温燥性强，易耗阴血，故表虚汗出、阴虚外感、血虚痹痛者需慎用。过量应用易致呕吐，脾胃虚弱者不宜服用。

# 沙苑子

284

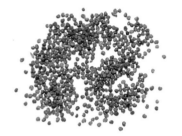

**别名** | 潼蒺藜、夏黄草、蔓黄芪、沙苑蒺藜。

**性味归经** | 甘，温。归肝、肾经。

**来源** | 本品为豆科植物扁茎黄芪 Astragalus complanatus R. Br. 的干燥成熟种子。

**识别特征** | 多年生草本。茎较细弱，略扁，基部常倾卧，有白色柔毛。羽状复叶互生；小叶椭圆形，下面有白色柔毛；托叶小，披针形。总状花序腋生，有花 3 ~ 7 朵；花萼钟形，与萼筒近等长，有白色柔毛；花冠蝶形，浅黄色。荚果膨胀，纺锤形，长 2 ~ 3.5 cm，先端有喙。种子圆肾形。花期 8 ~ 9 月，果期 9 ~ 10 月。

**生境分布** | 生长于山野、路旁；多栽培。主要分布于陕西大荔、兴平等地。四川也有出产。

**采收加工** | 秋末冬初果实成熟尚未开裂时采割植株，晒干，打下种子，除去杂质，晒干。

**功效主治** | 补肾助阳，固精缩尿，养肝明目。主治肾虚腰痛，遗精早泄、遗尿尿频，白浊带下，眩晕，目暗昏花。

**用量用法** | 9 ~ 15 g。内服：煎汤。

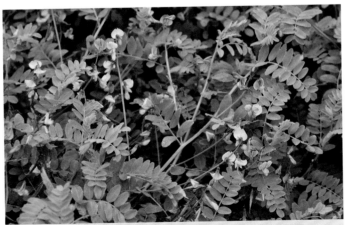

**使用注意** | 本品为温补固涩之品，阴虚火旺及小便不利者忌服。

# 沙棘

285

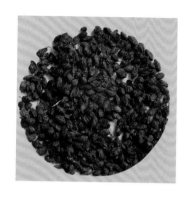

**别名** ｜ 达尔、醋柳、沙枣、醋柳果、酸刺、酸刺柳。
**性味归经** ｜ 酸、涩、温。归脾、胃、肺、心经。

**来源** ｜ 本品系蒙古族、藏族习用药材。为胡颓子科植物沙棘 *Hippophae rhamnoides* L. 的干燥成熟果实。

**识别特征** ｜ 落叶灌木或乔木，高 1 ～ 5 m，棘刺较多，粗壮，顶生或侧生；嫩枝褐绿色，密被银白色而带褐色的鳞片或有时具白色星状毛，老枝灰黑色，粗糙；芽大，金黄色或锈色。单叶通常近对生；叶柄极短；叶片纸质，狭披针形或长圆状披针形，长 3 ～ 8 cm，宽约 1 cm，两端钝形或基部近圆形，上面绿色，初被白色盾形毛或星状毛，下面银白色或淡白色，被鳞片。花黄色，花瓣 4，花蕊淡绿色，花苞球状，嫩绿色；果实圆球形，直径 4 ～ 6 mm，橙黄色或橘红色；果梗长 1 ～ 2.5 mm。种子小，黑色或紫黑色，有光泽。花期 4 ～ 5 月，果期 9 ～ 10 月。

**生境分布** ｜ 生长于海拔 800 ～ 3600 m 的阳坡、沙漠地区、河谷阶地、平坦沙地和砾石质山坡。分布于华北、西北及四川等地。

**采收加工** ｜ 秋、冬二季果实成熟或冻硬时采收，除去杂质，干燥或蒸后干燥。

**功效主治** ｜ 健脾消食，止咳祛痰，活血散瘀。主治脾虚食少，食积腹痛，咳嗽痰多，胸痹心痛，瘀血经闭，跌扑瘀肿。

**用量用法** ｜ 3 ～ 10 g。内服：煎汤。

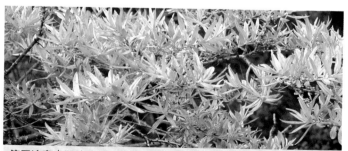

**使用注意** ｜ 婴幼儿禁用。

# 沉香

286

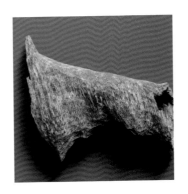

**别名** | 蜜香、沉水香。
**性味归经** | 辛、苦，微温。归脾、胃、肾经。

**来源** | 本品为瑞香科植物白木香 *Aquilaria sinensis*（Lour.）Gilg 含有树脂的木材。

**识别特征** | 常绿乔木，高达 30 m。幼枝被绢状毛。叶互生，稍带革质；具短柄，长约 3 mm；叶片椭圆状披针形、披针形或倒披针形，长 5.5 ~ 9 cm，先端渐尖，全缘，下面叶脉有时被绢状毛。伞形花序，无梗，或有短的总花梗，被绢状毛；花白色，与小花梗等长或较短；花被钟形，5 裂，裂片卵形，长 0.7 ~ 1 cm，喉部密被白色茸毛的鳞片 10，外被绢状毛，内密被长柔毛，花冠管与花被裂片略等长；雄蕊 10，着生于花被管上，其中有 5 枚较长；子房上位，长卵形，密被柔毛，2 室，花柱极短，柱头扁球形。蒴果倒卵形，木质。花期 3 ~ 4 月，果期 5 ~ 6 月。

**生境分布** | 生长于中海拔山地、丘陵地。分布于海南、广东、云南、台湾等地。

**采收加工** | 全年均可采收，割取含树脂的木材，除去不含树脂的部分，阴干。

**功效主治** | 行气止痛，温中止呕，纳气平喘。主治胸腹胀闷疼痛，胃寒呕吐呃逆，肾虚气逆喘急。

**用量用法** | 1 ~ 5 g，后下。

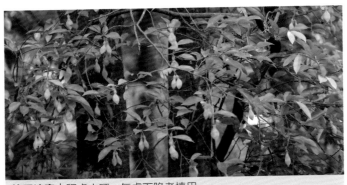

**使用注意** | 阴虚火旺、气虚下陷者慎用。

# 没药

287

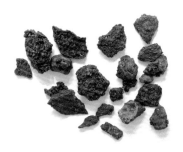

**别名**│末药、明没药、生没药、生明没药。

**性味归经**│辛、苦，平。归心、肝、脾经。

**来源**│本品为橄榄科植物地丁树 *Commiphora myrrha* Engl. 或哈地丁树 *Commiphora molmol* Engl. 的干燥树脂。分为天然没药和胶质没药。

**识别特征**│灌木或矮乔木，高约3 m。树干粗，具多数不规则尖刺状粗枝；树皮薄，光滑，常有片状剥落。叶单生或丛生，多为3出复叶，小叶倒长卵形或倒披针形，中央1片较大；叶柄短。总状花序腋生或丛生于短枝上，花杂性，萼杯状，宿存；花冠4瓣，白色，雄蕊8；子房3室。核果卵形，棕色。种子1～3枚。花期夏季。

**生境分布**│生长于海拔500～1500 m 的山坡地。分布于非洲索马里、埃塞俄比亚及印度等地。

**采收加工**│每年11月至翌年2月，采集由树皮裂缝处渗出于空气中变成红棕色坚块的油胶树脂，去净树皮及杂质，打碎后炒用。

**功效主治**│散瘀定痛，消肿生肌。主治胸痹心痛，胃脘疼痛，痛经经闭，产后瘀阻，癥瘕腹痛，风湿痹痛，跌打损伤，痈肿疮疡。

**用量用法**│3～5 g，炮制去油，多入丸、散用。

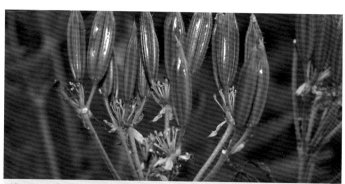

**使用注意**│孕妇及胃弱者慎用。

# 诃子

288

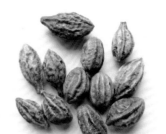

**别名** | 诃黎、诃梨、诃黎勒、随风子。

**性味归经** | 苦、酸、涩，平。归肺、大肠经。

**来源** | 本品为使君子科植物诃子 *Terminalia chebula* Retz. 或绒毛诃子 *Terminalia chebula* Retz. var. *tomentella* Kurt. 的干燥成熟果实。

**识别特征** | 大乔木，高达 20 ~ 30 m。叶互生或近对生，卵形或椭圆形，长 7 ~ 25 cm，宽 3 ~ 15 cm，先端短尖，基部钝或圆，全缘，两面均秃净，幼时叶背薄被微毛；叶柄粗壮，长 1.5 ~ 2 cm，有时于顶端有 2 个腺体。穗状花序生于枝顶或叶腋，花两性，黄色；萼杯状，长约 3 mm，先端 5 裂，裂片三角形，先端尖锐，内面被毛；雄蕊 10，着生于萼管上，花药黄色，心脏形；子房下位，1 室，胚珠 2，花柱长，突出。核果倒卵形或椭圆形，长 2.5 ~ 4.5 cm，幼时绿色，熟时黄褐色，表面光滑，干时有 5 棱。种子 1 枚。花期 6 ~ 8 月，果期 8 ~ 10 月。

**生境分布** | 生长于疏林中或阳坡林缘。分布于云南、广东、广西等地。

**采收加工** | 秋、冬二季果实成熟时采收，除去杂质，晒干。

**功效主治** | 涩肠止泻，敛肺止咳，降火利咽。主治久泻久痢，便血脱肛，肺虚喘咳，久嗽不止，咽痛音哑。

**用量用法** | 3 ~ 10 g。内服：煎汤。

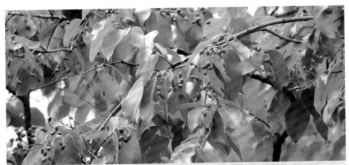

**使用注意** | 咳嗽、泻痢初起者不宜用。

# 补骨脂

289

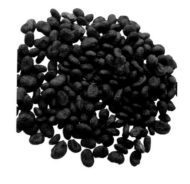

**别名**｜骨脂、敁子、故纸、故脂子、破故脂、破故纸、破骨子。

**性味归经**｜辛、苦，温。归肾、脾经。

**来源**｜本品为豆科植物补骨脂 *Psoralea corylifolia* L. 的干燥成熟果实。

**识别特征**｜一年生草本，高 60～150 cm，全株有白色毛及黑褐色腺点。茎直立。叶互生，多为单叶，仅枝端的叶有时侧生 1 枚小叶；叶片阔卵形至三角状卵形，先端钝或圆，基部圆或心形，边缘有不整齐的锯齿。花多数，密集成近头状的总状花序，腋生；花冠蝶形，淡紫色或白色。荚果近椭圆形，果皮黑色，与种子粘贴。花期 7～8 月，果期 9～10 月。

**生境分布**｜生长于山坡、溪边、田边。主要分布于河南、四川两省，陕西、山西、江西、安徽、广东、贵州等地也有分布。

**采收加工**｜秋季果实成熟时采收果序，晒干，搓出果实，除去杂质。

**功效主治**｜温肾助阳，纳气平喘，温脾止泻；外用消风祛斑。主治肾阳不足，阳痿遗精，遗尿尿频，腰膝冷痛，肾虚作喘，五更泄泻；外用治白癜风，斑秃。

**用量用法**｜6～10 g。外用：20%～30%酊剂涂患处。

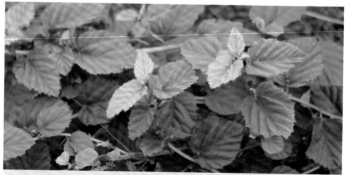

**使用注意**｜本品温燥，伤阴助火，故阴虚火旺、大便秘结者不宜用。外用治白癜风，在局部用药后，应照射日光 5～10 min，弱光可照 20 min，紫外线可照 2～5 min，之后洗去药液，以防起疱。可连续使用数月。如发生红斑、水疱，应暂停用药，待恢复后可继续使用。

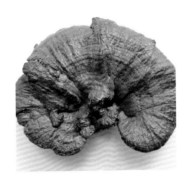

# 灵芝

290

**别名** | 赤芝、红芝、木灵芝、菌灵芝、万年蕈、灵芝草。

**性味归经** | 甘，平。归心、肺、肝、肾经。

**来源** | 本品为多孔菌科真菌赤芝 *Ganoderma lucidum* (Leyss. ex Fr.) Karst. 或紫芝 *Ganoderma sinense* Zhao, Xu et Zhang 的干燥子实体。

**识别特征** | 赤芝：菌盖木栓质，肾形，红褐色、红紫色或暗紫色，具漆样光泽，有环状棱纹和辐射状皱纹，大小及形态变化很大，大型个体的菌盖为20 cm×10 cm，厚约2 cm，一般个体为4 cm×3 cm，厚0.5～1 cm，下面有无数小孔，管口呈白色或淡褐色，每毫米内有4～5个，管口圆形，内壁为子实层，孢子产生于担子顶端。菌柄侧生，极少偏生，长于菌盖直径，紫褐色至黑色，有漆样光泽，坚硬。孢子卵圆形，（8～11）cm×7 cm，壁2层，内壁褐色，表面有小疣，外壁透明无色。

**生境分布** | 全国大部分地区有栽培，南方庐山最为出名。

**采收加工** | 全年采收，除去杂质，剪除附有朽木、泥沙或培养基质的下端菌柄，阴干或在40℃～50℃烘干。

**功效主治** | 补气安神，止咳平喘。主治心神不宁，失眠心悸，肺虚咳喘，虚劳短气，不思饮食。

**用量用法** | 6～12 g。内服：煎汤。

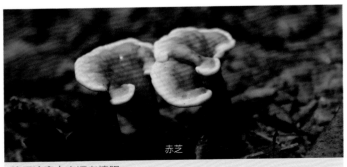

赤芝

**使用注意** | 实证者慎服。

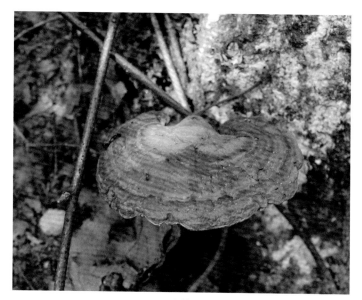

赤芝

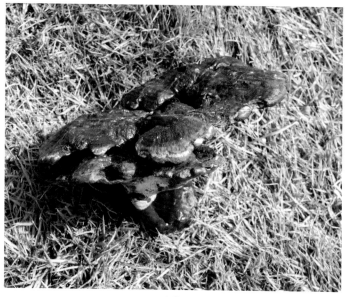

赤芝

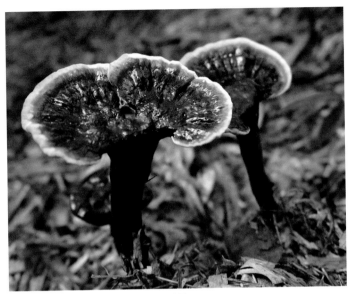

紫芝

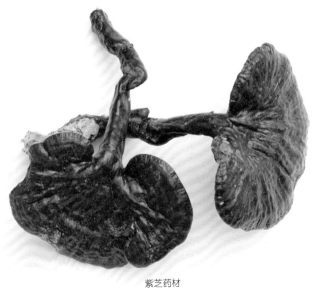

紫芝药材

# 阿胶

291

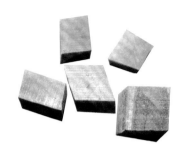

**别名**｜驴皮胶、傅致胶、盆覆胶。
**性味归经**｜甘，平。归肺、肝、肾经。

**来源**｜本品为马科动物驴 *Equus asinus* L. 的干燥皮或鲜皮经煎煮、浓缩而制成的固体胶。

**识别特征**｜驴为我国的主要役用家畜之一。一般体重在 200 kg 左右。头大，眼圆，耳长。面部平直，头颈高扬，颈部较宽厚，肌肉结实。鬣毛稀少。四肢粗短，蹄质坚硬。尾基部粗而末梢细。体形呈横的长方形。毛色有黑色、栗色、灰色 3 种。毛厚而短。全身的背部及四肢外侧、面颊部如同身色，唯颈背部有一条短的深色横纹。嘴部有明显的白色嘴圈。耳郭背面如同身色，内面色较浅，尖端色较深，几呈黑褐色。腹部及四肢内侧均为白色。

**生境分布**｜分布于山东的东阿市、浙江。上海、北京、天津、武汉、沈阳、河南禹州等地也产。

**采收加工**｜将驴皮漂泡去毛，切块洗净，分次水煎，滤过，合并滤液，浓缩（或加适量黄酒、冰糖、豆油）至稠膏状，冷凝，切块，晾干即得。

**功效主治**｜补血滋阴，润燥，止血。主治血虚萎黄，眩晕心悸，肌痿无力，心烦不眠，虚风内动，肺燥咳嗽，劳嗽咯血，吐血尿血，便血崩漏，妊娠胎漏。

**用量用法**｜3 ~ 9 g。烊化兑服。

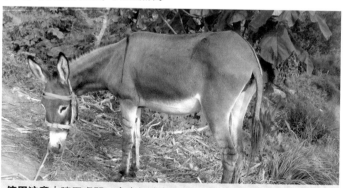

**使用注意**｜脾胃虚弱、食少便溏者不宜服。

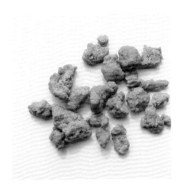

# 阿魏

292

**别名** | 阿虞、薰渠、哈昔尼。

**性味归经** | 苦、辛，温。归脾、胃经。

**来源** | 本品为伞形科植物新疆阿魏 *Ferula sinkiangensis* K. M. Shen 或阜康阿魏 *Ferula fukanensis* K. M. Shen 的树脂。

**识别特征** | 多年生草本，初生时只有根生叶，至第 5 年始抽花茎；花茎粗壮，高达 2 m，具纵纹。叶近于肉质，早落，近基部叶为 3 ~ 4 回羽状复叶，长达 50 cm，叶柄基部略膨大；最终裂片长方状披针形或椭圆状披针形，灰绿色，下面常有毛。花单性或两性，复伞形花序，中央花序有伞梗 20 ~ 30 枝，每枝又有小伞梗多枝；两性花与单性花各成单独花序，或两性花序中央着生 1 个雌花序，两性花黄色。双悬果扁，卵形、长卵形或近方形，背面有毛，棕色。花期 3 月，果期 4 月。

**生境分布** | 生长于多沙地带。分布于我国新疆。

**采收加工** | 春末夏初盛花期至初果期，分次由茎上部往下斜割，收集渗出的乳状树脂，阴干。

**功效主治** | 消积化癥，散痞杀虫。主治肉食积滞，瘀血癥瘕，腹中痞块，虫积腹痛。

**用量用法** | 1 ~ 1.5 g，多入丸、散和外用膏药。

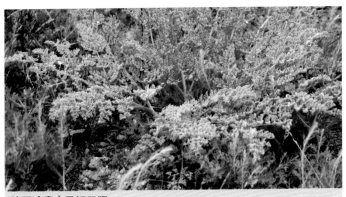

**使用注意** | 孕妇忌服。

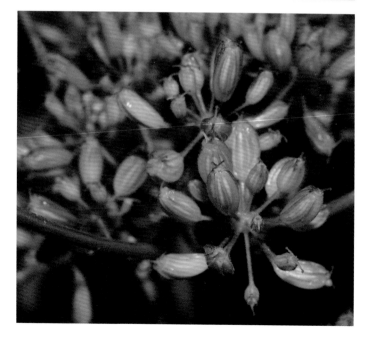

# 陈皮

293

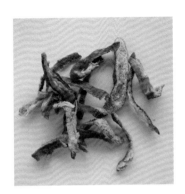

**别名** ｜ 橘皮、贵老、柑皮、红皮、黄橘皮、广橘皮、新会皮、广陈皮。

**性味归经** ｜ 苦、辛，温。归肺、脾经。

**来源** ｜ 本品为芸香科植物橘 *Citrus reticulata* Blanco 及其栽培变种的干燥成熟果皮。药材分为"陈皮"和"广陈皮"。

**识别特征** ｜ 常绿小乔木，高约3 m。小枝柔弱，通常有刺。叶互生，叶柄细长，翅不明显，叶革质，披针形或卵状披针形，长5.5 ~ 8 cm，宽2.5 ~ 4 cm，先端渐尖，基部楔形，全缘或有钝齿，上面深绿色，下面淡绿色，中脉稍突起。春季开黄白色花，单生或簇生叶腋，芳香。萼片5，花瓣5，雄蕊18 ~ 24，花丝常3 ~ 5枚合生，子房9 ~ 15室，柑果扁圆形或圆形，直径5 ~ 7 cm，橙黄色或淡红色，果皮疏松，肉瓤极易分离。种子卵形，白黄色，先端有短嘴状突起。果期10 ~ 12月。

**生境分布** ｜ 栽培于丘陵、低山地带、江河湖泊沿岸或平原。分布于广东、福建、四川、重庆、浙江、江西、湖南等地。其中以广东新会、四会、广州近郊产者质佳，以四川、重庆等地产量大。

**采收加工** ｜ 采摘成熟果实，剥取果皮，晒干或低温干燥。

**功效主治** ｜ 理气健脾，燥湿化痰。主治脘腹胀满，食少吐泻，咳嗽痰多。

**用量用法** ｜ 3 ~ 10 g。内服：煎汤。

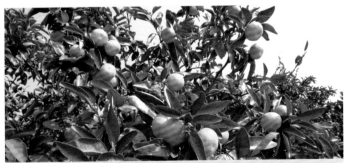

**使用注意** ｜ 气虚体燥、阴虚燥咳、吐血及内有实热者慎服。

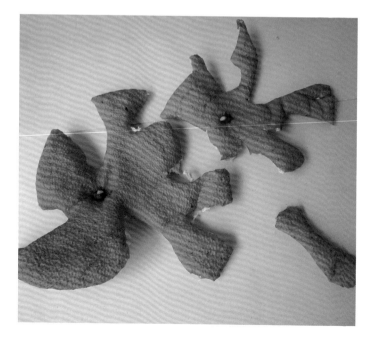

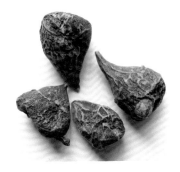

# 附子

294

**别名** | 侧子、刁附、虎掌、漏篮子、黑附子、明附片、川附子、熟白附子。

**性味归经** | 辛、甘，大热；有毒。归心、肾、脾经。

**来源** | 本品为毛茛科植物乌头 *Aconitum carmichaeli* Debx. 的子根的加工品。

**识别特征** | 多年生草本，高 60 ~ 150 cm。主根纺锤形至倒卵形，中央的为母根，周围有数个子根（附子）。叶片五角形，3 全裂，中央裂片菱形，两侧裂片再 2 深裂。总状圆锥花序狭长，密生反曲的微柔毛；萼片 5，蓝紫色（花瓣状），上裂片高盔形，侧萼片近圆形；花瓣退化，其中 2 枚变成蜜叶，紧贴盔片下有长爪，距部扭曲；雄蕊多数分离，心皮 3 ~ 5，通常有微柔毛。蓇葖果；种子有膜质翅。花期 9 ~ 10 月，果期 10 ~ 11 月。

**生境分布** | 生长于山地草坡或灌木丛中。分布于四川，湖北、湖南等地也有栽培。

**采收加工** | 6 月下旬至 8 月上旬采挖，除去母根、须根及泥沙，习称"泥附子"，还可加工成盐附子、黑顺片、白附片。

**功效主治** | 回阳救逆，补火助阳，散寒止痛。主治亡阳虚脱，肢冷脉微，心阳不足，胸痹心痛，虚寒吐泻，脘腹冷痛，肾阳虚衰，阳痿宫冷，阴寒水肿，阳虚外感，寒湿痹痛。

**用量用法** | 3 ~ 15 g，先煎，久煎。

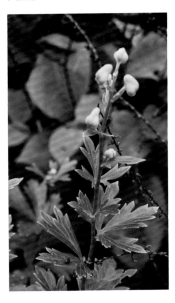

7
画

**使用注意** | 孕妇慎用；不宜与半夏、瓜蒌、瓜蒌子、瓜蒌皮、天花粉、川贝母、浙贝母、平贝母、伊贝母、湖北贝母、白蔹、白及同用。

# 忍冬藤

295

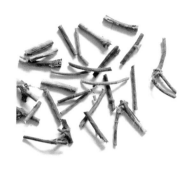

**别名** | 忍冬、银花藤、金银藤、金钗股、金银花藤。

**性味归经** | 甘，寒。归肺、胃经。

**来源** | 本品为忍冬科植物忍冬 *Lonicera japonica* Thunb. 的干燥茎枝。

**识别特征** | 多年生半常绿缠绕木质藤本，长达9m。茎中空，多分枝，幼枝密被短柔毛和腺毛。叶对生；叶柄密被短柔毛；叶纸质，叶片卵形、长圆卵形或卵状披针形，先端短尖、渐尖或钝圆，基部圆形或近心形，全缘，两面和边缘均被短柔毛。花成对腋生，花梗密被短柔毛和腺毛；总花梗通常单生于小枝上部叶腋，与叶柄等长或稍短，密被短柔毛和腺毛；苞片2，叶状，广卵形或椭圆形，被毛或近无毛；花萼短小，无毛，5齿裂，裂片卵状三角形或长三角形，先端尖，外面和边缘密被毛；花冠唇形，上唇4浅裂，花冠筒细长，外面被短毛和腺毛，上唇4裂片，先端钝形，下唇带状而反曲，花初开时为白色，2～3日后变金黄色；雄蕊5，着生于花冠内面筒口附近，伸出花冠外；雌蕊1，子房下位，花柱细长，伸出。浆果球形，成熟时蓝黑色，有光泽。花期4～7月，果期6～11月。

**生境分布** | 生长于山野中，亦有栽培。分布于辽宁、河北、河南、山东、安徽、江苏、浙江、福建、广东、广西、江西、湖南、湖北、四川、贵州、云南、陕西、甘肃等地。

**采收加工** | 秋、冬二季采割，晒干。

**功效主治** | 清热解毒，疏风通络。主治温病发热，热毒血痢，痈肿疮疡，风湿热痹，关节红肿热痛。

**用量用法** | 9～30g。内服：煎汤。

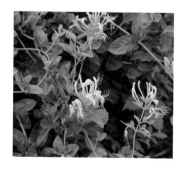

**使用注意** | 脾胃虚寒者慎服。

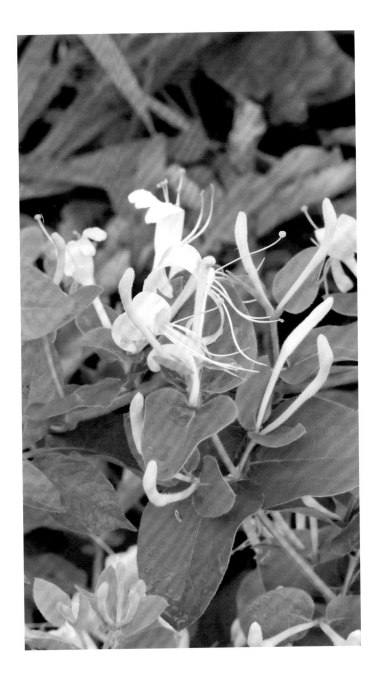

# 鸡内金

296

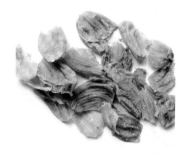

**别名** | 鸡肫、鸡胗、鸡肫皮、鸡黄皮。

**性味归经** | 甘，平。归脾、胃、小肠、膀胱经。

**来源** | 本品为雉科动物鸡 *Gallus gallus domesticus* Brisson 的干燥沙囊内壁。

**识别特征** | 本品为不规则卷片，厚约 2 mm。表面黄色、黄绿色或黄褐色，薄而半透明，具明显的条状皱纹。质脆，易碎，断面角质样，有光泽。气微腥，味微苦。

**生境分布** | 各地均产。

**采收加工** | 杀鸡后，取出鸡肫，立即剥下内壁，洗净，干燥。

**功效主治** | 健脾消食，固精止遗，通淋化石。主治食积不消，呕吐泻痢，小儿疳积，遗尿，遗精，石淋涩痛，胆胀胁痛。

**用量用法** | 3～10 g，水煎服。

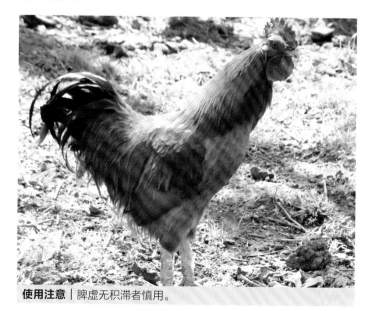

**使用注意** | 脾虚无积滞者慎用。

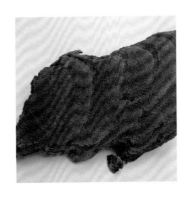

# 鸡血藤

297

**别名** | 红藤、活血藤、大血藤、血风藤、猪血藤、血龙藤。

**性味归经** | 苦、甘，温。归肝、肾经。

**来源** | 本品为豆科植物密花豆 *Spatholobus suberectus* Dunn 的干燥藤茎。

**识别特征** | 木质大藤本，长达数十米，老茎扁圆柱形，稍扭转。3 出复叶互生，有长柄，小叶宽卵形，先端短尾尖，基部圆形或浅心形，背脉腋间常有黄色簇毛，小托叶针状。大型圆锥花序生于枝顶叶腋。花近无柄，单生或 2 ~ 3 朵簇生于花序轴的节上成穗状，花萼肉质筒状，被白毛，蝶形花冠白色，肉质。荚果扁平，刀状，长 8 ~ 10.5 cm，宽 2.5 ~ 3 cm。花期 6 ~ 7 月，果期 8 ~ 12 月。

**生境分布** | 生长于灌木丛中或山野间。分布于广西、广东、江西、福建、云南、四川等地。

**采收加工** | 秋、冬二季采收，除去枝叶，切片，晒干。

**功效主治** | 活血补血，调经止痛，舒筋活络。主治月经不调，痛经，经闭，风湿痹痛，麻木瘫痪，血虚萎黄。

**用量用法** | 9 ~ 15 g，水煎服。

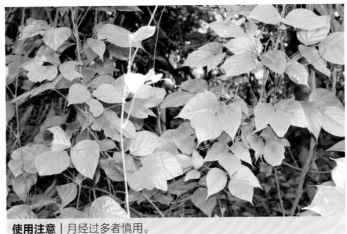

**使用注意** | 月经过多者慎用。

# 鸡骨草

298

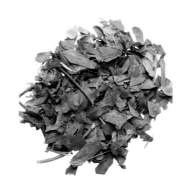

**别名** | 大黄草、石门坎、黄食草、红母鸡草、细叶龙鳞草。

**性味归经** | 甘、微苦，凉。归肝、胃经。

**来源** | 本品为豆科植物广州相思子 *Abrus cantoniensis* Hance 的干燥全株。

**识别特征** | 木质藤本，长达1 m，常披散地上或缠绕其他植物上。主根粗壮，长达60 cm。茎细，深红紫色，幼嫩部分密被黄褐色毛。双数羽状复叶，小叶7~12对，倒卵状矩圆形或矩圆形，长5~12 mm，宽3~5 mm，膜质，几无柄，先端截形而有小锐尖，基部浅心形，上面疏生粗毛，下面被紧贴的粗毛，叶脉向两面凸起；托叶成对着生，线状披针形；小托叶呈锥尖状。总状花序腋生，花长约6 mm；萼钟状；花冠突出，淡紫红色；雄蕊9，合生成管状，与旗瓣贴连，上部分离；子房近于无柄，花柱短。荚果矩圆形，扁平，疏生淡黄色毛，先端有尾状凸尖；种子4~5枚，矩圆形，扁平，光滑，成熟时黑褐色或淡黄色，有明显的种阜。花期春、夏二季。

**生境分布** | 生长于山地或旷野灌木林边。分布于广东、广西等地。

**采收加工** | 全年均可采挖，除去泥沙，干燥。

**功效主治** | 利湿退黄，清热解毒，疏肝止痛。主治湿热黄疸，胁肋不舒，胃脘胀痛，乳痈肿痛。

**用量用法** | 15~30 g，水煎服。

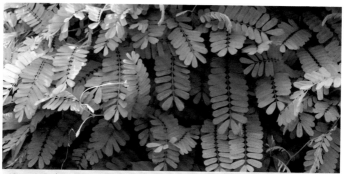

**使用注意** | 本品种子有毒，不能入药，用时必须把豆荚全部摘除。

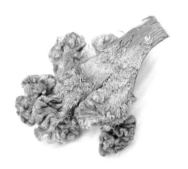

# 鸡冠花

299

**别名** | 鸡髻花、鸡公花、鸡角根、红鸡冠、老来红、大头鸡冠、凤尾鸡冠。

**性味归经** | 甘、涩，凉。归肝、大肠经。

**来源** | 本品为苋科植物鸡冠花 *Celosia cristata* L. 的干燥花序。

**识别特征** | 一年生草本，植株有高型、中型、矮型3种，高的可达2~3 m，矮型的只有30 cm高，茎红色或青白色。叶互生有柄，长卵形或卵状披针形，有深红、翠绿、黄绿、红绿等多种颜色。花聚生于顶部，形似鸡冠，扁平而厚软，长在植株上呈倒扫帚状。花色也丰富多彩，有紫色、橙黄色、白色、红黄相杂色等。胞果。种子细小，呈紫黑色，藏于花冠茸毛内。花期7~9月，果期9~10月。

**生境分布** | 生长于一般土壤，喜温暖干燥气候，怕干旱，喜阳光，不耐涝。全国大部分地区均有栽培。

**采收加工** | 秋季花盛开时采收，晒干。

**功效主治** | 收敛止血，止带，止痢。主治吐血，崩漏，便血，痔血，赤白带下，久痢不止。

**用量用法** | 6~12 g。煎汤服。

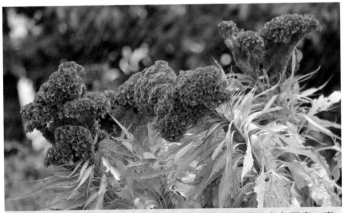

**使用注意** | 本品为凉性的止泻痢、止血之品，故用于赤白下痢、痔漏下血、咯血、吐血、崩漏出血兼有热象者最为适宜。

# 青风藤

## 300

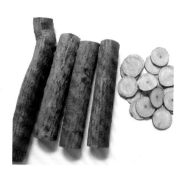

**别名** | 青藤、寻风藤、清风藤、滇防己、青防己、大青木香。

**性味归经** | 苦、辛，平。归肝、脾经。

**来源** | 本品为防己科植物青藤 *Sinomenium acutum*（Thunb.）Rehd. et Wils. 及 毛 青 藤 *Sinomenium acutum*（Thunb.）Rehd. et Wils. var. *cinereum* Rehd. et Wils. 的干燥藤茎。

**识别特征** | 多年生木质藤本，长可达 20 m，茎圆柱形，灰褐色，具细沟纹。叶互生，厚纸质或革质，卵圆形，先端渐尖或急尖，基部稍心形或近截形，全缘或 3 ~ 7 角状浅裂，上面绿色，下面灰绿色，近无毛。花单性异株，聚伞花序排成圆锥状，花淡黄色。核果扁球形，熟时暗红色，种子半月形。花期 6 ~ 7 月。

**生境分布** | 生长于沟边、山坡林缘及灌木丛中，攀缘于树上或岩石上。分布于长江流域及其以南各地。

**采收加工** | 秋末冬初采割，扎把或切长段，晒干。

**功效主治** | 祛风湿，通经络，利小便。主治风湿痹痛，关节肿胀，麻痹瘙痒。

**用量用法** | 6 ~ 12 g。内服：煎汤。

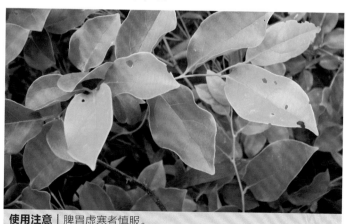

**使用注意** | 脾胃虚寒者慎服。

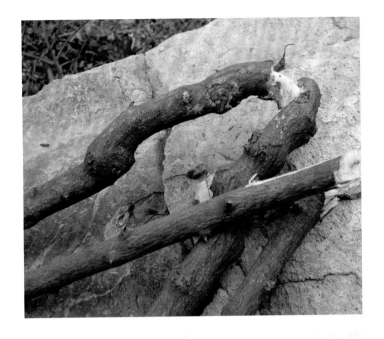

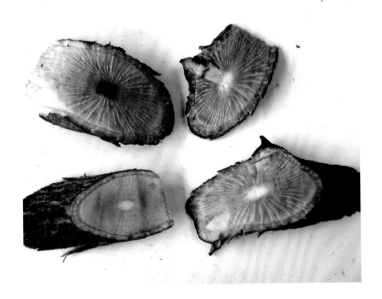

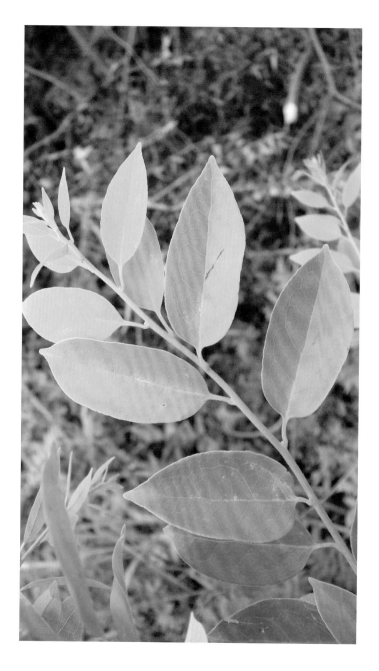

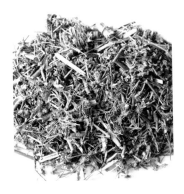

# 青叶胆

301

**别名**｜肝炎草、七疸药、小青鱼胆。
**性味归经**｜苦、甘，寒。归肝、胆、膀胱经。

**来源**｜本品为龙胆科植物青叶胆 *Swertia mileensis* T. N. Ho et W. L. Shih 的干燥全草。

**识别特征**｜一年生草本，高 15～45 cm。主根棕黄色，茎直立，四棱形，具窄翅。叶对生；无柄；叶片狭长圆形、披针形至线形，先端急尖，基部楔形，具3脉。圆锥状聚伞花序顶生或腋生，开展，侧枝生单花，花梗细，长0.4～3 cm，基部有2个苞片；花萼绿色，叶状，4裂，裂片线状披针形；花梗直径约1 cm，淡蓝色，4裂，裂片长圆形或卵状披针形，先端急尖具小尖头，花瓣基部具2个蜜腺，蜜腺杯状，先端具柔毛状流苏；雄蕊4，着生于花冠基部，花丝扁平，花药蓝色；子房卵状长圆形，长3.5～4.5 mm，花柱明显，柱头小。蒴果椭圆状卵形或长椭圆形，长达1 cm。种子棕褐色，卵球形。花期9～10月，果期10～11月。

**生境分布**｜生长于海拔1300～1650 m的山坡草丛中。分布于四川、贵州、云南等地。

**采收加工**｜秋季花果期采收，除去泥沙，晒干。

**功效主治**｜清肝利胆，清热利湿。主治肝胆湿热，黄疸尿赤，胆胀胁痛，热淋涩痛。

**用量用法**｜10～15 g。内服：煎汤。

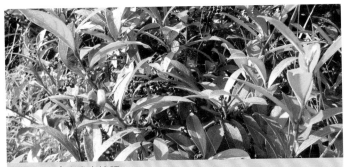

**使用注意**｜虚寒者慎服。

8
画

393

# 青皮

302

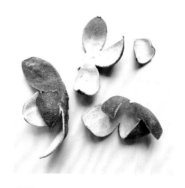

**别名** | 个青皮、青皮子、四花青皮。
**性味归经** | 苦、辛，温。归肝、胆、胃经。

**来源** | 本品为芸香科植物橘 *Citrus reticulata* Blanco 及其栽培变种的干燥幼果或未成熟果实的果皮。

**识别特征** | 常绿小乔木或灌木，高约 3 m；枝柔弱，通常有刺。叶互生，革质，披针形至卵状披针形，长 5.5 ~ 8 cm，宽 2.9 ~ 4 cm，顶端渐尖，基部楔形，全缘或具细钝齿；叶柄细长，翅不明显。花小，黄白色，单生或簇生于叶腋；萼片5；花瓣5；雄蕊 18 ~ 24，花丝常 3 ~ 5 枚合生；子房 9 ~ 15 室。柑果扁球形，直径 5 ~ 7 cm，橙黄色或淡红黄色，果皮疏松，肉瓣极易分离。

花期 3 ~ 4 月，果期 10 ~ 12 月。

**生境分布** | 栽培于丘陵、低山地带、江河湖泊沿岸或平原。分布于广东、福建、四川、浙江、江西等地。

**采收加工** | 5 ~ 6 月收集幼果，晒干，习称"个青皮"；7 ~ 8 月采收未成熟的果实，在果皮上纵剖成四瓣至基部，除尽瓤瓣，晒干，习称"四花青皮"。

**功效主治** | 疏肝破气，消积化滞。主治胸胁胀痛，疝气疼痛，乳癖，乳痈，食积气滞，脘腹胀痛。

**用量用法** | 3 ~ 10 g。内服：煎汤。

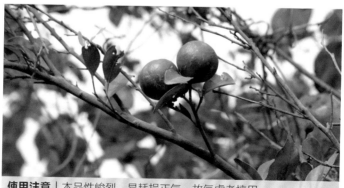

**使用注意** | 本品性峻烈，易耗损正气，故气虚者慎用。

# 青果

303

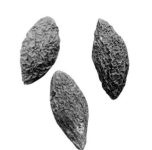

**别名** | 橄榄、黄榄、白榄。

**性味归经** | 甘、酸，平。归肺、胃经。

**来源** | 本品为橄榄科植物橄榄 *Canarium album* Raeusch. 的干燥成熟果实。

**识别特征** | 常绿乔木，高 10 ~ 20 m。有胶黏性芳香的树脂。树皮淡灰色，平滑；幼枝、叶柄及叶轮均被极短的柔毛，有皮孔。奇数羽状复叶互生，长 15 ~ 30 cm；小叶 11 ~ 15，长圆状披针形，长 6 ~ 15 cm，宽 2.5 ~ 5 cm，先端渐尖，基部偏斜，全缘，秃净，网脉两面均明显，下面网脉上有小窝点，略粗糙。圆锥花序顶生或腋生，与叶等长或略短；萼杯状，3 浅裂，稀 5 裂；花瓣 3 ~ 5，白色，芳香，长约为萼的 2 倍；雄蕊 6，插生于环状花盘外侧；雌蕊 1，子房上位。核果卵形，长约 3 cm，初时黄绿色，后变黄白色，两端锐尖。花期 5 ~ 7 月，果期 8 ~ 10 月。

**生境分布** | 生长于低海拔的杂木林中，有栽培。主要分布在福建、广东（多属乌榄），其次分布于广西、台湾，此外四川、云南、浙江南部也有分布。

**采收加工** | 秋季果实成熟时采收，干燥。

**功效主治** | 清热解毒，利咽，生津。主治咽喉肿痛，咳嗽痰黏，烦热口渴，鱼蟹中毒。

**用量用法** | 5 ~ 10 g，水煎服。

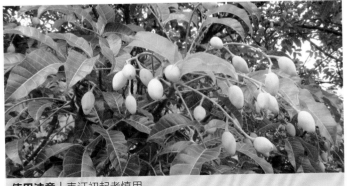

**使用注意** | 表证初起者慎用。

# 青葙子

304

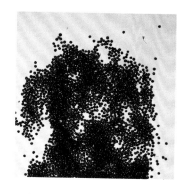

**别名** | 鸡冠苋、狼尾花、狗尾巴子、野鸡冠花、牛尾花子、大尾鸡冠花。

**性味归经** | 苦，微寒。归肝经。

**来源** | 本品为苋科植物青葙 *Celosia argentea* L. 的干燥成熟种子。

**识别特征** | 一年生草本，高达1 m。茎直立，绿色或带红紫色，有纵条纹。叶互生，披针形或椭圆状披针形，长5～9 cm，宽1～3 cm。穗状花序顶生或腋生；苞片、小苞片和花被片干膜质，淡红色，后变白色，苞片3；花被片5；雄蕊5，花丝下部合生成杯状；子房上位，柱头2裂。胞果卵形，盖裂。种子扁圆形，黑色，有光泽。花期5～7月，果期8～9月。

**生境分布** | 生长于平原或山坡；有栽培，分布几遍全国。

**采收加工** | 秋季果实成熟时采割植株或摘取果穗，晒干，收集种子，除去杂质。

**功效主治** | 清肝泻火，明目退翳。主治肝热目赤，目生翳膜，视物昏花，肝火眩晕。

**用量用法** | 9～15 g。内服：煎汤。

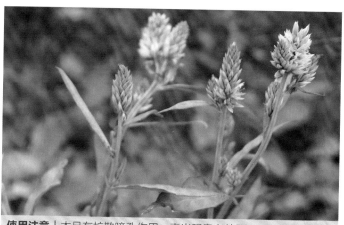

**使用注意** | 本品有扩散瞳孔作用，青光眼患者禁用。

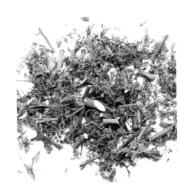

# 青蒿

305

**别名** | 草蒿、廪蒿、邪蒿、香蒿、苹蒿、黑蒿、茵陈蒿。

**性味归经** | 苦、辛，寒。归肝、胆经。

**来源** | 本品为菊科植物黄花蒿 *Artemisia annua* L. 的干燥地上部分。

**识别特征** | 一年生草本，茎直立，多分枝。叶对生，基生叶及茎下部的叶于花期枯萎，上部叶逐渐变小，呈线形，叶片通常3回羽状深裂，上面无毛或微被稀疏细毛，下面被细柔毛及丁字毛，基部略扩大而抱茎。头状花序小，球形，极多，排列成大的圆锥花序，总苞球形，苞片2~3层，无毛，小花均为管状、黄色，边缘小花雌性，中央为两性花，瘦果椭圆形。花期6~7月，果期9~10月。

**生境分布** | 生长于林缘、山坡、荒地。分布于全国各地。

**采收加工** | 秋季花盛开时采割，除去老茎，阴干。

**功效主治** | 清虚热，除骨蒸，解暑热，截疟，退黄。主治温邪伤阴，夜热早凉，阴虚发热，骨蒸劳热，暑邪发热，疟疾寒热，湿热黄疸。

**用量用法** | 6~12 g，后下。

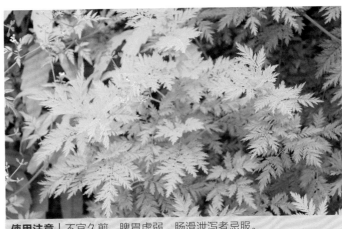

**使用注意** | 不宜久煎。脾胃虚弱、肠滑泄泻者忌服。

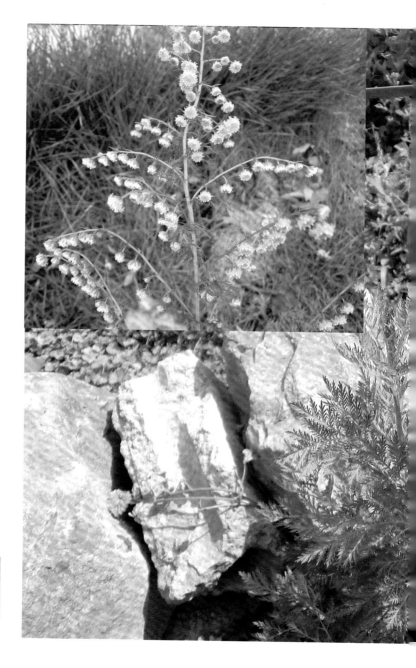

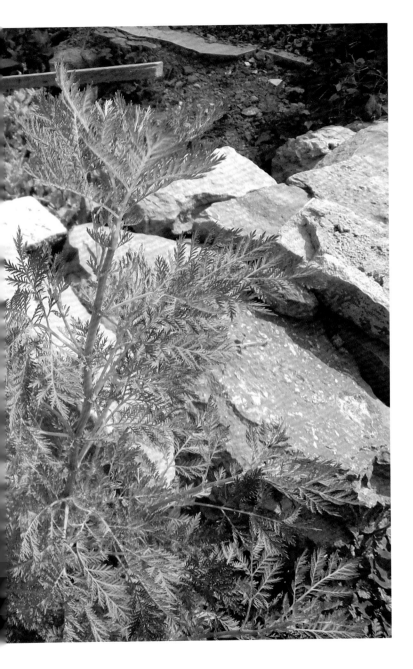

# 青礞石

306

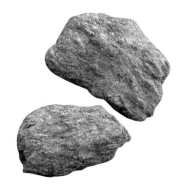

**别名** | 礞石、烂石。
**性味归经** | 甘、咸，平。归肺、心、肝经。

**来源** | 本品为变质岩类黑云母片岩或绿泥石化云母碳酸盐片岩。

**识别特征** | **绿泥石片岩**：主要由绿泥石组成，常成细小鳞片或针状集合体，厚者呈块状。颜色由绿色至暗绿色。硬度2~2.5。常含有磁铁矿、阳起石、绿帘石，多呈良好的小晶体，间或含有长石。

　　**云母片岩**：主要由云母属矿物组成，并含有石英、长石等其他矿物。最常见的是白云母片岩和黑云母片岩，具有极显著的片理构造。颜色视所含云母的种类而异，如含白云母较多时，就呈

银白色或银灰色，如含黑云母较多时，则颜色深暗。

**生境分布** | 前者药材称青礞石，分布于湖南、湖北、四川等地；后者药材称金礞石，主产于河南、河北等地。

**采收加工** | 采挖后，除去泥沙和杂石。

**功效主治** | 坠痰下气，平肝镇惊。主治顽痰胶结，咳逆喘急，癫痫发狂，烦躁胸闷，惊风抽搐。

**用量用法** | 多入丸、散剂，3~6g；煎汤10~15g，布包先煎。

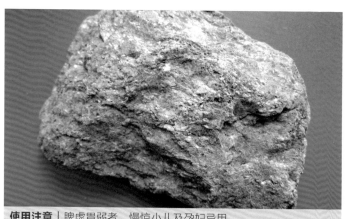

**使用注意** | 脾虚胃弱者、慢惊小儿及孕妇忌用。

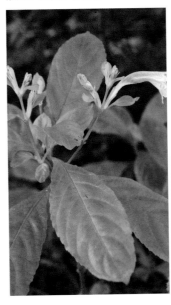

# 青黛

307

**别名**｜漂黛粉、飞青黛。

**性味归经**｜咸，寒。归肝经。

**来源**｜本品为爵床科植物马蓝 *Baphicacanthus cusia* (Nees) Bremek.、蓼科植物蓼蓝 *Polygonum tinctorium* Ait. 或十字花科植物菘蓝 *Isatis indigotica* Fort. 的叶或茎叶经加工制得的干燥粉末、团块或颗粒。

**识别特征**｜**马蓝**：多年生草本，高达 1 m。根茎粗壮。茎基部稍木质化，略带方形，节膨大。单叶对生，叶片卵状椭圆形，长 15 ~ 16 cm，先端尖，基部渐狭而下延。穗状花序顶生或腋生；苞片叶状；花冠漏斗状，淡紫色；裂片 5；雄蕊 4；子房上半部被毛，花柱细长。蒴果匙形，无毛。种子卵形，褐色，有细毛。花期 6 ~ 10 月，果期 7 ~ 11 月。

**生境分布**｜生长于路旁、山坡、草丛及林边潮湿处。分布于福建、江苏、安徽等地，以福建所产者质量最佳。

**采收加工**｜秋季采收以上植物的落叶，加水浸泡，至叶腐烂，叶落脱皮时，捞去落叶，加适量石灰乳，充分搅拌至浸液由乌绿色转为深红色时，捞取液面泡沫，晒干而成。

**功效主治**｜清热解毒，凉血消斑，泻火定惊。主治温毒发斑，血热吐衄，胸痛咳血，口疮，痄腮，喉痹，小儿惊痫。

**用量用法**｜1 ~ 3 g，宜入丸、散用。外用：适量。

**使用注意**｜胃寒者慎用。

# 玫瑰花

308

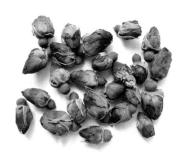

**别名** | 刺客、徘徊花、穿心玫瑰。

**性味归经** | 甘、微苦，温。归肝、脾经。

**来源** | 本品为蔷薇科植物玫瑰 *Rosa rugosa* Thunb.的干燥花蕾。

**识别特征** | 直立灌木，茎丛生，有茎刺。单数羽状复叶互生，椭圆形或椭圆状倒卵形，先端急尖或圆钝，叶柄和叶轴有茸毛，疏生小茎刺和刺毛。花单生于叶腋或数朵聚生，苞片卵形，边缘有腺毛，花冠鲜艳，紫红色，芳香。瘦果骨质，扁圆形，暗橙红色。花期5~6月，果期8~9月。

**生境分布** | 均为栽培。分布于江苏、浙江、福建、山东、四川等地。

**采收加工** | 春末夏初花将开放时分批采摘，及时低温干燥。

**功效主治** | 行气解郁，和血止痛。主治肝胃气痛，食少呕恶，月经不调，跌扑伤痛。

**用量用法** | 3~6g。煎汤服。

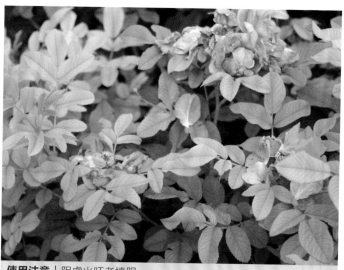

**使用注意** | 阴虚火旺者慎服。

# 苦木

309

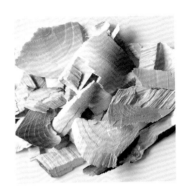

**别名**｜土樗子、苦皮树、苦胆木、熊胆树。

**性味归经**｜苦，寒；有小毒。归肺、大肠经。

**来源**｜本品为苦木科植物苦木 Picrasma quassioides（D. Don）Benn. 的干燥枝和叶。

**识别特征**｜落叶灌木或者小乔木。树皮灰褐色，平滑，有灰色皮孔及斑纹，小枝绿色至红褐色。叶互生，羽状复叶，小叶 9 ~ 15，卵形或卵状椭圆形，长 4 ~ 10 cm，宽 2 ~ 4.5 cm，先端锐尖，边缘具不整齐钝锯齿，沿中脉有柔毛。伞房状总状花序腋生，花单性异株；萼片、花瓣、雄蕊及子房心皮均 4 ~ 5。核果倒卵形，3 ~ 4 枚并生，蓝色至红色，有宿萼。花期 4 ~ 6 月。

**生境分布**｜生长于山坡、山谷及村边较潮湿处。我国主要分布于陕西、山西、河北、河南、江苏、湖南、广西、云南、四川等地；朝鲜半岛、日本、尼泊尔也有分布。

**采收加工**｜夏、秋二季采收，干燥。

**功效主治**｜清热解毒，祛湿。主治风热感冒，咽喉肿痛，湿热泻痢，湿疹，疮疖，蛇虫咬伤。

**用量用法**｜枝 3 ~ 4.5 g；叶 1 ~ 3 g。外用：适量。

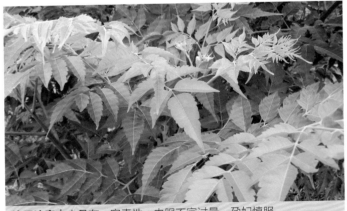

**使用注意**｜本品有一定毒性，内服不宜过量；孕妇慎服。

# 苦玄参

310

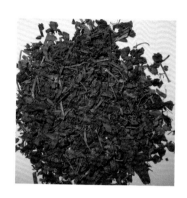

**别名** | 鱼胆草、蛇总管、四环素草。
**性味归经** | 苦，寒。归肺、胃、肝经。

**来源** | 本品为玄参科植物苦玄参 *Picria fel-terrae* Lour. 的干燥全草。

**识别特征** | 多年生草本，高 15～50 cm。根明显，黄色，茎四棱形，基部多分枝。单叶对生；基生叶及下部叶具柄，上部叶近于无柄；叶片线形或线状披针形至线状椭圆形，长1～4 cm，宽1～3 mm，先端尖或稍钝，边缘略反卷，两面均为绿色。圆锥状复伞形花序，长达36 cm，稀为聚伞花序，花梗纤细，长1.5～4.5 cm；花萼裂片4，线状披针形；花蓝色或淡紫色，直径约1.5 cm，具蓝紫色脉纹；花瓣4裂，裂片卵形或卵状披针形，先端渐尖，花瓣内侧基部有2个腺体，腺体沟状，具长毛状流苏；雄蕊4，着生于花冠基部；子房狭椭圆形，无柄，花柱短，不明显，柱头2裂。蒴果椭圆形。花、果期9～11月。

**生境分布** | 分布于广东、广西、贵州、云南南部。

**采收加工** | 秋季采收，除去杂质，晒干。

**功效主治** | 清热解毒，消肿止痛。主治风热感冒，咽喉肿痛，喉痹，痄腮，脘腹疼痛，痢疾，跌打损伤，疔肿，毒蛇咬伤。

**用量用法** | 9～15 g。外用：适量。

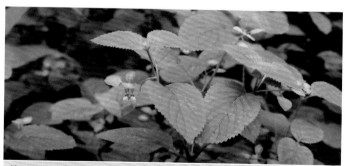

**使用注意** | 脾胃虚寒、腹胀便溏者忌用。

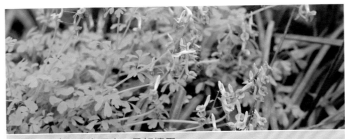

# 苦地丁

311

**别名** 丨地丁、地丁草、扁豆秧、小鸡菜、紫花地丁。

**性味归经** 丨苦，寒。归心、肝、大肠经。

**来源** 丨本品为罂粟科植物地丁草 *Corydalis bungeana* Turcz. 的干燥全草。

**识别特征** 丨多年生草本，高10～30 cm，基本无毛。根细直，长3～10 cm，少分枝，淡黄棕色。茎3～4，丛生。茎叶互生；叶柄长0.4～4 cm；叶片长1.5～3.5 cm，灰绿色，2～3回羽状全裂，末裂片倒卵形，上部常2浅裂，成3齿。总状花序顶生，长1～6.5 cm，果期可达12 cm；苞片叶状，羽状深裂；花梗长1～3 mm；萼片2，小，早落；花淡紫色，长10～12 mm；花瓣4，外轮2瓣，先端兜状，中下部狭细成距，距长4.5～6.5 mm，内轮2，瓣形小；雄蕊6，每3枚花丝合生，形成2束；子房狭椭圆形，外被柔毛。蒴果狭扁椭圆形，长1.2～2 cm，花柱宿存，内含种子7～12枚。种子扁球形，直径1.5～2 mm，黑色，表面光滑，具白色膜质种阜。花期4～5月，果期5～6月。

**生境分布** 丨生长于山沟、溪流及平原、丘陵草地或疏林下。分布于甘肃、陕西、山西、山东、河北、辽宁、吉林、黑龙江、四川等地。

**采收加工** 丨夏季花果期采收，除去杂质，晒干。

**功效主治** 丨清热解毒，散结消肿。主治时疫感冒，咽喉肿痛，疔疮肿痛，痈疽发背，疖腮丹毒。

**用量用法** 丨9～15 g。外用：适量，煎汤洗患处。

**使用注意** 丨体虚者忌之，孕妇慎用。

8
画

# 苦杏仁

312

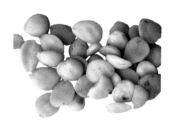

**别名** | 杏仁、北杏、光北杏、光中杏。

**性味归经** | 苦，微温；有小毒。归肺、大肠经。

**来源** | 本品为蔷薇科植物山杏 *Prunus armeniaca* L. var. *ansu* Maxim.、西伯利亚杏 *Prunus sibirica* L.、东北杏 *Prunus mandshurica*（Maxim.）Koehne 或杏 *Prunus armeniaca* L. 的干燥成熟种子。

**识别特征** | 落叶乔木，高达6 m。叶互生，广卵形或卵圆形，先端短尖或渐尖，基部阔楔形或截形，边缘具细锯齿或不明显的重锯齿；叶柄多带红色，近基部有2腺体。花单生，先叶开放，几无花梗；萼筒钟状，带暗红色，萼片5，裂片比萼筒稍短，花后反折；花瓣白色或粉红色。核果近圆形，果肉薄，种子味苦。核坚硬，扁心形，沿腹缝有沟。花期3～4月，果期5～6月。

**生境分布** | 多栽培于低山地或丘陵山地。我国大部分地区均产，分布于东北各省，以内蒙古、辽宁、河北、吉林产量最大。山东产者质优。

**采收加工** | 夏季采收成熟果实，除去果肉及核壳，取出种子，晒干。

**功效主治** | 降气止咳平喘，润肠通便。主治咳嗽气喘，胸满痰多，肠燥便秘。

**用量用法** | 5～10 g，生品入煎剂后下。

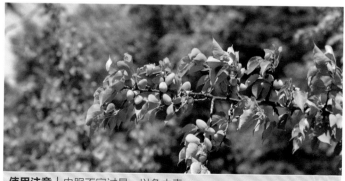

**使用注意** | 内服不宜过量，以免中毒。

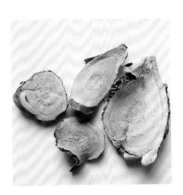

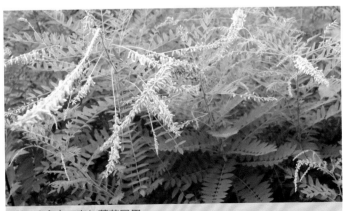

# 苦参

**别名** | 苦骨、地参、川参、牛参、地骨、凤凰爪、野槐根、山槐根。

**性味归经** | 苦，寒。归心、肝、胃、大肠、膀胱经。

**来源** | 本品为豆科植物苦参 *Sophora flavescens* Ait. 的干燥根。

**识别特征** | 落叶灌木，高 0.5 ~ 1.5 m。叶为奇数羽状复叶，托叶线形，小叶片 11 ~ 25，长椭圆形或长椭圆状披针形，长 2 ~ 4.5 mm，宽 0.8 ~ 2 cm，上面无毛，下面疏被柔毛。总状花序顶生，花冠蝶形，淡黄色，雄蕊 10，离生，仅基部联合，子房被毛。荚果线形，于种子间缢缩，呈念珠状，熟后不开裂。花期 6 ~ 7 月，果期 7 ~ 9 月。

**生境分布** | 生长于沙地或向阳山坡草丛中及溪沟边。我国各地均产。

**采收加工** | 春、秋二季采挖，除去根头和小支根，洗净，干燥，或趁鲜切片，干燥。

**功效主治** | 清热燥湿，杀虫，利尿。主治热痢，便血，黄疸尿闭，赤白带下，阴肿阴痒，湿疹，湿疮，皮肤瘙痒，疥癣麻风；外治滴虫性阴道炎。

**用量用法** | 4.5 ~ 9 g。外用：适量，煎汤洗患处。

**使用注意** | 不宜与藜芦同用。

# 苦楝皮

314

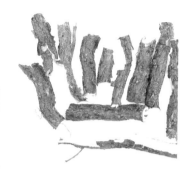

**别名** | 苦楝、森树、翠树、楝树果、楝枣子、苦楝树、紫花树、川楝皮。

**性味归经** | 苦，寒；有毒。归肝、脾、胃经。

**来源** | 本品为楝科植物川楝 *Melia toosendan* Sieb. et Zucc. 或楝 *Melia azedarach* L. 的干燥树皮和根皮。

**识别特征** | 落叶乔木，高 15 ~ 20 m。树皮暗褐色，幼枝有星状毛，旋即脱落，老枝紫色，有细点状皮孔。2 回羽状复叶，互生，长 20 ~ 80 cm；小叶卵形至椭圆形，长 3 ~ 7 cm，宽 2 ~ 3 cm，基部阔楔形或圆形，先端长尖，边缘有齿缺，上面深绿，下面浅绿，幼时有星状毛，稍后除叶脉上有白毛外，余均无毛。圆锥花序腋生；花淡紫色，长约 1 cm；花萼 5 裂，裂片披针形，两面均有毛；花瓣 5，平展或反曲，倒披针形；雄蕊管通常暗紫色，长约 7 mm。核果圆卵形或近球形，长约 3 cm，淡黄色，4 ~ 5 室，每室具种子 1 枚。花期 4 ~ 5 月，果期 10 ~ 11 月。

**生境分布** | 生长于土壤湿润、肥沃的杂木林和疏林内，栽培于村旁附近或公路旁。前者全国大部分地区均产，后者分布于四川、湖北、贵州、河南等地。

**采收加工** | 春、秋二季剥取，晒干，或除去粗皮，晒干。

**功效主治** | 杀虫，疗癣。主治蛔虫病，蛲虫病，虫积腹痛；外治疥癣瘙痒。

**用量用法** | 3 ~ 6 g。外用：适量，研末，用猪脂调敷患处。

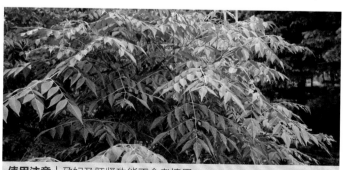

**使用注意** | 孕妇及肝肾功能不全者慎用。

# 苘麻子

315

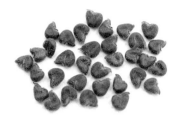

**别名** ｜ 青麻、葵子、白麻、青麻子、白麻子、冬葵子、野棉花子。

**性味归经** ｜ 苦，平。归大肠、小肠、膀胱经。

**来源** ｜ 本品为锦葵科植物苘麻 *Abutilon theophrasti* Medic. 的干燥成熟种子。

**识别特征** ｜ 一年生草本，高0.3～2 m，全株密生茸毛状星状毛。叶互生，圆心脏形，直径7～18 cm，先端长尖，边缘具粗锯齿，叶脉掌状；叶柄长。花单生于叶腋，花萼5裂，绿色；花瓣5，黄色，倒卵形，顶端平凹，基部与雄蕊筒合生；雄蕊多数，花丝基部连合成筒；心皮15～20，环列成扁球形，先端突出如芒。果实半圆球形似磨盘，密生星状毛，成熟后形成分果。种子黑色。花期7～10月，果期10～11月。

**生境分布** ｜ 生长于路旁、荒地和田野间。我国除青藏高原不产外，其他各地均产，东北各地也有栽培。

**采收加工** ｜ 秋季采收成熟果实，晒干，打下种子，除去杂质。

**功效主治** ｜ 清热解毒，利湿，退翳。主治赤白痢疾，淋证涩痛，痈肿疮毒，目生翳膜。

**用量用法** ｜ 3～9 g。煎汤服。

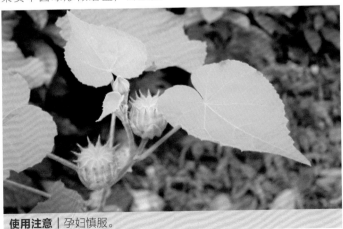

**使用注意** ｜ 孕妇慎服。

# 枇杷叶

316

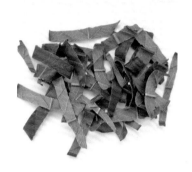

**别名** | 杷叶、巴叶、芦桔叶。
**性味归经** | 苦，微寒。归肺、胃经。

**来源** | 本品为蔷薇科植物枇杷 *Eriobotrya japonica*（Thunb.）Lindl. 的干燥叶。

**识别特征** | 常绿小乔木，高约 10 m。小枝粗壮，黄褐色，密生锈色或灰棕色茸毛。叶片革质；叶柄短或几无柄，有灰棕色茸毛；托叶钻形，有毛；叶片披针形、倒披针形、倒卵形或长椭圆形，先端急尖或渐尖，基部楔形或渐狭成叶柄，上部边缘有疏锯齿，上面光亮、多皱，下面及叶脉密生灰棕色茸毛，圆锥花序顶生，总花梗和花梗密生锈色茸毛；花直径 1.2 ~ 2 cm；萼筒浅杯状，萼片三角状卵形，外面有锈色茸毛；花瓣白色，长圆形或卵形，基部具爪，有锈色茸毛；雄蕊 20，花柱 5，离生，柱头头状，无毛。果实球形或长圆形，黄色或橘黄色；种子 1 ~ 5 枚，球形或扁球形，褐色，光亮，种皮纸质。花期 10 ~ 12 月，果期翌年 5 ~ 6 月。

**生境分布** | 常栽种于村边、平地或坡边。分布于广东、江苏、浙江、福建、湖北等南方各地，均为栽培。

**采收加工** | 全年均可采收，晒至七八成干时，扎成小把，再晒干。

**功效主治** | 清肺止咳，降逆止呕。主治肺热咳嗽，气逆喘急，胃热呕逆，烦热口渴。

**用量用法** | 6 ~ 10 g。内服：煎汤。

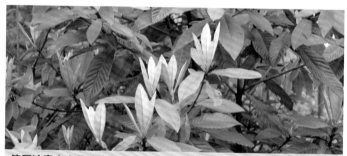

**使用注意** | 本品清降苦泄，凡寒嗽及胃寒作呕者不宜服。

# 板蓝根

317

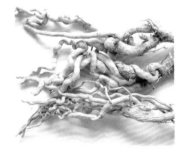

**别名** | 大靛、菘蓝、大蓝、马蓝、靛根、靛青根、蓝靛根、马蓝根。

**性味归经** | 苦，寒。归心、胃经。

**来源** | 本品为十字花科植物菘蓝 *Isatis indigotica* Fort.的干燥根。

**识别特征** | 二年生草本，茎高 40～90 cm，稍带粉霜。基生叶较大，具柄，叶片长椭圆形；茎生叶披针形，互生，无柄，先端钝尖，基部箭形，半抱茎。花序阔总状；花小，黄色短角果长圆形，扁平有翅，下垂，紫色；种子1枚，椭圆形，褐色。花期5月，果期6月。

**生境分布** | 生长于山地林缘较潮湿的地方。野生或栽培。分布于河北、江苏、安徽等地。

**采收加工** | 秋季采挖，除去泥沙，晒干。

**功效主治** | 清热解毒，凉血利咽。主治温疫时毒，发热咽痛，温毒发斑，痄腮，烂喉丹痧，大头瘟疫，丹毒，痈肿。

**用量用法** | 9～15 g，水煎服。

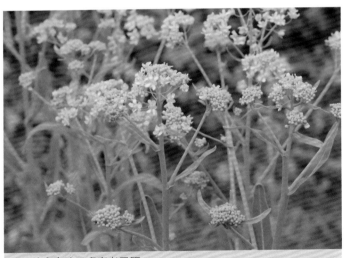

**使用注意** | 脾胃虚寒者忌服。

# 松花粉

318

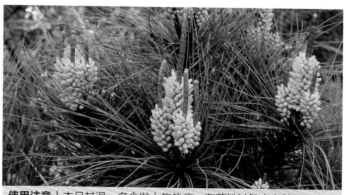

**别名** | 松花、松黄。
**性味归经** | 甘，温。归肝、脾经。

**来源** | 本品为松科植物马尾松 *Pinus massoniana* Lamb.、油松 *Pinus tabulieformis* Carr. 或其同属数种植物的干燥花粉。

**识别特征** | 常绿乔木，高达 25 m。一年生枝淡红褐色或淡灰色，无毛；二三年生枝上的苞片宿存；冬季红褐色，稍有树脂。树皮纵深裂或不规则鳞片状，少有浅裂呈薄片剥落。针叶 2 针一束，粗硬，长 10 ～ 15 cm，树脂管约 10，边生；叶鞘宿存。雄球花丛生于新枝基部，雌球花生于枝端。球果卵圆形，长 4 ～ 10 cm，成熟后褐色，宿存；鳞盾肥厚，横脊显著，鳞脐凸起有刺尖。种子长卵圆形，长 6 ～ 8 mm，种翅长约 10 mm。花期 4 ～ 5 月，球果次年 10 月成熟。

**生境分布** | 生长于山地。分布于浙江、江苏、辽宁、吉林、湖北等地。

**采收加工** | 春季花刚开时，采摘花穗，晒干，收集花粉，除去杂质。

**功效主治** | 收敛止血，燥湿敛疮。主治外伤出血，湿疹，黄水疮，皮肤糜烂，脓水淋漓。

**用量用法** | 外用：适量，撒敷患处。

**使用注意** | 本品甘温，多食发上焦热病。有花粉过敏史者禁用。

# 枫香脂

319

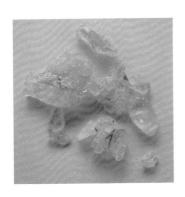

**别名** | 枫脂、白胶、芸香、胶香、白胶香、伯依嘎尔（蒙药名）。

**性味归经** | 辛、微苦，平。归肺、脾经。

**来源** | 本品为金缕梅科植物枫香树 *Liquidambar formosana* Hance 的干燥树脂。

**识别特征** | 落叶乔木，高 20 ~ 40 m。树皮灰褐色，方块状剥落。叶互生；叶柄长 3 ~ 7 cm；托叶线形，早落；叶片心形，常 3 裂，幼时及萌发枝上的叶多为掌状 5 裂，长 6 ~ 12 cm，宽 8 ~ 15 cm，裂片卵状三角形或卵形，先端尾状渐尖，基部心形，边缘有细锯齿，齿尖有腺状突。花单性，雌雄同株，无花被；雄花淡黄绿色，成柔荑花序，再排成总状，生于枝顶；雄蕊多数，花丝不等长；雌花排成圆球形的头状花序；萼齿 5，钻形；子房半下位，2 室，花柱 2，柱头弯曲。头状果序圆球形，直径 2.5 ~ 4.5 cm，表面有刺，蒴果有宿存花萼和花柱，两瓣裂开，每瓣 2 浅裂。种子多数，细小，扁平。花期 3 ~ 4 月，果期 9 ~ 10 月。

**生境分布** | 生长于山地常绿阔叶林中。分布于秦岭及淮河以南各地。

**采收加工** | 7、8 月间割裂树干，使树脂流出，10 月至次年 4 月采收，阴干。

**功效主治** | 活血止痛，解毒生肌，凉血止血。主治跌扑损伤，痈疽肿痛，吐血，衄血，外伤出血。

**用量用法** | 1 ~ 3 g，宜入丸、散服。外用：适量。

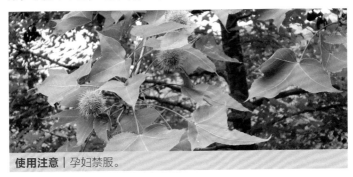

**使用注意** | 孕妇禁服。

# 刺五加

320

**别名** | 五谷皮、南五加皮、红五加皮。

**性味归经** | 辛、微苦，温。归脾、肾、心经。

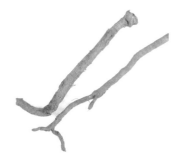

**来源** | 本品为五加科植物刺五加 *Acanthopanax senticosus* （Rupr. et Maxim.）Harms 的干燥根和根茎或茎。

**识别特征** | 落叶灌木，高 1~6 m。茎密生细长倒刺。掌状复叶互生，小叶 5，稀 4 或 3，边缘具尖锐重锯齿或锯齿。伞形花序顶生，单一或 2~4 个聚生，花多而密；花萼具 5 齿；花瓣 5，卵形；雄蕊 5，子房 5 室。浆果状核果近球形或卵形，干后具 5 棱，有宿存花柱。花期 6~7 月，果期 7~9 月。

**生境分布** | 生长于山地林下及林缘。分布于东北地区及河北、北京、山西、河南等地。

**采收加工** | 春、秋二季采收，洗净，干燥。

**功效主治** | 益气健脾，补肾安神。主治脾肺气虚，体虚乏力，食欲缺乏，肺肾两虚，久咳虚喘，肾虚腰膝酸痛，心脾不足，失眠多梦。

**用量用法** | 9~27 g。内服：煎汤。

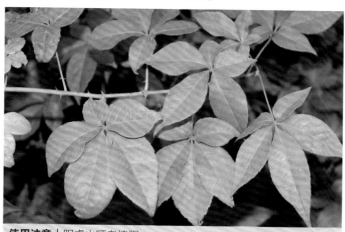

**使用注意** | 阴虚火旺者慎服。

# 郁李仁

321

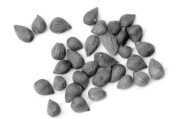

**别名**｜郁子、山梅子、小李仁、郁里仁、李仁肉。

**性味归经**｜辛、苦、甘，平。归脾、大肠、小肠经。

**来源**｜本品为蔷薇科植物欧李 *Prunus humilis* Bge.、郁李 *Prunus japonica* Thunb. 或长柄扁桃 *Prunus pedunculata* Maxim. 的干燥成熟种子。前二种习称"小李仁"，后一种习称"大李仁"。

**识别特征**｜郁李：落叶灌木，高1～1.5 m。树皮灰褐色，多分枝，小枝纤细，无毛。叶互生，叶柄短，叶片卵形或宽卵形，先端长尾状，基部圆形，边缘有锐重锯齿，下面沿主脉散生短柔毛；托叶线形，边缘有腺齿，早落。花与叶同时开放，单生或2朵并生，花梗有稀疏短柔毛，花萼钟状，萼片5，花后反折；花瓣5，白色或粉红色；倒卵形，长4～6 mm；雄蕊多数，花丝线形，雌蕊1，子房近球形，1室。核果近球形，直径约1 cm，熟时暗红色，味酸甜。核近球形，顶端微尖，表面有1～3条沟。种子卵形稍扁。花期5月，果期7～8月。

**生境分布**｜生长于荒山坡或沙丘边。分布于黑龙江、吉林、辽宁、内蒙古、河北、山东等地。

**采收加工**｜夏、秋二季采收成熟果实，除去果肉和核壳，取出种子，干燥。

**功效主治**｜润肠通便，下气利水。主治津枯肠燥，食积气滞，腹胀便秘，水肿，脚气，小便不利。

**用量用法**｜6～10 g。内服：煎汤。

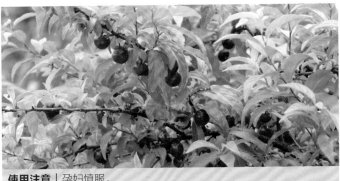

**使用注意**｜孕妇慎服。

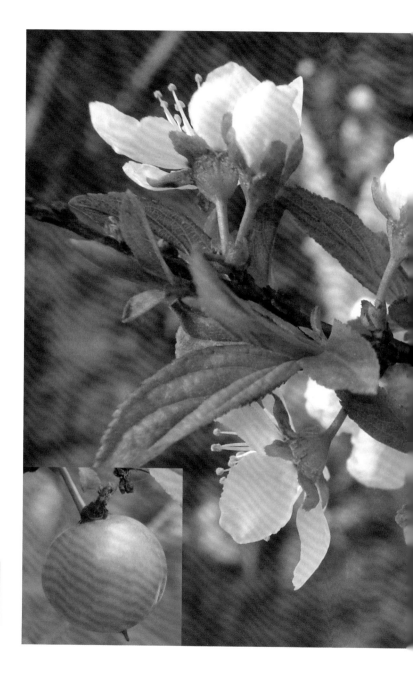

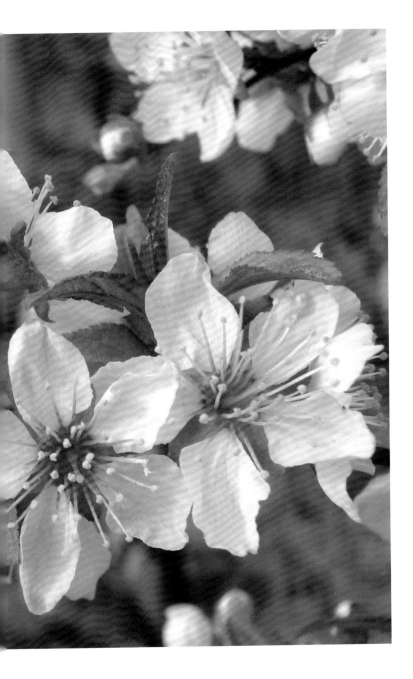

# 郁金

322

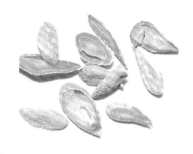

**别名** | 黄郁、黄姜、玉金、温郁金、广郁金、白丝郁金、黄丝郁金。

**性味归经** | 辛、苦、寒。归肝、胆、心、肺经。

**来源** | 本品为姜科植物温郁金 *Curcuma wenyujin* Y. H. Chen et C. Ling、姜黄 *Curcuma longa* L.、广西莪术 *Curcuma kwangsiensis* S. G. Lee et C. F. Liang 或蓬莪术 *Curcuma phaeocaulis* Val. 的干燥块根。前两者分别习称"温郁金"和"黄丝郁金",其余按性状不同习称"桂郁金"或"绿丝郁金"。

**识别特征** | 温郁金:多年生宿根草本。根粗壮,末端膨大成长卵形块根。块茎卵圆状,侧生,根茎圆柱状,断面黄色。叶基生,叶柄长约 5 cm,基部的叶柄短,或近于无柄,具叶耳;叶片长圆形,长 15 ~ 37 cm,宽 7 ~ 10 cm,先端尾尖,基部圆形或三角形。穗状花序,长约 13 cm;总花梗长 7 ~ 15 cm;具鞘状叶,基部苞片阔卵圆形,小花数朵,生于苞片内,顶端苞片较狭,腋内无花;花萼白色筒状,不规则 3 齿裂;花冠管呈漏斗状,裂片 3,粉白色,上面 1 枚较大,两侧裂片长圆形;侧生退化雄蕊长圆形,药隔矩形,花丝扁阔;子房被伏毛,花柱丝状,光滑或被疏毛,基部有 2 棒状附属物,柱头略呈二唇形,具缘毛。花期 4 ~ 6 月,极少秋季开花。

**生境分布** | 生长于林下或栽培。分布于浙江、四川、江苏、福建、广西、广东、云南等地。

**采收加工** | 冬季茎叶枯萎后采挖,除去泥沙和细根,蒸或煮至透心,干燥。

**功效主治** | 活血止痛,行气解郁,清心凉血,利胆退黄。主治胸胁刺痛,胸痹心痛,经闭痛经,乳房胀痛,热病神昏,癫痫发狂,血热吐衄,黄疸尿赤。

**用量用法** | 3 ~ 10 g。内服:煎汤。

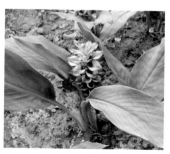

温郁金

**使用注意** | 不宜与丁香、母丁香同用。

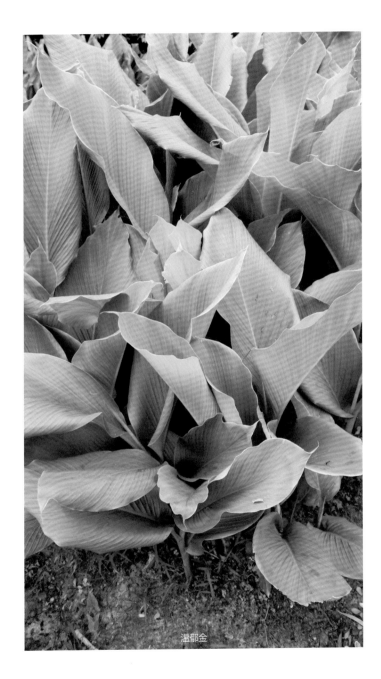

温郁金

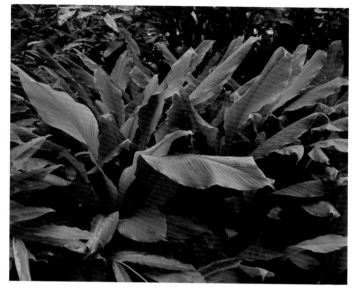

姜黄

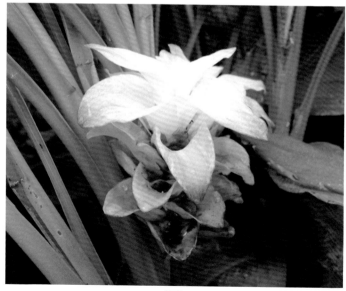

姜黄

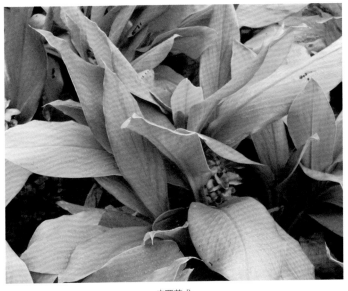

广西莪术

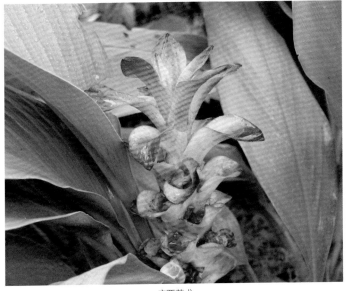

广西莪术

8画

**421**

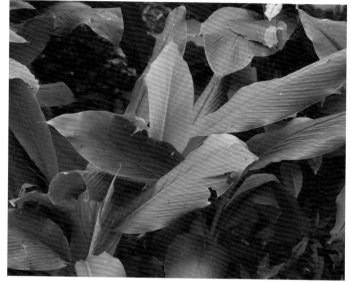

蓬莪术

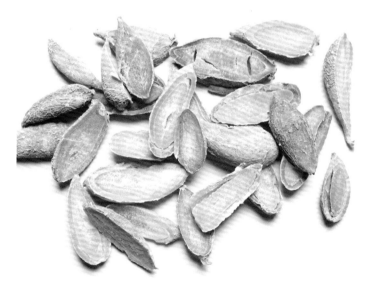

郁金饮片

# 虎杖

323

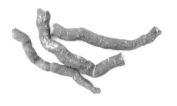

**别名** | 斑庄、花斑竹、酸筒杆、酸桶笋、川筋龙、斑杖根、大叶蛇总管。

**性味归经** | 微苦，微寒。归肝、胆、肺经。

**来源** | 本品为蓼科植物虎杖 *Polygonum cuspidatum* Sieb. et Zucc. 的干燥根茎和根。

**识别特征** | 多年生灌木状草本，无毛，高 1 ~ 1.5 m。根状茎横走，木质化，外皮黄褐色，茎直立，丛生，中空，表面散生红色或紫红色斑点。叶片宽卵状椭圆形或卵形，顶端急尖，基部圆形或阔楔形，托叶鞘褐色，早落。花单性，雌雄异株，圆锥花序腋生；花梗细长，中部有关节。瘦果椭圆形，有3棱，黑褐色，光亮。花期6 ~ 7月，果期9 ~ 10月。

**生境分布** | 生长于山坡灌丛、山谷、路旁、田边湿地。分布于江苏、江西、山东、四川等地。

**采收加工** | 春、秋二季采挖，除去须根，洗净，趁鲜切短段或厚片，晒干。

**功效主治** | 利湿退黄，清热解毒，散瘀止痛，止咳化痰。主治湿热黄疸，淋浊，带下，风湿痹痛，痈肿疮毒，水火烫伤，经闭，癥瘕，跌打损伤，肺热咳嗽。

**用量用法** | 9 ~ 15 g。外用：适量，制成煎液或油膏涂敷。

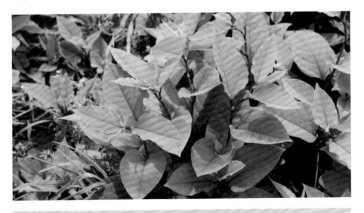

**使用注意** | 孕妇慎用。

# 昆布

324

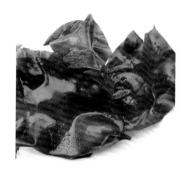

**别名** | 海带、江白菜。

**性味归经** | 咸，寒。归肝、胃、肾经。

---

**来源** | 本品为海带科植物海带 *Laminaria japonica* Aresch. 或翅藻科植物昆布 *Ecklonia kurome* Okam. 的干燥叶状体。

**识别特征** | 海带：多年生大型褐藻，植物体成熟时呈带状，长可达 6 m 以上。根状固着器粗纤维状，由数轮叉状分枝的假根组成，假根末端有吸着盘。其上为圆柱状的短柄。柄的上部为叶状体，叶状体幼时呈长卵状，后渐伸长成带状，扁平，坚厚，革质状，中部稍厚，两边较薄，有波状皱褶。生殖期在叶状体两面产生孢子囊。

昆布：多年生大型褐藻。根状固着器由树枝状的叉状假根组成，数轮重叠成圆锥状。柄部圆柱状或略扁圆形，中实，黏液腔道呈不规则的环状，散生在皮层中。叶状体扁平，革质，微皱缩，暗褐色，1～2 回羽状深裂，两侧裂片长舌状，基部楔形，叶缘一般有粗锯齿。孢子囊群在叶状体表面形成，9～11 月产生游孢子。

**生境分布** | 海带：生长于较冷的海洋中，多附生于大干潮线以下 1～3 m 深处的岩礁上；昆布：生长于低潮线附近的岩礁上。分布于辽宁、山东及福建等地。

**采收加工** | 夏、秋二季采捞，晒干。

**功效主治** | 消痰软坚散结，利水消肿。主治瘿瘤，瘰疬，睾丸肿痛，痰饮水肿。

**用量用法** | 6～12 g。内服：煎汤。

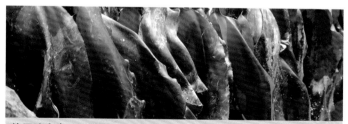

**使用注意** | 脾虚便溏者及孕妇禁服。本品所含碘化物能使病态的组织崩溃，故有活动性肺结核者一般不用。

# 明党参

325

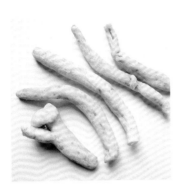

**别名** | 明沙参、山花根、土人参、山胡萝卜。

**性味归经** | 甘、微苦，微寒。归肺、脾、肝经。

**来源** | 本品为伞形科植物明党参 *Changium smyrnioides* Wolff 的干燥根。

**识别特征** | 多年生草本，高50～100 cm。根粗壮，圆柱形或粗短纺锤形。茎直立，中空，上部分枝。根生叶具长柄，柄长约30 cm，基部扩大呈鞘状，抱茎；叶片全形，为广卵形，长6～15 cm，呈3出式的2～3回羽状分裂，小裂片披针形。花茎常由一侧抽出，直立，与叶丛相距较远，表面有细纵纹，上部疏展分枝；花序顶生，成疏阔圆锥状复伞形花序，无总苞，伞梗5～10，长2～10 cm，细柔；小总苞片数枚，锥形，比小伞梗短；小伞梗10～15，纤细，长5～8 mm；花小，直径约2 mm；花萼具5细齿，极不显著；花瓣5，卵状披针形，白色；雄蕊5，花药椭圆形，花丝细长；子房下位，椭圆形，花柱2，开展；侧枝花序雌蕊常不育。双悬果广椭圆形，长3～4 mm，宽2.5～3 mm，光滑而有纵纹，果棱不明显，果棱间有油管3，合生面有油管2。花期4～5月，果期5～6月。

**生境分布** | 生长于山野稀疏灌木林下土壤肥厚的地方。分布于江苏、安徽、浙江、四川等地。

**采收加工** | 4～5月采挖，除去须根，洗净，置沸水中煮至无白心，取出，刮去外皮，漂洗，干燥。

**功效主治** | 润肺化痰，养阴和胃，平肝，解毒。主治肺热咳嗽，呕吐反胃，食少口干，目赤眩晕，疔毒疮疡。

**用量用法** | 6～12 g。内服：煎汤。

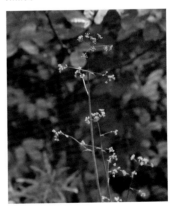

**使用注意** | 气虚下陷、精关不固者及孕妇慎服。外感咳嗽无汗者不宜服。

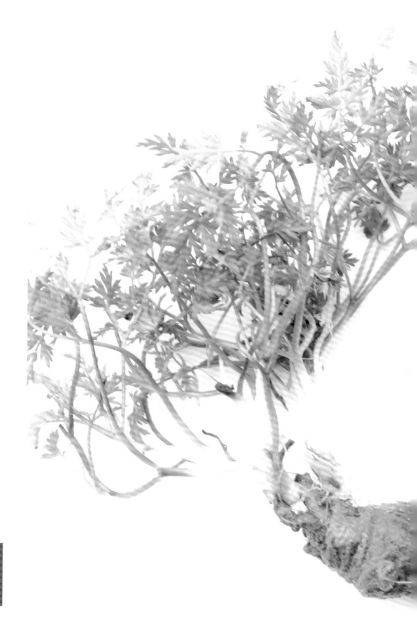

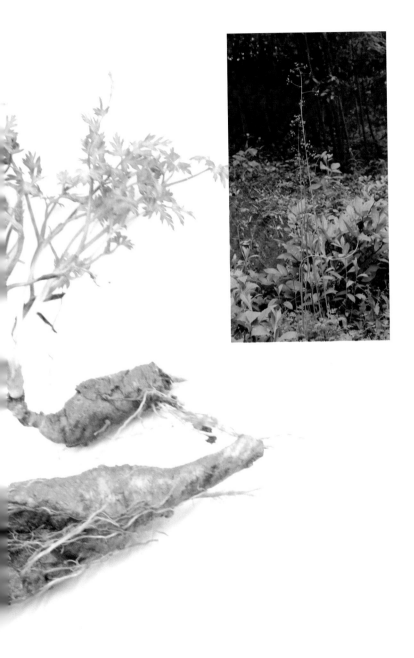

# 岩白菜

326

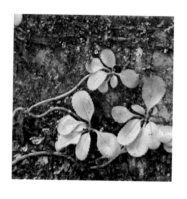

**别名** | 岩壁菜、石白菜、岩七、红岩七、雪头开花、亮叶子。

**性味归经** | 苦、涩，平。归肺、肝、脾经。

**来源** | 本品为虎耳草科植物岩白菜 *Bergenia purpurascens*( Hook. f. et Thoms. ) Engl. 的干燥根茎。

**识别特征** | 多年生草本，高 20 ~ 52 cm。根茎粗如手指，长 20 ~ 30 cm，紫红色，节间短，每节有扩大成鞘的叶柄基部残余物宿存，干后呈黑褐色。叶基生，革质而厚；叶柄长 2 ~ 8 cm，基部具托叶鞘；花片倒卵形或长椭圆形，长 7 ~ 15 cm，宽 3.5 ~ 10 cm，先端钝圆，基部楔形，全缘或有小齿，上面红绿色有光泽，下面淡赤红色，有褐色绵毛，两面均具小腺窝。蝎尾状聚伞花序，花序分枝、花梗被长柄腺毛；花 6 ~ 7，常下垂；托杯外面被腺毛；花萼宽钟状，在中部以上 5 裂，裂片长椭圆形，先端钝，表面和边缘无毛，背面密被腺毛；花瓣 5，紫红色或暗紫色，宽倒卵形，长 1.5 ~ 1.8 cm，先端钝或微凹，基部变狭成爪；雄蕊 10；雌蕊由 2 心皮组成，离生，花柱长，柱头头状，2 浅裂。蒴果直立。种子多数。花期 4 ~ 5 月，果期 5 ~ 6 月。

**生境分布** | 生长于海拔 2700 ~ 4800 m 的杂木林内阴湿处、有岩石的草坡上或石缝中。分布于四川、云南、西藏等地。

**采收加工** | 秋、冬二季采挖，除去叶梢和杂质，晒干。

**功效主治** | 收敛止泻，止血止咳，舒筋活络。主治腹泻，痢疾，食欲不振，内外伤出血，肺结核咳嗽，气管炎咳嗽，风湿疼痛，跌打损伤。

**用量用法** | 6 ~ 12 g。外用：适量，捣敷。

**使用注意** | 虚弱，有外感发热者慎用。

# 罗布麻叶

327

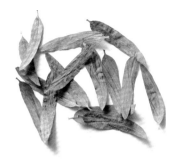

**别名** ｜ 野麻、茶叶花、泽漆麻、野茶叶、红根草。

**性味归经** ｜ 甘、苦，凉。归肝经。

**来源** ｜ 本品为夹竹桃科植物罗布麻 *Apocynum venetum* L. 的干燥叶。

**识别特征** ｜ 半灌木，高 1.5 ～ 4 m，全株有白色乳汁，枝条常对生，无毛。紫红色或淡红色，背阴部分为绿色。叶对生，在中上部分枝处生或互生。单歧聚伞花序顶生，花萼 5 深裂；花冠紫红色或粉红色，钟状，上部 5 裂，花冠内有明显的 3 条紫红色脉纹，基部内侧有副花冠及花盘。蓇葖果长角状，叉生。种子多数，顶生一簇白色细长毛。花期 6 ～ 8 月，果期 9 ～ 10 月。

**生境分布** ｜ 生长于河岸、山沟、山坡的沙质地。分布于我国东北、西北、华北等地。

**采收加工** ｜ 夏季采收，除去杂质，干燥。

**功效主治** ｜ 平肝安神，清热利水。主治肝阳眩晕，心悸失眠，浮肿尿少。

**用量用法** ｜ 6 ～ 12 g，水煎服。

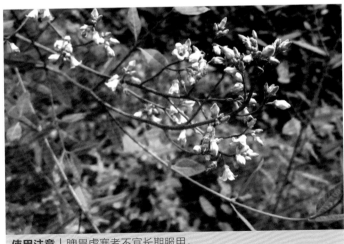

**使用注意** ｜ 脾胃虚寒者不宜长期服用。

# 罗汉果

328

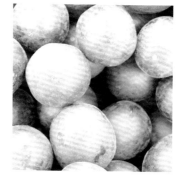

**别名** ｜ 拉汗果、假苦瓜、金不换、罗汉表、裸龟巴、光果木鳖。

**性味归经** ｜ 甘，凉。归肺、大肠经。

**来源** ｜ 本品为葫芦科植物罗汉果 *Siraitia grosvenorii*（Swingle）C. Jeffrey ex A. M. Lu et Z. Y. Zhang 的干燥果实。

**识别特征** ｜ 一年生草质藤本，长2～5 m。根块状，茎纤细，具纵棱，暗紫色，被白色或黄色柔毛，卷须2分叉。叶互生，叶柄长2～7 cm，稍扭曲，被短柔毛；叶片心状卵形，膜质，先端急尖或渐尖，基部耳状心形，全缘，两面均被白色柔毛，背面尚有红棕色腺毛。花单性，雌雄异株；雄花腋生，数朵排成总状花序，长达12 cm，花萼漏斗状，被柔毛。果圆形、长圆形或倒卵形。种子淡黄色，扁长圆形，边缘具不规则缺刻，中央稍凹。花期6～8月，果期8～10月。

**生境分布** ｜ 生长于海拔300～500 m的山区；有栽培。主要分布于广西，多为栽培品。

**采收加工** ｜ 秋季果实由嫩绿色变深绿色时采收，晾数日后，低温干燥。

**功效主治** ｜ 清热润肺，利咽开音，滑肠通便。主治肺热燥咳，咽痛失音，肠燥便秘。

**用量用法** ｜ 9～15 g。内服：煎汤。

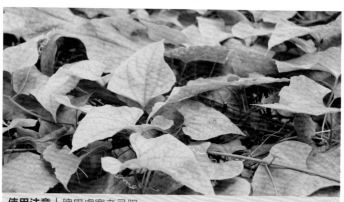

**使用注意** ｜ 脾胃虚寒者忌服。

# 知母

329

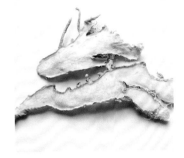

**别名** | 地参、水须、淮知母、穿地龙。

**性味归经** | 苦、甘，寒。归肺、胃、肾经。

**来源** | 本品为百合科植物知母 *Anemarrhena asphodeloides* Bge. 的干燥根茎。

**识别特征** | 多年生草本，根茎横走，密被膜质纤维状的老叶残基。叶丛生，线形，质硬。花茎直立，从叶丛中生出，其下散生鳞片状小苞片，2～3朵簇生于苞腋，成长形穗状花序，花被长筒形，黄白色或紫堇色，有紫色条纹。蒴果长圆形，熟时3裂。种子黑色，三棱形，两端尖。花期5～6月，果期8～9月。

**生境分布** | 生长于山地、干燥丘陵或草原地带。分布于河北、山西及东北等地，以河北历县产者最佳。

**采收加工** | 春、秋二季采挖，除去须根和泥沙，晒干，习称"毛知母"；或除去外皮，晒干。

**功效主治** | 清热泻火，滋阴润燥。主治外感热病，高热烦渴，肺热燥咳，骨蒸潮热，内热消渴，肠燥便秘。

**用量用法** | 6～12 g。内服：煎汤。

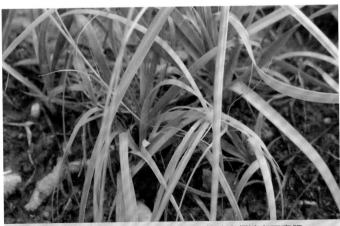

**使用注意** | 本品性寒质润，有滑肠之弊，故脾虚便溏者不宜服。

8画

# 垂盆草

330

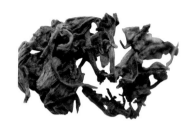

**别名**｜狗牙齿、狗牙菜、半枝莲、三叶佛甲草。

**性味归经**｜甘、淡，凉。归肝、胆、小肠经。

**来源**｜本品为景天科植物垂盆草 *Sedum sarmentosum* Bunge 的干燥全草。

**识别特征**｜多年生肉质草本，不育枝匍匐生根，结实枝直立，长10～20 cm。叶3片轮生，倒披针形至长圆形，长15～25 mm，宽3～5 mm，顶端尖，基部渐狭，全缘。聚伞花序疏松，常3～5分枝；花淡黄色，无梗；萼片5，阔披针形至长圆形，长3.5～5 mm，顶端稍钝；花瓣5，披针形至长圆形，长5～8 mm，顶端外侧有长尖头；雄蕊10，较花瓣短；心皮5，稍开展。种子细小，卵圆形，无翅，表面有乳头突起。花期5～6月，果期7～8月。

**生境分布**｜生长于山坡岩石上或栽培。全国各地均产。

**采收加工**｜夏、秋二季采收，除去杂质，干燥。

**功效主治**｜利湿退黄，清热解毒。主治湿热黄疸，小便不利，痈肿疮疡。

**用量用法**｜15～30 g，水煎服。

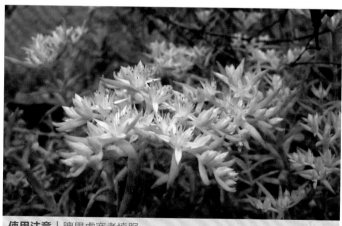

**使用注意**｜脾胃虚寒者慎服。

# 委陵菜

331

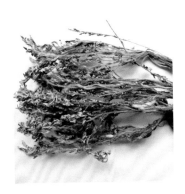

**别名** ｜ 翻白菜、根头菜、白头翁、龙牙草、痢疾草、天青地白。

**性味归经** ｜ 苦，寒。归肝、大肠经。

**来源** ｜ 本品为蔷薇科植物委陵菜 *Potentilla chinensis* Ser. 的干燥全草。

**识别特征** ｜ 多年生草本，高30 ~ 60 cm。主根发达，圆柱形。茎直立或斜生，密生白色柔毛。羽状复叶互生，基生叶有小叶15 ~ 31，茎生叶有小叶3 ~ 13；小叶片长圆形至长圆状倒披针形，长1 ~ 6 cm，宽6 ~ 15 mm，边缘缺刻状，羽状深裂，裂片三角形，常反卷，上面被短柔毛，下面密生白色茸毛；托叶和叶柄基部合生。聚伞花序顶生；副萼及萼片各5，宿存，均密生绢毛；花瓣5，黄色，倒卵状圆形；雄蕊多数；雌蕊多数。瘦果有毛，多数，聚生于被有绵毛的花托上，花萼宿存。花期5 ~ 8月，果期8 ~ 10月。

**生境分布** ｜ 生长于山坡、路旁、田边、山林草丛中。全国大部分地区有分布。

**采收加工** ｜ 春季未抽茎时采挖，除去泥沙，晒干。

**功效主治** ｜ 清热解毒，凉血止痢。主治赤痢腹痛，久痢不止，痔疮出血，痈肿疮毒。

**用量用法** ｜ 9 ~ 15 g。外用：适量。煎水洗或捣烂敷患处。

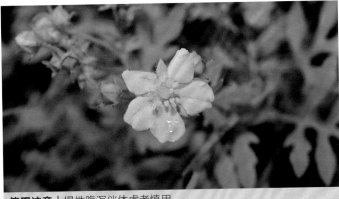

**使用注意** ｜ 慢性腹泻伴体虚者慎用。

# 使君子

332

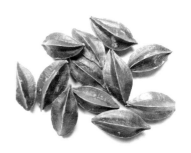

**别名** | 留求子、史君子、五棱子、索子果、冬均子、病柑子。

**性味归经** | 甘，温。归脾、胃经。

**来源** | 本品为使君子科植物使君子 *Quisqualis indica* L. 的干燥成熟果实。

**识别特征** | 落叶性藤本灌木，幼时各部有锈色短柔毛。叶对生，长椭圆形至椭圆状披针形，长5～15 cm，宽2～6 cm，叶成熟后两面的毛逐渐脱落；叶柄下部有关节，叶落后关节下部宿存，坚硬如刺。穗状花顶生，花芳香，两性；萼筒延长成管状。果实橄榄状，有5棱。花期5～9月，果期6～10月。

**生境分布** | 生长于山坡、平地、路旁等向阳灌木丛中，也有栽培。分布于四川、广东、广西、云南等地。

**采收加工** | 秋季果皮变紫黑色时采收，除去杂质，干燥。

**功效主治** | 杀虫消积。主治蛔虫病，蛲虫病，虫积腹痛，小儿疳积。

**用量用法** | 使君子9～12 g，捣碎入煎剂；使君子仁6～9 g，多入丸、散或单用，作1～2次分服。小儿每岁1～1.5粒，炒香嚼服，每日总量不超过20粒。

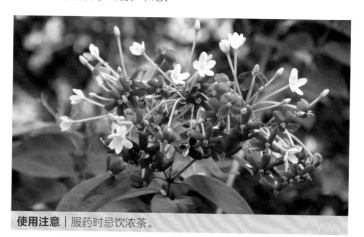

**使用注意** | 服药时忌饮浓茶。

# 侧柏叶

333

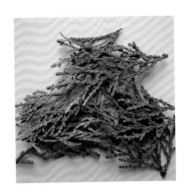

**别名**｜柏叶、丛柏叶、扁柏叶。
**性味归经**｜苦、涩，寒。归肺、肝、脾经。

**来源**｜本品为柏科植物侧柏 *Platycladus orientalis*（L.）Franco 的干燥枝梢和叶。

**识别特征**｜长绿小乔木，树皮薄，淡红褐色，常易条状剥落。树枝向上伸展，小枝扁平，排成一平面，直展。叶鳞形、质厚、紧贴在小枝上交互对生，正面的一对通常扁平。花单性，雌雄同株；雄花球长圆形，黄色，生于上年的枝顶上；雌花球长椭圆形，单生于短枝顶端，由 6～8 枚鳞片组成。球果卵状椭圆形，嫩时蓝绿色，肉质，被白粉；熟后深褐色，木质。种子椭圆形，无刺，淡黄色。花期 4 月，果期 9～10 月。

**生境分布**｜生长于山地阳地、半阳坡及轻盐碱地和沙地。全国各地均产。

**采收加工**｜多在夏、秋二季采收，阴干。

**功效主治**｜凉血止血，化痰止咳，生发乌发。主治吐血、衄血，咯血，便血，崩漏下血，肺热咳嗽，血热脱发，须发早白。

**用量用法**｜6～12 g。外用：适量。煎水洗，捣敷或研末敷。

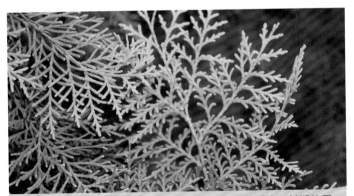

**使用注意**｜本品多服有胃部不适及食欲减退等不良反应，长期使用宜佐以健运脾胃药物。

# 佩兰

334

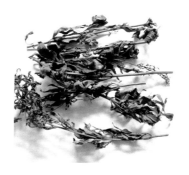

**别名**｜兰草、水香、大泽兰、燕尾香、都梁香、针尾凤。

**性味归经**｜辛，平。归脾、胃、肺经。

**来源**｜本品为菊科植物佩兰 *Eupatorium fortunei* Turcz. 的干燥地上部分。

**识别特征**｜多年生草本，高70～120 cm，根茎横走，茎直立，上部及花序枝上的毛较密，中下部少毛。叶对生，通常3深裂，中裂片较大，长圆形或长圆状披针形，边缘有锯齿，背面沿脉有疏毛，无腺点，揉之有香气。头状花序排列成聚伞状，苞片长圆形至倒披针形，常带紫红色；每个头状花序有花4～6朵；花两性，全为管状花，白色。瘦果圆柱形。花期8～11月，果期9～12月。

**生境分布**｜生长于路旁灌木丛或溪边。分布于江苏、河北、山东等地。

**采收加工**｜夏、秋二季分两次采割，除去杂质，晒干。

**功效主治**｜芳香化湿，醒脾开胃，发表解暑。主治湿浊中阻，脘痞呕恶，口中甜腻，口臭，多涎，暑湿表证，湿温初起，发热倦怠，胸闷不舒。

**用量用法**｜3～10 g，水煎服。

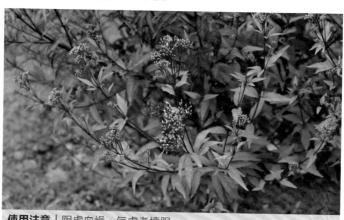

**使用注意**｜阴虚血燥、气虚者慎服。

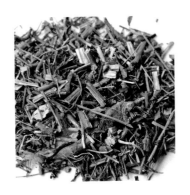

# 金龙胆草

335

**别名** | 苦蒿、熊胆草、鱼胆草、细苦蒿、毛苦蒿、苦龙胆草。

**性味归经** | 苦，寒。归肺、肝经。

**来源** | 本品为菊科植物苦蒿 *Conyza blinii* Lévl. 的干燥地上部分。

**识别特征** | 一年生草本，高约60 cm，全体密被柔毛。直根长柱形，黄褐色，其上有纤细须根。茎直立，圆柱形，密被柔毛，上部多分枝。单叶互生，长圆形，长4～6 cm，宽2.5～3 cm，羽状深裂，裂片宽3～4 mm，两面密被柔毛。头状花序直径约6 mm，排成圆锥花序，花黄色，外围的花雌性，丝状，内面的花两性，管状。瘦果极小，有1列冠毛。花期夏季。

**生境分布** | 生长于荒地、路旁。分布于云南、四川等地。

**采收加工** | 夏、秋二季采割，除去杂质，晒干。

**功效主治** | 清热化痰，止咳平喘，解毒利湿，凉血止血。主治肺热咳嗽，痰多气喘，咽痛，口疮，湿热黄疸，衄血，便血，崩漏，外伤出血。

**用量用法** | 6～9 g。外用：适量，鲜草捣烂敷患处，或鲜枝叶绞汁滴耳、滴眼。

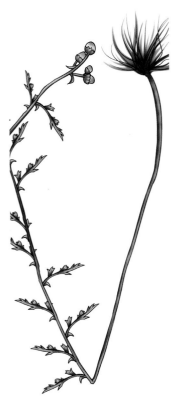

**8画**

**使用注意** | 孕妇禁用。

# 金果榄

336

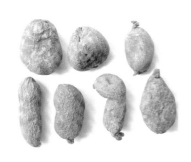

**别名** | 地苦胆、山慈姑、九牛胆、青鱼胆、九龙胆（九龙蛋）。

**性味归经** | 苦，寒。归肺、大肠经。

**来源** | 本品为防己科植物青牛胆 *Tinospora sagittata* (Oliv.) Gagnep. 或 金 果 榄 *Tinospora capillipes* Gagnep.的干燥块根。

**识别特征** | 青牛胆：缠绕藤本。根深长，块根黄色，形状不一。小枝细长，粗糙有槽纹，节上被短硬毛。叶互生，具柄；叶片卵状披针形，长7～13 cm，宽2.5～5 cm，先端渐尖或钝，基部通常尖锐箭形或戟状箭形，全缘；两面被短硬毛，脉上尤多。花单性，雌雄异株，总状花序；雄花多数，萼片椭圆形，外轮3片细小；花瓣倒卵形，基部楔形，较萼片短；雄蕊6，分离，直立或外曲，长于花瓣，花药卵圆形，退化雄蕊长圆形，比花瓣短；雌花4～10，小花梗较长；心皮3或4，柱头裂片乳头状。核果红色，背部隆起，近顶端处有时具花柱的遗迹。花期3～5月，果期8～10月。

金果榄：常绿缠绕藤本。块根卵圆形、椭圆形、肾形或圆形，常数个相连，表皮土黄色。茎圆柱形，深绿色，粗糙有纹，被毛。叶互生，叶柄长2～3.5 cm，略被毛；叶片卵形至长卵形，长6～9 cm，宽5～6 cm，先端锐尖，基部圆耳状箭形，全缘，上面绿色，无毛，下面淡绿色，被疏毛。花近白色，单性，雌雄异株，成腋生圆锥花序，花序疏松被毛，总花梗长6～9 cm，苞片短，线形；雄花具花萼2轮，外轮3片披针形，内轮3片倒卵形，外侧均被毛；花瓣6，细小，与花萼互生，先端截形，微凹，基部渐狭，雄蕊6，花药近方形，花丝分离，先端膨大；雌花萼片与雄花相同，花瓣较小，匙形，退化雄蕊6，棒状，心皮3。核果球形，红色。花期3～5月，果期9～11月。

**生境分布** | 金果榄生长于疏林下或灌木丛中，有时也生长于山上岩石旁边的红壤地中。分布于广东、广西、贵州等地。

**采收加工** | 秋、冬二季采挖，除去须根，洗净，晒干。

**功效主治** | 清热解毒，利咽止痛。主治咽喉肿痛，痈疽疔毒，泄泻，痢疾，脘腹疼痛。

**用量用法** | 3～9 g。外用：适量，研末吹喉或醋磨涂敷患处。

**使用注意** | 脾胃虚弱者慎用。

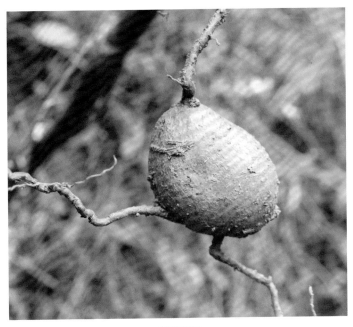

青牛胆

金果榄药材

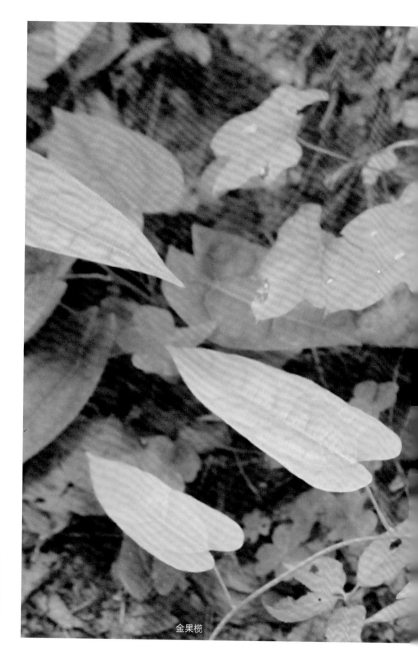

金果榄

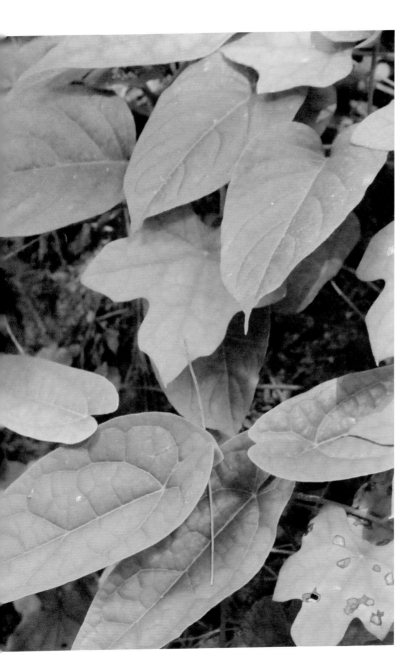

# 金沸草

337

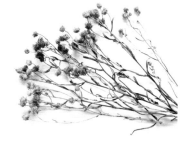

**别名**｜金佛草、白芷胡、旋覆梗、黄花草、毛柴胡、黄柴胡。

**性味归经**｜苦、辛、咸，温。归肺、大肠经。

**来源**｜本品为菊科植物旋覆花 *Inula japonica* Thunb. 或条叶旋覆花 *Inula linariifolia* Turcz. 的干燥地上部分。

**识别特征**｜多年生草本，高30～80 cm。根状茎短，横走或斜升，具须根。茎单生或簇生，绿色或紫色，有细纵沟，被长伏毛。基部叶花期枯萎，中部叶长圆形或长圆状披针形，长4～13 cm，宽1.5～4.5 cm，先端尖，基部渐狭，常有圆形半抱茎的小耳，无柄，全缘或有疏齿，上面具疏毛或近无毛，下面具疏伏毛和腺点，中脉和侧脉有较密的长毛；上部叶较小，线状披针形。头状花序，直径3～4 cm，多数或少数排列成疏散的伞房花序；花序梗细长；总苞半球形，直径1.3～1.7 cm，总苞片约5层，线状披针形；外层基部革质，上部叶质；内层干膜质；舌状花黄色，较总苞长2～25倍；舌片线形，长10～13 mm；管状花花冠长约5 mm，有三角状披针形裂片；冠毛白色。瘦果圆柱形，长1～1.2 mm，有10条纵沟，被疏短毛。花期6～10月，果期9～11月。

**生境分布**｜生长于海拔150～2400 m的山坡路旁、湿润草地、河岸和田埂上。分布于东北、华北、华东、华中及广西等地。

**采收加工**｜夏、秋二季采割，晒干。

**功效主治**｜降气，消痰，行水。主治外感风寒，痰饮蓄结，胸膈痞满，咳喘痰多。

**用量用法**｜5～10 g。内服：煎汤，或鲜用捣汁。外用：适量，捣敷，或煎水洗。

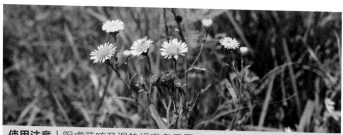

**使用注意**｜阴虚劳咳及温热燥嗽者忌用。

# 金荞麦

**别名** │ 苦荞麦、天荞麦、野桥荞麦。

**性味归经** │ 微辛、涩，凉。归肺经。

**来源** │ 本品为蓼科植物金荞麦 *Fagopyrum dibotrys*（D. Don）Hara 的干燥根茎。

**识别特征** │ 多年生宿根草本，高 0.5 ~ 1.5 m。主根粗大，呈结节状，横走，红棕色。茎直立，多分枝，具棱槽，淡绿微带红色，全株微被白色柔毛。单叶互生，具柄，柄上有白色短柔毛；叶片为戟状三角形，长、宽约相等，但顶部叶长大于宽，一般长 4 ~ 10 cm，宽 4 ~ 9 cm，先端长渐尖或尾尖状，基部心状戟形，顶端叶狭窄，无柄抱茎，全缘或微波状，下面脉上有白色细柔毛；托叶鞘抱茎。秋季开白色小花，为顶生或腋生、稍有分枝的聚伞花序；花被片 5，雄蕊 8，2 轮；雌蕊 1，花柱 3。瘦果呈卵状三棱形，红棕色。花期 7 ~ 8 月，果期 10 月。

**生境分布** │ 生长于山坡、旷野、路旁及溪沟较阴湿处。分布于长江流域以南各地。

**采收加工** │ 冬季采挖，除去茎和须根，洗净，晒干。

**功效主治** │ 清热解毒，排脓祛瘀。主治肺痈吐脓，肺热喘咳，乳蛾肿痛。

**用量用法** │ 15 ~ 45 g，用水或黄酒隔水密闭炖服。

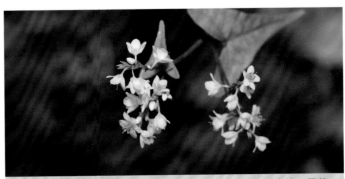

**使用注意** │ 据江苏南通经验，必须隔水炖汁服，煎服则疗效不显著。

# 金钱白花蛇

339

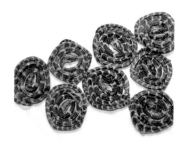

**别名** 过基峡、白节黑、银甲带、银包铁。

**性味归经** 甘、咸，温；有毒。归肝经。

**来源** 本品为眼镜蛇科动物银环蛇 *Bungarus multicinctus* Blyth 的幼蛇干燥体。

**识别特征** 银环蛇头呈椭圆形，身长 0.6 ~ 1.2 m，背部黑白相间的横纹，腹面、上唇、颈部均呈乳白色，尾梢细长。银环蛇腹面白色。背鳞通身 15 行，正中 1 行鳞片（脊鳞）扩大呈六角形。常出现于住宅附近，昼伏夜出，喜横在湿润的路上或水边石缝间捕食黄鳝、泥鳅、蛙类或其他蛇。卵生，产卵 4 ~ 18。银环蛇是具神经性毒的毒蛇，毒腺小，但毒性剧烈。性情温顺，动作迟缓，若不过重触它，一般不会咬人。幼蛇 3 年后性成熟。银环蛇毒性很强，上颌骨前端有 1 对较长的沟牙（前沟牙）。

**生境分布** 多栖息于平原、丘陵的多水地带或山坡、田野、路旁。分布在安徽、浙江、福建、台湾、湖北、湖南、广东、广西、海南、贵州、云南等地。

**采收加工** 夏、秋二季捕捉，剖开腹部，除去内脏，擦净血迹，用乙醇浸泡处理后。盘成圆形，用竹签固定，干燥。

**功效主治** 祛风，通络，止痉。主治风湿顽痹，麻木拘挛，中风口眼㖞斜，半身不遂，抽搐痉挛，破伤风，麻风，疥癣。

**用量用法** 2 ~ 5 g。研粉吞服 1 ~ 1.5 g。

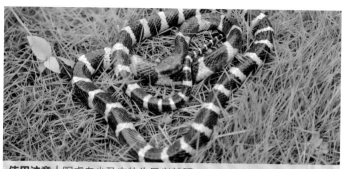

**使用注意** 阴虚血少及内热生风者禁服。

# 金钱草

340

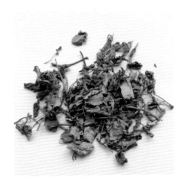

**别名**｜对座草、过路黄、对叶金钱草、大叶金钱草。

**性味归经**｜甘、咸，微寒。归肝、胆、肾、膀胱经。

---

**来源**｜本品为报春花科植物过路黄 *Lysimachia christinae* Hance 的干燥全草。

**识别特征**｜多年生草本，无毛或微被毛；茎细长，绿色或带紫红色，匍匐地面生长。叶片、花萼、花冠及果实均具点状及条纹状的黑色腺体。单叶对生，叶片心脏形或卵形，全缘，仅主脉明显；单生于叶腋。花梗长达叶端，萼片线状披针形，花冠长约为萼片的2倍，黄色。蒴果球形，种子边缘稍具膜翅。花期

5～7月，果期7～10月。

**生境分布**｜生长于山坡、路旁、沟边及林缘阴湿处。江南各地均有分布。

**采收加工**｜夏、秋二季采收，除去杂质，晒干。

**功效主治**｜除湿退黄，利尿通淋，解毒消肿。主治湿热黄疸，胆胀胁痛，石淋，热淋，小便涩痛，痈肿疔疮，蛇虫咬伤。

**用量用法**｜15～60 g。内服：煎汤。

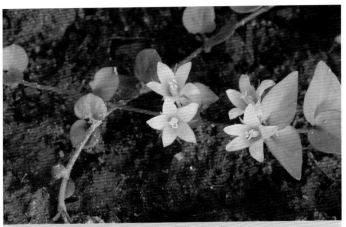

**使用注意**｜凡阴疽诸毒、脾虚泄泻者忌捣汁生服。

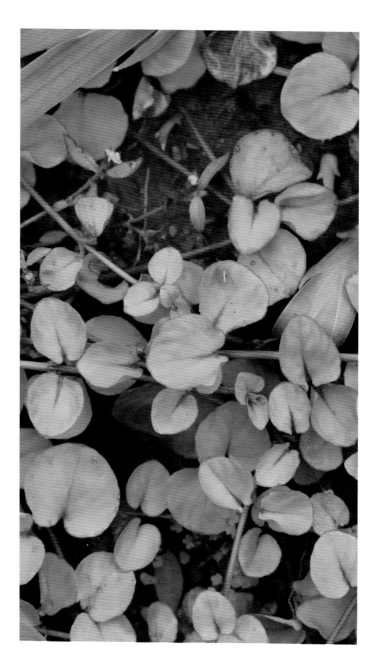

# 金铁锁

341

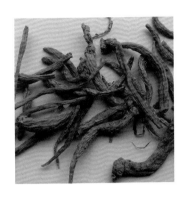

**别名**｜独钉子、穿石甲、独定子、对叶七、昆明沙参、金丝矮陀陀。

**性味归经**｜苦、辛，温；有小毒。归肝经。

---

**来源**｜本品为石竹科植物金铁锁 *Psammosilene tunicoides* W. C. Wu et C. Y. Wu 的干燥根。

**识别特征**｜多年生平卧蔓生草本。根圆锥形。茎柔弱，圆柱形，中空，长达32 cm。单叶对生；卵形，先端尖，基部近圆形；上部叶较大，长15～22 mm，宽7～13.5 mm；下部叶较小，成苞片状，长约2 mm，宽约1 mm；近于无柄。三歧聚伞花序，每一部分花序下有2苞片；花小，近于无柄，萼筒狭漏斗形，具15棱及5齿；花冠管状钟形，花瓣5，紫黄色，狭匙形；雄蕊5，与萼片对生，花丝线形，药近圆形；子房倒披针形，由2心皮合成，花柱线形，2枚，柱头不明显。果实长棒形，棱明显，具宿萼。种子1枚，倒卵形，褐色。花期6～9月，果期7～10月。

**生境分布**｜生长于海拔2000～3100 m的向阳岩石坡地或石缝中。分布于四川、贵州及云南、西藏等地。

**采收加工**｜秋季采挖，除去外皮和杂质，晒干。

**功效主治**｜祛风除湿，散瘀止痛，解毒消肿。主治风湿痹痛，胃脘冷痛，跌打损伤，外伤出血；外治疮疖，蛇虫咬伤。

**用量用法**｜0.1～0.3 g，多入丸、散服。外用：适量。

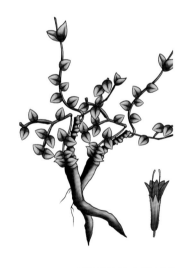

**使用注意**｜孕妇慎用。

# 金银花

342

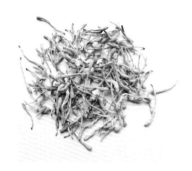

**别名** | 忍冬、银藤、金银藤、子风藤、鸳鸯藤、二色花藤。

**性味归经** | 甘，寒。归肺、心、胃经。

**来源** | 本品为忍冬科植物忍冬 *Lonicera japonica* Thunb. 的干燥花蕾或带初开的花。

**识别特征** | 半常绿缠绕性藤本，全株密被短柔毛。叶对生，卵圆形至长卵形，常绿。花成对腋生，花冠二唇形，初开时呈白色，二三日后转变为黄色，所以称为金银花，外被柔毛及腺毛。花蕾呈棒状，略弯曲，长 1.5～3.5 cm，表面黄色至浅黄棕色，被短柔毛，花冠筒状，稍开裂，内有雄蕊 5，雌蕊 1。浆果球形，成熟时呈黑色。种子卵圆形或椭圆形，褐色。花期 4～6 月，果期 10～11 月。

**生境分布** | 生长于路旁、山坡灌木丛或疏林中。我国南北各地均有分布，以山东产量大，河南新密金银花质佳。

**采收加工** | 夏初花开放前采收，干燥。

**功效主治** | 清热解毒，疏散风热。主治痈肿疔疮，喉痹，丹毒，热毒血痢，风热感冒，温病发热。

**用量用法** | 6～15 g，水煎服。

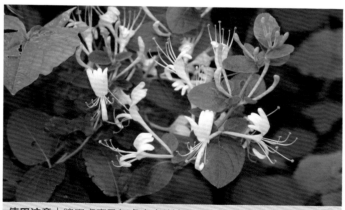

**使用注意** | 脾胃虚寒及气虚疮疡脓清者忌服。

# 金樱子

343

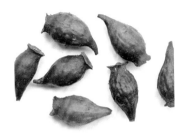

**别名** | 刺榆子、野石榴、山石榴、刺梨子。

**性味归经** | 酸、甘、涩、平。归肾、膀胱、大肠经。

**来源** | 本品为蔷薇科植物金樱子 *Rosa laevigata* Michx. 的干燥成熟果实。

**识别特征** | 常绿攀缘状灌木。茎红褐色，有钩状皮刺。3出复叶互生，小叶椭圆状卵形至卵状披针形，先端尖，边缘有细锐锯齿，下面沿中脉有刺，托叶线状披针形。花单生于侧枝顶端；萼片卵状披针形，被腺毛，花瓣白色，倒广卵形。蔷薇果熟时红色，梨形，外有刚毛，内有多数瘦果。

花期5月，果期9~10月。

**生境分布** | 生长于向阳多石山坡灌木丛中。分布于广东、四川、云南、湖北、贵州等地。

**采收加工** | 10~11月果实成熟变红时采收，干燥，除去毛刺。

**功效主治** | 固精缩尿，固崩止带，涩肠止泻。主治遗精滑精，遗尿尿频，崩漏带下，久泻久痢。

**用量用法** | 6~12 g，水煎服。

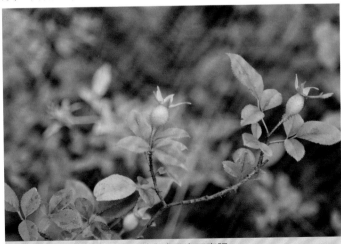

**使用注意** | 本品功专收敛，故有实邪者不宜服。

8
画

**449**

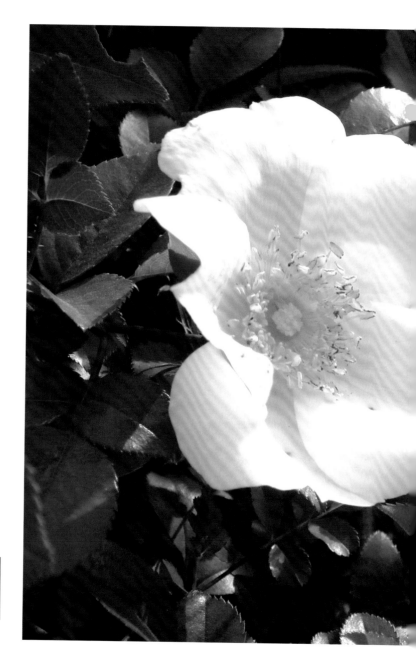

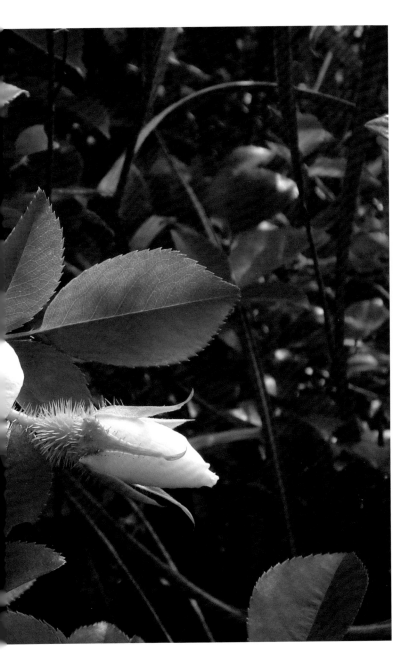

# 金礞石

344

**别名** | 礞石。
**性味归经** | 甘、咸，平。归肺、心、肝经。

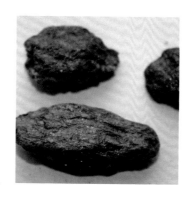

**来源** | 本品为变质岩类蛭石片岩或水黑云母片岩。
**识别特征** | **蛭石片岩：** 主要由鳞片状矿物蛭石组成，次要矿物为水黑云母，含有少量普通角闪石、石英。鳞片细小，断面可见到层纹，显微镜下薄片具明显的定向排列。为鳞片变晶结构；片状构造。片岩颜色较淡，呈淡棕色或棕黄色。金黄色光泽。质较软，碎片主要呈小鳞片状。

　　**水黑云母片岩：** 主要由鳞片状矿物水黑云母组成，次要矿物为蛭石，含有少量普通角闪石、石英。为鳞片变晶结构；片状构造。片岩颜色较深，呈黄褐色或深铁黄色，金黄色或银白色光泽。体轻，质软，易碎，碎后如麦麸。
**生境分布** | 分布于河南、陕西、山西、河北等地。
**采收加工** | 采挖后，除去杂石和泥沙。
**功效主治** | 坠痰下气，平肝镇惊。主治顽痰胶结，咳逆喘急，癫痫发狂，烦躁胸闷，惊风抽搐。
**用量用法** | 多入丸、散服，3～6g；煎汤 10～15g，布包先煎。

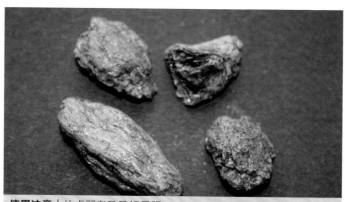

**使用注意** | 体虚弱者及孕妇忌服。

# 乳香

345

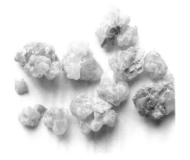

**别名** | 塌香、熏陆香、马尾香、乳头香、天泽香、摩勒香、多伽罗香。

**性味归经** | 辛、苦，温。归心、肝、脾经。

**来源** | 本品为橄榄科植物乳香树 *Boswellia carterii* Birdw. 及其同属植物 *Boswellia bhaw-dajiana* Birdw. 树皮渗出的树脂。分为索马里乳香和埃塞俄比亚乳香，每种乳香又分为乳香珠和原乳香。

**识别特征** | **乳香树**：矮小灌木，高 4～5 m，罕达 6 m。树干粗壮，树皮光滑，淡棕黄色，纸状，粗枝的树皮鳞片状，逐渐剥落。叶互生，密集或于上部疏生，单数羽状复叶，长 15～25 cm，叶柄被白毛；小叶 7～10 对，对生，无柄，基部者最小，向上渐大，小叶片长卵形，长达 3.5 cm，顶端者长达 7.5 cm，宽约 1.5 cm，先端钝，基部圆形、近心形或截形，边缘有不规则的圆齿裂，或近全缘，两面均被白毛，或上面无毛。花小，排列成稀疏的总状花序；苞片卵形；花萼杯状，先端 5 裂，裂片三角状卵形；花瓣 5，淡黄色，卵形，长约为萼片的 2 倍，先端急尖；雄蕊 10，着生于花盘外侧，花丝短；子房上位，3～4 室，每室具 2 垂生胚珠，柱头头状，略 2 裂。核果倒卵形，长约 1 cm，有三棱，钝头，果皮肉质，肥厚，每室具种子 1 枚。

**生境分布** | 生长于热带沿海山地。分布于非洲的索马里、埃塞俄比亚及阿拉伯半岛南部，土耳其、利比亚、苏丹、埃及也产。

**采收加工** | 春、夏二季将树干的皮部由下而上用刀顺序切伤，使树脂由伤口渗出，数日后凝成硬块，收集即得。

**功效主治** | 活血定痛，消肿生肌。主治胸痹心痛，胃脘疼痛，痛经经闭，产后瘀阻，癥瘕腹痛，风湿痹痛，筋脉拘挛，跌打损伤，痈肿疮疡。

**用量用法** | 煎汤或入丸、散，3～5 g。外用：适量，研末调敷。

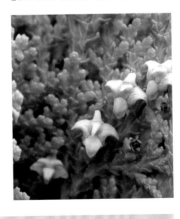

**使用注意** | 孕妇及胃弱者慎用。

# 肿节风

346

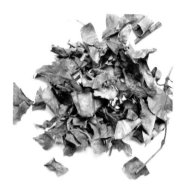

**别名** | 九节茶、九节风、接骨莲、九爪龙。

**性味归经** | 苦、辛，平。归心、肝经。

---

**来源** | 本品为金粟兰科植物草珊瑚 Sarcandra glabra（Thunb.）Nakai 的干燥全草。

**识别特征** | 多年生常绿草本或亚灌木，高达 2 m。根茎粗大，支根多而细长。茎直立，多分枝，节膨大。叶对生，近革质，长椭圆形或卵状披针形，长 6 ~ 18 cm，宽 2 ~ 7 cm，边缘有粗锯齿，齿尖具腺点；叶柄长约 1 cm，基部合生成鞘；托叶微小。穗状花序 1 ~ 3 个聚生茎顶；苞片卵状三角形；花小，无花被，黄绿色，芳香；雄蕊 1，

白色，棒状，花药 2 室；雌蕊球形，子房下位，柱头近头状。核果球形，鲜红色。花期 6 ~ 7 月，果期 8 ~ 9 月。

**生境分布** | 生长于山沟、溪谷林阴湿地，分布于华东、中南、西南。

**采收加工** | 夏、秋二季采收，除去杂质，晒干。

**功效主治** | 清热凉血，活血消斑，祛风通络。主治血热发斑发疹，风湿痹痛，跌打损伤。

**用量用法** | 9 ~ 30 g，水煎服。

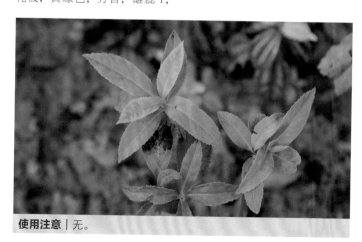

**使用注意** | 无。

# 鱼腥草

347

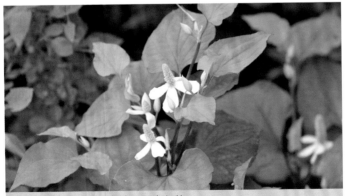

**别名** | 臭菜、折耳根、侧耳根、臭根草、臭灵丹、朱鼻拱。

**性味归经** | 辛，微寒。归肺经。

**来源** | 本品为三白草科植物蕺菜 *Houttuynia cordata* Thunb. 的新鲜全草或干燥地上部分。

**识别特征** | 多年生草本，高 15 ~ 60 cm，具腥臭气。茎下部伏地，节上生根，上部直立，无毛或被疏毛。单叶互生，叶片心脏形，全缘，暗绿色，上面密生腺点，背面带紫色，叶柄长 1 ~ 3 cm；托叶膜质条形，下部与叶柄合生成鞘状。穗状花序生于茎上端，与叶对生；基部有白色花瓣状总苞片 4 枚；花小而密集，无花被。蒴果卵圆形，顶端开裂，种子多数。花期 5 ~ 6 月，果期 10 ~ 11 月。

**生境分布** | 生长于沟边、溪边及潮湿的疏林下。主要分布于长江流域以南各地。全国其他地区也产。

**采收加工** | 鲜品全年均可采割；干品夏季茎叶茂盛花穗时采割，除去杂质，晒干。

**功效主治** | 清热解毒，消痈排脓，利尿通淋。主治肺痈吐脓，痰热喘咳，热痢，热淋，痈肿疮毒。

**用量用法** | 15 ~ 25 g，不宜久煎；鲜品用量加倍，水煎或捣汁服。外用：适量，捣敷或煎汤熏洗患处。

**使用注意** | 本品含挥发油，不宜久煎。

# 狗脊

348

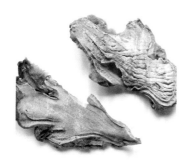

**别名** | 金毛狗、金狗脊、猴毛头、黄狗头、金毛狗脊、金毛狮子。

**性味归经** | 苦、甘，温。归肝、肾经。

**来源** | 本品为蚌壳蕨科植物金毛狗脊 *Cibotium barometz*（L.）J. Sm. 的干燥根茎。

**识别特征** | 多年生草本，高2～3 cm。根茎粗大，呈不规则的块状，长10～30 cm（少数可达50 cm），直径2～10 cm。密被金黄色长绒毛，顶端有叶丛生。叶宽卵状三角形，3回羽裂；末回裂片镰状披针形，边缘有浅锯齿，侧脉单一或在不育裂片上为二叉。孢子囊群生于小脉顶端，每裂片上1～5对；囊群盖2瓣，成熟时张开如蚌壳。

**生境分布** | 生长于山脚沟边及林下阴湿处酸性土上。分布于四川、福建、云南、浙江等地。

**采收加工** | 秋、冬二季采挖，除去泥沙，干燥；或去硬根、叶柄及金黄色绒毛，切厚片，干燥，为"生狗脊片"；蒸后晒至六七成干，切厚片，干燥，为"熟狗脊片"。

**功效主治** | 祛风湿，补肝肾，强腰膝。主治风湿痹痛，腰膝酸软，下肢无力。

**用量用法** | 6～12 g。内服：煎汤。

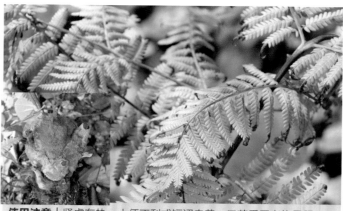

**使用注意** | 肾虚有热、小便不利或短涩赤黄、口苦舌干者均忌服。

# 京大戟

349

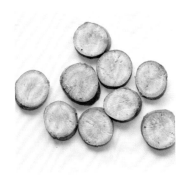

**别名** | 大戟、龙虎草、膨胀草、将军草、震天雷、天平一枝香。

**性味归经** | 苦，寒；有毒。归肺、脾、肾经。

---

**来源** | 本品为大戟科植物大戟 *Euphorbia pekinensis* Rupr. 的干燥根。

**识别特征** | 多年生草本，全株含乳汁。茎直立，被白色短柔毛，上部分枝。叶互生，长圆状披针形至披针形，长 3 ~ 8 cm，宽 5 ~ 13 mm，全缘。伞形聚伞花序顶生，通常有5伞梗，腋生者多只有1梗，伞梗顶生1杯状聚伞花序，其基部轮生卵形或卵状披针形苞片5，杯状聚伞花序总苞坛形，顶端4裂，腺体椭圆形；雄花多数，雄蕊1；雌花1，子房球形，3室，花柱3，顶端2浅裂。蒴果三棱状球形，表面有疣状突起。花期4 ~ 5月，果期6 ~ 7月。

**生境分布** | 生长于山坡、路旁、荒地、草丛、林缘及疏林下。分布于江苏、四川、江西、广西等地。

**采收加工** | 秋、冬二季采挖，洗净，晒干。

**功效主治** | 泻水逐饮，消肿散结。主治水肿胀满，胸腹积水，痰饮积聚，气逆咳喘，二便不利，痈肿疮毒，瘰疬痰核。

**用量用法** | 1.5 ~ 3 g。入丸、散服，每次1 g；内服醋制用。外用：适量，生用。

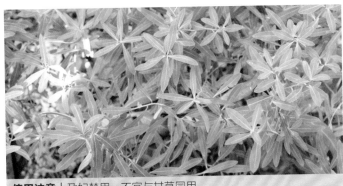

**使用注意** | 孕妇禁用；不宜与甘草同用。

# 闹羊花

350

**别名** | 羊踯躅、黄杜鹃、黄色映山红。

**性味归经** | 辛，温；有大毒。归肝经。

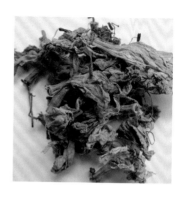

**来源** | 本品为杜鹃花科植物羊踯躅 *Rhododendron molle* G. Don 的干燥花。

**识别特征** | 落叶灌木，高 1 ~ 2 m。老枝光滑，带褐色，幼枝有短柔毛。单叶互生，叶柄短，被毛；叶片椭圆形至椭圆状倒披针形，先端钝而具短尖，基部楔形，边缘具向上微弯的刚毛。花多数，成顶生短总状花序，与叶同时开放，花金黄色，花冠漏斗状，外被细毛，先端5裂，裂片椭圆状至卵形，上面一片较大，有绿色斑点。蒴果。花期4 ~ 5月，果期7 ~ 8月。

**生境分布** | 生长于山坡、石缝、灌木丛中。分布于江苏、浙江、江西、福建、湖南、湖北、河南、四川、贵州等地。

**采收加工** | 4 ~ 5月花初开时采收，阴干或晒干。

**功效主治** | 祛风除湿，散瘀定痛。主治风湿痹痛，偏正头痛，跌扑肿痛，顽癣。

**用量用法** | 0.6 ~ 1.5 g，浸酒或入丸、散。外用：适量，煎水洗。

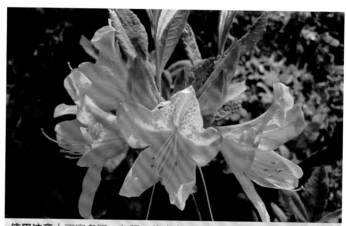

**使用注意** | 不宜多服、久服；体虚者及孕妇禁用。

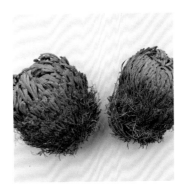

# 卷柏

## 351

**别名** | 石柏、岩柏草、黄疸卷柏、九死还魂草。

**性味归经** | 辛，平。归肝、心经。

**来源** | 本品为卷柏科植物卷柏 *Selaginella tamariscina* （Beauv.）Spring 或垫状卷柏 *Selaginella pulvinata*（Hook. et Grev.）Maxim. 的干燥全草。

**识别特征** | 多年生隐花植物，常绿不凋。茎高数寸至数尺许，枝多，叶如鳞状，略如扁柏之叶。此物遇干燥，则枝卷如拳状，遇湿润则开展。本植物生活力甚耐久，拔取置日光下，晒至干萎后，移至阴湿处，洒以水即活，故有"九死还魂草"之名。

**生境分布** | 生长于山地岩壁上。分布于广东、广西、福建、江西、浙江、湖南、河北、辽宁等地。

**采收加工** | 全年均可采收，除去须根和泥沙，晒干。

**功效主治** | 活血通经。主治经闭痛经，癥瘕痞块，跌扑损伤。卷柏炭化瘀止血，主治吐血，崩漏，便血，脱肛。

**用量用法** | 5～10 g，水煎服。

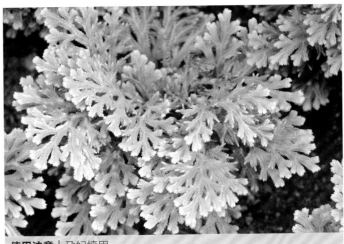

**使用注意** | 孕妇慎用。

# 炉甘石

352

**别名** | 甘石、干石、卢甘石、芦甘石、羊肝石、炉眼石、浮水甘石。

**性味归经** | 甘，平。归肝、脾经。

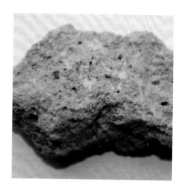

**来源** | 本品为碳酸盐类矿物方解石族菱锌矿，主含碳酸锌（ZnCO$_3$）。

**识别特征** | 三方晶系菱锌矿的矿石，从古至今入药用菱锌矿皆为含锌矿床风化带中闪锌矿等风化产物，为疏松的钟乳或皮壳状菱锌矿集合体。呈不规则块状，大小不一。表面白色、淡红色或黄褐色，凹凸不平，多孔，似蜂窝状。暗淡无光泽，半透明。体轻而稍硬，可打碎，硬度5，比重4.1 ~ 4.5，条痕白色。断面呈灰白色或淡红色与白色相间的海绵状，有吸湿性。气无，味淡，有土腥气，微涩。

**生境分布** | 全国大部分地区可产。分布于广西、湖南、四川、云南等地。

**采收加工** | 采挖后洗净，晒干，除去杂石。

**功效主治** | 解毒明目退翳，收湿止痒敛疮。主治目赤肿痛、睑弦赤烂，翳膜遮睛，胬肉攀睛，溃疡不敛，脓水淋漓，湿疮瘙痒。

**用量用法** | 外用：适量。

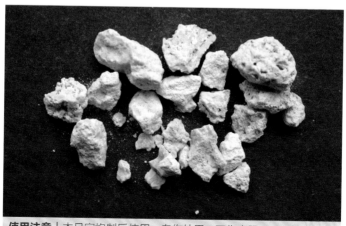

**使用注意** | 本品宜炮制后使用，专作外用，不作内服。

# 油松节

353

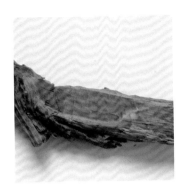

**别名** | 松郎头、黄松木节。

**性味归经** | 苦、辛，温。归肝、肾经。

**来源** | 本品为松科植物油松 Pinus tabulieformis Carr. 或马尾松 Pinus massoniana Lamb. 的干燥瘤状节或分枝节。

**识别特征** | 油松：常绿乔木，高15～25 m，直径达1 m。树皮灰褐色，呈鳞甲状裂，裂隙红褐色。枝轮生，小枝粗壮，淡橙黄色或灰黄色；冬芽长椭圆形，棕褐色。叶针形，2针一束，稀有3针一束的，较粗硬，长10～15 cm，边缘有细锯齿，两面有气孔线；叶鞘初时淡褐色，渐变为暗灰色，外表常被薄粉层。花单性，雌雄同株，均为松球花序；雄球序长卵形，长1～1.5 cm，淡黄绿色，簇生于前一年小枝顶端；花开后成菜荑状，雄蕊多数；雌球序阔卵形，长约7 mm，紫色，1～2枚着生于当年新枝顶端，多数珠鳞呈螺旋状紧密排列，胚珠2；珠鳞下面有一小型苞片，与珠鳞分离。松球果卵形，长5～8 cm，直径3～5 cm，在枝上能宿存数年之久，鳞突较隆起，鳞脐亦突出，呈钝尖形。种子具翅，呈不十分规则之椭圆形，稍扁，紫褐色或褐色，具油汁胚乳。花期4～5月，果期翌年9月。

**生境分布** | 生长于山坡。分布于辽宁、吉林、河北、山东、山西、陕西、甘肃、内蒙古、宁夏、青海、河南等地。

**采收加工** | 全年均可采收，锯取后阴干。

**功效主治** | 祛风除湿，通络止痛。主治风寒湿痹，历节风痛，转筋挛急，跌打伤痛。

**用量用法** | 9～15 g。煎汤服。

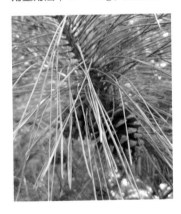

**使用注意** | 阴虚血燥者慎用。

# 泽兰

354

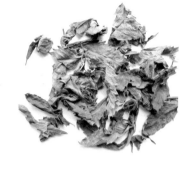

**别名** | 地笋、地石蚕、蛇王草、地瓜儿苗。

**性味归经** | 苦、辛，微温。归肝、脾经。

**来源** | 本品为唇形科植物毛叶地瓜儿苗 *Lycopus lucidus Turcz.* var. *hirtus* Regel 的干燥地上部分。

**识别特征** | 多年生草本，高60 ~ 170 cm。根茎横走，节上密生须根，先端肥大呈圆柱形。茎通常单一，少分枝，无毛或在节上疏生小硬毛。叶交互对生，长圆状披针形，先端渐尖，基部渐狭，边缘具锐尖粗牙齿状锯齿，亮绿色，两面无毛，下面密生腺点；无叶柄或短柄。轮伞花序腋生，花小，具刺尖头；花冠白色，内面在喉部具白色短柔毛。小坚果倒卵圆状四边形，褐色。花期 6 ~ 9 月，果期 8 ~ 10 月。

**生境分布** | 生长于沼泽地、水边；野生，有栽培。全国大部分地区均产，分布于黑龙江、辽宁、浙江、湖北等地。

**采收加工** | 夏、秋二季茎叶茂盛时采割，晒干。

**功效主治** | 活血调经，祛瘀消痈，利水消肿。主治月经不调，经闭，痛经，产后瘀血腹痛，疮痈肿毒，水肿腹水。

**用量用法** | 6 ~ 12 g，水煎服。

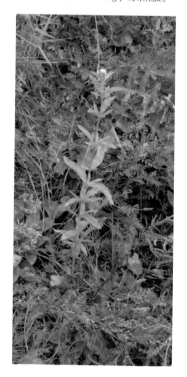

**使用注意** | 无瘀滞者慎服。

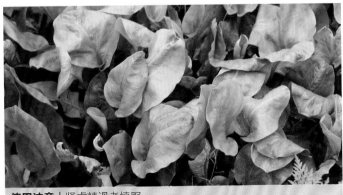

# 泽泻

355

**别名** | 水泻、芒芋、鹄泻、泽芝、及泻、天秃、禹孙、天鹅蛋。

**性味归经** | 甘、淡，寒。归肾、膀胱经。

**来源** | 本品为泽泻科植物东方泽泻 *Alisma orientale*（Sam.）Juzep. 或泽泻 *Alisma plantago-aquatica* Linn. 的干燥块茎。

**识别特征** | 多年生沼生植物，高 50 ~ 100 cm。叶丛生，叶柄长达 50 cm，基部扩延成中鞘状；叶片宽椭圆形至卵形，长 2.5 ~ 18 cm，宽 1 ~ 10 cm，基部广楔形、圆形或稍心形，全缘，两面光滑；叶脉 5 ~ 7。花茎由叶丛中抽出，花序通常为大型的轮生状圆锥花序；花两性。瘦果多数，扁平，倒卵形，背部有两浅沟，褐色，花柱宿存。花期 6 ~ 8 月，果期 7 ~ 9 月。

**生境分布** | 生长于沼泽边缘，幼苗喜荫蔽，成株喜阳光，怕寒冷，在海拔 800 m 以下地区一般都可栽培。分布于福建、四川、江西等地。

**采收加工** | 冬季茎叶开始枯萎时采挖，洗净，干燥，除去须根和粗皮。

**功效主治** | 利水渗湿，泄热，化浊降脂。主治小便不利，水肿胀满，泄泻尿少，痰饮眩晕，热淋涩痛，高脂血症。

**用量用法** | 6 ~ 10 g。煎汤服。

**使用注意** | 肾虚精滑者慎服。

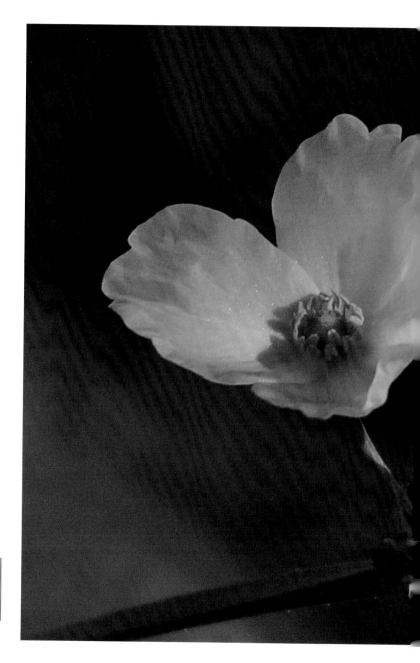

8
画

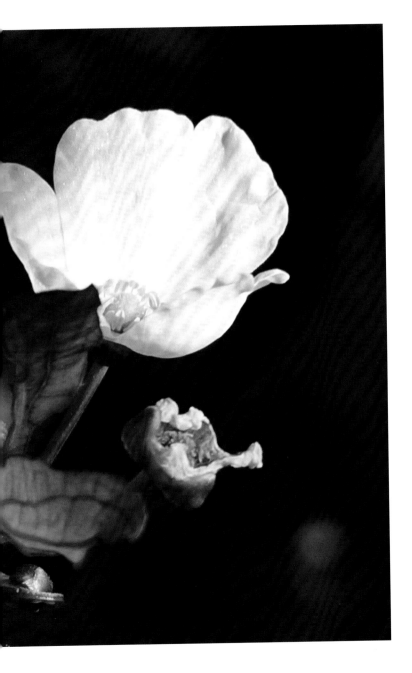

# 降香

356

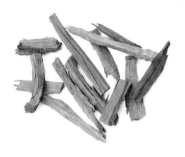

别　　名｜降真、降真香、
紫藤香、花梨母。
性味归经｜辛，温。归肝、
脾经。

**来源**｜本品为豆科植物降香檀
*Dalbergia odorifera* T. Chen 树
干和根的干燥心材。

**识别特征**｜高大乔木，树皮褐色，
小枝具密集的白色小皮孔。叶互
生，近革质，单数羽状复叶，小叶
9～13，叶片卵圆形或椭圆形，
长4～7 cm，宽2～3 cm，小
叶柄长4～5 cm。圆锥花序腋
生，花小，长约5 mm，萼钟状，
5齿裂，花冠淡黄色或乳白色，
雄蕊9枚一组，子房狭椭圆形，
花柱短。荚果舌状椭圆形，长
4.5～8 cm，宽1.5～2 cm，种

子1枚，稀2枚。花期3～4月，
果期10～11月。

**生境分布**｜生长于中海拔地区的
山坡疏林中、林边或村旁。分布
于广东、广西、云南等地。

**采收加工**｜全年均可采收，除去
边材，阴干。

**功效主治**｜化瘀止血，理气止
痛。主治吐血，衄血，外伤出
血，肝郁胁痛，胸痹刺痛，跌扑
伤痛，呕吐腹痛。

**用量用法**｜9～15 g，后下。外
用：适量，研末敷患处。

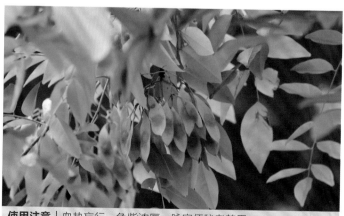

**使用注意**｜血热妄行、色紫浓厚、脉实便秘者禁用。

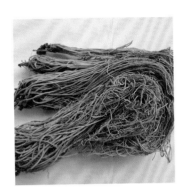

# 细辛

357

**别名** | 小辛、细草、少辛、独叶草、金盆草、山人参。

**性味归经** | 辛，温。归心、肺、肾经。

**来源** | 本品为马兜铃科植物北细辛 *Asarum heterotropoides* Fr. Schmidt var.*mandshuricum* （Maxim.）Kitag.、汉城细辛 *Asarum sieboldii* Miq. var. *seoulense* Nakai 或 华细辛 *Asarum sieboldii* Miq. 的干燥根和根茎。前两种习称"辽细辛"。

**识别特征** | 北细辛：多年生草本，高 10 ~ 25 cm，叶基生，1 ~ 3 片，心形至肾状心形，顶端短锐尖或钝，基部深心形，全缘，两面疏生短柔毛或近于无毛；有长柄。花单生，花被钟形或壳形，污紫色，顶端 3 裂，裂片由基部向下反卷，先端急尖；雄蕊 12，花丝与花药等长；花柱 6。蒴果肉质，半球形。花期 5 月，果期 6 月。

华细辛：与上种类似，唯叶先端渐尖，上面散生短毛，下面仅叶脉散生较长的毛。花被裂片由基部沿水平方向开展，不反卷。花丝较花药长 1.5 倍。

**生境分布** | 生长于林下腐殖层深厚稍阴湿处，常见于针阔叶混交林及阔叶林下、密集的灌木丛中、山沟底稍湿润处、林缘或山坡疏林下的湿地。前两种分布于辽宁、吉林、黑龙江等地；后一种分布于陕西等地。

**采收加工** | 夏季果熟期或初秋采挖，除净地上部分和泥沙，阴干。

**功效主治** | 解表散寒，祛风止痛，通窍，温肺化饮。主治风寒感冒，头痛，牙痛，鼻塞流涕，鼻衄，鼻渊，风湿痹痛，痰饮喘咳。

**用量用法** | 1 ~ 3 g。散剂每次服 0.5 ~ 1 g。外用：适量。

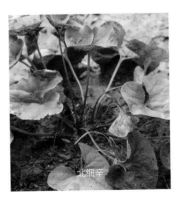

北细辛

8 画

**使用注意** | 不宜与藜芦同用。

北细辛

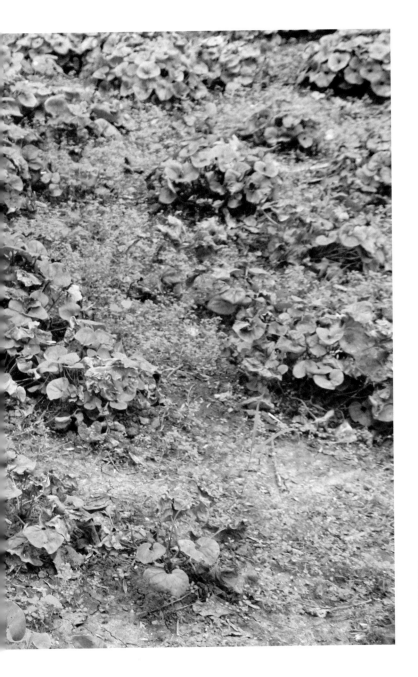

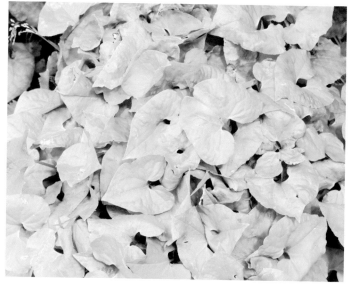

汉城细辛

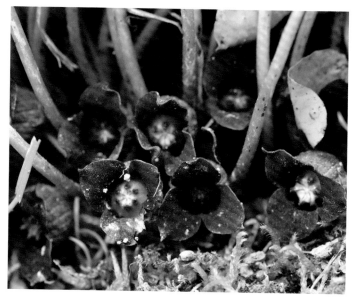

汉城细辛

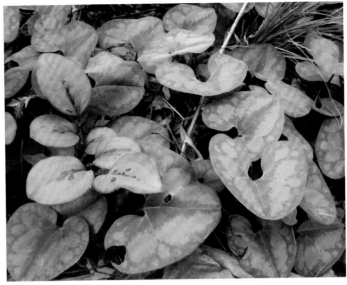

华细辛

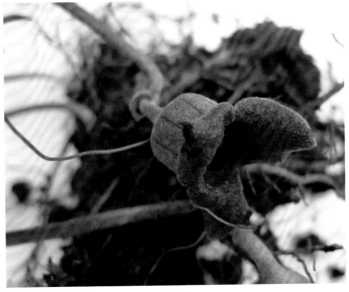

华细辛

# 贯叶金丝桃

358

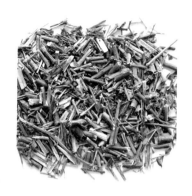

**别名** | 胡法里浑、胡帕日混。
**性味归经** | 辛，寒。归肝经。

**来源** | 本品为藤黄科植物贯叶金丝桃 *Hypericum perforatum* L.的干燥地上部分。

**识别特征** | 多年生草本，高50～100 cm。茎直立，多分枝，枝皆腋生。叶较密，对生，椭圆形至椭圆状线形，长1～3 cm，宽3～12 mm，先端钝，基部抱茎，全缘，叶面散布有透明腺点，叶脉有黑色腺点。花着生于茎顶或枝端，集成聚伞花序；萼片5，披针形，边缘有黑色腺点；花瓣5，长于萼片，黄色；花瓣和花药都有黑色腺点；雄蕊多数，组成3束；子房卵状，1室，花柱3裂。蒴果长圆形，成熟时开裂；种子多数，碎小，圆筒形。花期6～8月，果期9～10月。

**生境分布** | 喜生于山坡、林下或草丛中。分布于江苏、山东、四川、江西、新疆等地。

**采收加工** | 夏、秋二季开花时采割，阴干或低温烘干。

**功效主治** | 疏肝解郁，清热利湿，消肿通乳。主治肝气郁结，情志不畅，心胸郁闷，关节肿痛，乳痈，乳少。

**用量用法** | 2～3g。内服：煎汤。

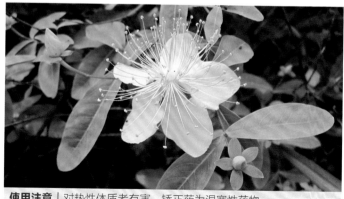

**使用注意** | 对热性体质者有害，矫正药为湿寒性药物。

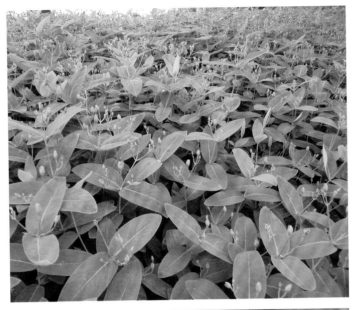

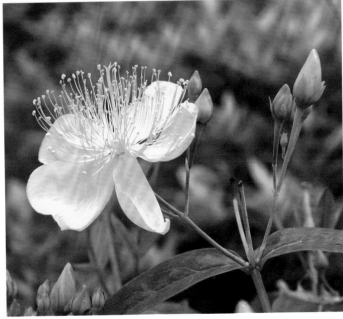

# 珍珠

359

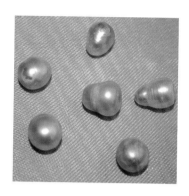

**别名** 真朱、真珠、蚌珠、珠子、濂珠。

**性味归经** 甘、咸，寒。归心、肝经。

**来源** 本品为珍珠贝科动物马氏珍珠贝 *Pteria martensii*（Dunker）、蚌科动物三角帆蚌 *Hyriopsis cumingii*（Lea）或褶纹冠蚌 *Cristaria plicata*（Leach）等双壳类动物受刺激形成的珍珠。

**识别特征** **马氏珍珠贝：** 贝壳 2 片，大而坚厚，略呈圆形；左右两壳不等，左壳较大于右壳。壳的长度与高度几相等，通常长 10～15 cm，大者可达 20 cm。壳顶向前弯，位于背缘中部靠前端，右壳顶前方有一凹陷，为足丝的出孔。壳顶前后有 2 耳，后耳较大。壳表面黑褐色。左壳稍凸，右壳较平，壳顶光滑，绿色。其余部分被有同心形鳞片，鳞片自边缘向外延伸呈棘状；有些鳞片呈锯齿状，色淡白。贝壳中部锯齿状鳞片脱落，留有明显的放射纹痕迹。壳内面珍珠层厚，有虹光色彩，边缘黄褐色。铰合线直，在壳顶下有 1～2 个主齿，韧带细长，紫褐色。闭壳肌痕大，长圆形，略呈葫芦状。外套肌痕简单，足舌状，具足丝。

**生境分布** 分布于西沙群岛、海南、广西及广东沿海。

**采收加工** 自动物体内取出，洗净，干燥。

**功效主治** 安神定睛，明目消翳，解毒生肌，润肤祛斑。主治惊悸失眠，惊风癫痫，目赤翳障，疮疡不敛，皮肤色斑。

**用量用法** 0.1～0.3 g，多入丸、散用。外用：适量。

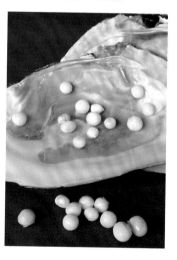

**使用注意** 病不属火热者勿用。疮毒若内毒未净，勿以珍珠收口。

# 珍珠母

360

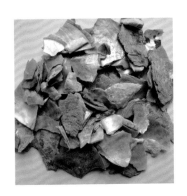

**别名**｜珠母、珠牡丹、真珠母、明珠母。

**性味归经**｜咸，寒。归肝、心经。

**来源**｜本品为珍珠贝科动物马氏珍珠贝*Pteria martensii*（Dunker）或蚌科动物三角帆蚌*Hyriopsis cumingii*（Lea）、褶纹冠蚌*Cristaria plicata*（Leach）的贝壳。

**识别特征**｜见"珍珠"项下。

**生境分布**｜见"珍珠"项下。

**采收加工**｜去肉，洗净，干燥。

**功效主治**｜平肝潜阳，安神定惊，明目退翳。主治头痛眩晕，惊悸失眠，目赤翳障，视物昏花。

**用量用法**｜10～25 g，先煎。

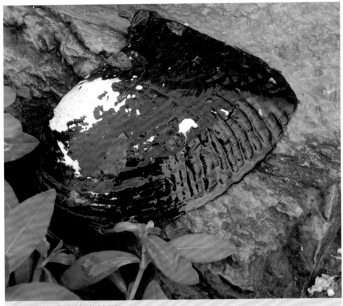

**使用注意**｜胃寒者慎服。

# 荆芥

361

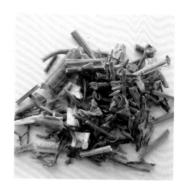

**别名** │ 线荠、假苏、姜芥、稳齿菜、香荆荠、四棱杆蒿、猫薄荷假苏。

**性味归经** │ 辛，微温。归肺、肝经。

**来源** │ 本品为唇形科植物荆芥 *Schizonepeta tenuifolia* Briq. 的干燥地上部分。

**识别特征** │ 一年生草本，有香气。茎直立，方形有短毛。基部带紫红色。叶对生，羽状分裂，裂片3~5，线形或披针形，全缘，两面被柔毛。轮伞花序集成穗状，顶生。花冠唇形，淡紫红色，小坚果三棱形。茎方柱形，淡紫红色，被短柔毛。断面纤维性，中心有白色髓部。叶片大多脱落或仅有少数残留。枝的顶端着生穗状轮伞花序，花冠多已脱落，宿萼钟形，顶端5齿裂，淡棕色或黄绿色，被短柔毛，内藏棕黑色小坚果。花期7~9月，果期9~10月。

**生境分布** │ 多为栽培。全国各地均有出产，其中以江苏、浙江、江西、湖北、河北为主要产区。

**采收加工** │ 夏、秋二季花开到顶、穗绿时采割，除去杂质，晒干。

**功效主治** │ 解表散风，透疹，消疮。主治感冒，头痛，麻疹，风疹，疮疡初起。

**用量用法** │ 5~10 g，水煎服。

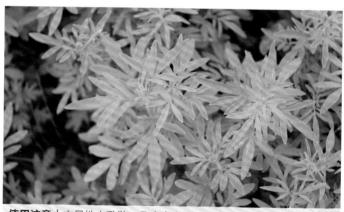

**使用注意** │ 本品性主升散，凡表虚自汗、阴虚头痛者忌服。

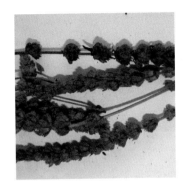

# 荆芥炭

362

**别名**｜黑荆芥。
**性味归经**｜辛、涩，微温。归肺、肝经。

**来源**｜本品为荆芥的炮制加工品。
**识别特征**｜见"荆芥"项下。
**生境分布**｜见"荆芥"项下。
**采收加工**｜取荆芥段，照炒炭法炒至表面焦黑色，内部焦黄色，喷淋清水少许，熄灭火星，取出，晾干。
**功效主治**｜收敛止血。主治便血，崩漏，产后血晕。
**用量用法**｜5 ~ 10 g。内服：煎汤。

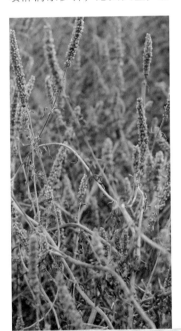
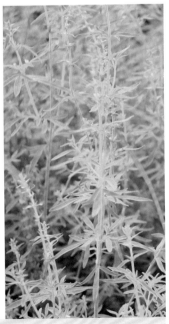

**使用注意**｜表虚自汗、阴虚头痛者忌服。

# 荆芥穗

363

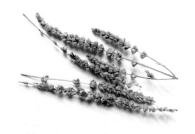

**别名** | 香荆芥、线芥、四棱杆蒿、假苏。

**性味归经** | 辛，微温。归肺、肝经。

**来源** | 本品为唇形科植物荆芥 *Schizonepeta tenuifolia* Briq. 的干燥花穗。

**识别特征** | 见"荆芥"项下。

**生境分布** | 见"荆芥"项下。

**采收加工** | 夏、秋二季花开到顶、穗绿时采摘，除去杂质，晒干。

**功效主治** | 解表散风，透疹，消疮。主治感冒，头痛，麻疹，风疹，疮疡初起。

**用量用法** | 5～10 g。内服：煎汤。

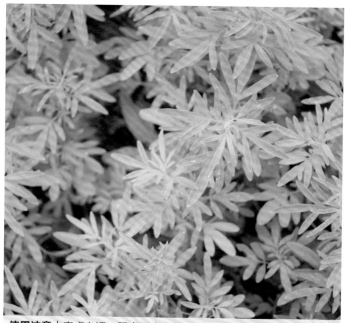

9
画

**使用注意** | 表虚自汗、阴虚面赤者禁服。

# 荆芥穗炭

364

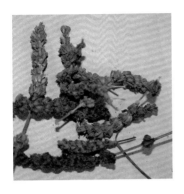

**别名** | 芥穗炭。
**性味归经** | 辛、涩，微温。归肺、肝经。

**来源** | 本品为荆芥穗的炮制加工品。
**识别特征** | 见"荆芥"项下。
**生境分布** | 见"荆芥"项下。
**采收加工** | 取荆芥穗段，照炒炭法炒至表面黑褐色，内部焦黄色，喷淋清水少许，熄灭火星，取出，晾干。
**功效主治** | 收涩止血。主治便血，崩漏，产后血晕。
**用量用法** | 5 ~ 10 g。内服：煎汤。

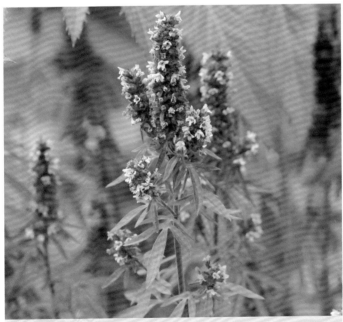

**使用注意** | 燥热、气血旺盛者忌服。

# 茜草

365

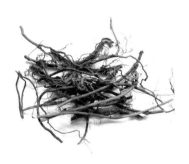

**别名** | 蒨草、血见愁、地苏木、活血丹、土丹参、红内消。

**性味归经** | 苦，寒。归肝经。

**来源** | 本品为茜草科植物茜草 *Rubia cordifolia* L. 的干燥根和根茎。

**识别特征** | 多年生攀缘草本。根数条至数十条丛生，外皮紫红色或橙红色。茎四棱形，棱上生多数倒生的小刺。叶4片轮生，具长柄；叶片形状变化较大，卵形、三角状卵形、宽卵形至窄卵形，长2～6 cm，宽1～4 cm，先端通常急尖，基部心形，上面粗糙，下面沿中脉及叶柄均有倒刺，全缘，基出脉5。聚伞花序圆锥状，腋生及顶生；花小，黄白色，5数；花萼不明显；花冠辐状，直径约4 mm，5裂，裂片卵状三角形，先端急尖；雄蕊5，着生在花冠管上；子房下位，2室，无毛。浆果球形，直径5～6 mm，红色后转为黑色。花期6～9月，果期8～10月。

**生境分布** | 生长于山坡岩石旁或沟边草丛中。分布于安徽、江苏、山东、河南、陕西等地。

**采收加工** | 春、秋二季采挖，除去泥沙，干燥。

**功效主治** | 凉血，祛瘀，止血，通经。主治吐血，衄血，崩漏，外伤出血，瘀阻经闭，关节痹痛，跌扑肿痛。

**用量用法** | 6～10 g。内服：煎汤。

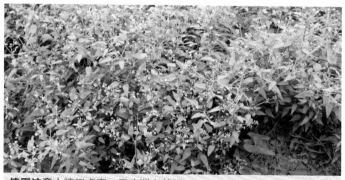

**使用注意** | 脾胃虚寒、无瘀滞者禁服。

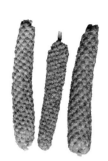

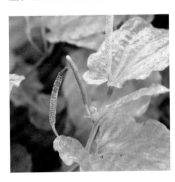

# 荜茇

## 366

**别名**｜荜拨、椹圣、蛤蒌、鼠尾、荜拨梨、阿梨诃他。

**性味归经**｜辛，热。归胃、大肠经。

**来源**｜本品为胡椒科植物荜茇 *Piper longum* L. 的干燥近成熟或成熟果穗。

**识别特征**｜多年生攀缘藤本，茎下部匍匐，枝有粗纵棱，幼时密被粉状短柔毛。单叶互生，叶柄长短不等，下部叶柄最长，顶端近无柄，中部长 1 ~ 2 cm，密被毛；叶片卵圆形或卵状长圆形，长 5 ~ 10 cm，基部心形，全缘，脉 5 ~ 7，两面脉上被短柔毛，下面密而显著。花单性异株，穗状花序与叶对生，无花被；雄花序长约 5 cm，直径约 3 mm，花小，苞片 1，雄蕊 2；雌花序长约 2 cm，于果期延长，花的直径不及 1 mm；子房上位，下部与花序轴合生，无花柱，柱头 3。浆果卵形，基部嵌于花序轴并与之结合，顶端有脐状突起。果穗圆柱状，有的略弯曲，长 2 ~ 4.5 cm，直径 5 ~ 8 mm。果穗柄长 1 ~ 1.5 cm，多已脱落。果穗表面黄褐色，由多数细小浆果紧密交错排列聚集而成。小果部分陷于花序轴并与之结合，上端钝圆，顶部残存柱头呈脐状突起，小果略呈球形，被苞片，直径 1 ~ 2 mm。质坚硬，破开后胚乳白色。有胡椒样香气，味辛辣。花期春季，果期 7 ~ 10 月。

**生境分布**｜生长于海拔约 600 m 的疏林中。分布于海南、云南、广东等地。

**采收加工**｜果穗由绿变黑时采收，除去杂质，晒干。

**功效主治**｜温中散寒，下气止痛。主治脘腹冷痛，呕吐，泄泻，寒凝气滞，胸痹心痛，头痛，牙痛。

**用量用法**｜1 ~ 3 g。外用：适量，研末塞于龋齿孔中。

**使用注意**｜阴虚火旺者忌内服。

# 荜澄茄

367

**别名** │ 澄茄、毕茄、毕澄茄、山鸡椒、野胡椒、毗陵茄子。

**性味归经** │ 辛，温。归脾、胃、肾、膀胱经。

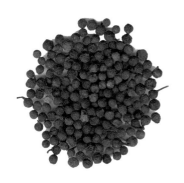

**来源** │ 本品为樟科植物山鸡椒 *Litsea cubeba* (Lour.) Pers. 的干燥成熟果实。

**识别特征** │ 落叶灌木或小乔木，高约 5 m，除嫩枝嫩叶有绢毛外，其他部分无毛。枝叶芳香。叶互生，纸质，披针形或长椭圆状披针形，长 5 ~ 11 cm，宽 1.5 ~ 3 cm，先端渐尖，基部楔形，上面绿色，下面粉绿色；叶柄纤细，长 10 ~ 20 mm。花先叶开放或同时开放，单性，雌雄异株；伞形花序单生或束生，总苞片 4，黄白色，有缘毛；每花序有花 4 ~ 6；雄花直径约 3 mm，花被裂片 6，倒卵形，雄蕊 9，排列成三轮，中央有小椭圆形的退化雌蕊；雌花直径约 2 mm，子房卵形，花柱短，柱头头状。浆果状核果，球形，直径 4 ~ 6 mm，黑色。种子有脊棱。花期 2 ~ 3 月，果期 7 ~ 8 月。

**生境分布** │ 生长于向阳丘陵和山地的灌木丛或疏林中。分布于广东、广西、四川、湖南、湖北等地。

**采收加工** │ 秋季果实成熟时采收，除去杂质，晒干。

**功效主治** │ 温中散寒，行气止痛。主治胃寒呕逆，脘腹冷痛，寒疝腹痛，寒湿郁滞，小便混浊。

**用量用法** │ 1 ~ 3 g，水煎服。

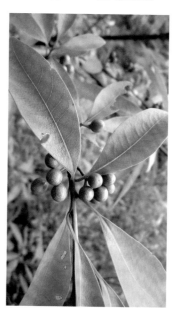

**使用注意** │ 本品辛温助火，阴虚有热及热证者忌用。

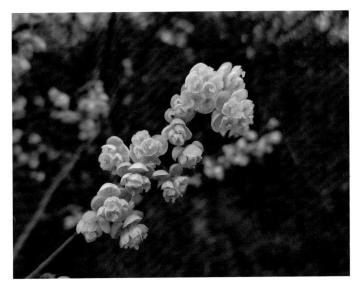

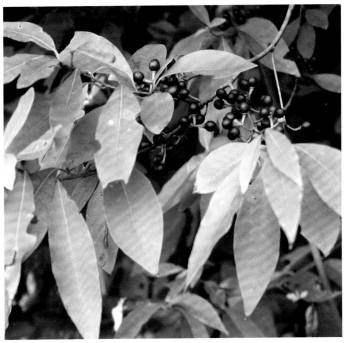

# 草乌

368

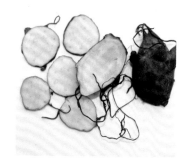

**别名** | 鸭头、乌头、乌喙、奚毒、药羊蒿、鸡头草、百步草、断肠草。

**性味归经** | 辛、苦，热；有大毒。归心、肝、肾、脾经。

**来源** | 本品为毛茛科植物北乌头 *Aconitum kusnezoffii* Reichb. 的干燥块根。

**识别特征** | 多年生草本。茎直立，高50～150 cm，无毛。茎中部叶有稍长柄或短柄；叶片纸质或近革质，五角形，3全裂，中裂片宽菱形，渐尖，近羽状深裂，小裂片披针形，上面疏被短曲毛，下面无毛。总状花序窄长；花梗长2～5 cm；小苞片线形；萼片5，紫蓝色，上萼片盔形；花瓣2，有长爪，距卷曲；雄蕊多数；心皮3～5。蓇葖果。花期7～9月，果期10月。

**生境分布** | 生长于海拔400～2000 m处山坡草地或疏林中。分布于东北、内蒙古、河北、山西等地。

**采收加工** | 秋季茎叶枯萎时采挖，除去须根和泥沙，干燥。

**功效主治** | 祛风除湿，温经止痛。主治风寒湿痹，关节疼痛，心腹冷痛，寒疝作痛及麻醉止痛。

**用量用法** | 3～6 g，内服：煎汤或入丸、散。外用：适量，研末调敷或用醋、酒磨涂。内服须炮制后用，入汤剂应先煎1～2 h，以减弱毒性。

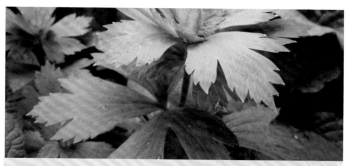

**使用注意** | 生品内服宜慎；孕妇禁用；不宜与半夏、瓜蒌、瓜蒌子、瓜蒌皮、天花粉、川贝母、浙贝母、平贝母、伊贝母、湖北贝母、白蔹、白及同用。

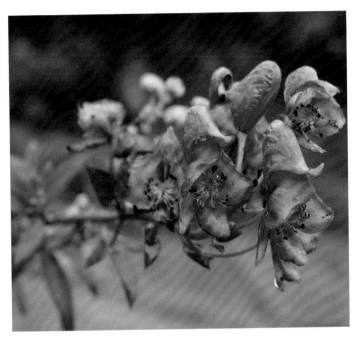

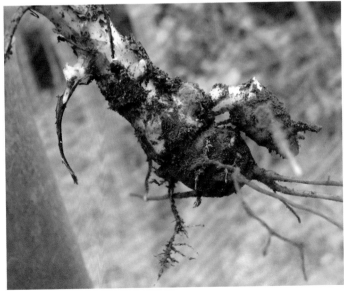

# 制草乌

369

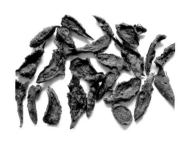

**别名** | 无。

**性味归经** | 辛、苦，热；有毒。归心、肝、肾、脾经。

**来源** | 本品为草乌的炮制加工品。

**识别特征** | 见"草乌"项下。

**生境分布** | 见"草乌"项下。

**采收加工** | 取净草乌，大小个分开，用水浸泡至内无干心，取出，加水煮至取大个切开内无白心、口尝微有麻舌感时，取出，晾至六成干后切薄片，干燥。

**功效主治** | 见"草乌"项下。

**用量用法** | 1.5～3 g，宜先煎、久煎。

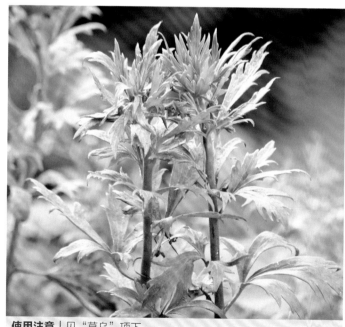

**使用注意** | 见"草乌"项下。

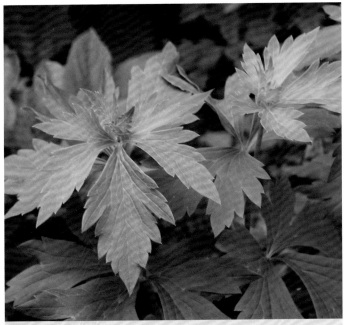

# 草乌叶

370

**别名** | 无。

**性味归经** | 辛、涩，平；有小毒。归经无。

**来源** | 本品系蒙古族习用药材。为毛茛科植物北乌头 *Aconitum kusnezoffii* Reichb. 的干燥叶。

**识别特征** | 见"草乌"项下。

**生境分布** | 见"草乌"项下。

**采收加工** | 夏季叶茂盛花未开时采收，除去杂质，及时干燥。

**功效主治** | 清热解毒，止痛。主治热病发热，泄泻腹痛，头痛，牙痛。

**用量用法** | 1～1.2 g，多入丸、散用。

**9
画**

**使用注意** | 孕妇慎用。

# 草豆蔻

371

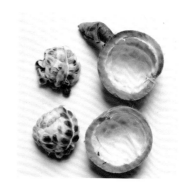

**别名** | 偶子、草蔻、草蔻仁。

**性味归经** | 辛,温。归脾、胃经。

**来源** | 本品为姜科植物草豆蔻 *Alpinia katsumadai* Hayata 的干燥近成熟种子。

**识别特征** | 多年生草本;高 1 ~ 2 m。叶 2 列;叶舌卵形,革质,长 3 ~ 8 cm,密被粗柔毛;叶柄长不超过 2 cm;叶片狭椭圆形至披针形,先端渐尖;基部楔形,全缘;下面被茸毛。总状花序顶生,总花梗密被黄白色长硬毛;花疏生,花梗长约 3 mm,被柔毛;小苞片阔而大,紧包着花芽,外被粗毛,花后苞片脱落;花萼筒状,白色,长 1.5 ~ 2 cm,先端有不等 3 钝齿,外被疏长柔毛,宿存;花冠白色,先端 3 裂,裂片为长圆形或长椭圆形,上方裂片较大,长约 3.5 cm,宽约 1.5 cm;唇瓣阔卵形,先端 3 个浅圆裂片,白色,前部具红色或红黑色条纹,后部具淡紫红色斑点;雄蕊 1,花丝扁平,长约 1.2 cm;子房下位,密被淡黄色绢状毛,上有 2 棒状附属体,花柱细长,柱头锥状。蒴果圆球形,不开裂,直径约 3.5 cm,外被粗毛,花萼宿存,熟时黄色。种子团呈类圆球形或长圆形,略呈钝三棱状。花期 4 ~ 6 月,果期 5 ~ 8 月。

**生境分布** | 生长于林缘、灌木丛或山坡草丛中。分布于广东、广西等地。

**采收加工** | 夏、秋二季采收,晒至九成干,或用水略烫,晒至半干,除去果皮,取出种子团,晒干。

**功效主治** | 燥湿行气,温中止呕。主治寒湿内阻,脘腹胀满冷痛,嗳气呕逆,不思饮食。

**用量用法** | 3 ~ 6 g。内服:煎汤。

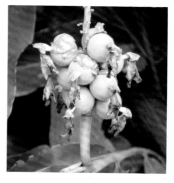

**使用注意** | 阴虚血少者禁服。

9 画

# 草果

372

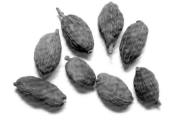

**别名**｜老蔻、草果仁、草果子。
**性味归经**｜辛，温。归脾、胃经。

**来源**｜本品为姜科植物草果 *Amomum tsao-ko* Crevost et Lemaire 的干燥成熟果实。

**识别特征**｜多年生草本，丛生，高达 2.5 m。根茎横走，粗壮有节，茎圆柱状，直立或稍倾斜。叶 2 列，具短柄或无柄，叶片长椭圆形或狭长圆形，先端渐尖，基部渐狭，全缘，边缘干膜质，叶两面均光滑无毛，叶鞘开放，抱茎。穗状花序从根茎生出。蒴果密集，长圆形或卵状椭圆形，顶端具宿存的花柱，呈短圆状突起，熟时红色，外表面呈不规则的纵皱纹。花期 4 ~ 6 月，果期 9 ~ 12 月。

**生境分布**｜生长于山谷坡地、溪边或疏林下。分布于云南、广西、贵州等地。

**采收加工**｜秋季果实成熟时采收，除去杂质，晒干或低温干燥。

**功效主治**｜燥湿温中，截疟除痰。主治寒湿内阻，脘腹胀痛，痞满呕吐，疟疾寒热，瘟疫发热。

**用量用法**｜3 ~ 6 g，水煎服。

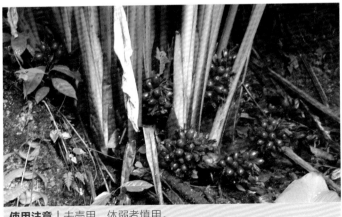

**使用注意**｜去壳用，体弱者慎用。

# 茵陈

373

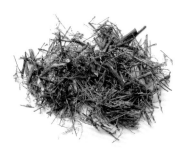

**别名** │ 因尘、马先、因陈蒿、绵茵陈。

**性味归经** │ 苦、辛，微寒。归脾、胃、肝、胆经。

**来源** │ 本品为菊科植物滨蒿 *Artemisia scoparia* Waldst. et Kit.或茵陈蒿 *Artemisia capillaris* Thunb.的干燥地上部分。

**识别特征** │ 茵陈蒿：多年生草本，幼苗密被灰白色细柔毛，成长后全株光滑无毛。基生叶有柄，2～3回羽状全裂或掌状分裂，最终裂片线形；花枝的叶无柄，羽状全裂成丝状。头状花序圆锥状，花序直径1.5～2 mm；总苞球形，总苞片3～4层；花杂性，每一花托上着生两性花和雌花各约5朵，均为淡紫色管状花；雌花较两性花稍长，中央仅有一雌蕊，伸出花冠外，两性花聚药，雌蕊1，不伸出，柱头头状，不分裂。瘦果长圆形，无毛。花期9～10月，果期10～12月。

**生境分布** │ 生长于路旁或山坡。分布于陕西、山西、安徽等地。

**采收加工** │ 春季幼苗高6～10 cm时采收或秋季花蕾长成至花初开时采割，除去杂质及老茎，晒干。春季采收的习称"绵茵陈"，秋季采割的习称"花茵陈"。

**功效主治** │ 清利湿热，利胆退黄。主治黄疸尿少，湿温暑湿，湿疮瘙痒。

**用量用法** │ 6～15 g。外用：适量，煎汤熏洗。

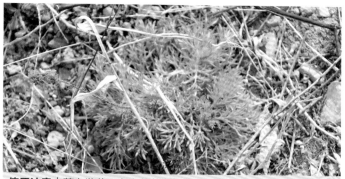

**使用注意** │ 蓄血发黄及血虚萎黄者慎用。

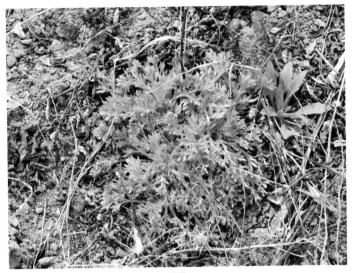

滨蒿

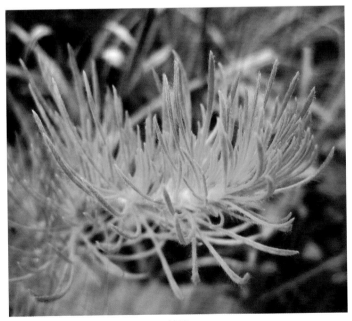

滨蒿

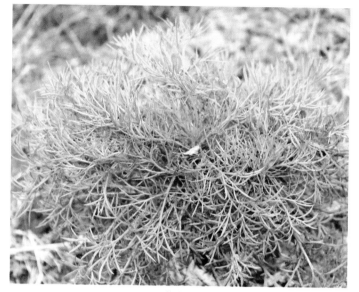

茵陈蒿

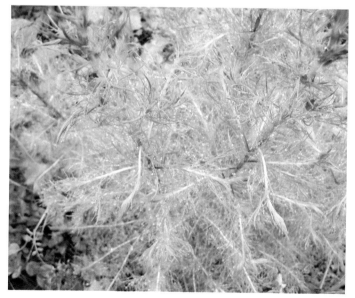

茵陈蒿

# 茯苓

374

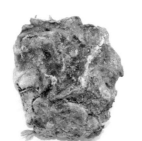

**别名** | 茯菟、茯灵、茯蕶、云苓、茯兔、伏苓、伏菟、松腴。

**性味归经** | 甘、淡，平。归心、肺、脾、肾经。

**来源** | 本品为多孔菌科真菌茯苓 *Poria cocos*（Schw.）Wolf 的干燥菌核。

**识别特征** | 寄生或腐寄生。菌核埋在土内，大小不一，表面淡灰棕色或黑褐色，断面近外皮处带粉红色，内部白色。子实体平伏，伞形，直径 0.5 ~ 2 mm，生于菌核表面成一薄层，幼时白色，老时变浅褐色。菌管单层，孔多为三角形，孔缘渐变齿状。

**生境分布** | 生长于松科植物赤松或马尾松等树根上，深入地下 20 ~ 30 cm。分布于湖北、安徽、河南、云南、贵州、四川等地。

**采收加工** | 多于 7 ~ 9 月采挖，挖出后除去泥沙，堆置"发汗"后，摊开晾至表面干燥，再"发汗"，反复数次至现皱纹、内部水分大部分散失后，阴干，称为"茯苓个"；或将鲜茯苓按不同部位切制，阴干，分别称为"茯苓块"和"茯苓片"。

**功效主治** | 利水渗湿，健脾，宁心。主治水肿尿少，痰饮眩悸，脾虚食少，便溏泄泻，心神不安，惊悸失眠。

**用量用法** | 10 ~ 15 g。内服：煎汤。

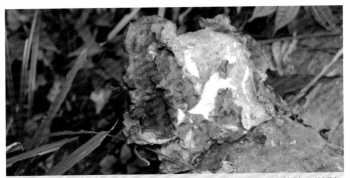

**使用注意** | 虚寒精滑、气虚下陷者慎用。入药宜切制成薄片，以利药力溶出。

# 茯苓皮

375

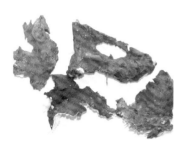

**别名** | 苓皮。
**性味归经** | 甘、淡，平。归肺、脾、肾经。

**来源** | 本品为多孔菌科真菌茯苓 *Poria cocos*（Schw.）Wolf 菌核的干燥外皮。
**识别特征** | 见"茯苓"项下。
**生境分布** | 见"茯苓"项下。
**采收加工** | 多于7～9月采挖，加工"茯苓片""茯苓块"时，收集削下的外皮，阴干。
**功效主治** | 利水消肿。主治水肿，小便不利。
**用量用法** | 15～30 g。内服：煎汤。

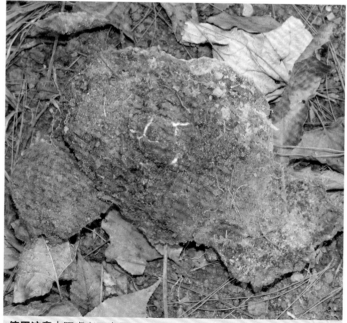

**使用注意** | 阴虚者不宜用。

# 茺蔚子

376

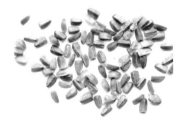

**别名** | 小胡麻、苦草子、益母草子、三角胡麻。

**性味归经** | 辛、苦，微寒。归心包、肝经。

**来源** | 本品为唇形科植物益母草 *Leonurus japonicus* Houtt. 的干燥成熟果实。

**识别特征** | 一年生或二年生草本，高60～100 cm。茎直立，四棱形，被微毛。叶对生；叶形多种；叶柄长0.5～8 cm。轮伞花序腋生，具花8～15；小苞片针刺状，无花梗；花萼钟形，外面贴生微柔毛，先端5齿裂，具刺尖，下方2齿比上方2齿长，宿存；花冠唇形，淡红色或紫红色，长9～12 mm，外面被柔毛，上唇与下唇几等长，上唇长圆形，全缘，边缘具纤毛，下唇3裂，中央裂片较大，倒心形；雄蕊4，二强，着生在花冠内面近中部，花丝疏被鳞状毛，花药2室；雌蕊1，子房4裂，花柱丝状，略长于雄蕊，柱头2裂。小坚果褐色，三棱形，先端较宽而平截，基部楔形，长2～2.5 mm，直径约1.5 mm。花期6～9月，果期7～10月。

**生境分布** | 生长于山野荒地、田埂、草地等。全国大部分地区均产。

**采收加工** | 秋季果实成熟时采割地上部分，晒干，打下果实，除去杂质。

**功效主治** | 活血调经，清肝明目。主治月经不调，经闭痛经，目赤翳障，头晕胀痛。

**用量用法** | 5～10 g，水煎汤。

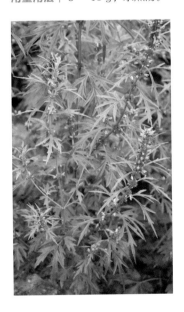

9
画

**使用注意** | 瞳孔散大者慎用。

# 胡芦巴

377

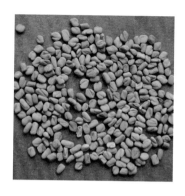

**别名** | 苦豆、芦巴、胡巴、葫芦巴、香豆子。

**性味归经** | 苦，温。归肾经。

**来源** | 本品为豆科植物胡芦巴 *Trigonella foenum-graecum* L. 的干燥成熟种子。

**识别特征** | 一年生草本，高 40 ~ 50 cm。茎丛生，几光滑或被稀疏柔毛。3出复叶，小叶卵状长卵圆形或宽披针形，长 1.2 ~ 3 cm，宽 1 ~ 1.5 cm，近先端有锯齿，两面均有稀疏柔毛，小叶柄长 1 ~ 2 mm，总柄长 6 ~ 12 mm；托叶与叶柄连合，狭卵形，先端急尖。花无梗，1 ~ 2朵腋生；萼筒状，萼齿5，披针形，比花冠短一半，外被长柔毛；花冠蝶形，初为白色，后渐变为淡黄色，基部微带紫晕，旗瓣长圆形，先端具缺刻，基部尖楔形，龙骨瓣偏匙形，长仅为旗瓣的1/3，翼瓣耳形，雄蕊10，2体；子房无柄，柱头顶生。荚果细长圆筒状，长 6 ~ 11 cm，宽 0.5 cm 左右，被柔毛，并具网脉，先端有长尖。种子棕色，长约4 mm。花期4 ~ 6月，果期7 ~ 8月。

**生境分布** | 均为栽培品种。分布于安徽、四川、河南等地。

**采收加工** | 夏季果实成熟时采割植株，晒干，打下种子，除去杂质。

**功效主治** | 温肾助阳，祛寒止痛。主治肾阳不足，下元虚冷，小腹冷痛，寒疝腹痛，寒湿脚气。

**用量用法** | 5 ~ 10 g，水煎服。

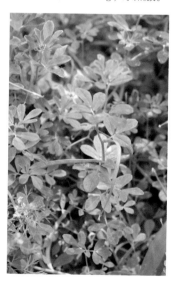

**使用注意** | 阴虚火旺及有湿热者忌用。

# 胡黄连

378

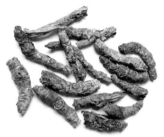

**别名** | 胡连、割孤露泽、西藏胡黄连。

**性味归经** | 苦，寒。归肝、胃、大肠经。

**来源** | 本品为玄参科植物胡黄连 *Picrorhiza scrophulariiflora* Pennell 的干燥根茎。

**识别特征** | 多年生草本，有毛。根茎圆柱形，稍带木质，长 15 ～ 20 cm。叶近于根生，稍带革质；叶片匙形，长 5 ～ 10 cm，先端尖，基部狭窄成有翅的具鞘叶柄，边缘有细锯齿。花茎长于叶；穗状花序长 5 ～ 10 cm，下有少数苞片；苞片长圆形或披针形，与萼等长；萼片 5，披针形，长约 5 mm，有缘毛；花冠短于花萼，先端相等的裂片 5，裂片卵形，具缘毛，内面具疏柔毛，外面无毛或近无毛；雄蕊 4，花丝细长，伸出花冠，无毛；子房 2 室，花柱细长，柱头单一。蒴果长卵形，长约 6 mm，侧面稍有槽。种子长圆形，长约 1 mm。花期 6 月，果期 7 月。

**生境分布** | 生长于干燥的草原、悬岩的石缝或碎石中。分布于宁夏、甘肃、陕西等地。

**采收加工** | 秋季采挖，除去须根和泥沙，晒干。

**功效主治** | 退虚热，除疳热，清湿热。主治骨蒸潮热，小儿疳热，湿热泻痢，黄疸尿赤，痔疮肿痛。

**用量用法** | 3 ～ 10 g，水煎服。

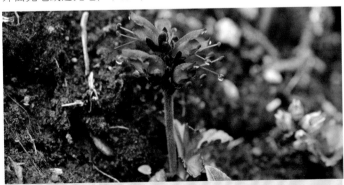

**使用注意** | 外感风寒、血虚无热者忌用。

# 胡椒

379

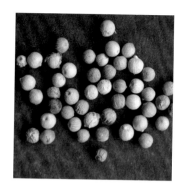

**别名** | 浮椒、玉椒、味履支。

**性味归经** | 辛，热。归胃、大肠经。

**来源** | 本品为胡椒科植物胡椒 *Piper nigrum* L. 的干燥近成熟或成熟果实。

**识别特征** | 常绿藤本。茎长约5 m，多节，节处略膨大，幼枝略带肉质。叶互生，叶柄长 1.5 ~ 3 cm，上面有浅槽；叶革质，阔卵形或卵状长椭圆形，长 8 ~ 16 cm，宽 4 ~ 7 cm，先端尖，基部近圆形，全缘，上面深绿色，下面苍绿色，基出脉 5 ~ 7，在下面隆起。花单性，雌雄异株，或为杂性，成穗状花序，侧生茎节上；总花梗与叶柄等长，花穗长约 10 cm；每花有一盾状或杯状苞片，陷入花轴内，通常具侧生的小苞片；无花被；雄蕊 2，花丝短，花药 2 室；子房圆形，1室，无花柱，柱头 3 ~ 5，有毛。浆果球形，直径 4 ~ 5 mm，稠密排列，果穗圆柱状，幼时绿色，熟时红黄色。种子小。花期 4 ~ 10月，果期 10 月至次年 4 月。

**生境分布** | 生长于荫蔽的树林中。分布于海南、广东、广西、云南等地。

**采收加工** | 秋末至次春果实呈暗绿色时采收，晒干，为黑胡椒；果实变红时采收，用水浸渍数日，擦去果肉，晒干，为白胡椒。

**功效主治** | 温中散寒，下气，消痰。主治胃寒呕吐，腹痛泄泻，食欲不振，癫痫痰多。

**用量用法** | 0.6 ~ 1.5 g，研粉吞服。外用：适量。

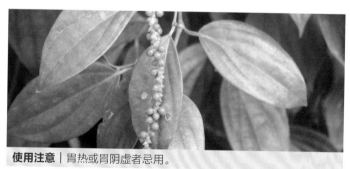

**使用注意** | 胃热或胃阴虚者忌用。

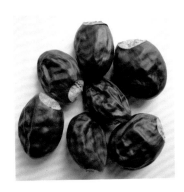

# 荔枝核

380

**别名** ｜ 荔核、枝核、荔支、丹荔、丽枝、荔仁、大荔核。

**性味归经** ｜ 甘、微苦，温。归肝、肾经。

**来源** ｜ 本品为无患子科植物荔枝 *Litchi chinensis* Sonn. 的干燥成熟种子。

**识别特征** ｜ 常绿乔木，高约10 m；树冠广阔，枝多扭曲。羽状复叶，互生；小叶2～4对，革质而亮绿，矩圆形或矩圆状披针形，先端渐尖，基部楔形而稍斜，全缘，新叶橙红色。圆锥花序顶生，花小，杂性，青白色或淡黄色。核果球形或卵形，直径约3 cm，外果皮革质，有瘤状突

起，熟时赤色。种子矩圆形，褐色而明亮，假种皮肉质，白色，半透明，与种子极易分离。花期春季，果期夏季。

**生境分布** ｜ 多栽培于果园。分布于福建、广东、广西等地。

**采收加工** ｜ 夏季采摘成熟果实，除去果皮及肉质假种皮，洗净，晒干。

**功效主治** ｜ 行气散结，祛寒止痛。主治寒疝腹痛，睾丸肿痛。

**用量用法** ｜ 5～10 g，水煎服。

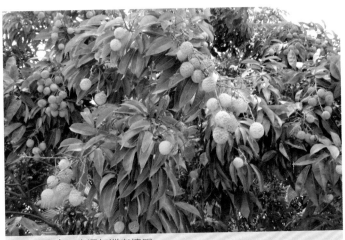

**使用注意** ｜ 无寒湿气滞者慎服。

# 南五味子

381

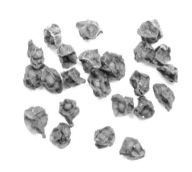

**别名**｜红木香、紫荆皮、盘柱香、风沙藤、小血藤、长梗南五味子。

**性味归经**｜酸、甘，温。归肺、心、肾经。

**来源**｜本品为木兰科植物华中五味子*Schisandra sphenanthera* Rehd. et Wils. 的干燥成熟果实。

**识别特征**｜藤本，各部无毛。叶长圆状披针形、倒卵状披针形或卵状长圆形，长5～13 cm，宽2～6 cm，先端渐尖或尖，基部狭楔形或宽楔形，边有疏齿，侧脉每边5～7；上面具淡褐色透明腺点，叶柄长0.6～2.5 cm。花单生于叶腋，雌雄异株；雄花：花被片白色或淡黄色，8～17片，中轮1片最大，椭圆形，长8～13 mm，宽4～10 mm；花托椭圆形，顶端长圆柱状，不凸出雄蕊群外；雄蕊群球形，直径8～9 mm，具雄蕊30～70；雄蕊长1～2 mm，药隔与花丝连成扁四方形，药隔顶端横长圆形，药室几与雄蕊等长，花丝极短。花梗长0.7～4.5 cm；雌花：花被片与雄花相似，雌蕊群椭圆形或球形，直径约10 mm，具雌蕊40～60；子房宽卵圆形，花柱具盾状心形的柱头冠，胚珠3～5叠生于腹缝线上。花梗长3～13 cm。聚合果球形，直径1.5～3.5 cm；小浆果倒卵圆形，长8～14 mm，外果皮薄革质，干时显出种子。种子2～3枚，稀4～5枚，肾形或肾状椭圆形，长4～6 mm，宽3～5 mm。花期6～9月，果期9～12月。

**生境分布**｜集中在黄河流域以南，主要分布于华中、西南，包括山西、陕西、甘肃、山东、江苏、安徽、浙江、江西、福建、河南、湖南、湖北、四川、贵州、云南等地。

**采收加工**｜秋季果实成熟时采摘，晒干，除去果梗和杂质。

**功效主治**｜收敛固涩，益气生津，补肾宁心。主治久嗽虚喘，梦遗滑精，遗尿尿频，久泻不止，自汗盗汗，津伤口渴，内热消渴，心悸失眠。

**用量用法**｜2～6 g。内服：煎汤。

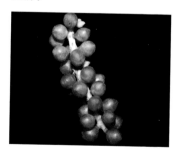

9
画

**使用注意**｜凡表邪未解、内有实热、咳嗽初起、麻疹初期者均不宜用。

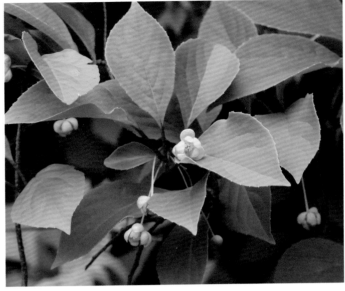

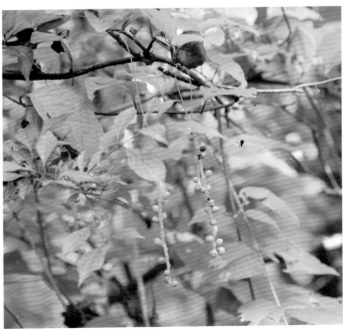

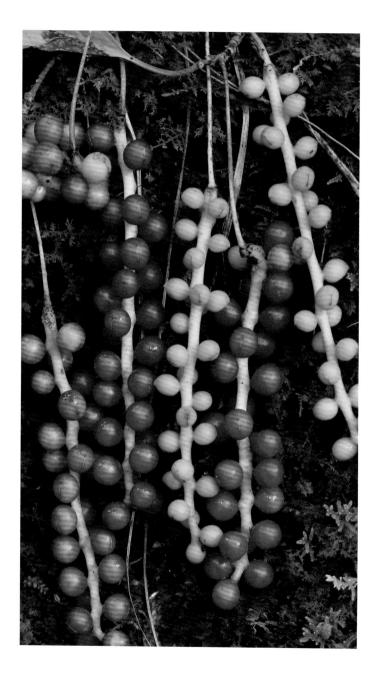

# 南沙参

382

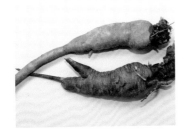

**别名** | 沙参、桔参、石沙参、轮叶沙参、四叶沙参、狭叶沙参。

**性味归经** | 甘，微寒。归肺、胃经。

**来源** | 本品为桔梗科植物轮叶沙参 *Adenophora tetraphylla*（Thunb.）Fisch. 或沙参 *Adenophora stricta* Miq. 的干燥根。

**识别特征** | **轮叶沙参**：多年生草本。根粗壮，胡萝卜形，具皱纹。茎直立，单一，高60～150 cm。叶通常4片轮生；无柄或有短柄；叶片椭圆形或披针形，长4～8 cm，宽1.5～3 cm，边缘有锯齿，上面绿色，下面淡绿色，有密柔毛。圆锥状花序大型；有不等长的花梗；花冠钟形，蓝紫色；子房下位，花柱伸出花冠外，蓝紫色，先端圆形，柱头9裂；花盘围绕在花柱的基部。蒴果3室，卵圆形。花期7～8月。

**沙参**：多年生草本，茎高40～80 cm。不分枝，常被短硬毛或长柔毛。基生叶心形，大而具长柄；茎生叶无柄，或仅下部的叶有极短而带翅的柄；叶片椭圆形、狭卵形，基部楔形。先端急尖或短渐尖，边缘有不整齐的锯齿，两面疏生短毛或长硬毛，或近无毛。花序不分枝而成假总状花序，或有短分枝而成极狭的圆锥花序，极少具长分枝而成圆锥花序的；花梗长不足5 mm；花萼常被短柔毛或粒状毛，少数无毛，筒部常倒卵状，少数为倒卵状圆锥形，花冠宽钟状，蓝色或紫色，外面无毛或有硬毛，裂片5，三角状卵形；花盘短筒状，无毛；雄蕊5，花丝下部扩大成片状，花药细长；花柱常略长于花冠，柱头3裂，子房下位，3室。蒴果椭圆状球形，极少为椭圆状。种子多数，棕黄色，稍扁，有1条棱。花、果期8～10月。

**生境分布** | 多生长于山野的阳坡草丛中。分布于安徽、江苏、浙江、贵州等地，四川、河南、甘肃、湖南、山东等地也产。

**采收加工** | 春、秋二季采挖，除去须根，洗后趁鲜刮去粗皮，洗净，干燥。

**功效主治** | 养阴清肺，益胃生津，化痰，益气。主治肺热燥咳，阴虚劳嗽，干咳痰黏，胃阴不足，食少呕吐，气阴不足，烦热口干。

**用量用法** | 9～15 g。内服：煎汤。

**使用注意** | 不宜与藜芦同用。

9 画

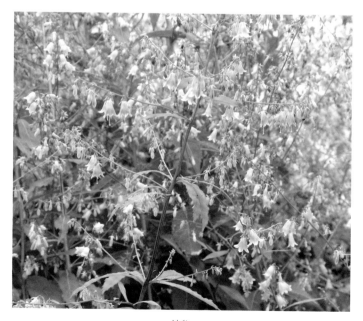

轮叶沙参

沙参

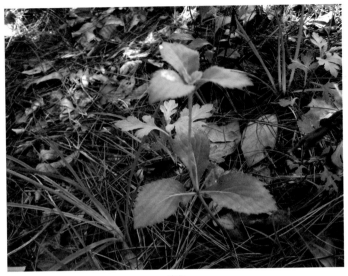

沙参

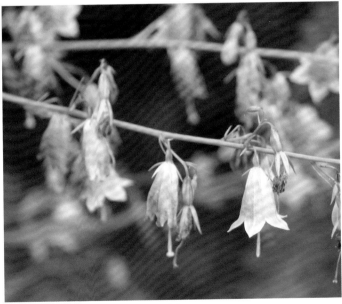

沙参

# 南板蓝根

383

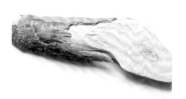

**别名** | 蓝靛根、板蓝根、土板蓝根。

**性味归经** | 苦，寒。归心、胃经。

---

**来源** | 本品为爵床科植物马蓝 *Baphicacanthus cusia*（Nees）Bremek.的干燥根茎和根。

**识别特征** | 多年生草本，高30～70 cm。干时茎叶呈蓝色或黑绿色。根茎粗壮，断面呈蓝色。地上茎基部稍木质化，略带方形，稍分枝，节膨大，幼时被褐色微毛。叶对生；叶柄长1～4 cm；叶片倒卵状椭圆形或卵状椭圆形，长6～15 cm，宽4～8 cm；先端急尖，微钝，基部渐狭细，边缘有浅锯齿、波状齿或全缘，上面无毛，有稠密狭细的钟乳线条，下面幼时脉上稍生褐色微软毛，侧脉5～6对。花无梗，成疏生的穗状花序，顶生或腋生；苞片叶状，狭倒卵形，早落；花萼裂片5，条形，长1～1.4 cm，通常一片较大，呈匙形，无毛；花冠漏斗状，淡紫色，长4.5～5.5 cm，5裂，近相等，长6～7 mm，先端微凹；雄蕊4，二强，花粉椭圆形，有带条，带条上具两条波形的脊；子房上位，花柱细长。蒴果为稍狭的匙形，长1.5～2 cm。种子4枚，有微毛。花期6～10月，果期7～11月。

**生境分布** | 生长于路旁、山坡、草丛及林边潮湿处。分布于福建仙游、广东、江苏、河北、云南等地。

**采收加工** | 夏、秋二季采挖，除去地上茎，洗净，晒干。

**功效主治** | 清热解毒，凉血消斑。主治温疫时毒，发热咽痛，温毒发斑，丹毒。

**用量用法** | 9～15 g。内服：煎汤。

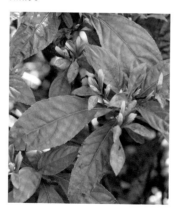

**使用注意** | 脾胃虚寒、无实热者慎用。

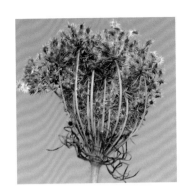

# 南鹤虱

384

**别名** | 虱子草、野胡萝卜子。
**性味归经** | 苦、辛，平；有小毒。
归脾、胃经。

**来源** | 本品为伞形科植物野胡萝卜 *Daucus carota* L. 的干燥成熟果实。

**识别特征** | 二年生草本，高 15 ~ 120 cm，全株有粗硬毛。基生叶长圆形，2 ~ 3 回羽状分裂，最终裂片线形至披针形，长 2 ~ 14 mm，宽 0.4 ~ 2 mm。复伞形花序顶生，总花梗长 10 ~ 60 cm；总苞片多数，羽状分裂；伞幅多数；小总苞片 5 ~ 7，线形；花梗 15 ~ 25；花白色，在小伞形花序中心的花呈紫色。双悬果卵圆形，棱有狭翅，翅上密生短钩刺。花期 5 ~ 7 月，果期 7 ~ 8 月。

**生境分布** | 生长于山野草丛中。分布于江苏、河南、湖北、浙江等地。

**采收加工** | 秋季果实成熟时割取果枝，晒干，打下果实，除去杂质。

**功效主治** | 杀虫消积。主治蛔虫病，蛲虫病，绦虫病，虫积腹痛，小儿疳积。

**用量用法** | 3 ~ 9 g，水煎服。

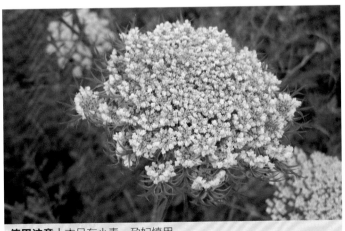

**使用注意** | 本品有小毒，孕妇慎用。

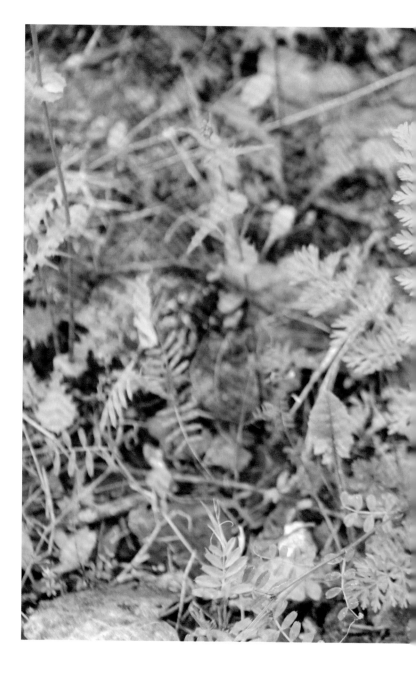

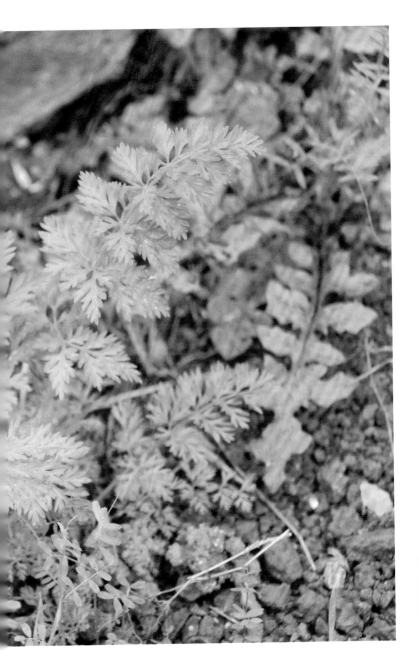

# 枳壳

385

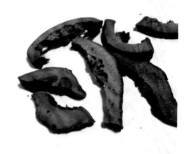

**别名** | 香橙、酸橙、枸头橙。

**性味归经** | 苦、辛、酸，微寒。归脾、胃经。

**来源** | 本品为芸香科植物酸橙 *Citrus aurantium* L. 及其栽培变种的干燥未成熟果实。

**识别特征** | 常绿小乔木。枝三棱形，有长刺。叶互生；叶柄有狭长形或狭长倒心形的叶翼，长8～15 mm，宽3～6 mm；叶片革质，倒卵状椭圆形或卵状长圆形，长3.5～10 cm，宽1.5～5 cm，先端短而钝，渐尖或微凹，基部楔形或圆形，全缘或微波状，具半透明油点。花单生或数朵簇生于叶腋及当年生枝条的顶端，白色，芳香；花萼杯状，5裂；花瓣5，长圆形；雄蕊20以上；子房上位，雌蕊短于雄蕊，柱头头状。柑果近球形，熟时橙黄色，味酸。花期4～5月，果期6～11月。

**生境分布** | 我国长江流域及其以南各省区均有栽培。常见的栽培品种有朱栾（小红橙）、枸头橙、江津酸橙等。主要分布在江苏、浙江、江西、福建、台湾、湖北、湖南、广东、广西、四川、贵州、云南等地。

**采收加工** | 7月果皮尚绿时采收，自中部横切为两半，晒干或低温干燥。

**功效主治** | 理气宽中，行滞消胀。主治胸胁气滞，胀满疼痛，食积不化，痰饮内停，脏器下垂。

**用量用法** | 3～10 g，水煎服。

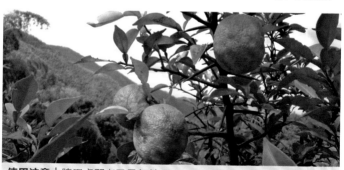

**使用注意** | 脾胃虚弱者及孕妇慎用。

# 枳实

386

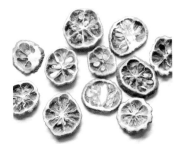

**别名** | 臭橙、香橙、枸头橙。

**性味归经** | 苦、辛、酸，微寒。归脾、胃经。

**来源** | 本品为芸香科植物酸橙 *Citrus aurantium* L. 及其栽培变种或甜橙 *Citrus sinensis* Osbeck 的干燥幼果。

**识别特征** | 见"枳壳"项下。

**生境分布** | 见"枳壳"项下。

**采收加工** | 5~6月收集自落的果实，除去杂质，自中部横切为两半，晒干或低温干燥，较小者直接晒干或低温干燥。

**功效主治** | 破气消积，化痰散痞。主治积滞内停，痞满胀痛，泻痢后重，大便不通，痰滞气阻，胸痹，结胸，脏器下垂。

**用量用法** | 3~10g，水煎服。

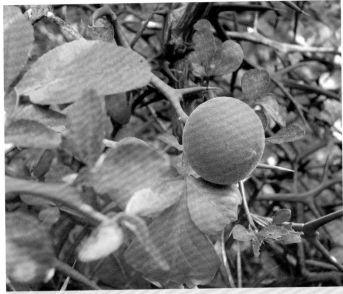

**使用注意** | 孕妇慎用。

# 柏子仁

387

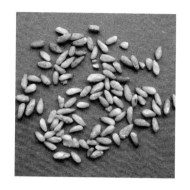

**别名** | 柏仁、柏子、柏实、侧柏仁、柏子仁霜。

**性味归经** | 甘，平。归心、肾、大肠经。

**来源** | 本品为柏科植物侧柏 *Platycladus orientalis*（L.）Franco 的干燥成熟种仁。

**识别特征** | 常绿乔木，高约 20 m，胸径约 1 m。树皮薄，浅灰褐色，纵裂成条片。小枝扁平，直展，排成一平面。叶鳞形，交互对生，长 1 ~ 3 mm，先端微钝，位于小枝上下两面之叶露出部分为倒鳞状菱形或斜方形，两侧的叶舌覆着于上下之叶的基部两侧，呈龙骨状。叶背中部均有腺槽。雌雄同株；球花单生于短枝顶端；雄球花黄色，卵圆形，长约 2 mm。球果当年成熟，卵圆形，长 1.5 ~ 2 cm，熟前肉质，蓝绿色，被白粉；熟后木质，张开，红褐色；种鳞 4 对，扁平，背部近先端有反曲的尖头，中部种鳞各有种子 1 ~ 2 枝。种子卵圆形或长卵形，长 4 ~ 6 mm，灰褐色或紫褐色，无翅或有棱脊，种脐大而明显。花期 3 ~ 4 月，球果 9 ~ 11 月成熟。

**生境分布** | 生长于山地阳地、半阳坡，以及轻盐碱地和沙地。全国大部分地区有产。主要分布于山东、河南、河北、江苏等地。

**采收加工** | 秋、冬二季采收成熟种子，晒干，除去种皮，收集种仁。

**功效主治** | 养心安神，润肠通便，止汗。主治阴血不足，虚烦失眠，心悸怔忡，肠燥便秘，阴虚盗汗。

**用量用法** | 3 ~ 10 g，水煎服。

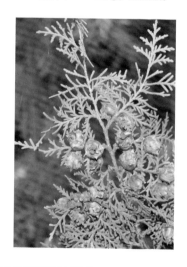

**使用注意** | 本品易走油变化，不宜暴晒。便溏及痰多者不宜用。

# 栀子

388

**别名** | 木丹、枝子、黄栀子、山栀子。

**性味归经** | 苦，寒。归心、肺、三焦经。

**来源** | 本品为茜草科植物栀子 *Gardenia jasminoides* Ellis 的干燥成熟果实。

**识别特征** | 高0.5～2 m。叶对生或3叶轮生；托叶膜质，联合成筒状。叶片革质，椭圆形、倒卵形至广倒披针形，全缘，表面深绿色，有光泽，花单生于枝顶或叶腋，白色，香气浓郁；花萼绿色，圆筒形，有棱，花瓣卷旋，下部联合呈圆柱形，上部5～6裂；雄蕊通常6；子房下位，1室。浆果壶状，倒卵形或椭圆形，肉质或革质，金黄色，有翅状纵棱5～8。花期5～7月，果期8～11月。

**生境分布** | 生长于山坡、路旁，南方各地有野生。分布于浙江、江西、湖南、福建等长江以南各地。以江西产者为道地产品。

**采收加工** | 9～11月果实成熟呈红黄色时采收，除去果梗和杂质，蒸至上气或置沸水中略烫，取出，干燥。

**功效主治** | 泻火除烦，清热利湿，凉血解毒；外用消肿止痛。主治热病心烦，湿热黄疸，淋证涩痛，血热吐衄，目赤肿痛，火毒疮疡；外治扭挫伤痛。

**用量用法** | 6～10 g。外用：生品适量，研末调敷。

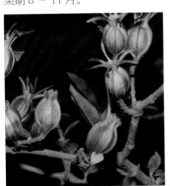
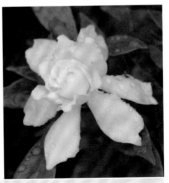

**使用注意** | 脾虚便溏、食少者忌用。

# 焦栀子

389

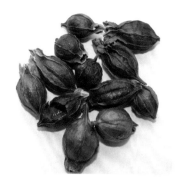

**别名**│无。

**性味归经**│苦，寒。归心、肺、三焦经。

**来源**│本品为茜草科植物栀子 *Gardenia jasminoides* Ellis 的炮制加工品。

**识别特征**│见"栀子"项下。

**生境分布**│见"栀子"项下。

**采收加工**│取栀子，或碾碎，照清炒法用中火炒至表面焦褐色或焦黑色，果皮内表面和种子表面为黄棕色或棕褐色，取出，放凉。

**功效主治**│凉血止血。主治血热吐血，衄血，尿血，崩漏。

**用量用法**│6～9 g。内服：煎汤。

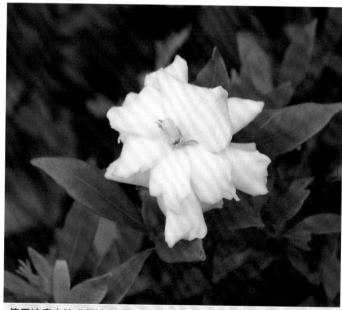

**使用注意**│脾虚便溏者忌服。

# 枸杞子

390

**别名** | 西枸杞、枸杞豆、枸杞果、山枸杞、枸杞红实。

**性味归经** | 甘,平。归肝、肾经。

**来源** | 本品为茄科植物宁夏枸杞 *Lycium barbarum* L. 的干燥成熟果实。

**识别特征** | 灌木或小乔木状。主枝数条,粗壮,果枝细长,先端通常弯曲下盘,外皮淡灰黄色,刺状枝短而细,生于叶腋。叶互生或丛生于短枝上,叶片披针形或卵状长圆形。花腋生,花冠漏斗状,粉红色或深紫红色。果实熟时鲜红色,种子多数。花期 5 ~ 10 月,果期 6 ~ 10 月。

**生境分布** | 生长于山坡、田野向阳干燥处。分布于宁夏、内蒙古、甘肃、新疆等地。以宁夏产者质最优,有"中宁枸杞甲天下"之美誉。

**采收加工** | 夏、秋二季果实呈红色时采收,热风烘干,除去果梗,或晾至皮皱后,晒干,除去果梗。

**功效主治** | 滋补肝肾,益精明目。主治虚劳精亏,腰膝酸痛,眩晕耳鸣,阳痿遗精,内热消渴,血虚萎黄,目昏不明。

**用量用法** | 6 ~ 12 g,水煎服。

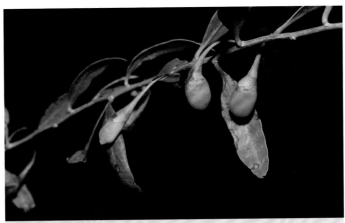

**使用注意** | 外有表邪、内有实热、脾胃湿盛肠滑者忌用。

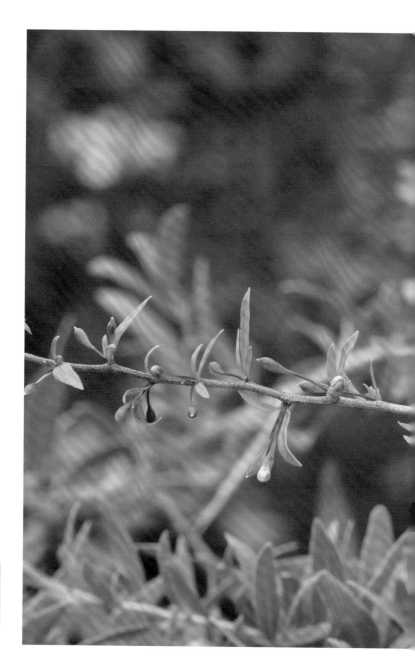

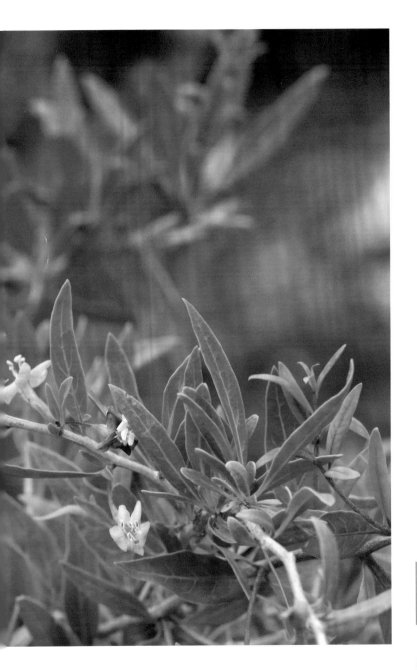

# 枸骨叶

391

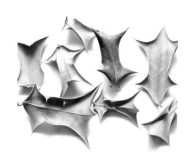

**别名**｜功劳叶、猫儿刺、枸骨刺、八角茶、老虎刺。

**性味归经**｜苦，凉。归肝、肾经。

**来源**｜本品为冬青科植物枸骨 *Ilex cornuta* Lindl. ex Paxt. 的干燥叶。

**识别特征**｜常绿乔木，通常呈灌木状。树皮灰白色，平滑。单叶互生，硬革质，长椭圆状直方形，长 3～7.5 cm，宽 1～3 cm，先端具 3 个硬刺，中央的刺尖向下反曲，基部各边具有 1 刺，有时中间左右各生 1 刺，老树上叶基部呈圆形，无刺，叶上面绿色，有光泽，下面黄绿色；具叶柄。花白色，腋生，多数，排列成伞形；雄花与两性花同株；花萼杯状，4 裂，裂片三角形，外面有短柔毛；花瓣 4；倒卵形，基部愈合；雄蕊 4，着生在花冠裂片基部，与花瓣互生，花药纵裂；雄蕊 1。核果椭圆形，鲜红色。种子 4 枚。花期 4～5 月，果期 9～10 月。

**生境分布**｜野生或栽培。分布于河南、湖北、安徽、江苏等地。

**采收加工**｜秋季采收，除去杂质，晒干。

**功效主治**｜清热养阴，益肾，平肝。主治肺痨咯血，骨蒸潮热，头晕目眩。

**用量用法**｜9～15 g。内服：煎汤。

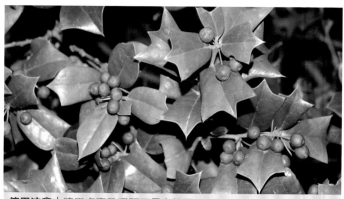

**使用注意**｜脾胃虚寒及肾阳不足者慎用。

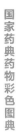

# 柿蒂

392

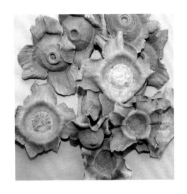

**别名** | 柿钱、柿萼、柿丁、柿子把。
**性味归经** | 苦、涩,平。归胃经。

**来源** | 本品为柿树科植物柿 *Diospyros kaki* Thunb. 的干燥宿萼。

**识别特征** | 落叶大乔木,高约14 m。树皮深灰色至灰黑色,长方块状开裂;枝开展,有深棕色皮孔,嫩枝有柔毛。单叶互生,叶片卵状椭圆形至倒卵形或近圆形,先端渐尖或钝,基部阔楔形,全缘,上面深绿色,主脉生柔毛,下面淡绿色,有短柔毛,沿脉密被褐色茸毛。花杂性,雄花成聚伞花序,雌花单生叶腋,花冠黄白色,钟形。浆果形状种种,多为卵圆球形,橙黄色或鲜黄色,基部有宿存萼片。种子褐色,椭圆形,花期5月,果期9～10月。

**生境分布** | 多为栽培种。分布于四川、广东、广西、福建等地。
**采收加工** | 冬季果实成熟时采摘,食用时收集,洗净,晒干。
**功效主治** | 降气止呃。主治呃逆。
**用量用法** | 5～10 g,水煎服。

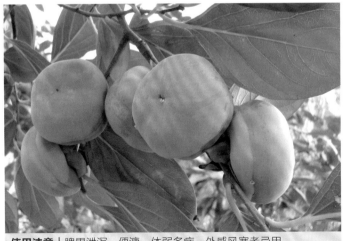

**使用注意** | 脾胃泄泻、便溏、体弱多病、外感风寒者忌用。

# 威灵仙

393

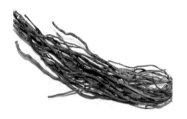

**别名** | 百条根、老虎须、铁扇扫、铁脚威灵仙。

**性味归经** | 辛、咸，温。归膀胱经。

**来源** | 本品为毛茛科植物威灵仙 *Clematis chinensis* Osbeck、棉团铁线莲 *Clematis hexapetala* Pall. 或东北铁线莲 *Clematis manshurica* Rupr. 的干燥根和根茎。

**识别特征** | 藤本，干时地上部分变黑。根茎丛生多数细根。叶对生，羽状复叶，小叶通常5，稀为3，狭卵形或三角状卵形，长1.2～6 cm，宽1.3～3.2 cm，全缘，主脉3。圆锥花序顶生或腋生；萼片4（有时5），花瓣状，白色，倒披针形，外被白色柔毛；雄蕊多数；心皮多数，离生，被毛。瘦果，扁卵形，花柱宿存，延长成羽毛状。花期5～6月，果期6～7月。

**生境分布** | 生长于山谷、山坡或灌木丛中。分布于江苏、浙江、江西、安徽、四川、贵州、福建、广东、广西等地。

**采收加工** | 秋季采挖，除去泥沙，晒干。

**功效主治** | 祛风湿，通经络。主治风湿痹痛，肢体麻木，筋脉拘挛，屈伸不利。

**用量用法** | 6～10 g，水煎服。

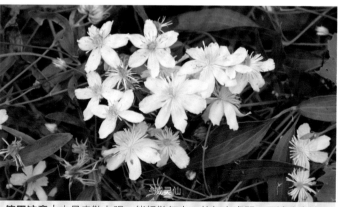

威灵仙

**9画**

**使用注意** | 本品走散力强，能耗散气血，故气血虚弱、胃溃疡者慎用。

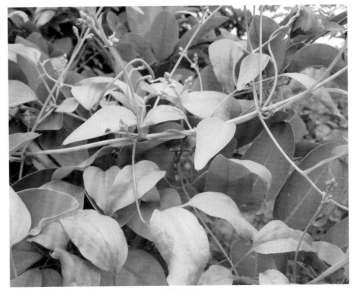

威灵仙

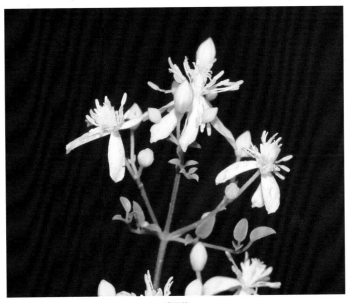

威灵仙

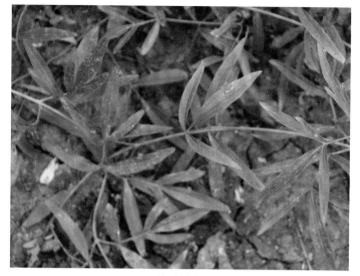

棉团铁线莲

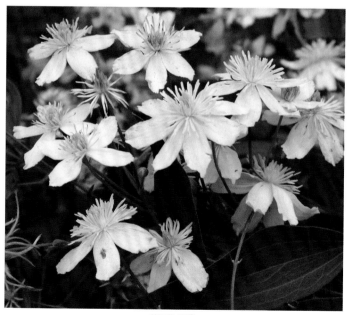

棉团铁线莲

# 厚朴

394

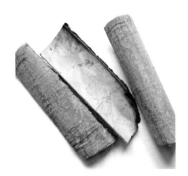

**别名** | 厚皮、重皮、赤朴、烈朴、川朴、紫油厚朴。

**性味归经** | 苦、辛，温。归脾、胃、肺、大肠经。

---

**来源** | 本品为木兰科植物厚朴 *Magnolia officinalis* Rehd. et Wils. 或凹叶厚朴 *Magnolia officinalis* Rehd. et Wils. var. *biloba* Rehd. et Wils. 的干燥干皮、根皮及枝皮。

**识别特征** | **厚朴**：落叶乔木，高5～15 m。树皮紫褐色。小枝幼时有细毛，老时无毛，冬芽粗大，圆锥状，芽鳞密被淡黄褐色茸毛。叶互生，椭圆状倒卵形，长35～45 cm，宽12～20 cm，先端圆而有短急尖头，稀钝，基部渐狭成楔形，有时圆形，全缘，上面淡黄绿色，无毛，幼叶下面密生灰色毛，侧叶呈白粉状，侧脉上密生长毛，叶柄长3～4 cm。花与叶同时开放，单生枝顶，杯状，白色，芳香，直径约15 cm；花梗粗短，长2～3.5 cm，密生丝状白毛，萼片与花瓣共9～12，或更多，肉质，几等长；萼片长圆状倒卵形，淡绿白色，常带紫红色；花瓣匙形，白色；雄蕊多数，螺旋状排列；雌蕊心皮多数，分离，子房长圆形。聚合果长椭圆状卵形，长9～12 cm，直径5～6.5 cm，心皮排列紧密，成熟时木质，顶端有弯尖头。种子三角状倒卵形，外种皮红色。

花期4～5月。果期9～10月。

**凹叶厚朴**：又名庐山厚朴，与上种的主要不同点为，在叶片先端凹陷成2钝圆浅裂片，裂深2～3.5 cm。花期4～5月，果期10月。

**生境分布** | 常混生于落叶阔叶林内或生长于常绿阔叶林缘。分布于四川、安徽、湖北、浙江、贵州等地。以湖北恩施地区所产质量最佳，其次四川、浙江产者也佳。

**采收加工** | 4～6月剥取，根皮和枝皮直接阴干；干皮置沸水中微煮后，堆置阴湿处，"发汗"至内表面变紫褐色或棕褐色时，蒸软，取出，卷成筒状，干燥。

**功效主治** | 燥湿消痰，下气除满。主治湿滞伤中，脘痞吐泻，食积气滞，腹胀便秘，痰饮喘咳。

**用量用法** | 3～10 g，内服：煎汤。

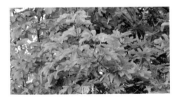
厚朴

---

**使用注意** | 本品苦辛温燥湿，易耗气伤津，故气虚津亏者及孕妇慎用。

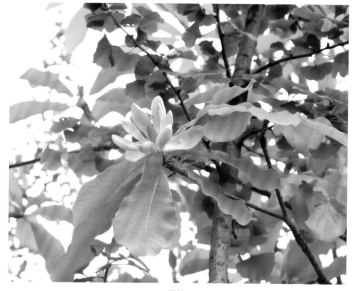

厚朴

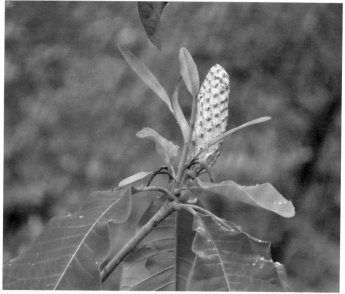

厚朴

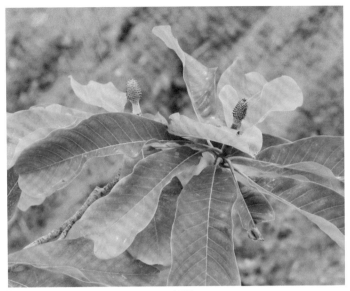

凹叶厚朴

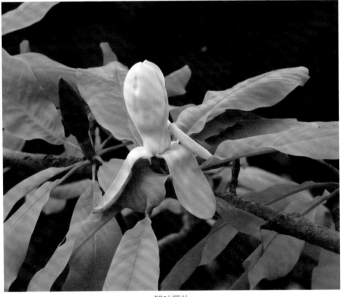

凹叶厚朴

# 厚朴花

395

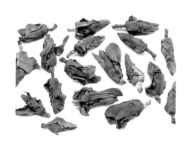

**别名** | 粗厚朴。
**性味归经** | 苦，微温。归脾、胃经。

---

**来源** | 本品为木兰科植物厚朴 *Magnolia officinalis* Rehd. et Wils. 或凹叶厚朴 *Magnolia officinalis* Rehd. et Wils. var. *biloba* Rehd. et Wils.的干燥花蕾。
**识别特征** | 见"厚朴"项下。
**生境分布** | 见"厚朴"项下。

**采收加工** | 春季花未开放时采摘，稍蒸后，晒干或低温干燥。
**功效主治** | 芳香化湿，理气宽中。主治脾胃湿阻气滞，胸脘痞闷胀满，纳谷不香。
**用量用法** | 3～9g。内服：煎汤。

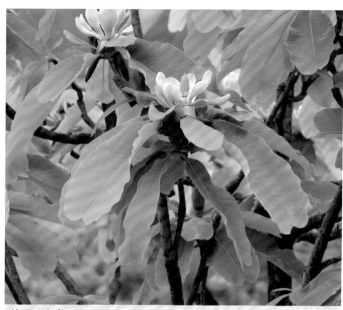

**使用注意** | 阴虚液燥者忌用。

# 砂仁

396

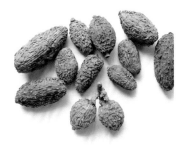

**别名** | 阳春砂、春砂仁、蜜砂仁。
**性味归经** | 辛，温。归脾、胃、肾经。

**来源** | 本品为姜科植物阳春砂 *Amomum villosum* Lour.、绿壳砂 *Amomum villosum* Lour. var. *xanthioides* T. L. Wu et Senjen 或海南砂 *Amomum longiligulare* T. L. Wu 的干燥成熟果实。

**识别特征** | 多年生草本，高约1.5 m 或更高，茎直立。叶2列，叶片披针形，长20～35 cm，宽2～5 cm，上面无毛，下面被微毛；叶鞘开放，抱茎，叶舌短小。花茎由根茎上抽出；穗状花序成球形，有1枚长椭圆形苞片，小苞片成管状，萼管状，花冠管细长，白色，裂片长圆形，先端兜状、唇状或倒卵状，中部有淡黄色及红色斑点，外卷；雌蕊花柱细长，先端嵌生药室之中，柱头漏斗状，高于花药。蒴果近球形，不开裂，直径约1.5 cm，具软刺，熟时棕红色。种子多数，芳香。花期3～6月，果期6～9月。

**生境分布** | 生长于气候温暖、潮湿、富含腐殖质的山沟林下阴湿处。阳春砂分布于我国广东、广西等地。海南砂分布于我国海南、广东及湛江地区。缩砂产于越南、泰国、印度尼西亚等地。以阳春砂质量为优。

**采收加工** | 夏、秋二季果实成熟时采收，晒干或低温干燥。

**功效主治** | 化湿开胃，温脾止泻，理气安胎。主治湿浊中阻，脘痞不饥，脾胃虚寒，呕吐泄泻，妊娠恶阻，胎动不安。

**用量用法** | 3～6 g，后下。

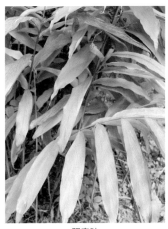

阳春砂

**使用注意** | 阴虚内热者禁服。

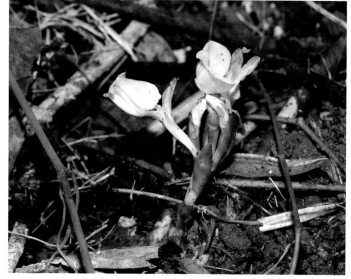

阳春砂

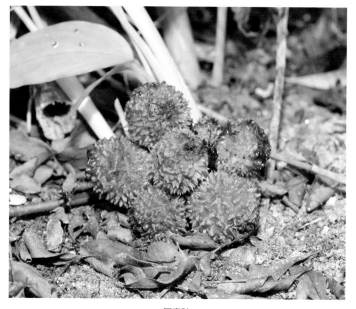

阳春砂

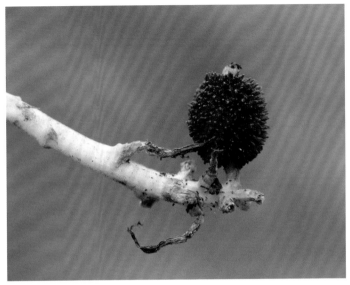

阳春砂

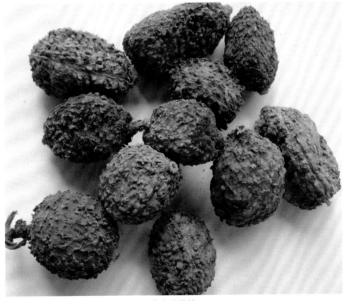

海南砂药材

# 牵牛子

397

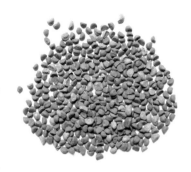

**别名** | 黑丑、白丑、二丑、喇叭花。

**性味归经** | 苦，寒；有毒。归肺、肾、大肠经。

---

**来源** | 本品为旋花科植物裂叶牵牛 *Pharbitis nil*（L.）Choisy 或圆叶牵牛 *Pharbitis purpurea*（L.）Voigt 的干燥成熟种子。

**识别特征** | **裂叶牵牛**：一年生缠绕性草质藤本。全株密被粗硬毛。叶互生，近卵状心形，叶片3裂，具长柄。花序有花1～3，总花梗稍短于叶柄，腋生；萼片5，狭披针形，中上部细长而尖，基部扩大，被硬毛；花冠漏斗状，白色、蓝紫色或紫红色，顶端5浅裂。蒴果球形，3室，每室含2枚种子。花期6～9月，果期7～9月。

**圆叶牵牛**：与上种区别为茎叶被密毛；叶阔心形，常不裂，总花梗比叶柄长。萼片卵状披针形，先端短尖。种子呈三棱状卵形，似橘瓣状，长4～8 mm，表面黑灰色（黑丑）或淡黄白色（白丑），背面正中有纵直凹沟，两侧凸起部凹凸不平，腹面棱线下端有类圆形浅色的种脐。花期7～8月，果期9～10月。

**生境分布** | 生长于山野灌木丛中、村边、路旁；多为栽培。全国各地均有分布。

**采收加工** | 秋末果实成熟、果壳未开裂时采割植株，晒干，打下种子，除去杂质。

**功效主治** | 泻水通便，消痰涤饮，杀虫攻积。主治水肿胀满，二便不通，痰饮积聚，气逆喘咳，虫积腹痛。

**用量用法** | 3～9g。入丸、散服，每次1.5～3g。

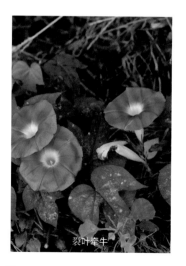

裂叶牵牛

**使用注意** | 孕妇禁用；不宜与巴豆、巴豆霜同用。

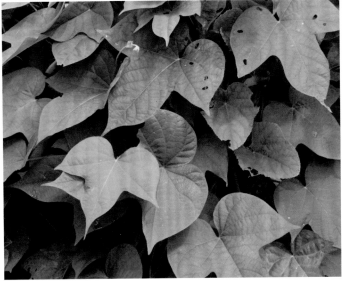

裂叶牵牛

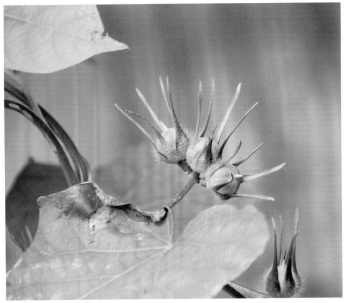

裂叶牵牛

9
画

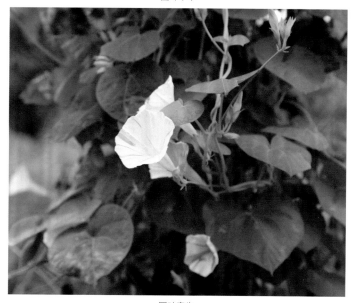

圆叶牵牛

圆叶牵牛

# 轻粉

398

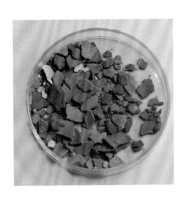

**别名** | 汞粉、峭粉、腻粉、银粉、扫盆、水银粉。

**性味归经** | 辛，寒；有毒。归大肠、小肠经。

**来源** | 本品为氯化亚汞（$Hg_2Cl_2$）。

**识别特征** | 呈无色透明的鳞片状或雪花状结晶，或结晶性粉末。具玻璃或金刚光泽，性脆。体轻，易碎。无气，味淡，久之有"甜"感。遇光颜色渐渐变暗。

**生境分布** | 分布于湖北、山西、陕西、湖南、贵州、云南等地。

**采收加工** | 水银 180 g，盐 90 g，胆矾 105 g，红土 1 碗。先把盐、胆矾放在乳钵内研细，加水适量混合，倾入水银调匀后，倒在铁锅当中，上覆一只瓷碗，再用红土搅拌成糊状封固填满碗内空隙处，使不致泄气。待炉中炭火生好后，将铁锅安置炉上，开始时火力不宜太大，但要均匀。这时，锅中的水银和食盐等起化学反应，至一炉木炭烧尽时，将锅取下，待冷揭开瓷碗，有雪片状白色结晶体粘在碗底，即是轻粉。

**功效主治** | 外用杀虫，攻毒，敛疮；内服祛痰消积，逐水通便。外治用于疥疮、顽癣、臁疮、梅毒、疮疡、湿疹；内服用于痰涎积滞，水肿膨胀，二便不利。

**用量用法** | 外用：适量，研末敷患处。内服每次 0.1 ～ 0.2 g，每日 1 ～ 2 次，多入丸剂或装胶囊服，服后漱口。

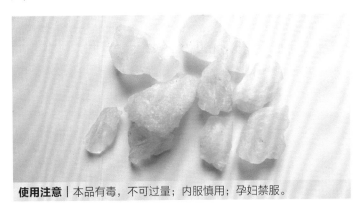

**使用注意** | 本品有毒，不可过量；内服慎用；孕妇禁服。

# 鸦胆子

399

**别名** 老鸦胆、鸭蛋子、雅旦子。

**性味归经** 苦，寒；有小毒。归大肠、肝经。

**来源** 本品为苦木科植物鸦胆子 *Brucea javanica* （L.） Merr. 的干燥成熟果实。

**识别特征** 常绿灌木或小乔木，高 1.5 ~ 3 m，全株均被黄色柔毛。小枝具黄白色皮孔。奇数羽状复叶互生，长 20 ~ 40 cm；小叶 5 ~ 11，通常 7，对生，卵状披针形，长 4 ~ 11 cm，宽 2 ~ 4.5 cm，先端渐尖，基部宽楔形，偏斜，边缘具三角形粗锯齿，上面疏被、下面密被伏柔毛，脉上尤密。聚伞状圆锥花序腋生，狭长，约 50 cm；雄花序长过于叶，萼片 4，卵形，长不及 1 mm，外面疏被淡黄色硬伏毛，边缘疏生腺体，花瓣 4，长圆状披针形，外面有硬毛，边缘有腺体，雄蕊 4，花盘发达，半球形；雌花序短于叶，萼片、花瓣同雄花，但稍大，雄蕊具不发育的花药；花盘杯状，4 浅裂，心皮通常 4，卵圆形，无毛；花柱反折，紧贴子房。核果椭圆形，紫红色转黑色，长约 8 mm，宽 5 ~ 6 mm，干时具突起的网状皱纹，略偏斜。花期 4 ~ 6 月，果期 8 ~ 10 月。

**生境分布** 生长于灌木丛、草地及路旁向阳处。分布于福建、广西、云南、台湾、广东等地。

**采收加工** 秋季果实成熟时采收，除去杂质，晒干。

**功效主治** 清热解毒，截疟，止痢；外用腐蚀赘疣。主治痢疾，疟疾；外治赘疣，鸡眼。

**用量用法** 0.5 ~ 2 g，用龙眼肉包裹或装入胶囊吞服。外用：适量。

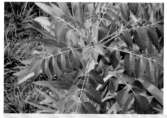
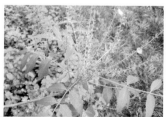

**使用注意** 对胃肠及肝肾均有损害，不宜多用久服。

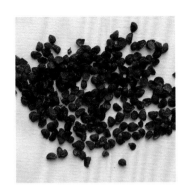

# 韭菜子

400

**别名**｜韭子、韭菜仁。

**性味归经**｜辛、甘，温。归肝、肾经。

**来源**｜本品为百合科植物韭菜 *Allium tuberosum* Rottl. ex Spreng. 的干燥成熟种子。

**识别特征**｜多年生草本，全草有异臭。鳞茎狭圆锥形。叶基生，扁平，狭线形，长 15～30 cm，宽 1.5～6 mm。花茎长 30～50 cm，顶生伞形花序，具 20～40 朵花；总苞片膜状，宿存；花梗长为花被的 2～4 倍；花被基部稍合生，裂片 6，白色，长圆状披针形，长 5～7 mm；雄蕊 6；子房三棱形。蒴果倒卵形，有三棱。

种子 6，黑色。花期 7～8 月，果期 8～9 月。

**生境分布**｜生长于田园。全国各地有栽培，以河北、河南、山西、江苏、山东、安徽、吉林产量最大。

**采收加工**｜秋季果实成熟时采收果序，晒干，搓出种子，除去杂质。

**功效主治**｜温补肝肾，壮阳固精。主治肝肾亏虚，腰膝酸痛，阳痿遗精，遗尿尿频，白浊带下。

**用量用法**｜3～9 g，水煎服。

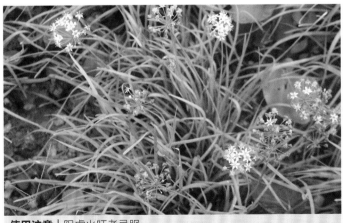

**使用注意**｜阴虚火旺者忌服。

# 哈蟆油

401

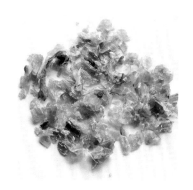

**别名** | 田鸡油、蛤蚂油、哈士蟆油、哈什蟆油。

**性味归经** | 甘、咸，平。归肺、肾经。

**来源** | 本品为蛙科动物中国林蛙 *Rana temporaria* chensinensis David 雌蛙的输卵管。

**识别特征** | 雌蛙体长 70 ~ 90 mm；头较扁平，长宽相等或略宽；吻端钝圆，略凸出于下颌，吻棱较明显；鼻孔位于吻、眼之间，眼间距大于鼻间距；鼓膜显著，明显大于眼径之半，犁骨齿两短斜行，位于内鼻孔内侧。前肢较短，指端圆，指较细长；关节下瘤、指基下瘤及内外掌突均较显著。后肢长，胫跗关节前达眼或略超过，左右跟部明显重叠，胫长超过体长之半，足与胫等长或略长；趾端钝圆；趾细长，第 4 趾最长，蹼发达，外侧趾间具蹼而不发达；关节下瘤小而明显，内跖突窄长，外跖突小而圆。皮肤上多细小痣粒，口角后端颌腺明显，背侧褶在颞部不平直而成曲折状，在鼓膜上方侧褶略斜向外侧，随即又折向中线，再向后延伸至胯部；两侧褶间有少数分散的疣粒，在肩部有排成"人"形者；腹面皮肤光滑。跖褶 2。两眼间深色横纹及鼓膜处三角斑清晰，背面与体侧有分散的黑斑点，一般都在疣粒上；四肢横斑清晰；腹面灰色斑点颇多。雄蛙前肢较粗壮，第 1 指上灰色婚垫极发达；有一对咽侧声囊。

**生境分布** | 喜陆地生活，栖息在山坡、树林、农田、草丛中，以潮湿的山林背坡居多。分布于东北、华北及陕西、甘肃、青海、新疆、山东、江苏、湖北、湖南、四川、西藏等地。

**采收加工** | 采制干燥而得。

**功效主治** | 补肾益精，养阴润肺。主治病后体弱，神疲乏力，心悸失眠，盗汗，痨嗽咳血。

**用量用法** | 5 ~ 15 g，用水浸泡，炖服，或作丸剂服。

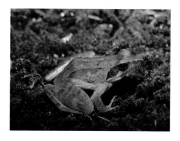

**使用注意** | 外感初起及纳少便溏者慎用。

# 骨碎补

402

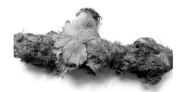

**别名** │ 猴姜、毛姜、申姜、肉碎补、石岩姜、爬岩姜、岩连姜。

**性味归经** │ 苦，温。归肝、肾经。

**来源** │ 本品为水龙骨科植物槲蕨 *Drynaria fortunei*（Kunze）J. Sm. 的干燥根茎。

**识别特征** │ 附生草本，高 20 ~ 40 cm，根状茎肉质粗壮，长而横走，密被棕黄色、线状凿形鳞片。叶二型，营养叶厚革质，红棕色或灰褐色，卵形，无柄，边缘羽状浅裂，很像槲树叶，孢子叶绿色，具短柄，柄有翅，叶片矩圆形或长椭圆形。孢子囊群圆形，黄褐色，在中脉两侧各排列成 2 ~ 4 行，每个长方形的叶脉网眼中着生 1 枚种子，无囊群盖。

**生境分布** │ 附生于树上、山林石壁上或墙上。分布于浙江、湖北、广东、广西、四川等地。

**采收加工** │ 全年均可采挖，除去泥沙，干燥，或再燎去茸毛（鳞片）。

**功效主治** │ 疗伤止痛，补肾强骨；外用消风祛斑。主治跌扑闪挫，筋骨折伤，肾虚腰痛，筋骨痿软，耳鸣耳聋，牙齿松动；外治斑秃，白癜风。

**用量用法** │ 3 ~ 9 g，水煎服。

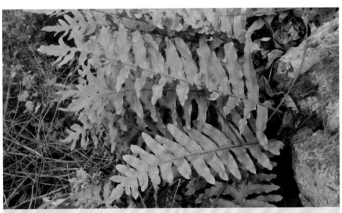

**使用注意** │ 阴虚内热及无瘀血者不宜服。

9画

# 钟乳石

403

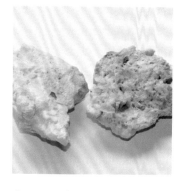

**别名** | 石钟乳、滴乳石、石乳钟。
**性味归经** | 甘，温。归肺、肾、胃经。

**来源** | 本品为碳酸盐类矿物方解石族方解石，主含碳酸钙（$CaCO_3$）。

**识别特征** | 晶体结构属三方晶系。呈扁圆锥形、圆锥形及圆柱形。表面粗糙，凹凸不平。类白色，有的因含杂质而染成灰白色或浅棕黄白色等；玻璃光泽或暗淡。硬度3，性脆。断面较平整，可见同心层状构造成放射状构造，中心有的有空心。

**生境分布** | 多产于石灰岩溶洞中。我国广西、四川、贵州、云南、湖北等地，有石灰岩洞穴处均有产。

**采收加工** | 采收后，除去杂石。

**功效主治** | 温肺，助阳，平喘，制酸，通乳。主治寒痰咳喘，阳虚冷喘，腰膝冷痛，胃痛泛酸，乳汁不通。

**用量用法** | 3～9 g，先煎。

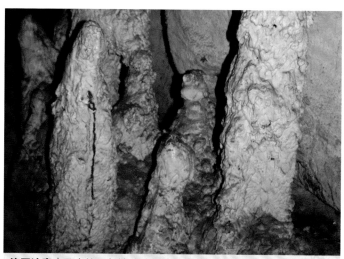

**使用注意** | 凡高热、急性咳喘及哮喘见咯血者忌用。

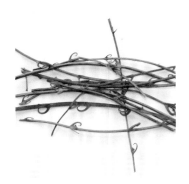

# 钩藤

## 404

**别名** | 吊藤、钩丁、钓钩藤、莺爪风、嫩钩钩、金钩藤、钩藤钩子。

**性味归经** | 甘，凉。归肝、心包经。

**来源** | 本品为茜草科植物钩藤 *Uncaria rhynchophylla* (Miq.) Miq. ex Havil.、大叶钩藤 *Uncaria macrophylla* Wall.、毛钩藤 *Uncaria hirsuta* Havil.、华钩藤 *Uncaria sinensis* (Oliv.) Havil. 或无柄果钩藤 *Uncaria sessilifructus* Roxb. 的干燥带钩茎枝。

**识别特征** | **钩藤：**木质藤本，常绿，高 1 ~ 3 m。小枝四方形，光滑，变态枝呈钩状，成对或单生于叶腋，钩长 1 ~ 2 cm，向下弯曲。叶对生；纸质，卵状披针形或椭圆形，长 6 ~ 11 cm，宽 3 ~ 6.5 cm，先端渐尖，基部渐狭或圆形，全缘，上面无毛，下面脉腋有短毛；叶柄长 0.8 ~ 1.2 cm；托叶 2 深裂，裂片线状锥形，长 0.6 ~ 1.5 cm。头状花序直径约 2 cm；总花梗长 3 ~ 5 cm；花萼长约 2 mm，下部管状，先端 5 裂，裂片长不及 1 mm：花冠黄色，管状，长约 7 mm，先端 5 裂，裂片近圆形，外面被粉状柔毛；雄蕊 5，花药基部呈耳状，先端尖，花丝极短；子房下位，纺锤形；花柱线形，伸出于花冠管之外，柱头头状。蒴果倒卵状椭圆形，长 5 ~ 6 mm，疏被柔毛。种子数枚，细小，两端有翅。花期 6 ~ 7 月，果期 10 ~ 11 月。

**生境分布** | 生长于灌木林或杂木林中。分布于广西、江西、湖南、浙江、广东、四川等长江以南地区。

**采收加工** | 秋、冬二季采收，去叶，切段，晒干。

**功效主治** | 息风定惊，清热平肝。主治肝风内动，惊痫抽搐，高热惊厥，感冒夹惊，小儿惊啼，妊娠子痫，头痛眩晕。

**用量用法** | 3 ~ 12 g，后下。

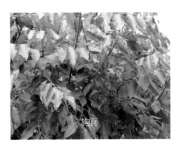

钩藤

**使用注意** | 无风热及实热者慎用。

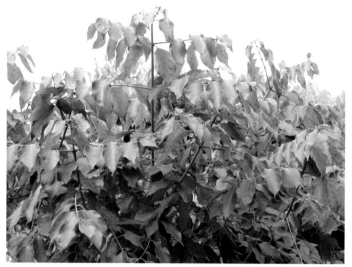

钩藤

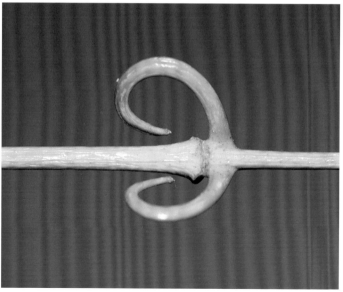

钩藤

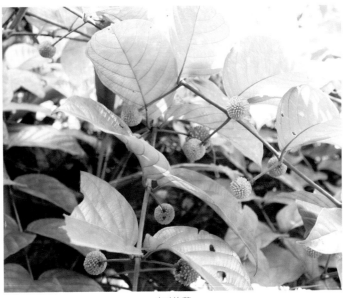

大叶钩藤

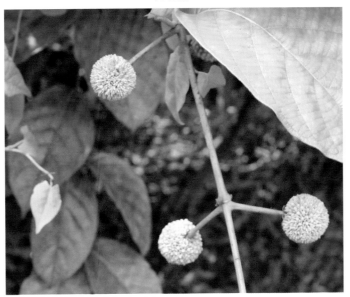

大叶钩藤

# 香加皮

405

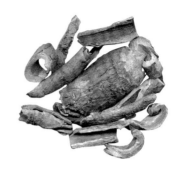

**别名** | 臭槐、羊奶条、羊角槐、羊交叶、狭叶萝。

**性味归经** | 辛、苦，温；有毒。归肝、肾、心经。

**来源** | 本品为萝藦科植物杠柳 *Periploca sepium* Bge. 的干燥根皮。

**识别特征** | 落叶蔓性灌木，高约 1.5 m。具乳汁，除花外全株无毛。叶对生；叶柄长约 3 cm；叶片膜质，卵状长圆形，长 5 ~ 9 cm，宽 1.5 ~ 2.5 cm，先端渐尖，基部楔形；侧脉多数。聚伞花序腋生，有花数朵；花萼 5 深裂，裂片先端钝，花萼内面基部有 10 个小腺体；花冠紫红色，裂片 5，中间加厚呈纺锤形，反折，内面被长柔毛；副花冠 5，10 裂，其中 5 裂片丝状伸长，被柔毛；雄花着生于副花冠内面，花药包围着柱头；心皮离生；花粉颗粒状，藏在直立匙形的载粉器内。蓇葖果双生，圆柱状，长 7 ~ 12 cm，直径约 5 mm，具纵条纹。种子长圆形，先端具长约 3 cm 的白色绢质种毛。花期 5 ~ 6 月，果期 7 ~ 9 月。

**生境分布** | 生长于河边、山野、沙质地。分布于吉林、辽宁、内蒙古、河北、山西、陕西、四川等地。

**采收加工** | 春、秋二季采挖，剥取根皮，晒干。

**功效主治** | 利水消肿，祛风湿，强筋骨。主治下肢浮肿，心悸气短，风寒湿痹，腰膝酸软。

**用量用法** | 3 ~ 6 g。煎汤服。

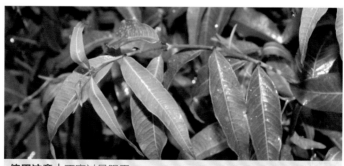

**使用注意** | 不宜过量服用。

# 香附

406

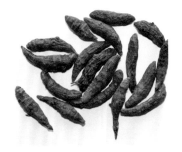

**别 名** | 香头草、回头青、雀头香、莎草根、香附子、雷公头、香附米。

**性味归经** | 辛、微苦、微甘，平。归肝、脾、三焦经。

**来源** | 本品为莎草科植物莎草 *Cyperus rotundus* L. 的干燥根茎。

**识别特征** | 多年生草本，根茎匍匐，块茎椭圆形，茎三棱形，光滑。叶丛生，叶鞘闭合抱茎。叶片长线形。复穗状花序，顶生，3 ~ 10 个排成伞状，花深茶褐色，有叶状苞片 2 ~ 3，鳞片 2 列，排列紧密，每鳞片着生 1 花，雄蕊 3，柱头 3 裂，呈丝状。小坚果长圆状倒卵形，具 3 棱。花期 5 ~ 8 月，果期 7 ~ 11 月。

**生境分布** | 生长于路旁、荒地、沟边或田间向阳处。分布于广东、河南、四川、浙江、山东等地。

**采收加工** | 秋季采挖，燎去毛须，置沸水中略煮或蒸透后晒干，或燎后直接晒干。

**功效主治** | 疏肝解郁，理气宽中，调经止痛。主治肝郁气滞，胸胁胀痛，疝气疼痛，乳房胀痛，脾胃气滞，脘腹痞闷，胀满疼痛，月经不调，经闭痛经。

**用量用法** | 6 ~ 10 g，水煎服。

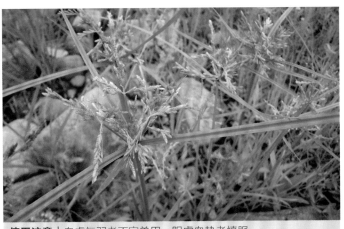

**使用注意** | 血虚气弱者不宜单用，阴虚血热者慎服。

9
画

# 香橼

407

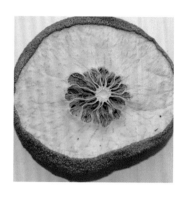

**别名**｜枸橼、香圆、钩缘子、香泡树、香橼柑。

**性味归经**｜辛、苦、酸，温。归肝、脾、肺经。

**来源**｜本品为芸香科植物枸橼 *Citrus medica* L. 或 香 圆 *Citrus wilsonii* Tanaka的干燥成熟果实。

**识别特征**｜常绿小乔木，高 2 m 左右。枝具短而硬的刺，嫩枝幼时紫红色，叶大，互生，革质；叶片长圆形或长椭圆形，长8～15 cm，宽3.5～6.5 cm，先端钝或钝短尖，基部阔楔形，边缘有锯齿；叶柄短而无翼，无节或节不明显。短总状花序，顶生及腋生，花3～10朵丛生，有两性花及雄花之分，萼片5，合生如浅杯状，上端5浅裂；花瓣5，肉质，白色，外面淡紫色；雄蕊约30；雌蕊1，子房上部渐狭，花柱有时宿存。柑果长椭圆形或卵圆形，果顶有乳状突起，长径10～25 cm，横径5～10 cm，熟时柠檬黄色，果皮粗厚而芳香，瓤囊细小，12～16瓣，果汁黄色，味极酸而苦；种子10枚左右，卵圆形；子叶白色。花期4月，果期8～9月。

**生境分布**｜生长于沙壤土中较湿润的环境。分布于浙江、江苏、广东、广西等地。

**采收加工**｜秋季果实成熟时采收，趁鲜切片，晒干或低温干燥。香圆亦可整个或对剖两瓣后，晒干或低温干燥。

**功效主治**｜疏肝理气，宽中，化痰。主治肝胃气滞，胸胁胀痛，脘腹痞满，呕吐噫气，痰多咳嗽。

**用量用法**｜3～10 g。内服：煎汤。

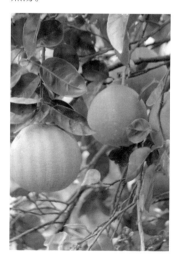

**使用注意**｜阴虚血燥者及气虚孕妇慎服。

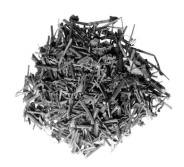

# 香薷

408

**别名** | 香菜、香茹、香菜、香草、石香菜、石香薷。

**性味归经** | 辛, 微温。归肺、胃经。

**来源** | 本品为唇形科植物石香薷 *Mosla chinensis* Maxim. 或江香薷 *Mosla chinensis* 'Jiangxiangru' 的干燥地上部分。前者习称"青香薷", 后者习称"江香薷"。

**识别特征** | **石香薷**: 一年生草本, 高 15～45 cm。茎多分权, 稍呈四棱形, 略带紫红色, 被逆生长柔毛。叶对生, 叶片线状长圆形至线状披针形, 长 1.3～2.8 cm, 宽 2～4 cm, 边缘具疏锯齿或近全缘, 两面密生白色柔毛及腺点。轮伞花序聚合顶生, 短穗状或头状, 苞片圆倒卵形, 长 4～7 mm; 萼钟状, 外被白色柔毛及腺点; 花冠二唇形, 淡紫色, 外被短柔毛; 能育雄蕊 2; 花柱 2 裂。小坚果 4, 球形, 褐色。花期 6～9 月, 果期 7～11 月。

**江香薷**: 多年生草本, 高 30～50 cm。茎直立, 四棱形, 污黄紫色, 被短柔毛。单叶对生, 叶片卵状三角形至披针形, 长 3～6 cm, 宽 0.8～2.5 cm, 先端渐尖, 基部楔形, 边缘具疏锯齿, 两面被短柔毛, 下面密布凹陷腺点。轮伞花序密集成穗状, 顶生或腋生, 偏向一侧。苞片广卵形, 边缘有睫毛, 萼钟状, 外被白色短硬毛, 五齿裂; 花冠唇形, 淡紫红色至紫红色, 外密被长柔毛。雄蕊 4, 二强; 子房上位, 四深裂。小坚果近卵形或长圆形, 棕色至黑棕色。花期 6 月, 果期 7 月。

**生境分布** | 生长于山野。分布于江西、河南、河北、安徽等地。

**采收加工** | 夏季茎叶茂盛、花盛时择晴天采割, 除去杂质, 阴干。

**功效主治** | 发汗解表, 化湿和中。主治暑湿感冒, 恶寒发热, 头痛无汗, 腹痛吐泻, 水肿, 小便不利。

**用量用法** | 3～10 g。内服: 煎汤。

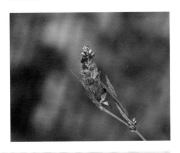

**使用注意** | 表虚有汗及阳暑者忌用。

9
画

**545**

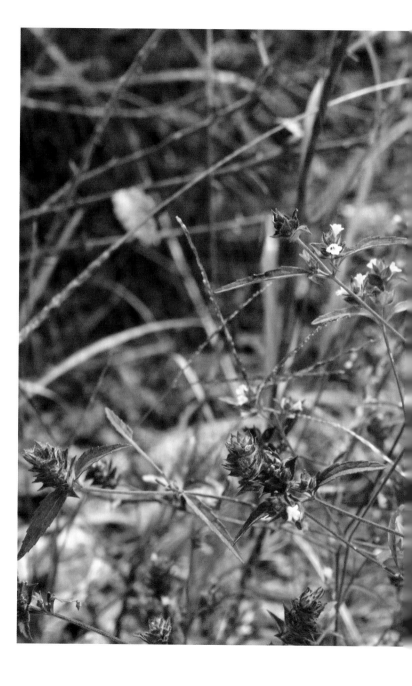

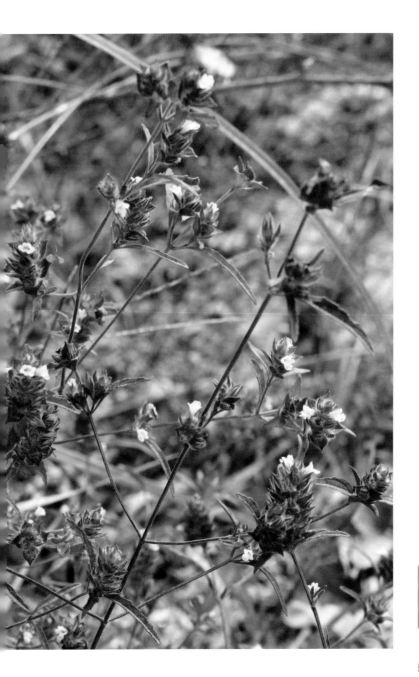

# 重楼

409

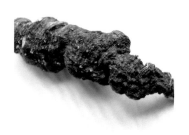

**别名** | 滇重楼、草河车、独脚莲。

**性味归经** | 苦，微寒；有小毒。归肝经。

---

**来源** | 本品为百合科植物云南重楼 *Paris polyphylla* Smith var. *yunnanensis*（Franch.）Hand.-Mazz. 或七叶一枝花 *Paris polyphylla* Smith var. *chinensis*（Franch.）Hara 的干燥根茎。

**识别特征** | 多年生草本。叶6～10片轮生，叶柄长5～20 mm，叶片厚纸质，披针形、卵状长圆形至倒卵形，长5～11 cm，宽2～4.5 cm。花梗从茎顶抽出，顶生一花；花两性，萼片披针形或长卵形，绿色，长3.5～6 cm；花被片线形而略带披针形，黄色，长为萼片的1/2左右至近等长，中部以上宽2～6 mm；

雄蕊8～10，花药长1～1.5 cm，花丝比花药短，药隔突出部分1～2 mm。花期6～7月，果期9～10月。

**生境分布** | 生长于林下阴湿处。我国分布甚广，南北均有，主产于长江流域及南方各地。

**采收加工** | 秋季采挖，除去须根，洗净，晒干。

**功效主治** | 清热解毒，消肿止痛，凉肝定惊。主治疔疮痈肿，咽喉肿痛，蛇虫咬伤，跌扑伤痛，惊风抽搐。

**用量用法** | 3～9 g。外用：适量，研末调敷。

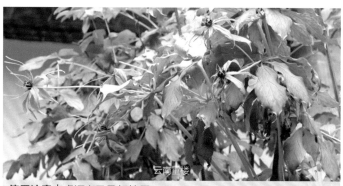

云南重楼

**使用注意** | 虚证者及孕妇慎用。

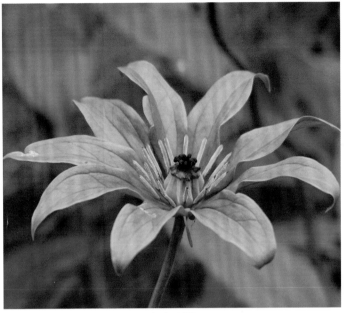

七叶一枝花

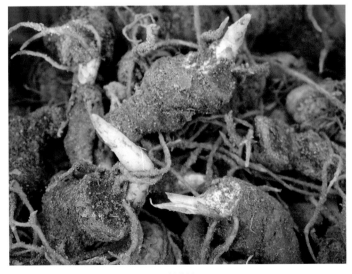

重楼药材

9
画

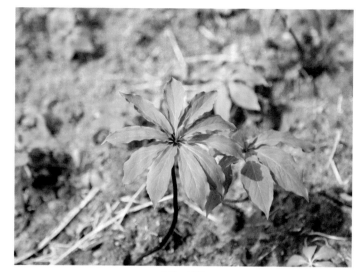

七叶一枝花

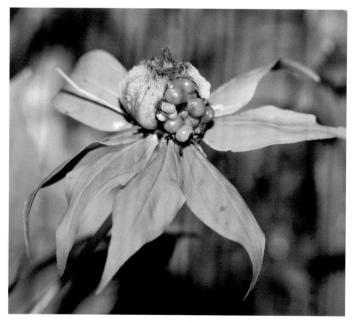

七叶一枝花

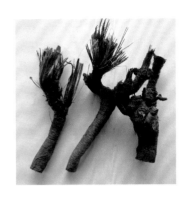

# 禹州漏芦

410

**别名**│野兰、鹿骊、禹漏芦。
**性味归经**│苦，寒。归胃经。

**来源**│本品为菊科植物驴欺口 *Echinops latifolius* Tausch. 或华东蓝刺头 *Echinops grijisii* Hance 的干燥根。

**识别特征**│多年生草本，高35～65 cm，全体被白色蛛丝状毡毛。根圆柱形，外面黄棕色。茎直立，通常单一。叶互生，近基部较大，有柄，茎上部叶无柄，叶片椭圆形，羽状分裂，裂片三角形或卵状披针形，边缘有尖刺，多数小头状花序集合成圆球形，花天蓝色，瘦果杯状，表面有淡黄色长毛。花期7～9月，果期9～10月。

**生境分布**│生长于向阳的山坡、草地、路旁。分布于黑龙江、吉林、辽宁、内蒙古、河北、山东、山西、陕西、甘肃等地。

**采收加工**│春、秋二季采挖，除去须根和泥沙，晒干。

**功效主治**│清热解毒，消痈，下乳，舒筋通脉。主治乳痈肿痛，痈疽发背，瘰疬疮毒，乳汁不通，湿痹拘挛。

**用量用法**│5～10 g，水煎服。

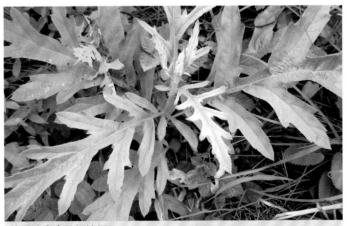

**使用注意**│孕妇慎用。

# 禹余粮

411

**别名** | 石脑、禹哀、白余粮、禹粮石、太一余粮、太一禹余粮。

**性味归经** | 甘、涩，微寒。归胃、大肠经。

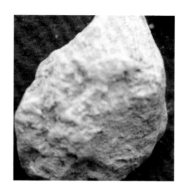

**来源** | 本品为氢氧化物类矿物褐铁矿，主含碱式氧化铁[FeO(OH)]。

**识别特征** | 褐铁矿，非晶质。常呈葡萄状、肾状、乳房状、块状、土状等集合体。颜色为褐色至黑色，若为土状则为黄褐色或黄色。条痕为黄褐色。半金属光泽或土状光泽，有时作丝绢光泽。不透明。断面为介壳状或土状。硬度1~5.5。

**生境分布** | 褐铁矿是分布很广的含铁矿物之一。主要形成于地表风化壳中。较纯净的是Fe(OH)₃水胶溶体被搬运、再沉积于岩石空隙中或在沼泽中聚沉的水胶凝体；它们老化形成的褐铁矿或呈分泌体、结核，或呈致密块体产出；大量（成层）堆积的多夹杂硅质、黏土质。分布于浙江、广东、四川等地。

**采收加工** | 采挖后，除去杂石。

**功效主治** | 涩肠止泻，收敛止血。主治久泻久痢，大便出血，崩漏带下。

**用量用法** | 9~15g，先煎；或入丸、散。

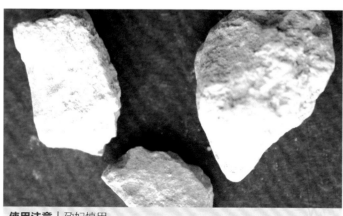

**使用注意** | 孕妇慎用。

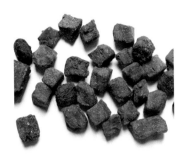

# 胆南星

412

**别名** | 无。
**性味归经** | 苦、微辛，凉。归肺、肝、脾经。

**来源** | 本品为制天南星的细粉与牛、羊或猪胆汁经加工而成，或为生天南星细粉与牛、羊或猪胆汁经发酵加工而成。

**采收加工** | 将生天南星放在清水内反复漂至无麻辣感后，磨成细粉。另以滤去杂汁、并入铜锅熬过的等量牛胆汁，与天南星粉末拌匀。待胆汁完全吸收，晒至半干后，入臼内打和，切成小块，日晒夜露至无腥味为度。一法取天南星粉 500 g，加入牛胆汁 500 g，拌匀，日晒夜露，使干，经蒸制后，切成小块；次年再加牛胆汁 500 ml，拌匀，露、晒使干；第三年再加牛胆汁 250 ml 拌匀，露、晒使干；这样色渐转黑，腥味亦渐消失。

**功效主治** | 清热化痰，息风定惊。主治痰热咳嗽，咯痰黄稠，中风痰迷，癫狂惊痫。

**用量用法** | 3 ～ 6 g。内服：煎汤。

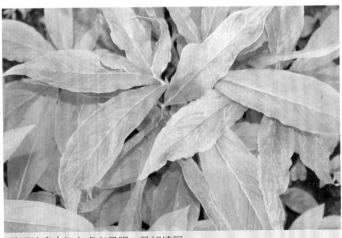

**使用注意** | 气血虚者忌服，孕妇慎服。

9
画

# 胖大海

413

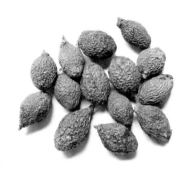

**别名**｜大海榄、大海子、大洞果、安南子。

**性味归经**｜甘，寒。归肺、大肠经。

**来源**｜本品为梧桐科植物胖大海 *Sterculia lychnophora* Hance 的干燥成熟种子。

**识别特征**｜落叶乔木，高30～40 m。树皮粗糙而略具条纹。叶互生；叶柄长5～15 cm；叶片革质，卵形或椭圆状披针形，长10～20 cm，宽6～14 cm，先端钝或锐尖，基部圆形或几近截形，全缘，光滑无毛。花杂性同株，成顶生或腋生的圆锥花序；花萼钟状，宿存，裂片披针形；雄花具雄蕊10～15，罕至30，花药及花丝均具疏柔毛，不育心皮被短茸毛；雌花具雌蕊1，子房由5个被短茸毛的心皮组成，具1细长纤弱的子房柄，柱头2～5裂，退化雄蕊为一簇无柄花药；蓇葖果1～5，着生于果梗，长18～24 cm，

基部宽5～6 cm，呈船形，在成熟之前裂开。种子梭形或倒卵形，长18～25 mm，直径约12 mm，深黑褐色，表面具皱纹；子叶大，长约12 mm，宽约10 mm，半圆形，胚乳丰富。花期3月，果期4～6月。

**生境分布**｜生长于热带地区。分布于越南、印度、马来西亚、泰国、印度尼西亚等热带地区。我国广东、海南岛也有出产。

**采收加工**｜果实成熟时分批采摘成熟果荚，晒干、打出种子，除净杂质及果荚，再晒干。

**功效主治**｜清热润肺，利咽开音，润肠通便。主治肺热声哑，干咳无痰，咽喉干痛，热结便闭，头痛目赤。

**用量用法**｜2～3枚，沸水泡服或煎服。

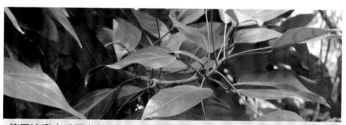

**使用注意**｜感冒者禁用。

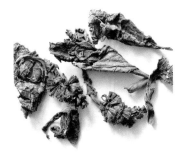

# 独一味

414

**别名** | 大巴、打布巴、供金包。

**性味归经** | 甘、苦，平。归肝经。

**来源** | 本品系藏族习用药材。为唇形科植物独一味 *Lamiophlomis rotata*（Benth.）Kudo 的干燥地上部分。

**识别特征** | 多年生矮小草本。根及根茎直立，较粗，横径可达 2 cm 左右，表面有棱起皱纹。无茎。单叶基生，4 枚，辐状两两相对，平展；菱状圆形或肾形，质厚，直径 6 ~ 12 cm，边缘具圆齿，下面网脉多凹陷，密被茸毛；叶柄宽。轮伞花序呈头状或短穗状，长 3.5 ~ 7 cm；苞片丝状，先端针形；花萼紫绿色，漏斗状，长约 8 mm，疏被粗硬毛，具短裂齿，齿端刺状；花冠小，淡红紫色，唇形，上唇自内面被短毛；雄蕊 4；花柱着生于子房基底，顶端 2 裂。小坚果卵圆形。花期 5 ~ 7 月。

**生境分布** | 生长于高山强度风化的碎石滩中或高山草地。分布于西藏、四川、甘肃等高原地区。

**采收加工** | 秋季花果期采割，洗净，晒干。

**功效主治** | 活血止血，祛风止痛。主治跌打损伤，外伤出血，风湿痹痛，黄水病。

**用量用法** | 2 ~ 3 g。内服：煎汤。

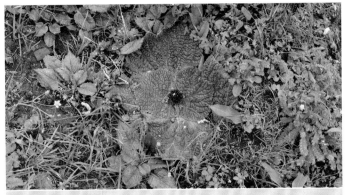

**使用注意** | 无瘀滞者及孕妇忌服。

9
画

# 独活

415

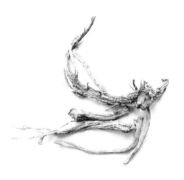

**别名** | 大活、独滑、山独活、长生草、川独活、巴东独活、胡王使者。

**性味归经** | 辛、苦，微温。归肾、膀胱经。

**来源** | 本品为伞形科植物重齿毛当归 *Angelica pubescens* Maxim. f. *biserrata* Shan et Yuan 的干燥根。

**识别特征** | 多年生草本，高60～100 cm，根粗大。茎直立，带紫色。基生叶和茎下部叶的叶柄细长，基部成鞘状；叶为2～3回3出羽状复叶，小叶片3裂，最终裂片长圆形，两面均被短柔毛，边缘有不整齐重锯齿；茎上部叶退化成膨大的叶鞘。复伞形花序顶生或侧生，密被黄色短柔毛，伞幅10～25，极少达45，不等长；小伞形花序具花15～30；小总苞片5～8；花瓣5，白色，雄蕊5；子房下位。双

悬果背部扁平，长圆形，侧棱翅状，分果槽棱间有油管1～4，合生面有4～5。花期7～9月，果期9～10月。

**生境分布** | 生长于山谷沟边或草丛中，有栽培。分布于湖北、四川等地。

**采收加工** | 春初苗刚发芽或秋末茎叶枯萎时采挖，除去须根和泥沙，烘至半干，堆置2～3日，发软后再烘至全干。

**功效主治** | 祛风除湿，通痹止痛。主治风寒湿痹，腰膝疼痛，少阴伏风头痛，风寒夹湿头痛。

**用量用法** | 3～10 g。内服：煎汤。

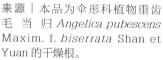

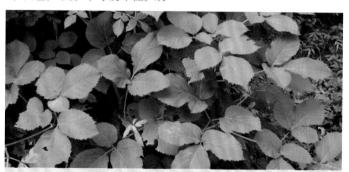

**使用注意** | 本品辛温燥散，凡非风寒湿邪而属气血不足之痹证者忌用。

9 画

# 急性子

416

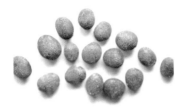

**别名** | 透骨草、凤仙花、指甲花。

**性味归经** | 微苦、辛，温；有小毒。归肺、肝经。

**来源** | 本品为凤仙花科植物凤仙花 *Impatiens balsamina* L. 的干燥成熟种子。

**识别特征** | 一年生草本，高60~80 cm。茎粗壮，肉质，常带红色，节略膨大。叶互生，披针形，长6~15 cm，宽1.5~2.5 cm，先端长渐尖，基部楔形，边缘有锐锯齿；叶柄两侧有腺体。花不整齐，单一或数朵簇生于叶腋，密生短柔毛，粉红色、红色、紫红色或白色；萼片3，后面一片大，花瓣状，向后延伸成距；花瓣5，侧瓣合生，不等大；雄蕊5，花药黏合；子房上位，5室。蒴果密生茸毛。种子圆形，黄褐色。花期6~8月，果期9月。

**生境分布** | 全国各地均有栽培。分布于江苏、浙江、河北、安徽等地。

**采收加工** | 夏、秋二季果实即将成熟时采收，晒干，除去杂质和果皮。

**功效主治** | 破血，软坚，消积。主治癥瘕痞块，经闭，噎膈。

**用量用法** | 3~5 g，水煎服。

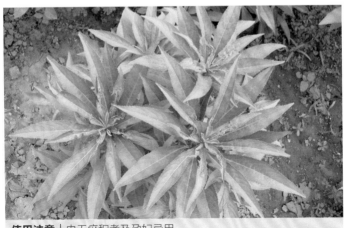

**使用注意** | 内无瘀积者及孕妇忌用。

# 姜黄

417

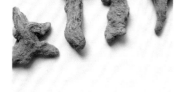

**别名** │ 黄姜、毛姜黄、宝鼎香、黄丝郁。

**性味归经** │ 辛、苦，温。归肝、脾经。

**来源** │ 本品为姜科植物姜黄 *Curcuma longa* L. 的干燥根茎。

**识别特征** │ 多年生宿根草本。根粗壮，末端膨大成长卵形或纺锤状块根，灰褐色。根茎卵形，内面黄色，侧根茎圆柱状，红黄色。叶根生；叶片椭圆形或较狭，长 20 ~ 45 cm，宽 6 ~ 15 cm，先端渐尖，基部渐狭；叶柄长约为叶片之半，有时几与叶片等长；叶鞘宽，约与叶柄等长。穗状花序稠密，长 13 ~ 19 cm；总花梗长 20 ~ 30 cm；苞片阔卵圆形，每苞片内含小花数朵，顶端苞片卵形或狭卵形，腋内无花；萼 3 钝齿；花冠管上部漏斗状，3 裂；雄蕊药隔矩形，花丝扁阔，侧生退化雄蕊长卵圆形；雌蕊 1，子房下位，花柱丝状，基部具 2 棒状体，柱头二唇状。蒴果膜质，球形，3 瓣裂。种子卵状长圆形，具假种皮。花期 8 ~ 11 月。

**生境分布** │ 生长于排水良好、土层深厚、疏松肥沃的沙质壤土。分布于四川、福建等地。

**采收加工** │ 冬季茎叶枯萎时采挖，洗净，煮或蒸至透心，晒干，除去须根。

**功效主治** │ 破血行气，通经止痛。主治胸胁刺痛，胸痹心痛，痛经经闭，癥瘕，风湿肩臂疼痛，跌扑肿痛。

**用量用法** │ 3 ~ 10 g。外用：适量。

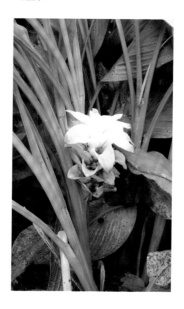

**使用注意** │ 孕妇慎服。

# 前胡

418

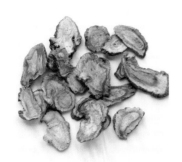

**别名** ｜ 土当归、水前胡、野当归、野芹菜、鸡脚前胡。

**性味归经** ｜ 苦、辛，微寒。归肺经。

---

**来源** ｜ 本品为伞形科植物白花前胡 *Peucedanum praeruptorum* Dunn 的干燥根。

**识别特征** ｜ 多年生草本，高 30 ~ 120 cm。主根粗壮，根圆锥形。茎直立，上部呈叉状分枝。基生叶为 2 ~ 3 回 3 出式羽状分裂，最终裂片菱状倒卵形，不规则羽状分裂，有圆锯齿；叶柄长，基部有宽鞘，抱茎；茎生叶较小，有短柄。复伞形花序，无总苞片，小总苞片呈线状披针形，花瓣白色。双悬果椭圆形或卵圆形，光滑无毛，背棱和中棱线状，侧棱有窄翅。花期 8 ~ 10 月，果期 10 ~ 11 月。

**生境分布** ｜ 生长于向阳山坡草丛中。分布于浙江、湖南、四川等地，江西、安徽、山西等地亦有分布，习惯认为浙江产者质量较好。

**采收加工** ｜ 冬季至次春茎叶枯萎或未抽花茎时采挖，除去须根，洗净，晒干或低温干燥。

**功效主治** ｜ 降气祛痰，散风清热。主治痰热喘满，咯痰黄稠，风热咳嗽痰多。

**用量用法** ｜ 3 ~ 10 g。内服：煎汤。

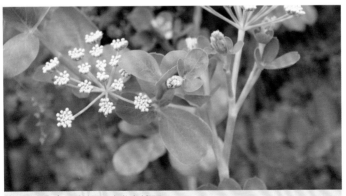

**使用注意** ｜ 阴虚气弱咳嗽者慎服。

9
画

# 首乌藤

419

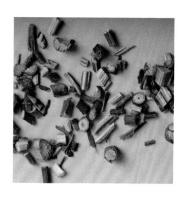

**别名**｜首乌、夜合、地精、赤葛、
夜交藤、赤首乌。
**性味归经**｜甘，平。归心、肝经。

**来源**｜本品为蓼科植物何首
乌 *Polygonum multiflorum*
Thunb. 的干燥藤茎。
**识别特征**｜多年生草本。块根肥
厚，长椭圆形，黑褐色。茎缠
绕，长 2 ~ 4 m，多分枝，具
纵棱，无毛，微粗糙，下部木质
化。叶卵形或长卵形，长 3 ~ 7
cm，宽 2 ~ 5 cm，顶端渐尖，
基部心形或近心形，两面粗糙，
边缘全缘；叶柄长 1.5 ~ 3 cm；
托叶鞘膜质，偏斜，无毛，长
3 ~ 5 mm。花序圆锥状，顶生
或腋生，长 10 ~ 20 cm，分枝
开展，具细纵棱，沿棱密被小
突起；苞片三角状卵形，具小突
起，顶端尖，每苞内具花 2 ~ 4；
花梗细弱，长 2 ~ 3 mm，下部
具关节，果时延长；花被 5 深裂，
白色或淡绿色，花被片椭圆形，
大小不相等，外面 3 片较大，背
部具翅，果时增大，花被果时外
形近圆形，直径 6 ~ 7 mm；雄
蕊 8，花丝下部较宽；花柱 3，
极短，柱头头状。瘦果卵形，具
3 棱，长 2.5 ~ 3 mm，黑褐色，
有光泽，包于宿存花被内。花期

8 ~ 9 月，果期 9 ~ 10 月。
**生境分布**｜生长于草坡、路旁、
山坡石隙及灌木丛中。分布于华
东、中南及河北、山西、陕西、
甘肃、台湾、四川、贵州、云南
等地。
**采收加工**｜秋、冬二季采割，除
去残叶，捆成把或趁鲜切段，
干燥。
**功效主治**｜养血安神，祛风通
络。主治失眠多梦，血虚身痛，
风湿痹痛，皮肤瘙痒。
**用量用法**｜9 ~ 15 g。外用：
适量，煎水洗患处。

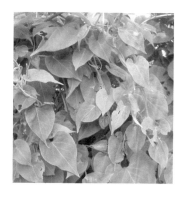

**使用注意**｜躁狂属实火者慎服。

# 洪连

420

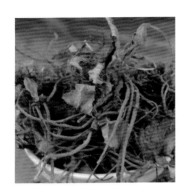

**别名** | 藏黄连、兔耳草。

**性味归经** | 苦、甘，寒。归肺、心、肝经。

**来源** | 本品系藏族习用药材。为玄参科植物短筒兔耳草 *Lagotis brevituba* Maxim.的干燥全草。

**识别特征** | 多年生草本，高15 ~ 20 cm。根状茎粗壮，多横走，直径7 ~ 12 mm，根多数，条形，簇生，根茎外无残留的老柄。茎1 ~ 2，肥壮，蜿蜒上升，长超出叶。基生叶多数，莲座状；叶柄长4 ~ 7 cm，边缘有翅，基部扩大成鞘状；叶片卵状长圆形，长4 ~ 9 cm，先端渐尖或钝，基部楔形，边缘具不整齐的锯齿；茎生叶多数，无柄，与基生叶相似而较小。穗状花序长8 ~ 10 cm，细柔，外弯，下部花稀疏，上部花稠密；苞片卵形，先端渐尖，全缘或具齿；花萼佛焰苞状，阔大，膜质，后方浅裂，裂片卵状三角形至近圆形，有短缘毛；花冠蓝紫色，被包于萼内，花冠筒稍弯曲，与唇部近等长，上唇倒卵圆形，下唇3裂，裂片反针形；花丝短，贴生于上唇基部边缘；花柱伸出花冠筒外，柱头2裂。花期8 ~ 9月。

**生境分布** | 生长于海拔4600 ~ 5300 m 的高山灌木地带及高山草地上。分布于青海、四川、云南、西藏等地。

**采收加工** | 夏、秋二季花开时采收，除去杂质，洗净，阴干。

**功效主治** | 清热解毒，利湿平肝，行血调经。主治发热烦渴，肺热咳嗽，头痛眩晕，湿热黄疸，月经不调，药食中毒。

**用量用法** | 1 ~ 6 g。内服：煎汤。

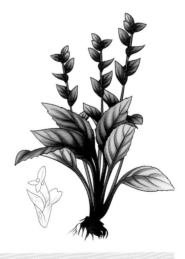

**使用注意** | 脾胃虚寒者慎用。

# 洋金花

421

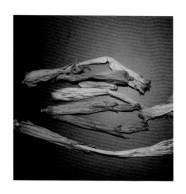

**别名**｜闹洋花、凤茄花、风茄花、曼陀罗花。

**性味归经**｜辛，温；有毒。归肺、肝经。

**来源**｜本品为茄科植物白曼陀罗 *Datura metel* L. 的干燥花。

**识别特征**｜一年生草本，高0.5 ~ 2 m，全体近于无毛。茎上部呈二歧分枝。单叶互生，上部常近对生，叶片卵形至广卵形，先端尖，基部两侧不对称，全缘或有波状短齿。花单生于枝的分杈处或叶腋间；花萼筒状，黄绿色，先端5裂，花冠大漏斗状，白色，有5角棱，各角棱直达裂片尖端；雄蕊5，贴生于花冠管；雌蕊1，柱头棒状。花常干缩成条状，长9 ~ 15 cm，外表面黄棕或灰棕色，花萼常除去。完整的花冠浸软后展开，呈喇叭状，顶端5浅裂，裂开顶端有短尖。蒴果表面具刺，斜上着生，成熟时由顶端裂开，种子宽三角形。种子多数，扁平，略呈三角形，熟时褐色。花期3 ~ 11月，果期4 ~ 11月。

**生境分布**｜生长于山坡草地或住宅附近。多为栽培，也有野生。分布于江苏、浙江、福建、广东等地。

**采收加工**｜4 ~ 11月花初开时采收，晒干或低温干燥。

**功效主治**｜平喘止咳，解痉定痛。主治哮喘咳嗽，脘腹冷痛，风湿痹痛，小儿慢惊；外科麻醉。

**用量用法**｜0.3 ~ 0.6 g，宜入丸、散，亦可作卷烟分次燃吸（每日量不超过1.5 g）。外用：适量。

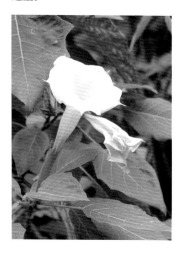

**使用注意**｜孕妇、外感及痰热咳喘、青光眼、高血压及心动过速患者禁用。

# 穿山龙

422

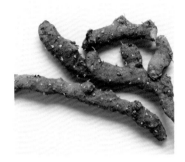

**别名** | 龙萆、野山药、地龙骨、串地龙、鸡骨头、穿龙薯蓣。

**性味归经** | 甘、苦，温。归肝、肾、肺经。

**来源** | 本品为薯蓣科植物穿龙薯蓣 *Dioscorea nipponica* Makino 的干燥根茎。

**识别特征** | 多年生缠绕草质藤本，根茎横走，栓皮呈片状脱落，断面黄色。茎左旋无毛。叶互生，掌状心形，变化较大，全缘。花单性异株，穗状花序腋生；雄花无柄，花被6裂，雄蕊6；雌花常单生，花被6裂。蒴果倒卵状椭圆形，有3宽翅。种子每室2枚，生于每室的基部，四周有不等宽的薄膜状翅。花期6~8月，果期8~10月。

**生境分布** | 生长于山坡林边、灌木丛中，或沟边。全国大部分地区有产。

**采收加工** | 春、秋二季采挖，洗净，除去外皮和须根，晒干。

**功效主治** | 祛风除湿，舒筋通络，活血止痛，止咳平喘。主治风湿痹病，关节肿胀，疼痛麻木，跌扑损伤，闪腰岔气，咳嗽气喘。

**用量用法** | 9~15 g；也可制成酒剂用。

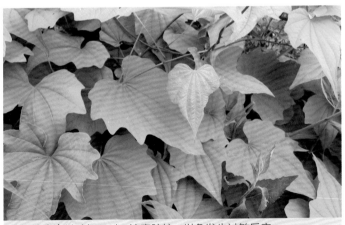

**使用注意** | 粉碎加工时，注意防护，以免发生过敏反应。

# 穿心莲

423

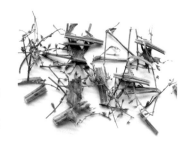

**别名** | 一见喜、榄核莲、苦胆草、四方莲、斩蛇剑、日行千里、圆锥须药草。

**性味归经** | 苦，寒。归心、肺、大肠、膀胱经。

**来源** | 本品为爵床科植物穿心莲 *Andrographis paniculata*（Burm. f.）Nees 的干燥地上部分。

**识别特征** | 一年生草本，高40～80 cm。茎方形，多分枝，节呈膝状膨大，茎叶具有苦味。叶对生，纸质，叶片长圆状卵形至披针形，长2～8 cm，宽1～3 cm，先端渐尖，基部楔形，全缘或有浅齿，叶柄短或近于无柄。疏散圆锥花序生于枝顶或叶腋；花冠白色，近唇形，常有淡紫色条纹。蒴果长椭圆形，长约1.5 cm，宽约0.5 cm，成熟时2瓣开裂。种子细小，红色。花期9～10月，果期10～11月。

**生境分布** | 生长于湿热的丘陵、平原地区。华南、华东、西南地区均有栽培。

**采收加工** | 秋初茎叶茂盛时采割，晒干。

**功效主治** | 清热解毒，凉血消肿。主治感冒发热，咽喉肿痛，口舌生疮，顿咳劳嗽，泄泻痢疾，热淋涩痛，痈肿疮疡，蛇虫咬伤。

**用量用法** | 6～9 g。外用：适量。

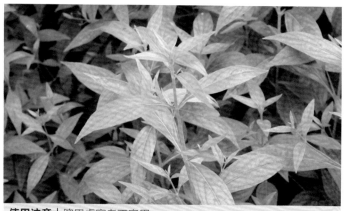

**使用注意** | 脾胃虚寒者不宜用。

# 络石藤

424

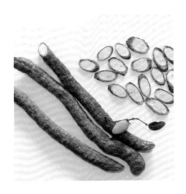

**别名** | 络石、爬山虎、石龙藤、钻骨风、白花藤、沿壁藤。

**性味归经** | 苦，微寒。归心、肝、肾经。

**来源** | 本品为夹竹桃科植物络石 *Trachelospermum jasminoides* （Lindl.）Lem.的干燥带叶藤茎。

**识别特征** | 常绿攀缘灌木。茎赤褐色，多分枝，无毛，表面有点状皮孔，幼枝有细柔毛。叶对生；叶柄长 2 ~ 5 mm，幼时被灰褐色柔毛，后脱落；叶片椭圆形或卵状披针形，长 2 ~ 8 cm，宽 1.5 ~ 4 cm，先端短尖或钝圆，基部阔楔形或圆形，全缘，上面深绿色，无毛，下面淡绿色，被细柔毛。聚伞花序腋生，最长可达 5 cm，花白色，芳香；萼小，5 深裂；花管圆柱形，长 3 ~ 6 mm，外被细柔毛，花冠 5 裂，裂片长椭圆状披针形，花冠外面和喉部也有柔毛；雄蕊 5，着生于花冠管内面中部以上，花丝短而扁阔；心皮 2，胚珠多数。蓇葖果长圆柱形，长约 15 cm，近于水平展开。种子线形而扁，褐色，顶端有一束白亮细簇毛。花期 4 ~ 5 月，果期 10 月。

**生境分布** | 生长于温暖、湿润、半荫的沟渠旁、山坡林木丛中。

分布于江苏、安徽、湖北、山东等地。

**采收加工** | 冬季至次春采割。除去杂质，晒干。

**功效主治** | 祛风通络，凉血消肿。主治风湿热痹，筋脉拘挛，腰膝酸痛，喉痹，痈肿，跌扑损伤。

**用量用法** | 6 ~ 12 g。内服：煎汤。

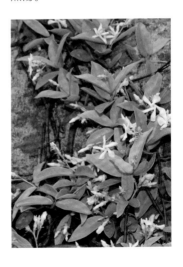

9画

**使用注意** | 阳虚畏寒、便溏者慎服。

# 秦艽

425

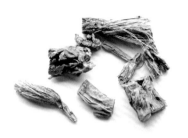

**别名** | 秦胶、大艽、左扭、左秦艽、西秦艽、萝卜艽。

**性味归经** | 辛、苦，平。归胃、肝、胆经。

**来源** | 本品为龙胆科植物秦艽 *Gentiana macrophylla* Pall.、麻花秦艽 *Gentiana straminea* Maxim.、粗茎秦艽 *Gentiana crassicaulis* Duthie ex Burk. 或小秦艽 *Gentiana dahurica* Fisch. 的干燥根。前三种按性状不同分别习称"秦艽"和"麻花艽"，后一种习称"小秦艽"。

**识别特征** | 多年生草本植物，高30 ~ 60 cm，茎单一，圆形，节明显，斜升或直立，光滑无毛。基生叶较大，披针形，先端尖，全缘，平滑无毛，茎生叶较小，对生，叶基联合，叶片平滑无毛。聚伞花序由多数花簇生枝头或腋生作轮状，花冠蓝色或蓝紫色。蒴果长椭圆形。种子细小，矩圆形，棕色，表面细网状，有光泽。花期7 ~ 8月，果期9 ~ 10月。

**生境分布** | 生长于山地草甸、林缘、灌木丛与沟谷中。分布于陕西、甘肃等地。

**采收加工** | 春、秋二季采挖，除去泥沙；秦艽和麻花艽晒软，堆置"发汗"至表面呈红黄色或灰黄色时，摊开晒干，或不经"发汗"直接晒干；小秦艽趁鲜时搓去黑皮，晒干。

**功效主治** | 祛风湿，清湿热，止痹痛，退虚热。主治风湿痹痛，中风半身不遂，筋脉拘挛，骨节酸痛，湿热黄疸，骨蒸潮热，小儿疳积发热。

**用量用法** | 3 ~ 10 g。内服：煎汤。

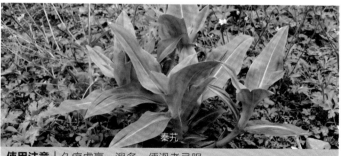

秦艽

**使用注意** | 久痛虚羸、溲多、便滑者忌服。

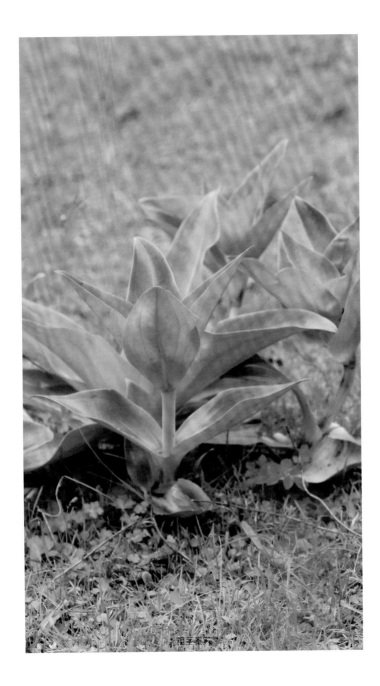

粗茎秦艽

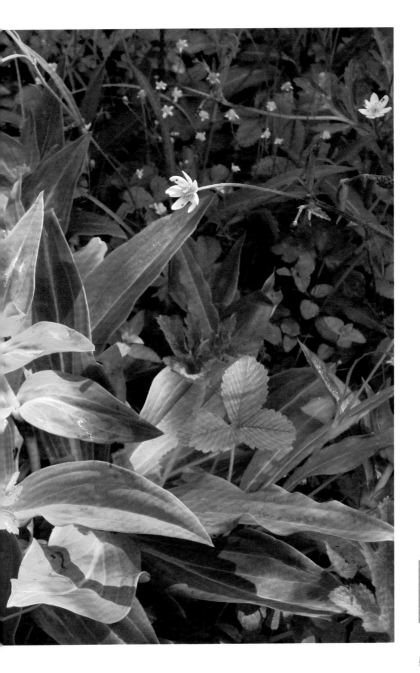

# 秦皮

426

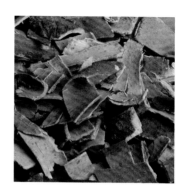

**别名** | 梣皮、鸡糠树、青榔木、白荆树。

**性味归经** | 苦、涩，寒。归肝、胆、大肠经。

**来源** | 本品为木犀科植物白蜡树 *Fraxinus chinensis* Roxb.、苦枥白蜡树 *Fraxinus rhynchophylla* Hance、尖叶白蜡树 *Fraxinus szaboana* Lingelsh. 或宿柱白蜡树 *Fraxinus stylosa* Lingelsh. 的干燥枝皮或干皮。

**识别特征** | **白蜡树**：乔木，高10 m左右。叶对生，单数羽状复叶，小叶5～9，以7枚为多数，椭圆形或椭圆状卵形，顶端渐尖或钝。花圆锥形，花小；雄性花两性，花异株，通常无花瓣，花轴无毛，雌雄异株。花期4～5月，果期9～10月。

**生境分布** | 生长于山沟、山坡及丛林中。分布于陕西、河北、河南、吉林、辽宁等地。

**采收加工** | 春、秋二季剥取，晒干。

**功效主治** | 清热燥湿，收涩止痢，止带，明目。主治湿热泻痢，赤白带下，目赤肿痛，目生翳膜。

**用量用法** | 6～12 g。外用：适量，煎洗患处。

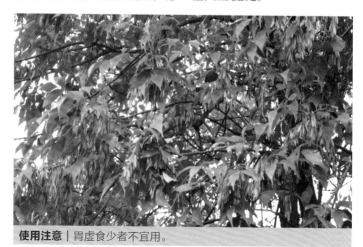

**使用注意** | 胃虚食少者不宜用。

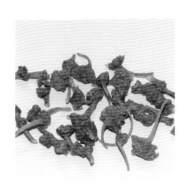

# 珠子参

427

**别名** | 鸡腰参、珠儿参、白地瓜、大金线吊葫芦。

**性味归经** | 苦、甘，微寒。归肝、肺、胃经。

**来源** | 本品为五加科植物珠子参 *Panax japonicus* C. A. Mey. var. *major*（Burk.）C. Y. Wu et K. M. Feng 或羽叶三七*Panax japonicus* C. A. Mey. var. *bipinnatifidus*（Seem.）C. Y. Wu et K. M. Feng 的干燥根茎。

**识别特征** | 草质缠绕藤本，最高可达 2 m。有白色乳汁，茎先生；叶柄极短，最长约 1.2 cm；叶片纸质而较大，狭卵形、披针形或狭披针形，最长可达 10 cm；最宽可达 3.5 cm，先端长渐尖，几乎全缘。花顶生与腋生；花萼无毛，萼筒倒圆锥状，裂片 5，狭三角形或卵形；花冠紫蓝色，宽钟状，无毛，5 裂达基部，裂片狭形或狭椭圆形；雄蕊 5，花丝下部变宽，边缘密被长柔毛；子房半下位，柱头 3 裂，无毛。花、果期 7 ~ 10 月。

**生境分布** | 生长于海拔 800 ~ 4000 m 的山坡竹林下、杂木林中或沟边。分布于甘肃、陕西、宁夏、山西、河南、安徽、湖北、湖南、浙江、江西、福建、广西等地及我国西南地区。越南、尼泊尔、缅甸、日本、朝鲜也有分布。

**采收加工** | 秋季采挖，除去粗皮和须根，干燥；或蒸（煮）透后干燥。

**功效主治** | 补肺养阴，祛瘀止痛，止血。主治气阴两虚，烦热口渴，虚劳咳嗽，跌扑损伤，关节痹痛，咳血，吐血，衄血，崩漏，外伤出血。

**用量用法** | 3 ~ 9 g。外用：适量，研末敷患处。

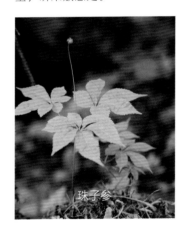

珠子参

10
画

**使用注意** | 孕妇禁服，胃虚者不宜多服。

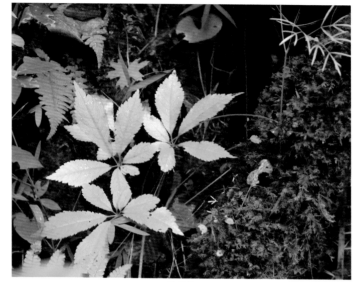

珠子参

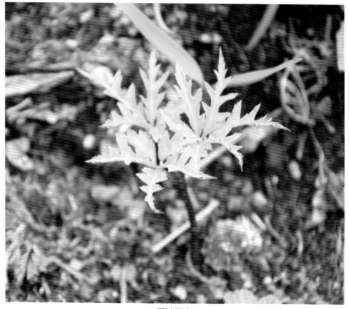

羽叶三七

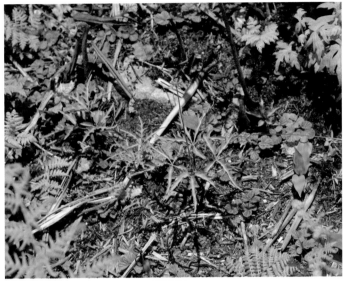

羽叶三七

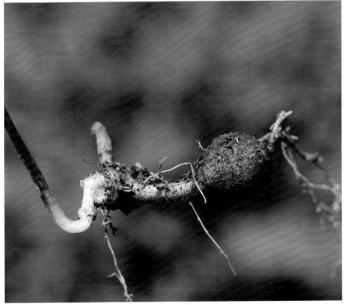

羽叶三七药材

# 莱菔子

428

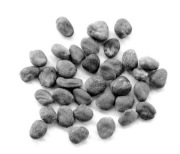

**别名**｜萝卜子、萝白子、菜头子。
**性味归经**｜辛、甘，平。归脾、胃、肺经。

---

**来源**｜本品为十字花科植物萝卜 *Raphanus sativus* L. 的干燥成熟种子。

**识别特征**｜一年生或二年生直立草本，高30 ~ 100 cm。直根，肉质，长圆形、球形或圆锥形，外皮绿色、白色或红色；茎分枝，无毛，稍具粉霜。基生叶和下部茎生叶大都羽状半裂，长8 ~ 30 cm，宽3 ~ 5 cm，顶裂片卵形，侧裂片4 ~ 6对，长圆形，有钝齿，疏生粗毛；上部叶长圆形，有锯齿或近全缘。总状花序顶生或腋生；萼片长圆形；花瓣4，白色、紫色或粉红色，直径1.5 ~ 2 cm，倒卵形，长1 ~ 1.5 mm，具紫纹，下部有长约5 mm的爪；雄蕊6，4长2短；

雌蕊1，子房钻状，柱头柱状。长角果圆柱形，长3 ~ 6 cm，在种子间缢缩，形成海绵质横膈，先端有喙长1 ~ 1.5 mm；种子1 ~ 6枚，卵形，微扁，长约3 mm，红棕色，并有细网纹。花期4 ~ 5月，果期5 ~ 6月。

**生境分布**｜我国各地均产。

**采收加工**｜夏季果实成熟时采割植株，晒干，搓出种子，除去杂质，再晒干。

**功效主治**｜消食除胀，降气化痰。主治饮食停滞，脘腹胀痛，大便秘结，积滞泻痢，痰壅喘咳。

**用量用法**｜5 ~ 12 g。内服：煎汤。

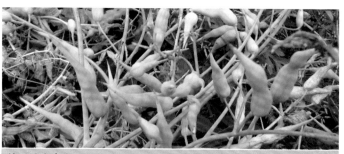

**使用注意**｜本品辛散耗气，气虚及无积滞者忌用。不宜与人参同用。

# 莲子

429

**别名**｜莲肉、莲实、莲米、水之丹。
**性味归经**｜甘、涩，平。归脾、肾、心经。

**来源**｜本品为睡莲科植物莲 *Nelumbo nucifera* Gaertn. 的干燥成熟种子。

**识别特征**｜多年生水生草本。根茎肥厚横走，外皮黄白色，节部缢缩，生有鳞叶与不定根，节间膨大，内白色，中空而有许多条纵行的管。叶片圆盾形，高出水面，直径30～90 cm，全缘，稍呈波状，上面暗绿色，光滑，具白粉，下面淡绿色；叶柄着生于叶背中央，圆柱形，中空，高1～2 m，表面散生刺毛。花梗与叶柄等高或略高；花大，单一，顶生，直径12～23 cm，粉红色或白色，芳香；萼片4或5，绿色，小形，早落；花瓣多数，长圆状椭圆形至倒卵形，先端钝，由外向内逐渐变小；雄蕊多数，早落，花药线形，黄色，药隔先端成一棒状附属物，花丝细长，着生于花托下；心皮多数，埋藏于花托内，花托倒圆锥形，顶部平，有小孔20～30，每个小孔内有1椭圆形子房，花柱很短，果期时花托逐渐增大，花后结莲蓬，长、宽均5～10 cm。坚果椭圆形或卵形，长1.5～2.5 cm，果皮坚硬、革质；内有种子1枚，俗称莲子。花期7～8月，果期9～10月。

**生境分布**｜生长于池塘、湿润的田野中。分布于湖南（湘莲）、福建（建莲）、江苏（湖莲）、浙江及南方各地池沼湖塘中。

**采收加工**｜秋季果实成熟时采割莲房，取出果实，除去果皮，干燥，或除去莲子心后干燥。

**功效主治**｜补脾止泻，止带，养心安神，益肾涩精。主治脾虚泄泻，带下，遗精，心悸失眠。

**用量用法**｜6～15 g。内服：煎汤。

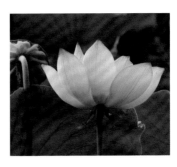

**使用注意**｜中满痞胀及大便燥结者忌服。

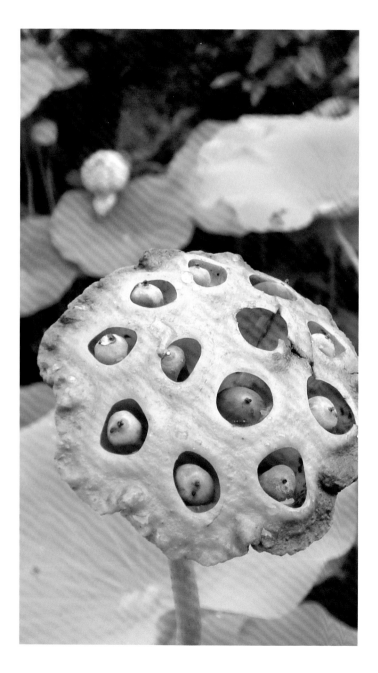

# 莲子心

430

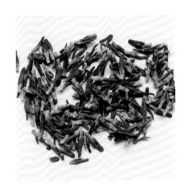

**别名** | 无。
**性味归经** | 苦，寒。归心、肾经。

---

**来源** | 本品为睡莲科植物莲 *Nelumbo nucifera* Gaertn. 的成熟种子中的干燥幼叶及胚根。
**识别特征** | 见"莲子"项下。
**生境分布** | 见"莲子"项下。
**采收加工** | 取出，晒干。

**功效主治** | 清心安神，交通心肾，涩精止血。主治热入心包，神昏谵语，心肾不交，失眠遗精，血热吐血。
**用量用法** | 2～5 g。内服：煎汤。

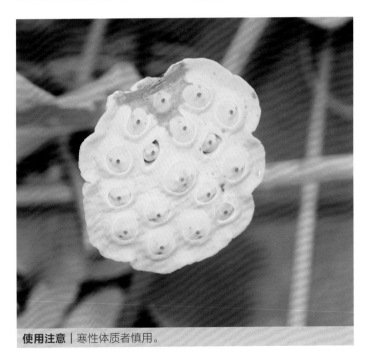

**使用注意** | 寒性体质者慎用。

# 莲房

431

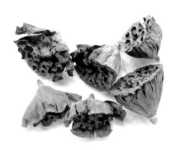

**别名** | 无。

**性味归经** | 苦、涩，温。归肝经。

---

**来源** | 本品为睡莲科植物莲 *Nelumbo nucifera* Gaertn. 的干燥花托。

**识别特征** | 见"莲子"项下。

**生境分布** | 见"莲子"项下。

**采收加工** | 秋季果实成熟时采收，除去果实，晒干。

**功效主治** | 化瘀止血。主治崩漏，尿血，痔疮出血，产后瘀阻，恶露不尽。

**用量用法** | 5~10 g。内服：煎汤。

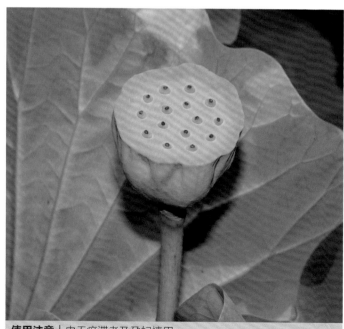

**使用注意** | 内无瘀滞者及孕妇慎用。

# 莲须

432

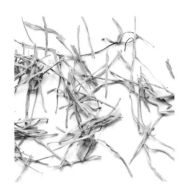

**别名**｜无。
**性味归经**｜甘、涩，平。归心、肾经。

**来源**｜本品为睡莲科植物莲 *Nelumbo nucifera* Gaertn. 的干燥雄蕊。
**识别特征**｜见"莲子"项下。
**生境分布**｜见"莲子"项下。
**采收加工**｜夏季花开时选晴天采收，盖纸晒干或阴干。
**功效主治**｜固肾涩精。主治遗精滑精，带下，尿频。
**用量用法**｜3 ~ 5 g。内服：煎汤。

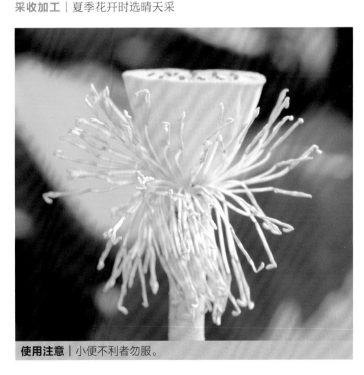

**使用注意**｜小便不利者勿服。

# 莪术

433

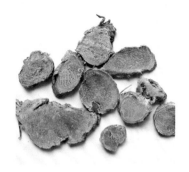

**别名**｜绿姜、姜七、山姜黄、蓝心姜、黑心姜。

**性味归经**｜辛、苦，温。归肝、脾经。

**来源**｜本品为姜科植物蓬莪术 *Curcuma phaeocaulis* Val.、广西莪术 *Curcuma kwangsiensis* S. G. Lee et C. F. Liang 或温郁金 *Curcuma wenyujin* Y. H. Chen et C. Ling 的干燥根茎。后者习称"温莪术"。

**识别特征**｜多年生草本，全株光滑无毛。叶椭圆状长圆形至长圆状披针形，长 25 ~ 60 cm，宽 10 ~ 15 cm，中部常有紫斑；叶柄较叶片为长。花茎由根茎单独发出，常先叶而生；穗状花序长约 15 cm；苞片多数，下部的绿色，缨部的紫色；花萼白色，顶端 3 裂；花冠黄色，裂片 3，不等大；侧生退化雄蕊小；唇瓣黄色，顶端微缺；药隔基部具叉开的距。蒴果卵状三角形。花期 3 ~ 5 月。

**生境分布**｜野生于山谷、溪旁及林边等阴湿处。分布于四川、广西、浙江等地。

**采收加工**｜冬季茎叶枯萎后采挖，洗净，蒸或煮至透心，晒干或低温干燥后除去须根和杂质。

**功效主治**｜行气破血，消积止痛。主治癥瘕痞块，瘀血经闭，胸痹心痛，食积胀痛。

**用量用法**｜6 ~ 9 g，水煎服。

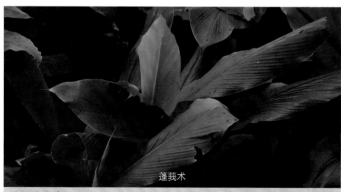

蓬莪术

**使用注意**｜气血两虚、脾胃虚弱无积滞者慎服；孕妇禁用。

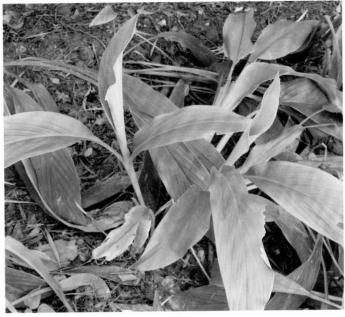

广西莪术

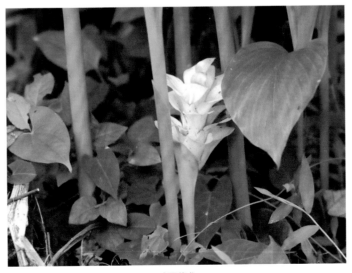

广西莪术

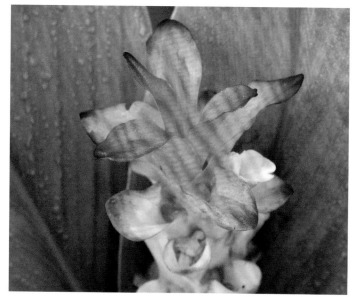

广西莪术

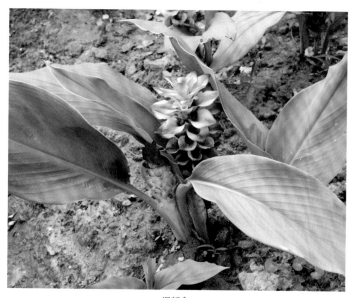

温郁金

# 荷叶

434

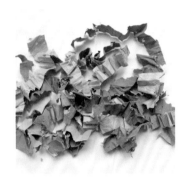

**别名** | 蕸、莲叶、鲜荷叶、干荷叶、荷叶炭。

**性味归经** | 苦，平。归肝、脾、胃经。

**来源** | 本品为睡莲科植物莲 *Nelumbo nucifera* Gaertn. 的干燥叶。

**识别特征** | 见"莲子"项下。

**生境分布** | 见"莲子"项下。

**采收加工** | 夏、秋二季采收，晒至七八成干时，除去叶柄，折成半圆形或折扇形，干燥。

**功效主治** | 清暑化湿，升发清阳，凉血止血。主治暑热烦渴，暑湿泄泻，脾虚泄泻，血热吐衄，便血崩漏。荷叶炭收涩，化瘀，止血；主治出血证和产后血晕。

**用量用法** | 3～10 g；荷叶炭3～6 g，水煎服。

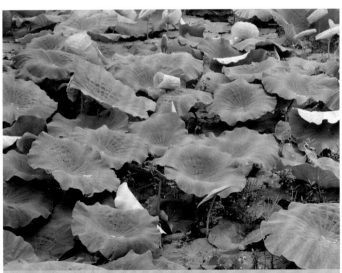

**使用注意** | 胃酸过多、消化性溃疡和龋齿者，及服用滋补药品期间忌服。尽量少吃生的荷叶，尤其是胃肠功能弱的人更应该谨慎，脾胃虚弱者慎服。

# 桂枝

435

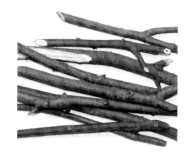

**别名** | 柳桂、嫩桂枝、桂枝尖。

**性味归经** | 辛、甘，温。归心、肺、膀胱经。

**来源** | 本品为樟科植物肉桂 *Cinnamomum cassia* Presl 的干燥嫩枝。

**识别特征** | 常绿乔木，高 12 ~ 17 m。树皮呈灰褐色，有芳香，幼枝略呈四棱形。叶互生，革质；长椭圆形至近披针形，长 8 ~ 17 cm，宽 3.5 ~ 6 cm，先端尖，基部钝，全缘，上面绿色，有光泽，下面灰绿色，被细柔毛；具离基 3 出脉，于下面明显隆起，细脉横向平行；叶柄粗壮，长 1 ~ 2 cm。圆锥花序腋生或近顶生，长 10 ~ 19 cm，被短柔毛；花小，直径约 3 cm；花梗长约 5 mm；花被管长约 2 mm，裂片 6，黄绿色，椭圆形，长约 3 mm，内外密生短柔毛；发育雄蕊 9，3 轮，花药矩圆形，4 室，瓣裂，外面二轮花丝上无腺体，花药内向，第 3 轮雄蕊外向，花丝基部有 2 腺体，最内尚有一轮退化雄蕊，花药心形；雌蕊稍短于雄蕊，子房椭圆形，1 室，胚珠 1，花柱细，与子房几等长，柱头略呈盘状。浆果椭圆形或倒卵形，先端稍平截，暗紫色，长

12 ~ 13 mm，外有宿存花被。种子长卵形，紫色。花期 5 ~ 7 月，果期至次年 2 ~ 3 月。

**生境分布** | 生长于常绿阔叶林中，但多为栽培。分布于广东、广西、云南等地。

**采收加工** | 春、夏二季采收，除去叶，晒干，或切片晒干。

**功效主治** | 发汗解肌，温通经脉，助阳化气，平冲降气。主治风寒感冒，脘腹冷痛，血寒经闭，关节痹痛，痰饮，水肿，心悸，奔豚。

**用量用法** | 3 ~ 10 g。煎汤服。

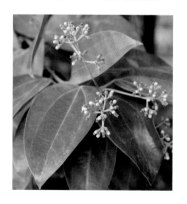

**使用注意** | 孕妇慎用。

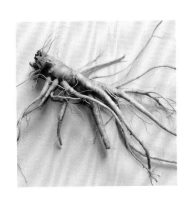

# 桔梗

436

**别名** | 白药、梗草、卢茹、苦梗、大药、苦菜根。

**性味归经** | 苦、辛、平。归肺经。

**来源** | 本品为桔梗科植物桔梗 *Platycodon grandiflorum*（Jacq.）A. DC.的干燥根。

**识别特征** | 多年生草本，高30～90 cm，全株光滑无毛。根肉质，圆柱形，或有分枝。茎直立，单一或分枝。叶近于无柄，生于茎中，下部的叶对生或3～4片轮生，茎上部的叶有时为互生；叶片卵状披针形，长3～6 cm，宽1～2.5 cm，先端尖，基部楔形或近圆形，边缘有锯齿。花单生于茎顶，或数朵成疏生的总状花序；花萼钟状，先端5裂；花冠钟状，蓝紫色，直径3～5 cm，5裂，裂片三角形；雄蕊5，花丝短，基部扩大，花药围绕花柱四周；子房半下位，5室，柱头5裂，反卷，被白柔毛。蒴果倒卵形，熟时顶部5瓣裂。种子卵形，有3棱。花期7～9月，果期8～10月。

**生境分布** | 适宜在土层深厚、排水良好、土质疏松而含腐殖质的沙质壤土上栽培。我国大部分地区均产。以华北、东北地区产量较大，华东地区、安徽产者品质较优。

**采收加工** | 春、秋二季采挖，洗净，除去须根，趁鲜剥去外皮或不去外皮，干燥。

**功效主治** | 宣肺利咽，祛痰排脓。主治咳嗽痰多，胸闷不畅，咽痛音哑，肺痈吐脓。

**用量用法** | 3～10 g。内服：煎汤。

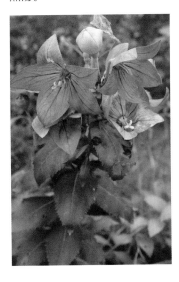

**使用注意** | 凡阴虚久咳及有咳血倾向者均不宜用。

# 桃仁

437

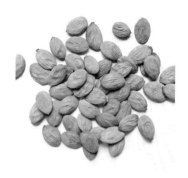

**别名** | 毛桃仁、扁桃仁、大桃仁。
**性味归经** | 苦、甘、平。归心、肝、大肠经。

---

**来源** | 本品为蔷薇科植物桃 *Prunus persica*（L.）Batsch 或山桃 *Prunus davidiana*（Carr.）Franch. 的干燥成熟种子。

**识别特征** | 落叶小乔木，高 3 ~ 8 m。叶互生，在短枝上呈簇生状；长 8 ~ 15 cm，宽 2 ~ 35 cm，先端渐尖，基部阔楔形，边缘有锯齿。花单生，先叶开放；萼片5，外面被毛；花瓣5，淡红色，稀白色；雄蕊多数，短于花瓣；心皮1，稀2，有毛。核果肉质，多汁，心状卵形至椭圆形，一侧有纵沟，表面具短柔毛；果核坚硬，木质，扁卵圆形，顶端渐尖，表面具不规则的深槽及窝孔。种子1枚。花期4月，果期5 ~ 9月。

**生境分布** | 全国各地均有栽培。

**采收加工** | 果实成熟后采收，除去果肉和核壳，取出种子，晒干。

**功效主治** | 活血祛瘀，润肠通便，止咳平喘。主治经闭痛经，癥瘕痞块，肺痈肠痈，跌扑损伤，肠燥便秘，咳嗽气喘。

**用量用法** | 5 ~ 10 g，水煎服。

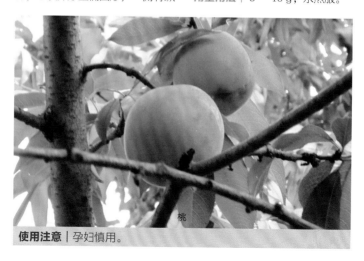

桃

**使用注意** | 孕妇慎用。

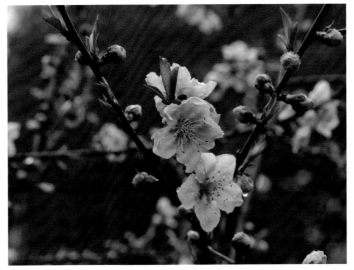

桃花

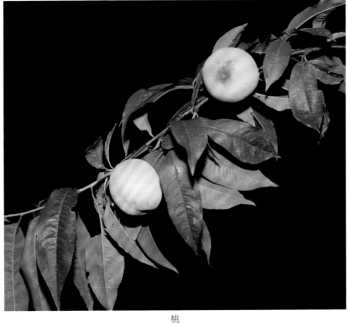

桃

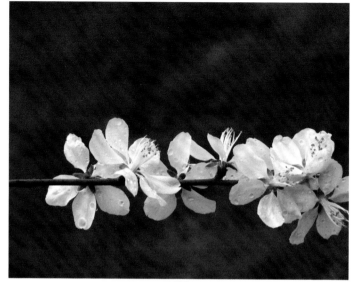

山桃花

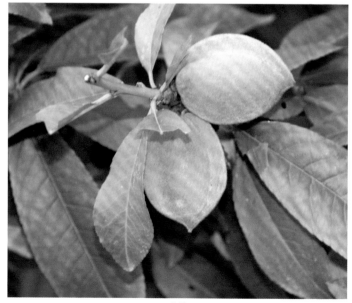

山桃

# 桃枝

438

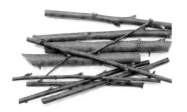

**别名**｜无。
**性味归经**｜苦，平。归心、肝经。

**来源**｜本品为蔷薇科植物桃
*Prunus persica*（L.）Batsch 的
干燥枝条。
**识别特征**｜见"桃仁"项下。
**生境分布**｜见"桃仁"项下。
**采收加工**｜夏季采收，切段，

晒干。
**功效主治**｜活血通络，解毒杀
虫。主治心腹刺痛，风湿痹痛，
跌打损伤，疮癣。
**用量用法**｜9～15 g。外用：适
量，煎汤洗浴。

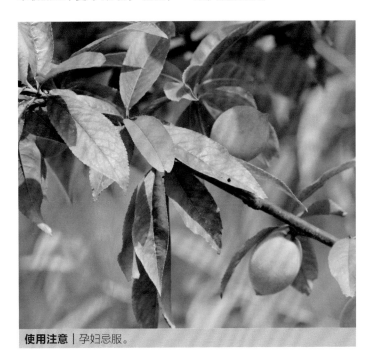

10
画

**使用注意**｜孕妇忌服。

# 核桃仁

439

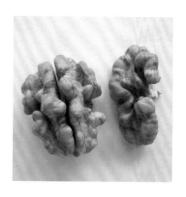

**别名** | 胡桃仁、胡桃肉。

**性味归经** | 甘，温。归肾、肺、大肠经。

**来源** | 本品为胡桃科植物胡桃 *Juglans regia* L.的干燥成熟种子。

**识别特征** | 落叶乔木，高 3 ~ 3.5 m。枝幼时被短腺毛，髓部片状。单数羽状复叶，小叶 5 ~ 11，长圆状卵形、椭圆形或倒卵形，长 5 ~ 13 cm，宽 2 ~ 7 cm，先端钝或锐尖，基部圆形，或略偏斜，全缘，幼时有波状锯齿，上面无毛，下面幼时脉腋间有毛。花单性，雌雄同株；雄花集成葇荑花序，腋生，下垂，长 5 ~ 12 cm，花小而密生；苞片 1，矩圆形，两侧 2 小苞片，长卵形，花被通常 3 片，苞片及花被均被白色柔毛；雄蕊 15 ~ 30；雌花序生于幼枝顶端，排列成穗状；苞片 3，长卵形；花被 4 裂，裂片线形；子房下位，花柱短，柱头 2 裂。果实近球形，直径 3 ~ 5 cm，外果皮肉质，灰绿色，有棕色斑点；内果皮坚硬，有浅皱褶，黄褐色。花期 4 ~ 5 月，果期 10 月。

**生境分布** | 喜生长于较温润的肥沃土壤中，多栽培于平地。各地均有栽培，分布于华北、东北、西北地区。

**采收加工** | 秋季果实成熟时采收，除去肉质果皮，晒干，再除去核壳和木质隔膜。

**功效主治** | 补肾，温肺，润肠。主治肾阳不足，腰膝酸软，阳痿遗精，虚寒喘嗽，肠燥便秘。

**用量用法** | 6 ~ 9 g。煎汤服。

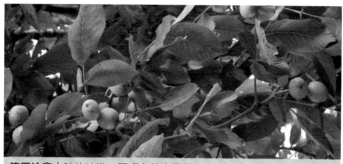

**使用注意** | 肺热咳嗽、阴虚有热者忌服。

# 夏天无

440

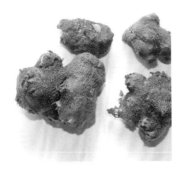

**别名** | 野延胡、落水珠、一粒金丹、洞里神仙、飞来牡丹、伏地延胡索。

**性味归经** | 苦、微辛，温。归肝经。

**来源** | 本品为罂粟科植物伏生紫堇 *Corydalis decumbens* (Thunb.) Pers. 的干燥块茎。

**识别特征** | 多年生草本，无毛，高16～30 cm。块茎近球形，茎细弱，2～3枝丛生，不分枝。基生叶常1枚，具长柄，叶片轮廓三角形，2回3出全裂，末回裂片无柄，狭倒卵形，全缘，叶下面有白粉，茎生叶3～4，互生或对生，生于茎中、上部，似基生叶而小，柄短。总状花序顶生，疏列数花，苞片卵形或狭倒卵形，花冠淡紫红色。蒴果细长椭圆形，略呈念珠状。种子细小，2列。花期4～5月，果期5～6月。

**生境分布** | 生长于土层疏松肥沃、富含腐殖质、排水良好的壤土中。分布于湖南、福建、台湾、浙江、江苏、安徽、江西等地。

**采收加工** | 春季或初夏出苗后采挖，除去茎、叶及须根，洗净，干燥。

**功效主治** | 活血止痛，舒筋活络，祛风除湿。主治中风偏瘫，头痛，跌扑损伤，风湿痹痛，腰腿疼痛。

**用量用法** | 6～12 g，研末分3次服。

10
画

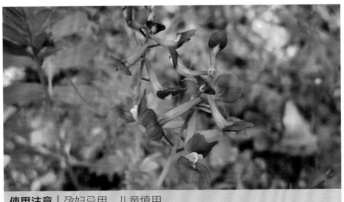

**使用注意** | 孕妇忌用，儿童慎用。

# 夏枯草

441

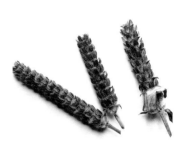

**别名** | 铁色草、春夏草、棒槌草、羊肠菜、夏枯头、白花草。

**性味归经** | 辛、苦，寒。归肝、胆经。

**来源** | 本品为唇形科植物夏枯草 *Prunella vulgaris* L.的干燥果穗。

**识别特征** | 多年生草本。茎方形，基部匍匐，高约30 cm，全株密生细毛。叶对生；近基部的叶有柄，上部叶无柄；叶片椭圆状披针形，全缘，或略有锯齿。轮伞花序顶生，呈穗状；苞片肾形，基部截形或略呈心脏形，顶端突成长尾状渐尖形，背面有粗毛；花萼唇形，前方有粗毛，后方光滑，上唇长椭圆形，3裂，两侧扩展成半披针形，下唇2裂，裂片三角形，先端渐尖；花冠紫色或白色，唇形，下部管状，上唇作风帽状，2裂，下唇平展，3裂；雄蕊4，二强，花丝顶端分叉，其中一端着生花药；子房4裂，花柱丝状。小坚果褐色，长椭圆形，具3棱。花期5～6月，果期6～7月。

**生境分布** | 均为野生，多生长于路旁、草地、林边。分布于浙江、江苏、安徽、河南等地。

**采收加工** | 夏季果穗呈棕红色时采收，除去杂质，晒干。

**功效主治** | 清肝泻火，明目，散结消肿。主治目赤肿痛，目珠夜痛，头痛眩晕，瘰疬，瘿瘤，乳痈，乳癖，乳房胀痛。

**用量用法** | 9～15 g。煎汤服。

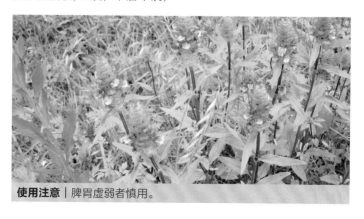

**使用注意** | 脾胃虚弱者慎用。

# 柴胡

442

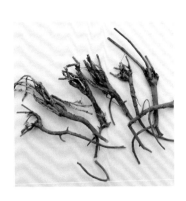

**别名** | 地熏、茈胡、山菜、茹草、柴草。

**性味归经** | 辛、苦，微寒。归肝、胆、肺经。

**来源** | 本品为伞形科植物柴胡 *Bupleurum chinense* DC. 或狭叶柴胡 *Bupleurum scorzonerifolium* Willd. 的干燥根。按性状不同，分别习称"北柴胡"和"南柴胡"。

**识别特征** | **柴胡**：多年生草本，高45～70 cm。根直生，分歧或不分歧。茎直立，丛生，上部多分枝，并略作"之"字形弯曲。叶互生；广线状披针形，长3～9 cm，宽0.6～1.3 cm，先端渐尖，最终呈短芒状，全缘，上面绿色，下面淡绿色，有平行脉7～9。复伞形花序腋生兼顶生；伞梗4～10，长1～4 cm，不等长；花小，黄色，直径约1.5 mm；萼齿不明显；花瓣5，先端向内折叠成2齿状；雄蕊5，花药卵形；雌蕊1，子房下位，光滑无毛，花柱2，极短。双悬果长圆状椭圆形，左右扁平，长约3 mm，分果有5条明显主棱，棱槽中通常有油管3，接合面有油管4。花期8～9月，果期9～10月。

**狭叶柴胡**：多年生草本，高30～65 cm。根深长，不分歧或略分歧，外皮红褐色。茎单一或数枝，上部多分枝，光滑无毛。叶互生；根生叶及茎下部叶有长柄；叶片线形或线状披针形，长7～15 cm，宽2～6 mm，先端渐尖，叶脉5～7，近乎平行。复伞形花序；伞梗3～15；总苞片缺如，或有2～3；小伞梗10～20，长约2 mm；小总苞片5；花小，黄色：花瓣5，先端内折；雄蕊5；子房下位，光滑无毛。双悬果长圆形或长圆状卵形，长2～3 mm，分果有5条粗而钝的果棱，成熟果实的棱槽中油管不明显。花期7～9月，果期8～10月。

**生境分布** | 生长于较干燥的山坡、林中空隙地、草丛、路旁、沟边。柴胡分布于辽宁、甘肃、河北、河南等地，狭叶柴胡分布于江苏、湖北、四川。

**采收加工** | 春、秋二季采挖，除去茎叶和泥土，干燥。

**功效主治** | 疏散退热，疏肝解郁，升举阳气。主治感冒发热，寒热往来，胸胁胀痛，月经不调，子宫脱垂，脱肛。

**用量用法** | 3～10 g。内服：煎汤。

**使用注意** | 肝阳上亢、肝风内动、阴虚火旺、气机上逆者慎用。

10 画

**593**

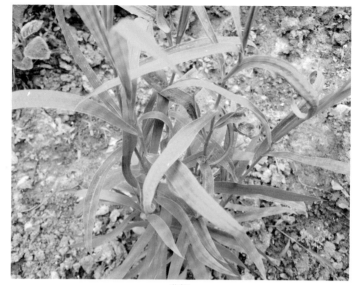

柴胡

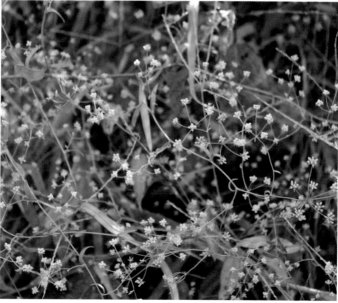

柴胡

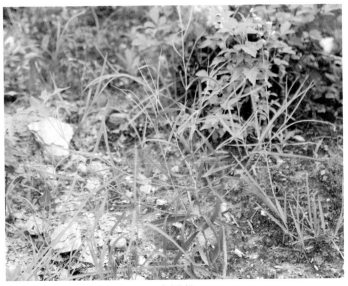

狭叶柴胡

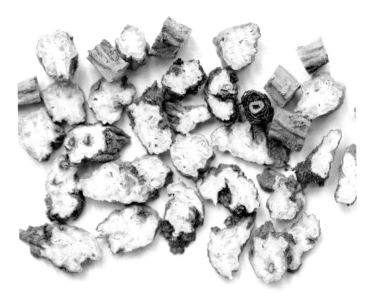

狭叶柴胡饮片

# 党参

443

**别名** | 黄参、防党参、狮头参、上党参、中灵草、上党人参、防风党参。

**性味归经** | 甘，平。归脾、肺经。

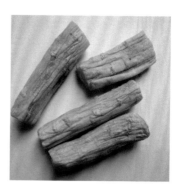

**来源** | 本品为桔梗科植物党参 *Codonopsis pilosula*（Franch.）Nannf.、素花党参 *Codonopsis pilosula* Nannf. var. *modesta*（Nannf.）L. T. Shen 或川党参 *Codonopsis tangshen* Oliv. 的干燥根。

**识别特征** | 多年生草本，有白色乳汁，根肥大肉质，呈长圆柱形，顶端有膨大的根头，具多数瘤状茎痕；茎缠绕，长而多分枝。叶在主茎及侧枝上互生，在小枝上近对生，叶卵形，全缘或微波状，上面绿色，下面粉绿色，密被柔毛。花单生于枝端；花萼贴生至子房中部，花冠阔钟状，黄绿色，内面有紫斑。蒴果短圆锥状，种子细小，多数。花期8～9月，果期9～10月。

**生境分布** | 生长于山地林边及灌木丛中。分布于山西、陕西、甘肃及东北等地。以山西产潞党参、东北产东党参、甘肃产西党参品质佳。

**采收加工** | 秋季采挖，洗净，晒干。

**功效主治** | 健脾益肺，养血生津。主治脾肺气虚，食少倦怠，咳嗽虚喘，气血不足，面色萎黄，心悸气短，津伤口渴，内热消渴。

**用量用法** | 9～30 g。内服：煎汤。

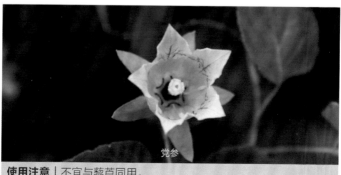

党参

**使用注意** | 不宜与藜芦同用。

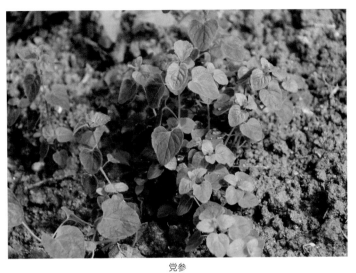

党参

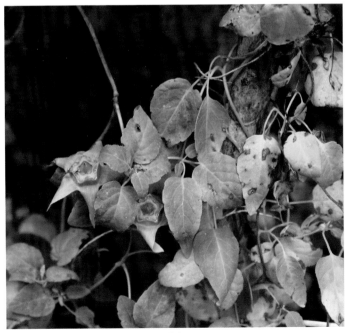

党参

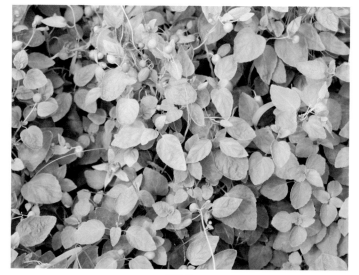

川党参

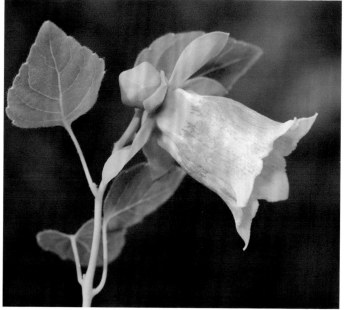

川党参

# 鸭跖草

444

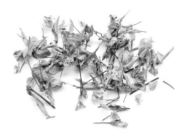

**别名** | 鸡舌草、竹叶草、鸭脚草、竹节草。

**性味归经** | 甘、淡，寒。归肺、胃、小肠经。

**来源** | 本品为鸭跖草科植物鸭跖草 *Commelina communis* L. 的干燥地上部分。

**识别特征** | 一年生草本，高20～60 cm。茎基部匍匐，上部直立，微被毛，下部光滑，节稍膨大，其上生根。单叶互生，披针形或卵状披针形，基部下延成膜质鞘，抱茎，有缘毛；无柄或几无柄。聚伞花序有花1～4；总苞心状卵形，长1.2～2 cm，边缘对合折叠，基部不相连，有柄；花瓣深蓝色，有长爪。蒴果椭圆形。种子呈三棱状半圆形，暗褐色，长2～3 mm。花期夏季。

**生境分布** | 生长于田野间。全国各地均有分布。

**采收加工** | 夏、秋二季采收，晒干。

**功效主治** | 清热泻火，解毒，利水消肿。主治感冒发热，热病烦渴，咽喉肿痛，水肿尿少，热淋涩痛，痈肿疔毒。

**用量用法** | 15～30 g。外用：适量。

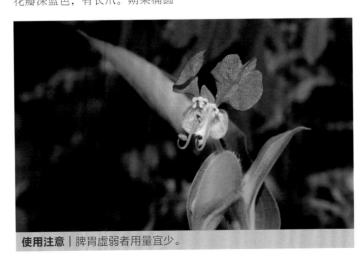

**使用注意** | 脾胃虚弱者用量宜少。

10
画

**599**

# 铁皮石斛

445

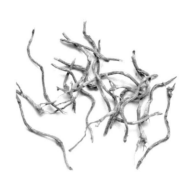

**别名** | 黑节草、铁皮兰、云南铁皮。
**性味归经** | 甘，微寒。归胃、肾经。

**来源** | 本品为兰科植物铁皮石斛 *Dendrobium officinale* Kimura et Migo 的干燥茎。

**识别特征** | 草本茎直立，圆柱形，长9～35 cm，粗2～4 mm，不分枝，具多节，节间长1.3～1.7 cm，常在中部以上互生3～5枚叶；叶2列，纸质，长圆状披针形，长3～4(～7)cm，宽9～11(～15)mm，先端钝并且多少钩转，基部下延为抱茎的鞘，边缘和中肋常带淡紫色；叶鞘常具紫斑，老时其上缘与茎松离而张开，并且与节留下1个环状铁青的间隙。总状花序常从落了叶的老茎上部发出，具2～3朵花；花序柄长5～10 mm，基部具2～3枚短鞘；花序轴回折状弯曲，长2～4 cm；花苞片干膜质，浅白色，卵形，长5～7 mm，先端稍钝；花梗和子房长2～2.5 cm；萼片和花瓣黄绿色，近相似，长圆状披针形，长约1.8 cm，宽4～5 mm，先端锐尖，具5条脉；侧萼片基部较宽阔，宽约1 cm；萼囊圆锥形，长约5 mm，末端圆形；唇瓣白色，基部具1个绿色或黄色的胼胝体，卵状披针形，比萼片稍短，中部反折，先端急尖，不裂或不明显3裂，中部以下两侧具紫红色条纹，边缘多少波状；唇盘密布细乳突状的毛，并且在中部以上具1个紫红色斑块；蕊柱黄绿色，长约3 mm，先端两侧各具1个紫点；蕊柱足黄绿色，带紫红色条纹，疏生毛；药帽白色，长卵状三角形，长约2.3 mm，顶端近锐尖并且2裂。花期3～6月。

**生境分布** | 生长于海拔近1000 m的山地半阴湿岩石上。主要分布于浙江、广西、四川、云南、贵州等地。

**采收加工** | 11月至翌年3月采收，除去杂质，剪去部分须根，边加热边扭成螺旋形或弹簧状，烘干；或切成段，干燥或低温烘干，前者习称"铁皮枫斗"（耳环石斛），后者习称"铁皮石斛"。

**功效主治** | 益胃生津，滋阴清热。主治热病津伤，口干烦渴，胃阴不足，食少干呕，病后虚热不退，阴虚火旺，骨蒸劳热，目暗不明，筋骨痿软。

**用量用法** | 6～12 g。内服：煎汤。

**使用注意** | 脾胃虚弱者用量宜少。

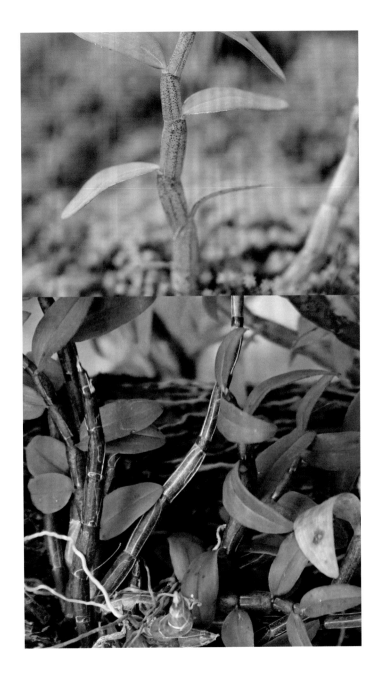

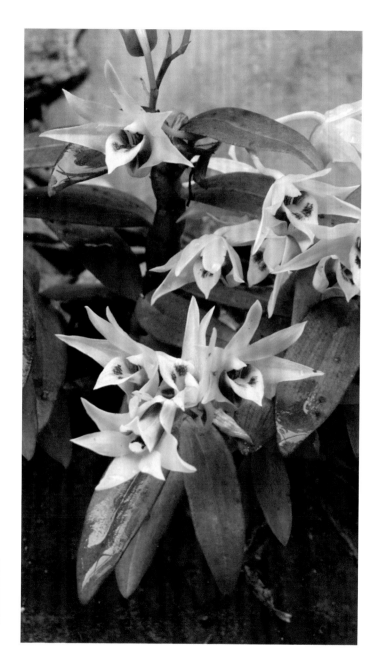

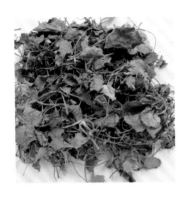

# 积雪草

446

**别名**｜崩大碗、马蹄草、雷公根、蚶壳草、铜钱草、落得打。

**性味归经**｜苦、辛、寒。归肝、脾、肾经。

**来源**｜本品为伞形科植物积雪草 *Centella asiatica*（L.）Urb. 的干燥全草。

**识别特征**｜多年生匍匐草本。茎光滑或稍被疏毛，节上生根。单叶互生，叶片圆形或肾形，直径 2 ~ 4 cm，边缘有钝齿，上面光滑，下面有细毛；叶有长柄，长 1.5 ~ 7 cm。伞形花序单生，伞梗生于叶腋，短于叶柄；每一花梗的顶端有花 3 ~ 6，通常聚生成头状花序，花序又为 2 枚卵形苞片所包围；花萼截头形；花瓣 5，红紫色，卵形；雄蕊 5，短小，与花瓣互生；子房下位，花柱 2，较短，花柱基不甚明显。双悬果扁圆形，光滑，主棱和次棱同等明显，主棱间有网状纹相连。花期夏季。

**生境分布**｜喜生于湿润的河岸、沼泽、草地中。原产于印度，现广泛分布于世界热带、亚热带地区，在我国主要分布于长江以南各地。

**采收加工**｜夏、秋二季采收，除去泥沙，晒干。

**功效主治**｜清热利湿，解毒消肿。主治湿热黄疸，中暑腹泻，石淋血淋，痈肿疮毒，跌扑损伤。

**用量用法**｜15 ~ 30 g。

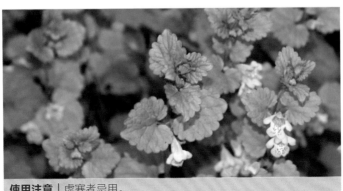

**使用注意**｜虚寒者忌用。

# 臭灵丹草

447

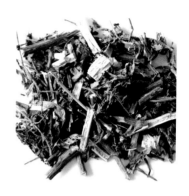

**别名** | 鹿耳林、大黑药。
**性味归经** | 辛、苦，寒；有毒。归肺经。

**来源** | 本品为菊科植物翼齿六棱菊 *Laggera pterodonta*（DC.）Benth. 的干燥地上部分。

**识别特征** | 多年生草本，高50～100 cm。全株有强烈臭气。主根长柱形，有少数分枝，侧根多而细长。茎圆柱形，上部稍有分枝，茎枝均有羽状齿裂的翅，全株密被淡黄绿色腺毛和柔毛。叶互生，无柄；叶片椭圆状倒披针形或椭圆形，长7～10（～15）cm，宽2～3.5（～7）cm，先端短尖或钝，基部楔形下延成翅，边缘有细锯齿或不规则波状锯齿；上部叶片较窄小，条状披针形、倒卵形或长圆形，长2～3 cm，宽5～10 mm。头状花序多数，直径约10 mm，在茎枝顶端排列成总状或近伞房状的大型圆锥花序，花序梗长约2 cm，无翅，密被腺状短柔毛；总苞近钟状；苞片长圆形或长圆状披针形，先端短尖，内层上部有时紫红色，干膜质，线形，最内层极狭，通常丝状；雌花多数，花冠丝状，长约7 mm；两性花约与雌花等长，花管状，向上渐扩大，檐部通常5裂，背面有乳头状突起。瘦果近纺锤形，有10棱，长约10 mm，被白色长柔毛，冠毛白色，易脱落，长约6 mm。花期4～10月。

**生境分布** | 生长于荒地。分布于云南、四川、西藏等地。

**采收加工** | 秋季茎叶茂盛时采割，干燥。

**功效主治** | 清热解毒，止咳祛痰。主治风热感冒，咽喉肿痛，肺热咳嗽。

**用量用法** | 9～15 g，水煎服。

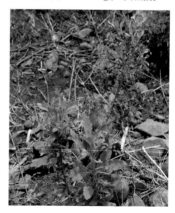

**使用注意** | 孕妇忌服。

# 射干

448

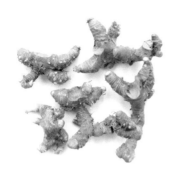

**别名** | 寸干、乌扇、鬼扇、乌蒲、山蒲扇、野萱花、金蝴蝶。

**性味归经** | 苦，寒。归肺经。

**来源** | 本品为鸢尾科植物射干 *Belamcanda chinensis*（L.）DC.的干燥根茎。

**识别特征** | 多年生草本，高50～120 cm，根茎横走，呈结节状。叶剑形，扁平，嵌迭状排成2列，叶长25～60 cm，宽2～4 cm。伞房花序，顶生，总花梗和小花梗基部具膜质苞片，花橘红色，散生暗色斑点，花被片6，雄蕊3，子房下位，柱头3浅裂。蒴果倒卵圆形，种子黑色。花期7～9月，果期8～10月。

**生境分布** | 生长于林下或山坡。分布于湖北、河南、江苏、安徽等地。

**采收加工** | 春初刚发芽或秋末茎叶枯萎时采挖，除去须根和泥沙，干燥。

**功效主治** | 清热解毒，消痰利咽。主治热毒痰火郁结，咽喉肿痛，痰涎壅盛，咳嗽气喘。

**用量用法** | 3～10 g，水煎服。

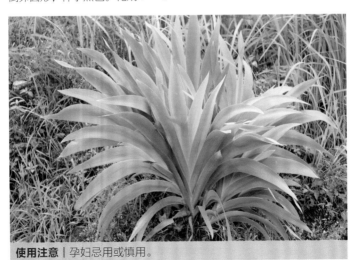

**使用注意** | 孕妇忌用或慎用。

# 徐长卿

449

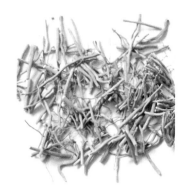

**别名**｜寮刁竹、逍遥竹、遥竹逍、对节莲、铜锣草、一枝香、英雄草、竹叶细辛。

**性味归经**｜辛，温。归肝、胃经。

**来源**｜本品为萝藦科植物徐长卿 *Cynanchum paniculatum* （Bge.）Kitag. 的干燥根和根茎。

**识别特征**｜多年生草本，高约65 cm。根茎短，须状根多数。茎细，刚直，节间长。叶对生，披针形至线形，长5～14 cm，宽2～8 mm，先端尖，全缘，边缘稍外反，有缘毛，基部渐狭，下面中脉隆起。圆锥花序顶生于叶腋，总花柄多分枝，花梗细柔，花多数；花萼5深裂，卵状披针形，花冠5深裂，广卵形，平展或下反，黄绿色；副花冠5，黄色，肉质，肾形，基部与雄蕊合生；雄蕊5，连成筒状，药2室；雌蕊1，子房上位，由2个离生心皮组成，花柱2，柱头合生。蓇葖果角状。种子顶端着生多数银白色茸毛。花期6～7月，果期9～10月。

**生境分布**｜野生于山坡或路旁。全国大部分地区均产，以江苏、安徽、河北、湖南等地较多。

**采收加工**｜秋季采挖，除去杂质，阴干。

**功效主治**｜祛风化湿，止痛止痒。主治风湿痹痛，胃痛胀满，牙痛，腰痛，跌扑伤痛，风疹、湿疹。

**用量用法**｜3～12 g，后下。

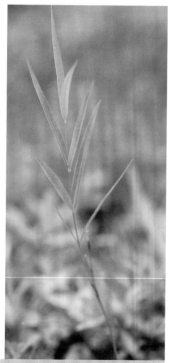

**使用注意**｜本品气味芳香，入汤剂不宜久煎。

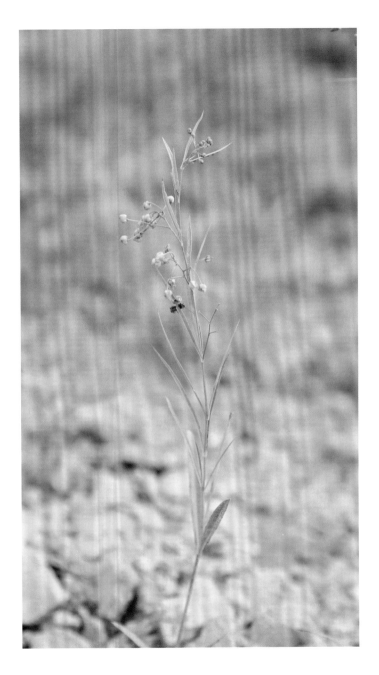

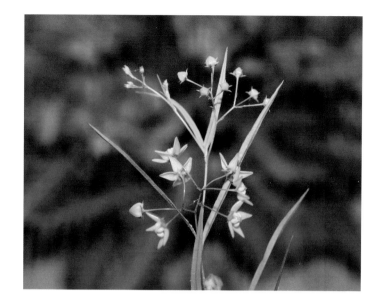

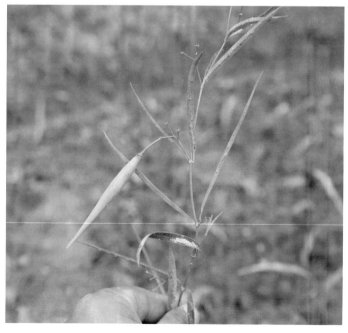

# 狼毒

450

**别名** | 断肠草、拔萝卜、燕子花、馒头花、瑞香狼毒。

**性味归经** | 辛，平；有毒。归肝、脾经。

**来源** | 本品为大戟科植物月腺大戟 *Euphorbia ebracteolata* Hayata 或狼毒大戟 *Euphorbia fischeriana* Steud. 的干燥根。

**识别特征** | **月腺大戟**：多年生草本，高 30 ~ 50 cm。叶互生；叶片狭椭圆形或椭圆状披针形，长 4 ~ 8 cm，宽 1.5 ~ 2 cm，先端圆，基部楔形。杯状聚伞花序，排成复伞形；伞梗 5 枚，基部具卵状披针形或三角状长卵形的叶状苞片 4 ~ 5；每枝再分 2 枝，分枝处有三角卵形或广卵形苞片 2，小枝先端具 2 片较小的苞叶及 1 个杯状聚伞花序；雌雄花同生于萼状杯形的总苞内。蒴果。花期 5 ~ 6 月。

**狼毒大戟**：多年生草本，高 15 ~ 40 cm，全体含白色乳汁。根肉质肥大。茎下部叶鳞片状，膜质，淡褐色；中、上部叶 3 ~ 5 片轮生，无柄；叶片长圆形或长圆状卵形，长 4 ~ 6.5 cm，宽 1 ~ 3 cm。先端钝或急尖，基部圆。杯状聚伞花序顶生，排成复伞形；伞梗 5 枚，基部轮生叶状苞片 5；每枝再分 3 枝，分枝处有 3 片三角卵形的苞叶，小枝先端具 2 片较小的苞叶及 1 ~ 3 个杯状聚伞花序；雄花多数和雌花 1 枚同生于杯形的总苞内，总苞先端 5 裂，腺体 5，与裂片互生；雄花仅有雄蕊 1；雌花仅有雌蕊 1，子房扁圆形，花柱 3，先端浅裂成 2 叉状柱头。蒴果扁球形，有 3 纵沟，褐色。花期 5 ~ 6 月，果期 6 ~ 7 月。

**生境分布** | 生长于海拔 2600 ~ 4200 m 的干燥而向阳的高山草坡、草坪或河滩等地。分布于我国北方各省区及西南地区。俄罗斯西伯利亚也有分布。

**采收加工** | 春、秋二季采挖，洗净，切片，晒干。

**功效主治** | 散结，杀虫。外用于淋巴结结核、皮癣；灭蛆。

**用量用法** | 熬膏外敷。

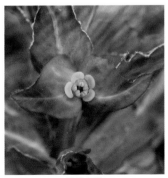
月腺大戟

**使用注意** | 不宜与密陀僧同用。

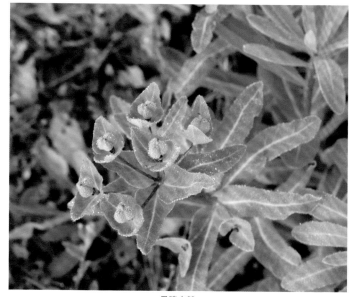

月腺大戟

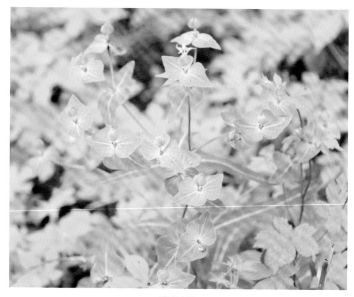

狼毒大戟

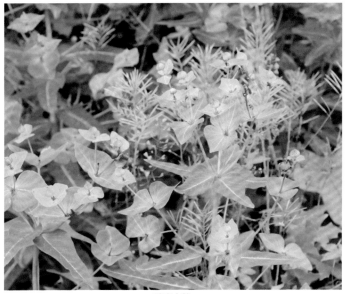

狼毒大戟

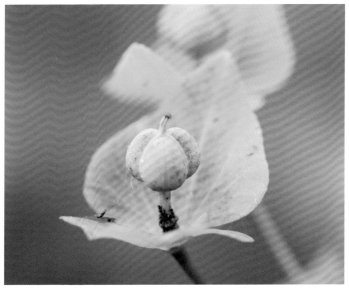

狼毒大戟

狼毒大戟

# 凌霄花

451

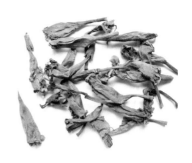

**别名** | 紫葳、中国霄、拿不走、大花凌霄。

**性味归经** | 甘、酸，寒。归肝、心包经。

**来源** | 本品为紫葳科植物凌霄 *Campsis grandiflora*（Thunb.）K. Schum. 或美洲凌霄 *Campsis radicans*（L.）Seem. 的干燥花。

**识别特征** | 落叶木质藤本，具气根，茎黄褐色，具棱状网裂。叶对生，奇数羽状复叶，小叶卵形至卵状披针形，先端尾状渐尖，基部阔楔形，两侧不等大，边缘有粗锯齿，两面无毛，小叶柄着生处有淡黄褐色疏毛。花序顶生，圆锥状，花大，花萼钟状，花冠漏斗状钟形。蒴果长如豆荚，具子房柄；种子多数，扁平，有透明的翅。花期7～9月，果期8～10月。

**生境分布** | 生长于墙根、树旁、竹篱边。全国各地均有，主要分布于江苏、浙江等地。

**采收加工** | 夏、秋二季花盛开时采摘，干燥。

**功效主治** | 活血通经，凉血祛风。主治月经不调，经闭癥瘕，产后乳肿，风疹发红，皮肤瘙痒，痤疮。

**用量用法** | 5～9g。煎汤服。

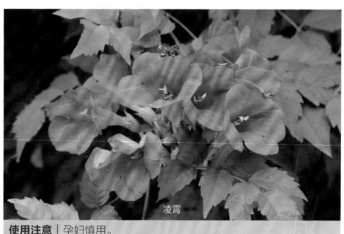

凌霄

**使用注意** | 孕妇慎用。

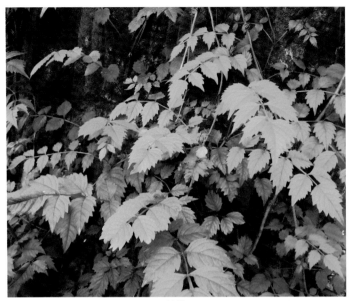

凌霄

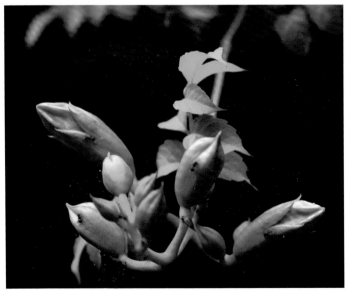

凌霄

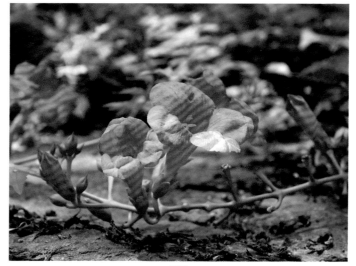

凌霄

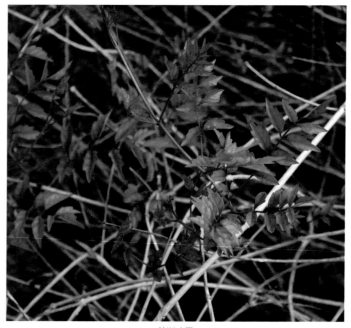

美洲凌霄

# 高山辣根菜

452

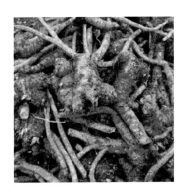

**别名** | 无茎芥、高山无茎芥。

**性味归经** | 苦、辛，寒。归肺、肝经。

**来源** | 本品为十字花科植物无茎芥 *Pegaeophyton scapiflorum* （Hook. f. et Thoms.）Marq. et Shaw 的干燥根和根茎。

**识别特征** | 多年生无茎草本。其根茎顶端有数个分枝，有密集横环纹，其上有叶柄残基。根圆柱形，长 5 ~ 6 cm，直径0.6 ~ 1.5 cm。表面黄棕色至灰黄褐色，粗糙，有明显的皱纹和纵沟。质松泡，易折断，断面不整齐，皮部淡棕色至黄棕色，木部淡黄白色至浅黄棕色，周边与中心部呈灰白与黄色相间的花纹。气微香，味微苦。

**生境分布** | 生长于海拔 3500 ~ 5400 m 的山坡潮湿地、高山草地、林内水沟边和流水滩地。分布于青海、四川西南部、云南西北部及西藏。

**采收加工** | 秋季采挖，除去须根和泥沙，晒干。

**功效主治** | 清热解毒，清肺止咳，止血消肿。主治温病发热，肺热咳嗽，咯血，创伤出血，四肢浮肿。

**用量用法** | 3 ~ 6 g；或入丸、散。外用：适量，研末敷。

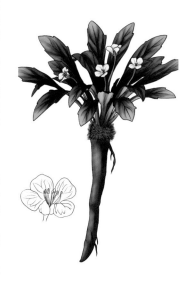

**使用注意** | 脾胃虚寒者慎用。

# 高良姜

453

**别名** | 风姜、良姜、蛮姜、小良姜、高凉姜、佛手根、海良姜。
**性味归经** | 辛，热。归脾、胃经。

**来源** | 本品为姜科植物高良姜 *Alpinia officinarum* Hance 的干燥根茎。

**识别特征** | 多年生草本，高 30 ~ 80 cm。根茎圆柱状，横走，棕红色或紫红色，有节，节处具环形膜质鳞片，节上生根。茎丛生，直立。叶 2 列；无柄；叶片狭线状披针形，长 15 ~ 30 cm，宽 1.5 ~ 2 cm，先端尖，基部渐狭，全缘或具不明显的疏钝齿，两面无毛；叶鞘开放，抱茎，边缘膜质，叶舌最长可达 3 cm，挺直，膜质，渐尖，棕色。圆锥形总状花序，顶生，长 5 ~ 15 cm，花稠密；小苞片宿存，膜质，棕色，环形至长圆形，外面被疏毛；花两性，具短柄，萼筒状，长 7 ~ 14 mm，3 浅圆裂，棕黄色，外面被短毛；花冠管漏斗状，长约 1 cm，裂片 3，长约 1.7 cm，浅肉红色，外面被疏短柔毛；唇瓣矩卵形至矩状广卵形，浅肉红色，中部具紫红色条纹，长 2 ~ 2.5 cm；侧生退化雄蕊锥状，雄蕊 1，花丝粗壮，药隔膨大，先端阔；子房下位，3 室，花柱细长，基部下方具 2 个合生的圆柱形蜜腺，长约 3 mm，柱头二唇状。蒴果不开裂，球形，直径约 1.2 cm，被短毛，熟时橘红色。种子具假种皮，有钝棱角，棕色。花期 4 ~ 10 月。

**生境分布** | 生长于山坡、旷野的草地或灌木丛中。分布于广东、广西、台湾等地。

**采收加工** | 夏末秋初采挖，除去须根和残留的鳞片，洗净，切段，晒干。

**功效主治** | 温胃止呕，散寒止痛。主治脘腹冷痛，胃寒呕吐，嗳气吞酸。

**用量用法** | 3 ~ 6 g。内服：煎汤。

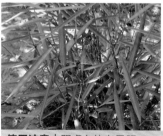

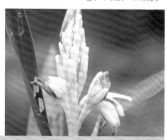

**使用注意** | 阴虚有热者忌服。

# 拳参

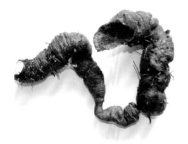

**别名**｜紫参、山虾、草河车、倒根草。

**性味归经**｜苦、涩，微寒。归肺、肝、大肠经。

**来源**｜本品为蓼科植物拳参 *Polygonum bistorta* L. 的干燥根茎。

**识别特征**｜多年生草本，高35～85 cm。根茎肥厚，呈扁圆柱形，常弯曲成虾状。长1～1.5 cm，直径1～2.5 cm，两端圆钝或稍细。黑褐色。茎单一，无毛，具纵沟纹。基生叶有长柄，叶片长圆披针形或披针形，长10～20 cm，宽2～5 cm，叶基圆钝或截形，沿叶柄下延成窄翅，茎生叶互生，向上柄渐短至抱茎。托叶鞘筒状，膜质。总状花序呈穗状圆柱形顶生，花小密集，淡红色或白色。瘦果椭圆形，棕褐色，有三棱，稍有光泽。花期6～9月，果期9～11月。

**生境分布**｜生长于草丛、阴湿山坡或林间草甸中。分布于东北、华北及山东、江苏、湖北等地。

**采收加工**｜春初发芽时或秋季茎叶将枯萎时采挖，除去泥沙，晒干，去须根。

**功效主治**｜清热解毒，消肿止血。主治赤痢热泻，肺热咳嗽，痈肿瘰疬，口舌生疮，血热吐衄，痔疮出血，蛇虫咬伤。

**用量用法**｜5～10 g。外用：适量。

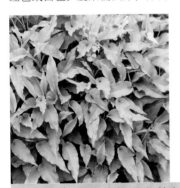

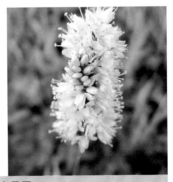

**使用注意**｜无实火热毒及阴证外疡者忌用。

# 粉萆薢

455

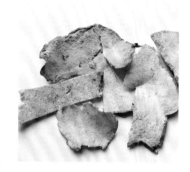

**别名** | 萆薢、黄萆薢。

**性味归经** | 苦，平。归肾、胃经。

**来源** | 本品为薯蓣科植物粉背薯蓣 *Dioscorea hypoglauca* Palibin 的干燥根茎。

**识别特征** | 草质缠绕藤本；根状茎横生，近圆柱形，不规则分枝。茎表面光滑，有纵沟。单叶互生，茎下部叶片心形，至中部以上渐成三角状心形，顶端渐尖成尾状，基部心形至宽心形，全缘，有时呈浅波状。雄花序为总状或圆锥花序；雄花有梗，在花序的基部通常2～4朵集成伞房状，至中部以上通常单生；雄蕊6，着生于花被基部，顶端向外弯曲；雌花序穗状或圆锥状，单生。果梗扭曲下垂；蒴果翅长1.5～2 cm，宽0.5～1 cm；种子着生于果实每室的基部，翅由两侧向上扩大，宽超过种子1倍以上。花期5～8月，果期6～10月。

**生境分布** | 生长于海拔600～1000 m的稀疏杂木林或竹林下。分布于江苏、浙江、湖南、湖北、福建、江西、四川、贵州等地。

**采收加工** | 秋、冬二季采挖，除去须根，洗净，切片，晒干。

**功效主治** | 利湿去浊，祛风除痹。主治膏淋，白浊，白带过多，风湿痹痛，关节不利，腰膝疼痛。

**用量用法** | 9～15 g。内服：煎汤。

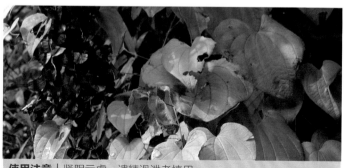

**使用注意** | 肾阴亏虚、遗精滑泄者慎用。

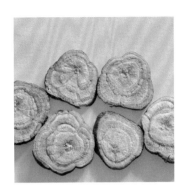

# 粉葛

456

**别名**｜干葛、甘葛、葛麻茹、葛子根、葛条根、鸡齐根。

**性味归经**｜甘、辛，凉。归脾、胃经。

**来源**｜本品为豆科植物甘葛藤 *Pueraria thomsonii* Benth. 的干燥根。

**识别特征**｜藤本。茎枝被黄褐色短毛或杂有长硬毛。3 出复叶，具长柄；托叶披针状长椭圆形，有毛；小叶片菱状卵形至宽卵形，有时 3 裂，先端短渐尖，基部圆形。总状花序腋生，花萼钟状，萼齿 5，披针形，较萼筒长，被黄色长硬毛；花冠紫色。荚果长椭圆形，扁平；长 10 ~ 12 cm，宽 1 ~ 1.2 cm，密被黄褐色长硬毛。种子肾形或圆形。花期 6 ~ 9 月，果期 8 ~ 10 月。

**生境分布**｜栽培或野生于山野灌木丛和疏林中。分布于广东、广西、四川、云南等地。

**采收加工**｜秋、冬二季采挖，除去外皮，稍干，截段或再纵切两半或斜切成厚片，干燥。

**功效主治**｜解肌退热，生津止渴，透疹，升阳止泻，通经活络，解酒毒。主治外感发热头痛，项背强痛，口渴，消渴，麻疹不透，热痢，泄泻，眩晕头痛，中风偏瘫，胸痹心痛，酒毒伤中。

**用量用法**｜10 ~ 15 g。煎汤服。

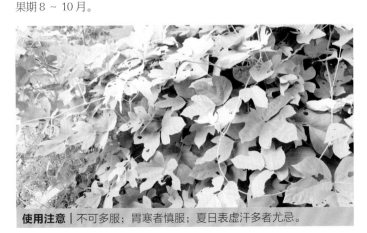

**使用注意**｜不可多服；胃寒者慎服；夏日表虚汗多者尤忌。

10
画

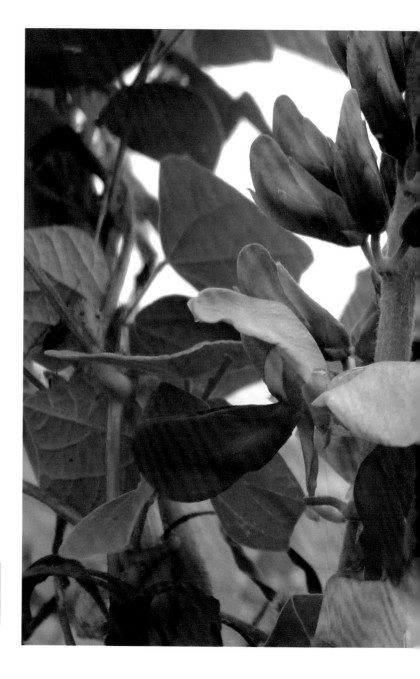

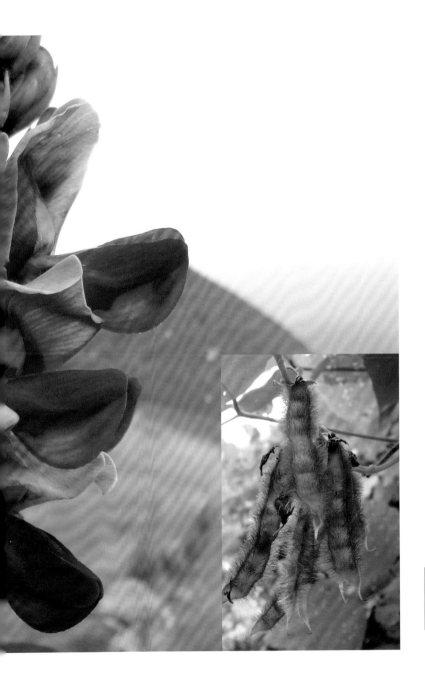

10
画

# 益母草

457

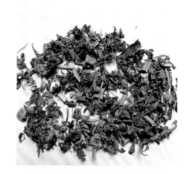

**别名**｜坤草、益母蒿、益母艾、红花艾。

**性味归经**｜苦、辛，微寒。归肝、心包、膀胱经。

**来源**｜本品为唇形科植物益母草 *Leonurus japonicus* Houtt. 的新鲜或干燥地上部分。

**识别特征**｜一年生或二年生草本。茎直立，方形，单一或分枝，高 60 ~ 100 cm，被微毛。叶对生，叶形多种，一年根生叶有长柄，叶片略呈圆形，基部心形；茎中部的叶有短柄，3 全裂，裂片近披针形，中央裂片常 3 裂，两侧裂片常再 1 ~ 2 裂，最终裂片近线形，先端渐尖，边缘疏生锯齿或近全缘；最上部的叶不分裂，线形，近无柄，上面绿色，下面浅绿色，两面均被短柔毛。花多数，生于叶腋，呈轮伞状；苞片针刺状；花萼钟形，花冠唇形，淡红色或紫红色，花冠外被长茸毛，尤以上唇为甚；子房 4 裂，花柱与花冠上唇几等长，柱头 2 裂。小坚果褐色，三棱状，长约 2 mm。花期 6 ~ 8月，果期 7 ~ 9月。

**生境分布**｜生长于山野荒地、田埂、草地等。全国大部分地区均有分布。

**采收加工**｜鲜品春季幼苗期至初夏花前期采割；干品夏季茎叶茂盛、花未开或初开时采割，晒干，或切段晒干。

**功效主治**｜活血调经，利尿消肿，清热解毒。主治月经不调，痛经经闭，恶露不尽，水肿尿少，疮疡肿毒。

**用量用法**｜9 ~ 30 g；鲜品12 ~ 40 g，水煎服。

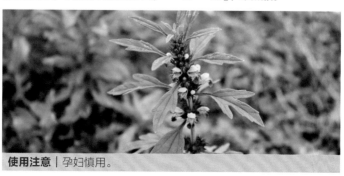

**使用注意**｜孕妇慎用。

# 益智

458

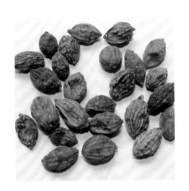

**别名** | 益智仁、益智子。

**性味归经** | 辛，温。归肾、脾经。

**来源** | 本品为姜科植物益智 *Alpinia oxyphylla* Miq.的干燥成熟果实。

**识别特征** | 多年生草本，高1～3 m。根茎延长。茎直立，丛生。叶2列，具短柄；叶片披针形，先端尾状渐尖，基部宽楔形，边缘具脱落性小刚毛，基残痕呈细齿状，两面无毛；叶舌膜质，2裂，被淡棕色柔毛。总状花序顶生，在花蕾时包藏于鞘状的总状苞片内；花冠管与萼管几等长，唇瓣倒卵形，有红色条纹，先端边缘皱波状。蒴果球形或椭圆形，干时纺锤形，果皮上有明显的纵向维管束条纹，不开裂，果熟时黄绿色或乳黄色。种子多数，不规则扁圆形，被淡黄色假种皮。花期2～4月，果期5～8月。

**生境分布** | 生长于林下阴湿处或栽培。分布于广东、雷州半岛、海南岛山区、广西、云南、福建等地。

**采收加工** | 夏、秋二季果实由绿转红时采收，晒干或低温干燥。

**功效主治** | 暖肾固精缩尿，温脾止泻摄唾。主治肾虚遗尿，小便频数，遗精白浊，脾寒泄泻，腹中冷痛，口多唾涎。

**用量用法** | 3～10 g。煎汤服。

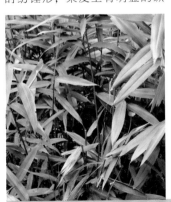

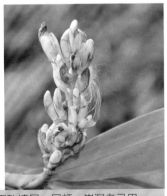

**使用注意** | 阴虚火旺者忌服。因热而致遗尿、尿频、崩漏者忌用。

# 浙贝母

459

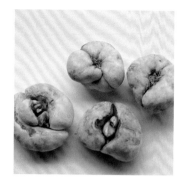

**别名**｜象贝、浙贝、土贝母、象贝母、大贝母。

**性味归经**｜苦，寒。归肺、心经。

**来源**｜本品为百合科植物浙贝母 *Fritillaria thunbergii* Miq. 的干燥鳞茎。

**识别特征**｜多年生草本，鳞茎半球形，茎单一，直立，圆柱形，高50～80 cm。叶无柄，狭披针形至线形，全缘。下部叶对生，中上部的叶常3～5片轮生，先端钩状；上部叶互生，先端常卷须状。花1至数朵，生于茎顶或叶腋，钟形，俯垂；花被淡黄色或黄绿色。蒴果卵圆形，有6条较宽的纵翅，成熟时室背开裂。种子扁平，近半圆形，边缘具翅。花期3～4月，果期4～5月。

**生境分布**｜生长于湿润的山脊、山坡、沟边及村边草丛中。原分布于浙江象山，故称象贝。现主产地为浙江鄞县樟树，均为人工栽培。江苏、安徽、湖南、江西等地也产。以浙江产品质优，奉为道地药材。

**采收加工**｜初夏植株枯萎时采挖，洗净。按大小分开，大者摘去芯芽，习称"大贝"；小者不去芯芽，习称"珠贝"。分别撞擦，除去外皮，拌以煅过的贝壳粉，吸去擦出的浆汁，干燥；或取鳞茎，大小分开，洗净，除去芯芽，趁鲜切成厚片，洗净，干燥，习称"浙贝片"。

**功效主治**｜清热化痰止咳，解毒散结消痈。主治风热咳嗽，痰火咳嗽，肺痈，乳痈，瘰疬，疮毒。

**用量用法**｜5～10 g。内服：煎汤。

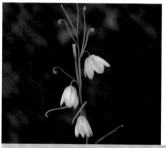

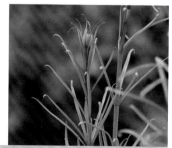

**使用注意**｜不宜与川乌、制川乌、草乌、制草乌、附子同用。

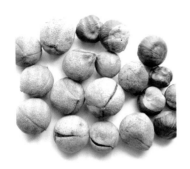

# 娑罗子

460

**别名** | 开心果、苏罗子、梭椤子、索罗果。

**性味归经** | 甘，温。归肝、胃经。

**来源** | 本品为七叶树科植物七叶树 *Aesculus chinensis* Bge.、浙江七叶树 *Aesculus chinensis* Bge. var. *chekiangensis*（Hu et Fang）Fang 或天师栗 *Aesculus wilsonii* Rehd.的干燥成熟种子。

**识别特征** | 落叶乔木，高约 25 m。掌状复叶对生；小叶 5～7，长椭圆形或长椭圆状卵形，长 9～16 cm，宽 3～5.5 cm，先端渐尖，基部楔形，边缘有锯齿，侧脉 13～17 对，有小叶柄；总叶柄长。圆锥花序大型；花萼筒状；花瓣 4，白色，有爪；雄蕊 6，花丝不等长；子房上位。蒴果近球形，顶端扁平，棕黄色，有小突起，熟时 3 瓣裂，种子近球形。花期 5～7 月，果期 8～9 月。

**生境分布** | 生长于低海拔的丛林中，多为栽培，少有野生。分布于浙江、江苏、河南、陕西等地。

**采收加工** | 秋季果实成熟时采收，除去果皮，晒干或低温干燥。

**功效主治** | 疏肝理气，和胃止痛。主治肝胃气滞，胸腹胀闷，胃脘疼痛。

**用量用法** | 3～9 g。内服：煎汤。

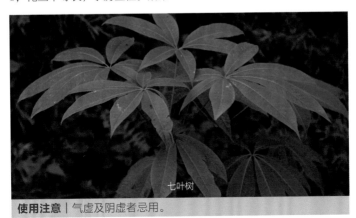

七叶树

**使用注意** | 气虚及阴虚者忌用。

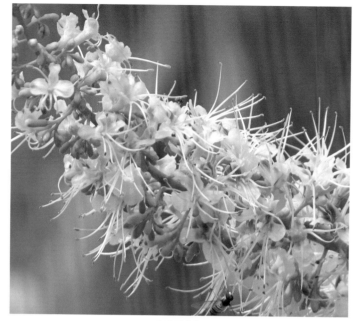

七叶树花枝

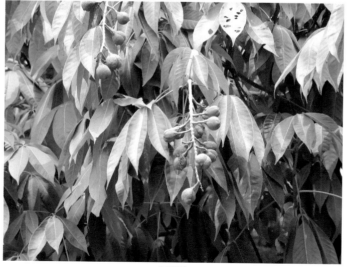

天师栗

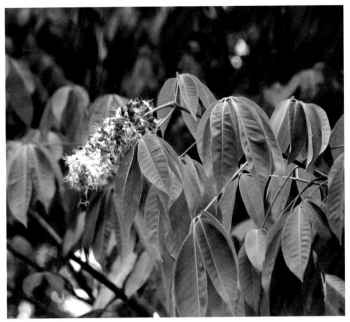

天师栗

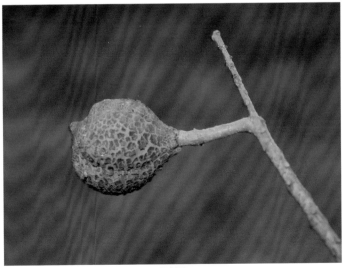

天师栗

# 海马

461

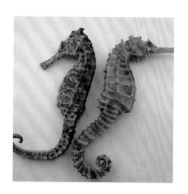

**别名**｜龙落子、水马、马头鱼。
**性味归经**｜甘、咸，温。归肝、肾经。

**来源**｜本品为海龙科动物线纹海马 *Hippocampus kelloggi* Jordanet Snyder、刺海马 *Hippocampus histrix* Kaup、大海马 *Hippocampus kuda* Bleeker、三斑海马 *Hippocampus trimaculatus* Leach 或小海马（海蛆）*Hippocampus japonicus* Kaup、的干燥体。

**识别特征**｜**线纹海马：**体形侧扁，腹部稍凸出，躯干部呈七棱形，尾部四棱形，为海马中最大的一种。体长30～33 cm。头冠短小，尖端有5个短小的棘，略向后方弯曲。吻长，呈管状。眼较大，侧位且高。眼间隔小于眼径，微隆起。鼻孔很小，每侧2，相距甚近，紧位于眼的前方。口小，端位，无牙。鳃盖凸出，无放射状纹。鳃孔小，位于近侧背方。肛门位于躯干第11节的腹侧下方。体无鳞，完全为骨质环所包，骨质环体部11，尾部39～40；体上各环棱棘短钝呈瘤状。背鳍

18～19，较发达，位于躯干最后2体环及尾部最前2体环的背方。臀鳍4，短小，胸鳍18，短宽，略呈扇形。无腹鳍及尾鳍。各鳍无棘，鳍条均不分枝。尾端卷曲。全体淡黄色，体侧具白色线状斑点。

**刺海马：**体长20～24 cm，头冠不高，尖端具4～5细而尖锐的小棘。吻细长，呈管状。吻长大于或等于眶后之头长。骨质环体部11，尾部35～36；体上各骨环接结处及头部的小棘特别发达，这是刺海马有别于其他种类的特征。背鳍长，臀鳍4，很小，胸鳍短而宽。体为淡黄褐色，背鳍近尖端具一纵列斑点，臀、胸鳍淡色，体上小棘尖端呈黑色。

**大海马：**体长20～30 cm。头冠较低，顶端具5个短钝粗棘。吻长恰等于眶后头长。骨质环体部11，尾部35～36；头部及体环与尾环上的小棘均不甚明显。背鳍17，臀鳍4，胸鳍16。体呈黑褐色，头部及体侧有细小暗黑色

**使用注意**｜孕妇及阴虚火旺者忌服。

斑点，且有弥散细小的银白色斑点，背鳍有黑色纵列斑纹，臀、胸鳍淡色。

**三斑海马：**体形较大，体长 10 ~ 18 cm；背鳍 20 ~ 21；臀鳍 4；胸鳍 17 ~ 18。体环 11；尾环 40 ~ 41。头冠短小，顶端具 5 个短小突棘。吻管较短，不及头长的 1/2。体节 1、4、7、11 骨环，尾节 1、5、9、13、17 骨环，背方接结处呈隆起状嵴，背侧方棘也较其他种类为大。体黄褐色乃至黑褐色，眼上具放射状褐色斑纹，体侧背方第 1、4、7 节小棘基部各具一大黑斑，是三斑海马区别于其他种类的明显特征。

**小海马（海蛆）：**体形很小，略侧扁。头部小刺及体环上棱棘发达。体冠较小，有不突出的钝棘。吻短口小。鳃盖突出而光滑，鳃孔小，位于鳃盖后方。体暗褐色，有时可随环境而变化。

**生境分布** │ 线纹海马、刺海马多栖于深海藻类繁茂处。分布于广东、福建、台湾、海南等沿海地区。

**采收加工** │ 夏、秋二季捕捞，洗净，晒干；或除去皮膜和内脏，晒干。

**功效主治** │ 温肾壮阳，散结消肿。主治阳痿，遗尿，肾虚作喘，癥瘕积聚，跌扑损伤；外治痈肿疔疮。

**用量用法** │ 3 ~ 9 g。外用：适量，研末敷患处。

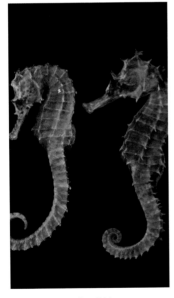

刺海马药材

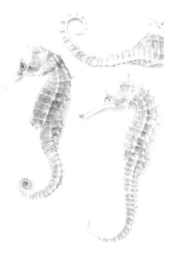

刺海马药材

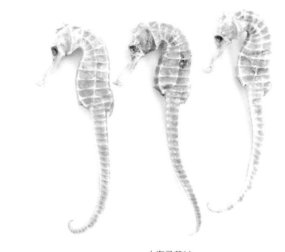

大海马药材

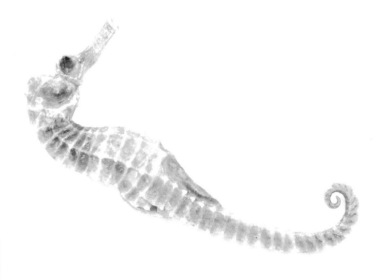

大海马药材

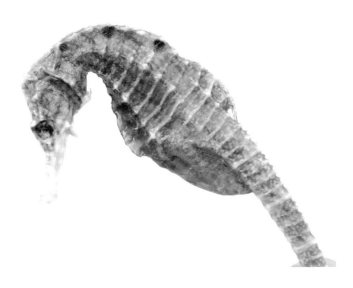

三斑海马药材

三斑海马药材

# 海风藤

462

**别名** | 老藤、满坑香、大风藤、岩胡椒。

**性味归经** | 辛、苦，微温。归肝经。

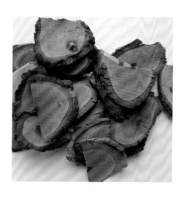

**来源** | 本品为胡椒科植物风藤 *Piper kadsura*（Choisy）Ohwi 的干燥藤茎。

**识别特征** | 常绿木质藤本，全株有香气。茎枝长约3 m，有条棱，具节，节上生不定根，幼枝疏被短柔毛。叶互生，卵形或卵状披针形，长5~8 cm，宽2~6 cm，先端渐尖，基部近圆形，上部叶有时基部近截形，全缘，质稍厚，无毛，上面暗绿色，下面淡绿色，有白色腺点，叶脉5~7，叶柄长约1 cm。穗状花序与叶对生，花单性，无花被，雌雄异株，雄花序长3~5.5 cm，苞片盾状，雄蕊2；雌花序长1~2 cm；浆果近球形，褐黄色，直径3~4 mm。花期5~6月，果期8~9月。

**生境分布** | 生长于深山的树林中或海岸。分布于广东、福建、台湾等地。

**采收加工** | 夏、秋二季采割，除去根、叶，晒干。

**功效主治** | 祛风湿，通经络，止痹痛。主治风寒湿痹，肢节疼痛，筋脉拘挛，屈伸不利。

**用量用法** | 6~12 g，水煎服。

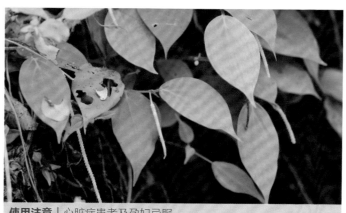

**使用注意** | 心脏病患者及孕妇忌服。

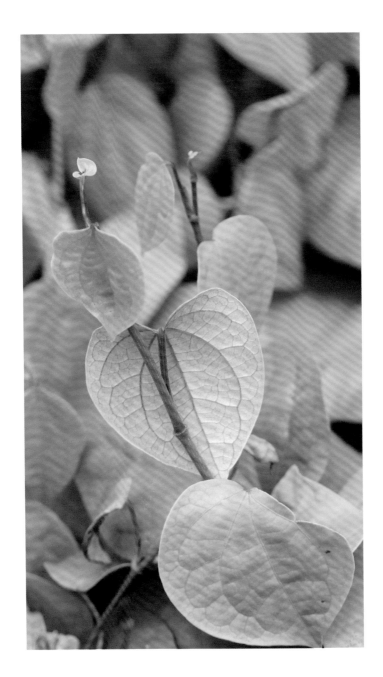

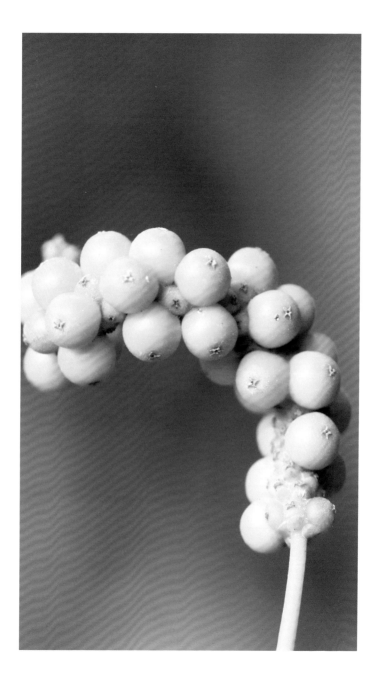

# 海龙

463

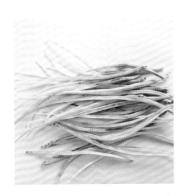

**别名** | 水雁、海蛇。

**性味归经** | 甘、咸，温。归肝、肾经。

**来源** | 本品为海龙科动物刁海龙 *Solenognathus hardwickii*（Gray）、拟海龙 *Syngnathoides biaculeatus*（Bloch）或尖海龙 *Syngnathus acus* Linnaeus 的干燥体。

**识别特征** | **刁海龙**：体形狭长而侧扁。体全长37～50 cm。体高远大于体宽。躯干部五棱形；尾部前方六棱形，后方逐渐变细，为四棱形；尾端卷曲。腹部中央棱特别突出，体上棱脊粗壮。头长，与体轴在同一水平线上，或成大钝角。眼眶四周、吻管背腹面及顶部的后端，均被有大小不等粗糙颗粒状棘；颈部背方呈棱脊状，具颈棘2。吻特别延长，约为眶后头长的2倍。眼大而圆，眼眶突出。鼻孔每侧2。口小，前位。鳃盖突出，具明显的放射状线纹。鳃孔小，位近头背缘。全体无鳞，外覆环状骨

片，体部的骨环25～26，尾部骨环56～57；背鳍41～42，较长，始于尾环第1节，止于第10或11节。臀鳍4，极短小。胸鳍23，短宽，侧位，较低。无尾鳍。体淡黄色，于躯干部上侧棱骨环相接处有一列黑褐色斑点。

**生境分布** | 刁海龙栖息于沿海藻类繁茂处；分布于南海近陆海域。拟海龙分布于我国南海近陆海域。

**采收加工** | 多于夏、秋二季捕捞，刁海龙、拟海龙除去皮膜，洗净，晒干；尖海龙直接洗净，晒干。

**功效主治** | 温肾壮阳，散结消肿。主治肾阳不足，阳痿遗精，癥瘕积聚，瘰疬痰核，跌扑损伤；外治痈肿疔疮。

**用量用法** | 3～9 g。外用：适量，研末敷患处。

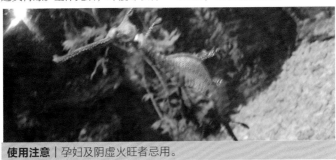

**使用注意** | 孕妇及阴虚火旺者忌用。

# 海金沙

464

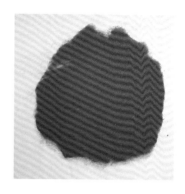

**别名** | 铁蜈蚣、金砂截、罗网藤、铁线藤、蛤唤藤、左转藤。
**性味归经** | 甘、咸，寒。归膀胱、小肠经。

**来源** | 本品为海金沙科植物海金沙 *Lygodium japonicum* ( Thunb.) Sw. 的干燥成熟孢子。
**识别特征** | 多年生攀缘草本。根茎细长，横走，黑褐色或栗褐色，密生有节的毛。茎无限生长；海金沙叶多数生于短枝两侧，短枝长3～8 mm，顶端有被毛茸的休眠小芽。叶2型，纸质，营养叶尖三角形，2回羽状，小羽片宽3～8 mm，边缘有浅钝齿；孢子叶卵状三角形，羽片边缘有流苏状孢子囊穗。孢子囊梨形，环带位于小头。孢子期5～11月。
**生境分布** | 生长于阴湿山坡灌木丛中或路旁林缘。分布于广东、浙江等地。
**采收加工** | 秋季孢子未脱落时采割藤叶，晒干，揉搓或打下孢子，除去藤叶。
**功效主治** | 清利湿热，通淋止痛。主治热淋，石淋，血淋，膏淋，尿道涩痛。
**用量用法** | 6～15 g，包煎。

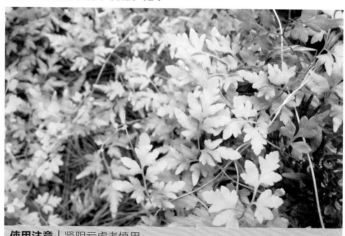

**使用注意** | 肾阴亏虚者慎用。

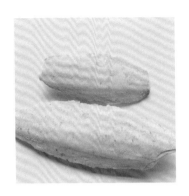

# 海螵蛸

465

**别名** | 乌鲗骨、墨鱼盖、乌贼鱼骨。
**性味归经** | 咸、涩，温。归脾、肾经。

---

**来源** | 本品为乌贼科动物无针乌贼 *Sepiella maindroni* de Rochebrune 或金乌贼 *Sepia esculenta* Hoyle 的干燥内壳。

**识别特征** | **无针乌贼**：头部短，长约 29 mm，两侧各有 1 发达的眼；眼后有椭圆形的嗅觉陷窝。前部中央有口，前方有腕 4 对和触腕 1 对，腕呈放射状排列于口的周围，长度相近，内方有吸盘 4 行，其角质环外缘具尖锥形小齿；雄性左侧第 4 腕茎化为生殖腕。触腕长度一般超过胴长；触腕穗狭小，长约 40 mm，其上有吸盘约 20 行。头部的腹面有 1 漏斗器。胸部卵圆形，长约 157 mm（背面），宽约 65 mm；两侧有肉鳍；胴后腹面有 1 腺孔。生活时胴背有明显的白花斑。外套腔背面中央有 1 石灰质的长椭圆形内壳，后端无骨针。肛门附近有墨囊。

**金乌贼**：头部长约 30 mm。腕的长短相近，各腕吸盘大小相近，其角质环外缘具不规则钝形小齿；雄性左侧第 4 腕茎化为生殖腕。触腕稍超过胴长，触腕穗

呈半月形，上有吸盘约 10 行。胴部呈卵圆形，长约 20 cm，约为宽度的 1.5 倍。雌性胴背有紫棕色细斑和白斑相间，雄性胴背有波状条纹。内壳后端具粗壮骨针。近漏斗管附近有贮黑水的墨囊。

**生境分布** | 分布于辽宁、江苏、浙江等沿海地区。

**采收加工** | 收集乌贼鱼的骨状内壳，洗净，干燥。

**功效主治** | 收敛止血，涩精止带，制酸止痛，收湿敛疮。主治吐血衄血，崩漏便血，遗精滑精，赤白带下，胃痛吞酸；外治损伤出血，湿疹湿疮，溃疡不敛。

**用量用法** | 5 ~ 10 g。外用：适量，研末撒敷患处。

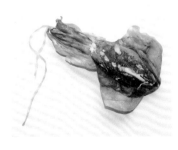

**使用注意** | 本品性温，能伤阴助热，故阴虚多热者不宜用。

# 海藻

466

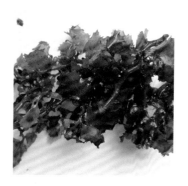

**别名**｜海草、大叶藻、大蒿子、海根菜。

**性味归经**｜苦、咸，寒。归肝、胃、肾经。

---

**来源**｜本品为马尾藻科植物海蒿子 *Sargassum pallidum*（Turn.）C. Ag. 或羊栖菜 *Sargassum fusiforme*（Harv.）Setch. 的干燥藻体。前者习称"大叶海藻"，后者习称"小叶海藻"。

**识别特征**｜**海蒿子**：多年生褐藻，暗褐色，高 30 ~ 100 cm。固着器扁平盘状或短圆锥形，直径可达 2 cm；主轴圆柱形，幼时短，但逐年增长，两侧有呈钝角或直角的羽状分枝及腋生小枝，幼时其上均有许多短小的刺状突起；叶状突起的形状，大小差异很大，披针形、倒披针形、倒卵形和线形均有，长者约 25 cm，短者约 2 cm，宽者约 2.5 cm，有不明显的中脉状突起，并有明显的毛窠斑点，狭者约 1 mm，无中脉状突起，也无斑点，全缘或有锯齿。在线形叶状突起的腋部，长出多数具有丝状突起的小枝，生殖托或生殖枝从丝状突起的腋间生出。气囊生于最终分枝上，有柄，成熟时球形或近于球形，顶端圆或有细尖状突起，表面有稀疏的毛窠斑点。生殖托单生或总状排列于生殖小枝上，圆柱形，长 3 ~ 15 mm 或更长，直径约 1 mm。

**羊栖菜**：多年生褐藻，高 15 ~ 40 cm，最高可达 2 m 以上。藻体黄褐色，肥厚多汁，干后变黑。固着器由圆柱形假根组成。主干圆柱形，直立，直径 1 ~ 3 mm，四周互生侧枝和叶。叶棒状，全缘，先端常膨大中空。气囊腋生，纺锤形。

**生境分布**｜生长于低潮线以下的浅海区域即海洋与陆地交接的地方。小叶海藻产于福建、浙江、广东等地；大叶海藻分布于山东、辽宁等地。

**采收加工**｜夏、秋二季采捞，除去杂质，洗净，晒干。

**功效主治**｜消痰软坚散结，利水消肿。主治瘰疬、疝气、睾丸肿痛、痰饮水肿。

**用量用法**｜6 ~ 12 g。内服：煎汤。

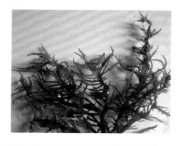

---

**使用注意**｜不宜与甘草同用。

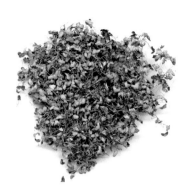

# 浮萍

467

**别名**｜水萍、水花、水苏、小萍子、萍子草、浮萍草。

**性味归经**｜辛，寒。归肺经。

**来源**｜本品为浮萍科植物紫萍 *Spirodela polyrrhiza*（L.）Schleid. 的干燥全草。

**识别特征**｜多年生细小草本，漂浮水面。根5～11条束生，扁平，纤维状，长3～5 cm。花序生于叶状体边缘的缺刻内；花两性，雌雄同株；佛焰苞袋状，短小，二唇形，内有2雄花和1雌花，无花被；雄花有雄蕊2，花药2室，花丝纤细；雌花有雌蕊1，子房无柄，1室，具直立胚珠2，花柱短，柱头扁平或环状。果实圆形，边缘有翅。花期4～6月，果期5～7月。

**生境分布**｜生长于池沼、水田、湖湾或静水中，全国各地均产。

**采收加工**｜6～9月采收，洗净，拣去杂质，晒干。

**功效主治**｜宣散风热，透疹利尿。主治麻疹不透，风疹瘙痒，水肿尿少。

**用量用法**｜3～9g。外用：适量，煎水浸洗。

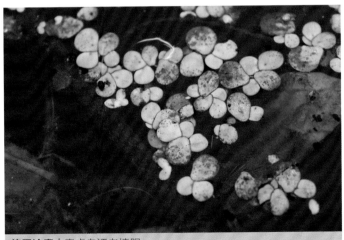

**使用注意**｜表虚自汗者慎服。

# 通关藤

468

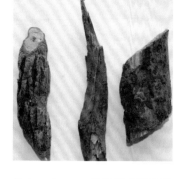

**别名** | 奶浆藤、乌骨藤、黄木香、下奶藤、大苦藤、野泡通。

**性味归经** | 苦,微寒。归肺经。

**来源** | 本品为萝藦科植物通关藤 *Marsdenia tenacissima* (Roxb.) Wight et Arn.的干燥藤茎。

**识别特征** | 落叶攀缘藤本,长2 ~ 6 m。根粗壮,木质,圆柱形,长而少分枝,外皮灰褐色。藤茎粗而长,下部圆柱形,淡黄褐色;上部绿色,扁圆柱形,有明显对生的两条纵沟;各部折断后均有白色乳浆;嫩枝密生淡黄色柔毛。叶对生,心脏形,长8 ~ 14 cm,宽5 ~ 10 cm,先端尖或渐尖,全缘或波状,下面有淡黄色或灰白色短柔毛;叶柄长4 ~ 6 cm。多花组成腋生的伞房花序;花小,花瓣红黄色。蓇葖果纺锤形,成对生长,长5 ~ 9 cm,密被灰黄色茸毛。种子有丝光毛。花期夏季。

**生境分布** | 生长于向阳山坡杂木林中或攀缘于岩壁上。分布于云南地区。

**采收加工** | 秋、冬二季采收,干燥。

**功效主治** | 止咳平喘,祛痰,通乳,清热解毒。主治喘咳痰多,产后乳汁不通,风湿肿痛,疮痈。

**用量用法** | 20 ~ 30 g。外用:适量。

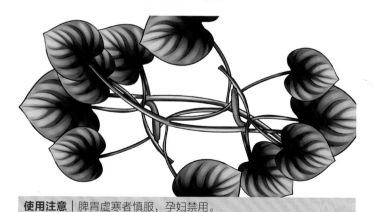

**使用注意** | 脾胃虚寒者慎服,孕妇禁用。

# 通草

469

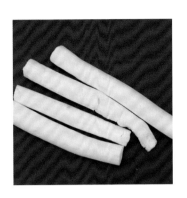

**别名** | 寇脱、活莌、离南、倚商、通脱木、白通草。
**性味归经** | 甘、淡，微寒。归肺、胃经。

**来源** | 本品为五加科植物通脱木 *Tetrapanax papyrifer*（Hook.）K. Koch 的干燥茎髓。

**识别特征** | 灌木，高约6 m。茎木质而不坚，中有白色的髓，幼时呈片状，老则渐次充实，幼枝密被星状毛，或稍具脱落性灰黄色茸毛。叶大，通常聚生于茎的上部。掌状分裂，长约1 m，基部心脏形，叶片5～7裂，裂片达于中部或仅为边裂，头锐尖，边缘有细锯齿，上面无毛，下面有白色星状茸毛；叶柄粗壮，长30～50 cm；托叶2，大型，膜质，披针状凿形，基部鞘状抱茎。花小，有柄，多数球状伞形花序排列成大圆锥花丛，苞片披针形；萼不明显；花瓣4，白色，卵形，头锐尖；雄蕊4；花盘微凸；子房下位，2室，花柱2，离生，柱头头状。核果状浆果近球形而扁，外果皮肉质，硬而脆。花期8月，果期9月。

**生境分布** | 生长于向阳肥厚的土壤中，或栽培于庭园中，或栽培于庭院中。分布于贵州、云南、四川、台湾、广西等地。

**采收加工** | 秋季割取茎，截成段，趁鲜时取出髓部，理直，晒干。

**功效主治** | 清热利湿，通气下乳。主治湿热淋证，水肿尿少，乳汁不下。

**用量用法** | 3～5 g，水煎服。

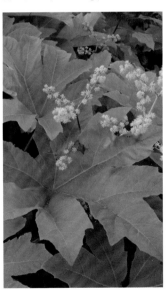

**10
画**

# 预知子

470

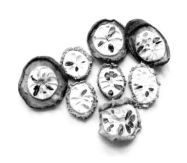

**别名** | 八月炸、八月札、野香蕉。
**性味归经** | 苦，寒。归肝、胆、胃、膀胱经。

**来源** | 本品为木通科植物木通 *Akebia quinata*（Thunb.）Decne.、三叶木通 *Akebia trifoliata*（Thunb.）Koidz. 或白木通 *Akebia trifoliata*（Thunb.）Koidz. var. *australis*（Diels）Rehd. 的干燥近成熟果实。

**识别特征** | 蔓生植物。叶三角形，色绿，面深背淡，七八月结实作房，生青色，熟深红色，每房有子5～6，如皂角子，色褐而光润，相传取子2枚或双仁者，缀衣领上，遇有蛊毒，则闻其发音，故名"预知子"。花单性同株，总状花序腋生；雌花生于花序上部，花被片3，淡紫色，雄蕊6，雌花生于花序下部，花被3，退化雄蕊6，雌蕊6。果实肉质，长椭圆形，两端圆形，成熟时沿腹缝线开裂。花期4～5月，果期8月。

**生境分布** | 生长于山林灌木丛。分布于河南、浙江、陕西、山东、江苏、安徽、广东、湖北等地。

**采收加工** | 夏、秋二季果实绿黄时采收，晒干，或置沸水中略烫后晒干。

**功效主治** | 疏肝理气，活血止痛，散结，利尿。主治脘胁胀痛，痛经经闭，痰核痞块，小便不利。

**用量用法** | 3～9g。内服：煎汤。

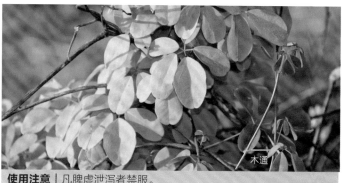

木通

**使用注意** | 凡脾虚泄泻者禁服。

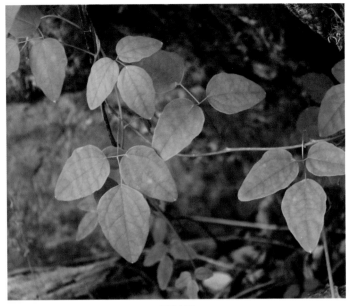

三叶木通

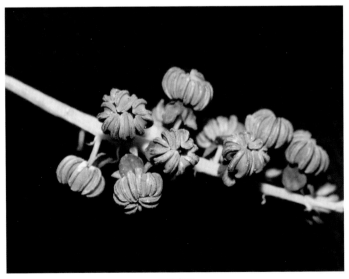

三叶木通

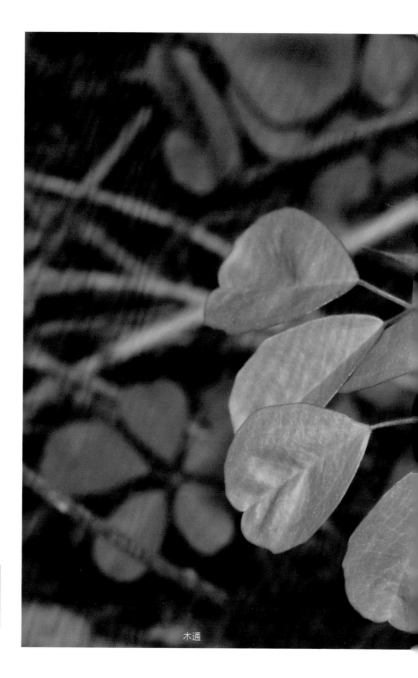

木通

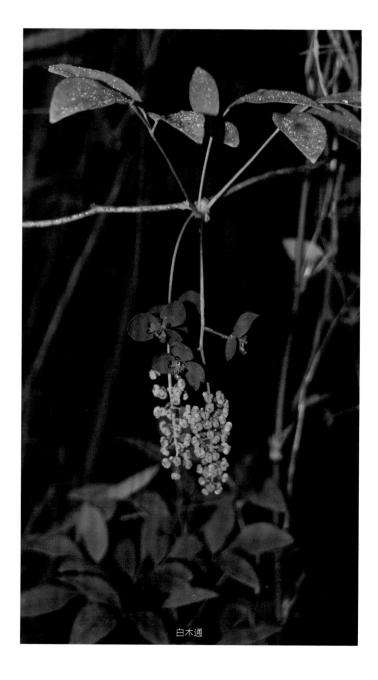

白木通

白木通

# 桑叶

471

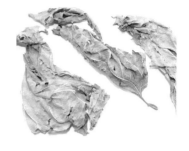

**别名** | 家桑、黄桑、荆桑、桑椹树。

**性味归经** | 甘、苦，寒。归肺、肝经。

**来源** | 本品为桑科植物桑 *Morus alba* L. 的干燥叶。

**识别特征** | 落叶灌木或小乔木，高 3 ~ 15 m。树皮灰白色，有条状浅裂；根皮黄棕色或红黄色，纤维性强。单叶互生；叶柄长 1 ~ 2.5 cm；叶片卵形或宽卵形，长 5 ~ 20 cm，宽 4 ~ 10 cm，先端锐尖或渐尖，基部圆形或近心形，边缘有粗锯齿或圆齿，有时有不规则的分裂，上面无毛，有光泽，下面脉上有短毛，腋间有毛，基出脉 3，与细脉交织成网状，背面较明显；托叶披针形，早落。花单性，雌雄异株；雌、雄花序均排列呈穗状荑花序，腋生；雌花序长 1 ~ 2 cm，被毛，总花梗长 5 ~ 10 mm；雄花序长 1 ~ 2.5 cm，下垂，略被细毛；雄花具花被片 4，雄蕊 4，中央有不育的雌蕊；雌花具花被片 4，基部合生，柱头 2 裂。瘦果，多数密集成一卵圆形或长圆形的聚合果，长 1 ~ 2.5 cm，初时绿色，成熟后变肉质，黑紫色或红色。种子小。花期 4 ~ 5 月，果期 5 ~ 6 月。

**生境分布** | 生长于丘陵、山坡、村旁、田野等处，全国各地均有栽培。以南部各省育蚕区产量较大。

**采收加工** | 初霜后采收，除去杂质，晒干。

**功效主治** | 疏散风热，清肺润燥，平肝明目。主治风热感冒，肺热燥咳，头晕头痛，目赤昏花。

**用量用法** | 5 ~ 10 g。内服：煎汤。

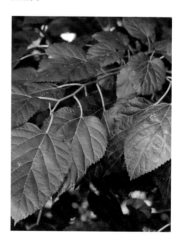

**使用注意** | 风寒咳嗽者勿用。

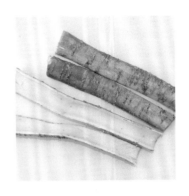

# 桑白皮

472

**别名** | 桑皮、桑根皮、白桑皮、桑根白皮。

**性味归经** | 甘，寒。归肺经。

**来源** | 本品为桑科植物桑 *Morus alba* L. 的干燥根皮。

**识别特征** | 见"桑叶"项下。

**生境分布** | 见"桑叶"项下。

**采收加工** | 秋末落叶时至次春发芽前采挖根部，刮去黄棕色粗皮，纵向剖开，剥取根皮，晒干。

**功效主治** | 泻肺平喘，利水消肿。主治肺热喘咳，水肿胀满尿少，面目肌肤浮肿。

**用量用法** | 6 ~ 12 g。内服：煎汤。

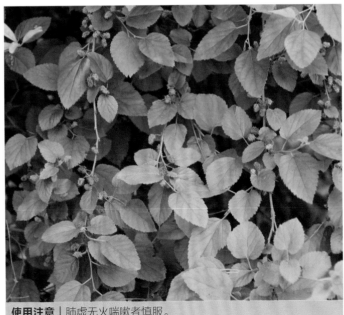

**使用注意** | 肺虚无火喘嗽者慎服。

10
画

# 桑枝

473

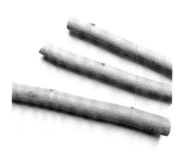

**别名** | 桑条。

**性味归经** | 微苦，平。归肝经。

**来源** | 本品为桑科植物桑 *Morus alba* L. 的干燥嫩枝。

**识别特征** | 见"桑叶"项下。

**生境分布** | 见"桑叶"项下。

**采收加工** | 春末夏初采收，去叶，晒干，或趁鲜切片，晒干。

**功效主治** | 祛风湿，利关节。主治风湿痹痛，肩臂、关节酸痛麻木。

**用量用法** | 9～15 g。内服：煎汤。

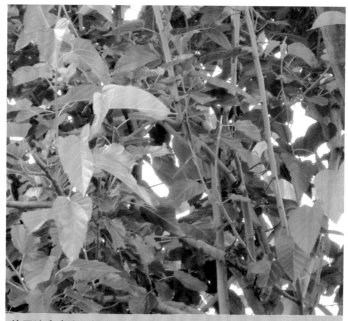

**使用注意** | 本品性寒，不宜用于风寒湿所致的关节冷痛、肌肉酸痛，也不宜用于肝肾亏损所致的虚劳骨痛、腰膝酸软乏力。

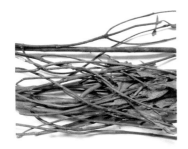

# 桑寄生

474

**别名** | 茑、寓木、宛童、寄生树、寄生草、桑上寄生。

**性味归经** | 苦、甘，平。归肝、肾经。

**来源** | 本品为桑寄生科植物桑寄生 *Taxillus chinensis*（DC.）Danser 的干燥带叶茎枝。

**识别特征** | 常绿寄生小灌木。老枝无毛，有凸起的灰黄色皮孔，小枝稍被暗灰色短毛。叶互生或近于对生，革质，卵圆形至长椭圆状卵形，先端钝圆，全缘，幼时被毛。花两性，紫红色花 1～3 个聚生于叶腋，具小苞片；总花梗、花梗、花萼和花冠均被红褐色星状短柔毛；花萼近球形，与子房合生；花冠狭管状，稍弯曲。浆果椭圆形，有疣状突起。

花期 8～10 月，果期 9～10 月。

**生境分布** | 寄生于枸、槐、榆、木棉、朴等树上。分布于福建、台湾、广东、广西、云南等地。

**采收加工** | 冬季至次春采割，除去粗茎，切段，干燥，或蒸后干燥。

**功效主治** | 祛风湿，补肝肾，强筋骨，安胎元。主治风湿痹痛，腰膝酸软，筋骨无力，崩漏经多，妊娠漏血，胎动不安，头晕目眩。

**用量用法** | 9～15 g。内服：煎汤。

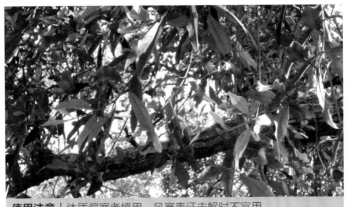

**使用注意** | 体质偏寒者慎用，风寒表证未解时不宜用。

# 桑椹

475

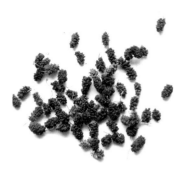

**别名** ｜ 桑葚、桑椹子、黑桑椹。
**性味归经** ｜ 甘、酸，寒。归心、肝、肾经。

**来源** ｜ 本品为桑科植物桑 *Morus alba* L. 的干燥果穗。
**识别特征** ｜ 见"桑叶"项下。
**生境分布** ｜ 见"桑叶"项下。
**采收加工** ｜ 4～6月果实变红时采收，晒干，或略蒸后晒干。

**功效主治** ｜ 滋阴补血、生津润燥。主治肝肾阴虚，眩晕耳鸣，心悸失眠，须发早白，津伤口渴，内热消渴，肠燥便秘。
**用量用法** ｜ 9～15 g。内服：煎汤。

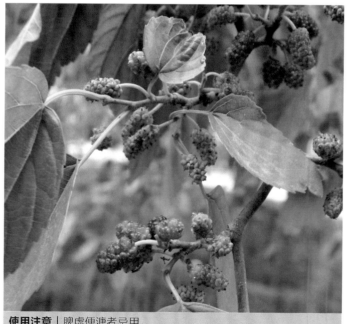

**使用注意** ｜ 脾虚便溏者忌用。

# 桑螵蛸

476

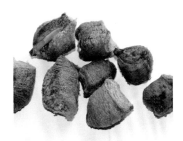

**别名** | 蜱蛸、桑蛸。
**性味归经** | 甘、咸，平。归肝、肾经。

**来源** | 本品为螳螂科昆虫大刀螂 *Tenodera sinensis* Saussure、小刀螂 *Statilia maculata*（Thunberg）或巨斧螳螂 *Hierodula patellifera*（Serville）的干燥卵鞘。以上三种分别习称"团螵蛸""长螵蛸"及"黑螵蛸"。

**识别特征** | **大刀螂**：体形较大，呈黄褐色或绿色，长约 7 cm。头部三角形。前胸背板、肩部较发达。后部至前肢基部稍宽。前胸细长，侧缘有细齿排列。中纵沟两旁有细小的疣状突起，其后方有细齿，但不甚清晰。前翅革质，前缘带绿色，末端有较明显的褐色翅脉；后翅比前翅稍长，向后略微伸出，有深浅不等的黑褐色斑点散布其间。雌性腹部特别膨大。

**小刀螂**：体形大小中等，长 4.8 ~ 9.5 cm，色灰褐至暗褐，有黑褐色不规则的刻点散布其间。头部稍大，呈三角形。前胸背细长，侧缘细齿排列明显。侧角部的齿稍特殊。前翅革质，末端钝圆，带黄褐色或红褐色，有污黄色斑点。后翅翅脉为暗褐色。前胸足腿节内侧基部及胫节内侧中部各有一大型黑色斑纹。

**巨斧螳螂**：雌虫体长 55 ~ 57 mm，雄虫体长 45 ~ 50 mm。身体粉绿至草绿色。前胸背板中部较宽呈菱形。前翅中部宽，在脉纹的偏后左方各有 1 椭圆形的白色眼形斑，斑的外部镶有浅色黄边。后翅透明，呈浅茶褐色，基部棕色。中、后足细长；前足粗壮，呈镰刀形，基节内侧有短齿 3，腿节及胫节有成排小齿，为典型的捕捉式足。

**生境分布** | 大刀螂喜欢栖息在杂草或灌木上；薄翅螳螂成虫出现于夏、秋二季，生长于低、中海拔山区，也有栖息在树上的。全国大部分地区均产。

**采收加工** | 深秋至次春收集，除去杂质，蒸至虫卵死后，干燥。

**功效主治** | 补肾助阳，固精缩尿。主治遗精滑精，遗尿尿频，小便白浊。

**用量用法** | 5 ~ 10 g。内服：煎汤。

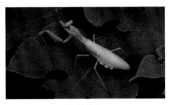

巨斧螳螂

10
画

**使用注意** | 本品助阳固涩，故阴虚火旺、膀胱有热而小便短赤者忌用。

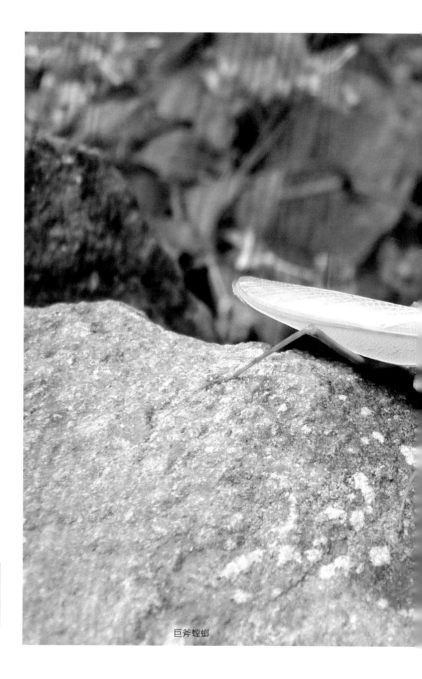

巨斧螳螂

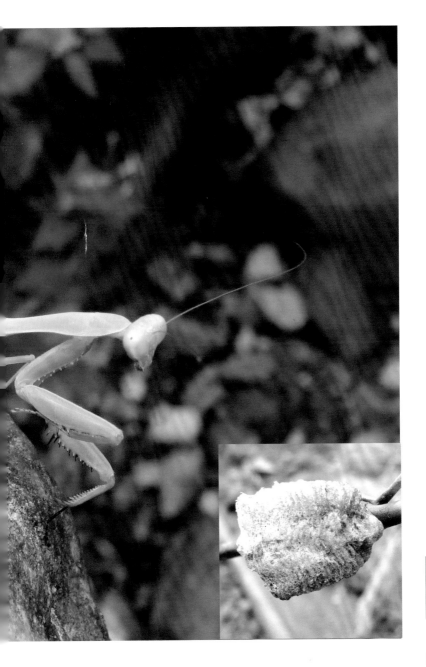

# 黄山药

477

**别名**｜黄姜、姜黄草、知母山药、小哨山药、老虎姜。

**性味归经**｜苦、微辛，平。归胃、心经。

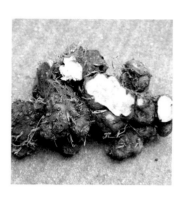

**来源**｜本品为薯蓣科植物黄山药 *Dioscorea panthaica* Prain et Burk.的干燥根茎。

**识别特征**｜缠绕藤本；根状茎横生，圆柱状，表面着生稀疏须根。茎左旋，平滑。单叶互生，叶片三角状心形，干燥后表面栗褐色或黑色，两面近于无毛。花雌雄异株，雄花序穗状，多分枝，常延长成圆锥花序；雄蕊6，着生于花被筒的基部；雌花序穗状，花稀疏排列。蒴果成熟后反曲下垂，具3翅，翅近半月形，顶端截形或微凸，基部狭圆，表面密被紫褐色斑点。种子近半圆形，周围有膜状的翅。花期5～7月，果期7～9月。

**生境分布**｜生长于山坡灌木丛中及林缘。分布于湖北恩施、湖南西北部、四川西部、贵州西部、云南等地。

**采收加工**｜秋季采挖，除去须根，洗净，切片，晒干。

**功效主治**｜理气止痛，解毒消肿。主治胃痛，吐泻腹痛，跌打损伤；外治疮痈肿毒，瘰疬痰核。

**用量用法**｜15～30 g。外用：适量，捣烂敷患处。

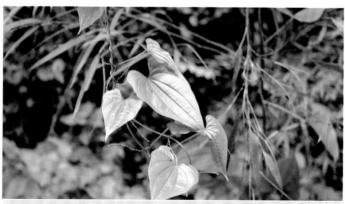

**使用注意**｜孕妇禁用，对本品过敏者禁用，过敏体质者慎用。

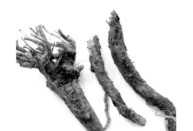

# 黄芩

478

**别名** | 山茶根、黄芩茶、土金茶根。

**性味归经** | 苦，寒。归肺、脾、胆、大肠、小肠经。

**来源** | 本品为唇形科植物黄芩 *Scutellaria baicalensis* Georgi 的干燥根。

**识别特征** | 多年生草本，茎高 20 ~ 60 cm，四棱形，多分枝。叶披针形，对生，茎上部叶略小，全缘，上面深绿色，无毛或疏被短毛，下面有散的暗腺点。圆锥花序顶生。花蓝紫色，二唇形，常偏向一侧。小坚果，黑色。花期 7 ~ 8 月，果期 8 ~ 9 月。

**生境分布** | 生长于山顶、林缘、路旁、山坡等向阳较干燥的地方。分布于河北、山西、内蒙古，以及河南、陕西等地。以山西产量最多，河北承德产者质量最好。

**采收加工** | 春、秋二季采挖，除去须根和泥沙，晒后撞去粗皮，晒干。

**功效主治** | 清热燥湿，泻火解毒，安胎，止血。主治湿温、暑湿，胸闷呕恶，湿热痞满，泻痢，黄疸，肺热咳嗽，高热烦渴，血热吐衄，痈肿疮毒，胎动不安。

**用量用法** | 3 ~ 10 g。内服：煎汤。

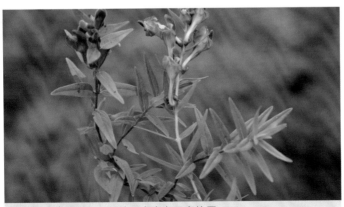

**使用注意** | 苦寒伤胃、脾胃虚寒者不宜使用。

# 黄芪

479

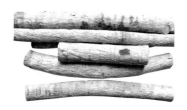

**别名** | 黄耆、箭芪、绵芪、绵黄芪。
**性味归经** | 甘，微温。归肺、脾经。

**来源** | 本品为豆科植物蒙古黄芪 *Astragalus membranaceus*（Fisch.）Bge. var. *mongholicus*（Bge.）Hsiao 或膜荚黄芪 *Astragalus membranaceus*（Fisch.）Bge. 的干燥根。

**识别特征** | 多年生草本。茎直立，上部有分枝。奇数羽状复叶互生，小叶 12～18 对；小叶片广椭圆形或椭圆形，下面被柔毛；托叶披针形。总状花序腋生；花萼钟状，密被短柔毛，具5萼齿；花冠黄色，旗瓣长圆状倒卵形，翼瓣及龙骨瓣均有长爪；雄蕊 10，二体；子房有长柄。荚果膜质，半卵圆形，无毛。花期6～7月，果期7～9月。

**生境分布** | 生长于土层深厚、土质疏松、肥沃、排水良好、向阳干燥的中性或微酸性沙质壤土，平地或向阳的山坡均可种植。分布于山西、黑龙江、内蒙古等地，以山西雁北、忻州地区产棉芪、内蒙古及东北栽培品为优。

**采收加工** | 春、秋二季采挖，除去须根和根头，晒干。

**功效主治** | 补气升阳，固表止汗，利水消肿，生津养血，行滞通痹，托毒排脓，敛疮生肌。主治气虚乏力，食少便溏，中气下陷，久泻脱肛，便血崩漏，表虚自汗，气虚水肿，内热消渴，血虚萎黄，半身不遂，痹痛麻木，痈疽难溃，久溃不敛。

**用量用法** | 9～30 g。内服：煎汤。

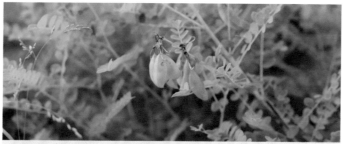

**使用注意** | 疮疡初起、表实邪盛及阴虚阳亢者不宜用。

# 炙黄芪

480

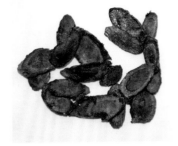

**别名**│无。
**性味归经**│甘，温。归肺、脾经。

**来源**│本品为黄芪的炮制加工品。
**识别特征**│见"黄芪"项下。
**生境分布**│见"黄芪"项下。
**采收加工**│取黄芪片，照蜜炙法炒至不粘手。

**功效主治**│益气补中。主治气虚乏力，食少便溏。
**用量用法**│9～30 g。内服：煎汤。

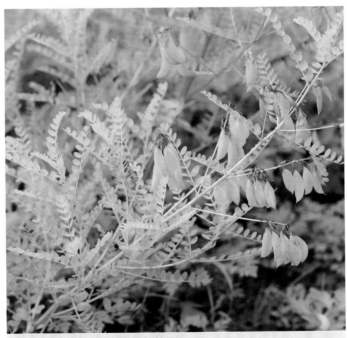

**使用注意**│患有结核病及孕妇禁用。

11
画

# 黄连

481

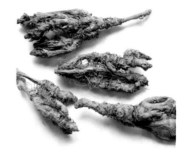

**别名** | 川连、尾连、姜连、萸连、川黄连、萸黄连。

**性味归经** | 苦，寒。归心、脾、胃、肝、胆、大肠经。

**来源** | 本品为毛茛科植物黄连 *Coptis chinensis* Franch.、三角叶黄连 *Coptis deltoidea* C. Y. Cheng et Hsiao 或云连 *Coptis teeta* Wall. 的干燥根茎。以上三种分别习称"味连""雅连""云连"。

**识别特征** | **黄连：** 多年生草本，高 15 ~ 25 cm。根茎黄色，成簇生长。叶基生，具长柄，叶片稍带革质，卵状三角形，三全裂，中央裂片稍呈棱形，具柄，长为宽的 1.5 ~ 2 倍，羽状深裂，边缘具锐锯齿；侧生裂片斜卵形，比中央裂片短，叶面沿脉被短柔毛。花葶 1 ~ 2，二歧或多歧聚伞花序，有花 3 ~ 8，萼片 5，黄绿色，长椭圆状卵形至披针形，长 9 ~ 12.5 mm；花瓣线形或线状披针形，长 5 ~ 7 mm，中央有蜜槽；雄蕊多数，外轮比花瓣略短；心皮 8 ~ 12。蓇葖果具柄。花期 2 ~ 4 月，果期 3 ~ 6 月。

**三角叶黄连：** 与上种不同点为叶的裂片均具十分明显的小柄，中央裂片三角状卵形，4 ~ 6 对羽状深裂，二回裂片彼此密接；雄蕊长为花瓣之半，种子不育。花期 3 ~ 4 月，果期 4 ~ 6 月。

**生境分布** | 生长于海拔 1000 ~ 1900 m 的山谷、凉湿荫蔽密林中，也有栽培品。分布于我国中部及南部各地。四川、云南产量较大。

**采收加工** | 秋季采挖，除去须根和泥沙，干燥，撞去残留须根。

**功效主治** | 清热燥湿，泻火解毒。主治湿热痞满，呕吐吞酸，泻痢，黄疸，高热神昏，心火亢盛，心烦不寐，心悸不宁，血热吐衄，目赤，牙痛，消渴，痈肿疔疮；外治湿疹，湿疮，耳道流脓。酒黄连善清上焦火热，主治目赤，口疮。姜黄连清胃和胃止呕，主治寒热互结，湿热中阻，痞满呕吐。萸黄连疏肝和胃止呕，主治肝胃不和，呕吐吞酸。

**用量用法** | 2 ~ 5 g。外用：适量。

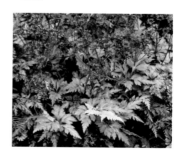

**使用注意** | 苦寒易伤脾胃，故脾胃虚寒者慎用。

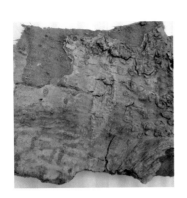

# 黄柏

482

**别名** | 黄檗、元柏、檗木、檗皮。
**性味归经** | 苦，寒。归肾、膀胱经。

**来源** | 本品为芸香科植物黄皮树 *Phellodendron chinense* Schneid. 的干燥树皮。习称"川黄柏"。

**识别特征** | 落叶乔木，高 10 ~ 12 m。单数羽状复叶，对生；小叶 7 ~ 15，矩圆状披针形及矩圆状卵形，顶端长渐尖，基部宽楔形或圆形，不对称，上面仅中脉密被短毛，下面密被长柔毛，花单性，雌雄异株，排成顶生圆锥花序，花序轴密被短毛；果轴及果枝粗大，常密被短毛；浆果状核果球形，熟时黑色，有核 5 ~ 6。花期 5 ~ 6 月，果期 10 ~ 11 月。

**生境分布** | 生长于沟边、路旁，土壤比较肥沃的潮湿地。关黄柏分布于辽宁、吉林、河北等地；川黄柏分布于四川、贵州、湖北、云南等地。

**采收加工** | 剥取树皮后，除去粗皮，晒干。

**功效主治** | 清热燥湿，泻火除蒸，解毒疗疮。主治湿热泻痢，黄疸尿赤，带下阴痒，热淋涩痛，脚气痿躄，骨蒸劳热，盗汗，遗精，疮疡肿毒，湿疹湿疮。盐黄柏滋阴降火。主治阴虚火旺，盗汗骨蒸。

**用量用法** | 3 ~ 12 g。外用：适量。

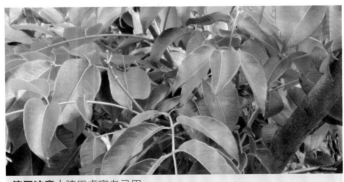

**使用注意** | 脾胃虚寒者忌用。

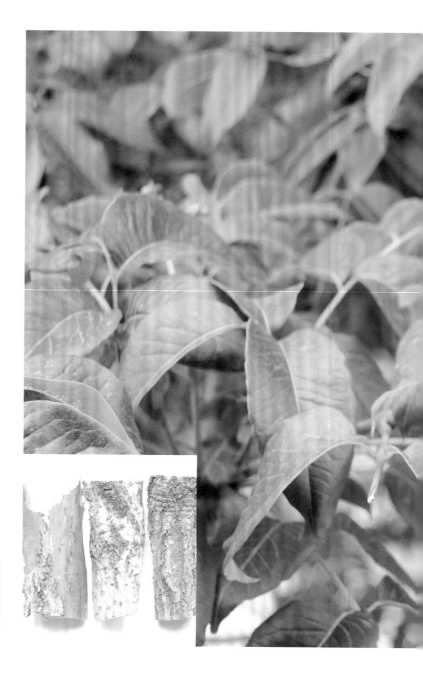

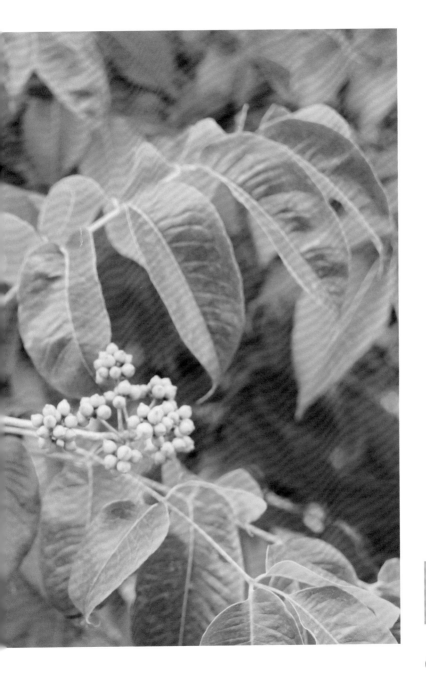

# 黄蜀葵花

483

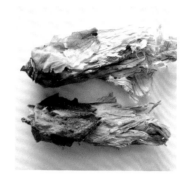

**别名** | 黄葵、秋葵、棉花葵、侧金盏、黄秋葵、金花捷报。

**性味归经** | 甘、寒。归肾、膀胱经。

**来源** | 本品为锦葵科植物黄蜀葵 *Abelmoschus manihot*（L.）Medic. 的干燥花冠。

**识别特征** | 一年生或多年生粗壮直立草本，高 1 ~ 2 m。茎被黄色刚毛。叶大，卵形至近圆形，直径 15 ~ 30 cm 或过之，掌状分裂，有 5 ~ 9 狭长、大小不等的裂片，边缘有齿牙；叶柄长 6 ~ 18 cm。花单生叶腋和枝端，成近总状花序；苞片线状披针形或披针形，4 ~ 5 片，长约 25 mm，宽 5 ~ 10 mm；花萼佛焰苞状，5 裂，早落；花冠 5 瓣，淡黄色或白色，具紫心，直径 10 ~ 20 cm；雄蕊多数，结合成筒状；雌蕊柱头 5 分歧，子房 5 室。蒴果长圆形，端尖，具粗毛，长 5 ~ 7.5 cm，含多数种子。花期 6 ~ 8 月。

**生境分布** | 生长于山谷、草丛间。除东北、西北外，各地均有分布，也有栽培。

**采收加工** | 夏、秋二季花开时采摘，及时干燥。

**功效主治** | 清利湿热，消肿解毒。主治湿热壅遏，淋浊水肿；外治痈疽肿毒，水火烫伤。

**用量用法** | 10 ~ 30 g；研末内服，3 ~ 5 g。外用：适量，研末调敷。

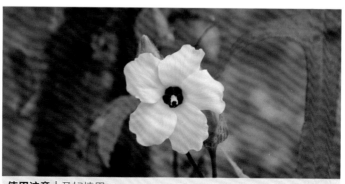

**使用注意** | 孕妇慎用。

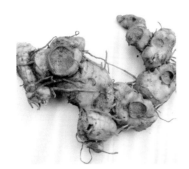

# 黄精

484

**别名**｜菟竹、鹿竹、重楼、鸡头参、白及黄精、玉竹黄精。
**性味归经**｜甘，平。归肺、脾、肾经。

**来源**｜本品为百合科植物滇黄精 *Polygonatum kingianum* Coll. et Hemsl.、黄精 *Polygonatum sibiricum* Red. 或多花黄精 *Polygonatum cyrtonema* Hua 的干燥根茎。按形状不同，习称"大黄精""鸡头黄精""姜形黄精"。

**识别特征**｜滇黄精：多年生草本，高约 1 m。根茎横生，有节。茎直立，单一。叶 4 ~ 6 片轮生，线形，长 8 ~ 13 cm，宽 1.5 ~ 2 cm，先端渐尖而卷曲，基部渐狭；无柄。花 1 ~ 3 朵腋生；花被筒状，淡绿色，6 裂。

浆果球形，熟时橙红色。花期 4 ~ 5 月。

黄精：多年生草本。根茎横生，肥大肉质，黄白色，略呈扁圆形。有数个茎痕，茎痕处较粗大，最粗处直径可达 2.5 cm，生少数须根。茎直立，圆柱形，单一，高 50 ~ 80 cm，光滑无毛。叶无柄；通常 4 ~ 5 枚轮生；叶片线状披针形至线形，长 7 ~ 11 cm，宽 5 ~ 12 mm，先端渐尖并卷曲，上面绿色，下面淡绿色。花腋生，下垂，花梗长 1.5 ~ 2 cm，先端 2 歧，着生花 2；苞片小，远较花梗短；花被筒

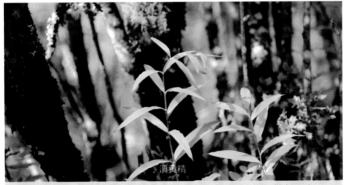

滇黄精

**使用注意**｜凡脾虚有湿、咳嗽痰多、中寒便溏及痞满气滞者不宜服。

状，长 8 ~ 13 mm，白色，先端6 齿裂，带绿白色；雄蕊 6，着生于花被管的中部，花丝光滑；雌蕊 1，与雄蕊等长，子房上位，柱头上有白色毛。浆果球形，直径 7 ~ 10 mm，成熟时黑色。花期 5 ~ 6 月，果期 6 ~ 7 月。

**多花黄精：**多年生草本。根茎横生，肥大肉质，近圆柱形，节处较膨大，直径约 1.5 cm。茎圆柱形，高 40 ~ 80 cm，光滑无毛，有时散生锈褐色斑点。叶无柄，互生；叶片革质，椭圆形，有时为长圆状或卵状椭圆形，长 8 ~ 14 cm，宽 3 ~ 6 cm，先端钝尖，两面均光滑无毛，叶脉 5 ~ 7。花腋生，总花梗下垂，长约 2 cm，通常着花3 ~ 5 或更多，略呈伞形；小花梗长约 1 cm；花被绿白色，筒状，长约 2 cm，先端 6 齿裂；雄蕊 6，花丝上有柔毛或小乳突；雌蕊 1，与雄蕊等长。浆果球形，成熟时暗紫色，直径 1 ~ 1.5 cm。种子圆球形。花期 4 ~ 5月，果期 6 ~ 9 月。

**生境分布**│生长于土层较深厚、疏松肥沃、排水和保水性能较好的壤土中。分布于贵州、湖南、浙江、广西、河北、河南、湖北等地。目前除贵州、湖南、广西所产的姜形黄精优质外，安徽九华山所产黄精也属上品。河北、内蒙古大量出产的黄精为鸡头黄精。

**采收加工**│春、秋二季采挖，除去须根，洗净，置沸水中略烫或蒸至透心，干燥。

**功效主治**│补气养阴，健脾，润肺，益肾。主治脾胃气虚，体倦乏力，胃阴不足，口干食少，肺虚燥咳，劳嗽咳血，精血不足，腰膝酸软，须发早白，内热消渴。

**用量用法**│9 ~ 15 g。内服：煎汤。

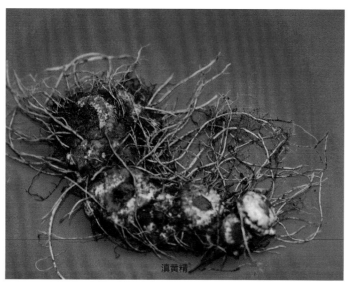

滇黄精

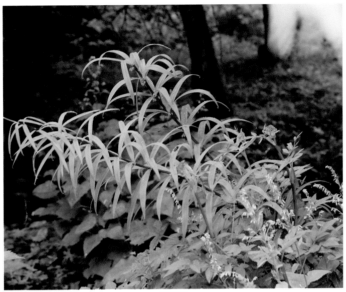

滇黄精

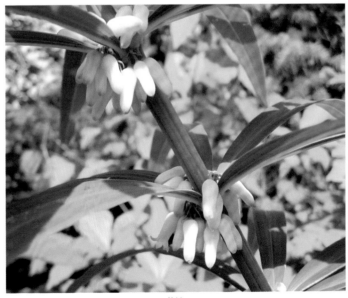

黄精

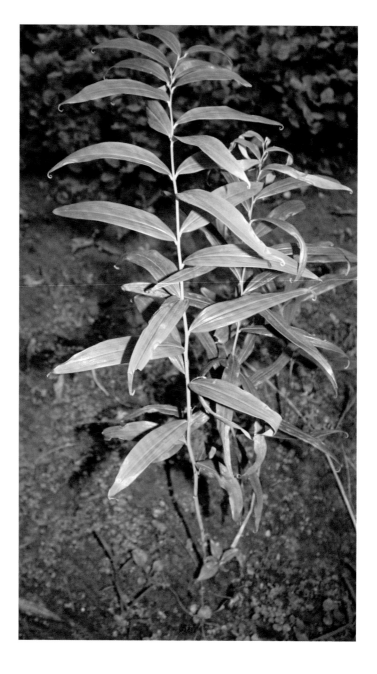

黄精(C)

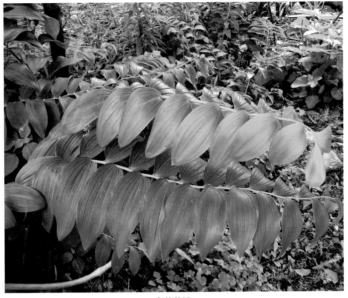

多花黄精

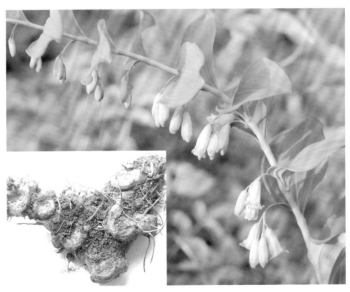

多花黄精

# 黄藤

485

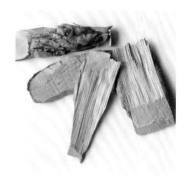

**别名** 黄连藤、土黄连、山大王、藤黄连、伸筋藤、大黄藤。

**性味归经** 苦，寒。归心、肝经。

**来源** 本品为防己科植物黄藤 *Fibraurea recisa* Pierre. 的干燥藤茎。

**识别特征** 多年生攀缘状高大藤本。高10 m以上。根圆柱状，外皮灰黄褐色，木部黄色。茎干粗壮，老茎淡灰褐色或灰棕色，有不规则纵条纹和横向裂纹，小枝圆柱状，灰绿色，有细纵条纹。单叶互生，革质，叶柄着生于叶片的近基部，长4～10 cm，基部扭曲，上部稍膨大，具细纵条纹；叶片卵圆形、椭圆形、狭卵形或卵状椭圆形，先端钝或稍渐尖，基部圆形或近截形，全缘，上面绿色，有光泽，下面淡绿色，无毛，主脉3，弧形。总状花序集成圆锥花序，着生于老茎上，下垂，生于小枝上的花序长只有6～10 cm；单性，雌雄异株，密集，具柄，外有小形苞片3，花被片6，绿白色或黄绿色，广卵形或近圆形，边缘向内卷曲；雄花有雄蕊3，花丝短棒状，花药椭圆形，短粗，纵裂；雌花具退化雄蕊；子房卵圆形，3室，胚珠2，花柱短，柱头头状。核果长椭圆形，长2～3 cm，有长果柄，长2～4 cm，顶端有柱头痕迹。种子长圆形，胚乳角质。花期4～5月，果期10～11月。

**生境分布** 生长于密林中，攀缘于阔叶树上。分布于云南、广西、广东等地。药材产于广西、广东。

**采收加工** 秋、冬二季采收，切段，晒干。

**功效主治** 清热解毒，泻火通便。主治热毒内盛，便秘，泻痢，咽喉肿痛，目赤红肿，痈肿疮毒。

**用量用法** 30～60 g。外用：适量。

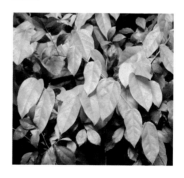

**使用注意** 体质虚寒者忌用。

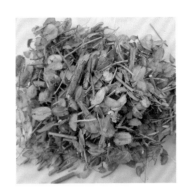

# 菥蓂

486

**别名** | 大荠、蔑菥、大蕺、析目、老荠、遏蓝菜、花叶荠。

**性味归经** | 辛，微寒。归肝、胃、大肠经。

**来源** | 本品为十字花科植物菥蓂 *Thlaspi arvense* L. 的干燥地上部分。

**识别特征** | 一年生草本，高 9 ~ 60 cm，无毛。茎直立，不分枝或分枝，具棱。基生叶叶柄长 1 ~ 3 cm；叶片倒卵状长圆形，长 3 ~ 5 cm，宽 1 ~ 1.5 cm，先端圆钝或急尖，基部抱茎，两侧箭形，边缘具疏齿。总状花序顶生；花白色；萼片 4，直立，卵形，先端圆钝；花瓣长圆状倒卵形，长 2 ~ 4 mm，先端圆钝或微凹；雄蕊 6，分离；雌蕊 1，子房 2 室，柱头头状，近 2 裂，花柱短或长。短角果近圆形或倒宽卵形，长 8 ~ 16 mm，扁平，周围有宽翅，先端有深凹缺。种子 5 ~ 10 枚，卵形，长约 1.5 mm，稍扁平，棕褐色，表面有颗粒状环纹。花、果期 5 ~ 7 月。

**生境分布** | 生长于平地路旁、沟边或村落附近。分布几遍全国，亚洲、欧洲、非洲北部也有分布。

**采收加工** | 夏季果实成熟时采割，除去杂质，干燥。

**功效主治** | 清肝明目，和中利湿，解毒消肿。主治目赤肿痛，脘腹胀痛，胁痛，肠痛，水肿，带下，疮疖痈肿。

**用量用法** | 9 ~ 15 g。煎汤服。

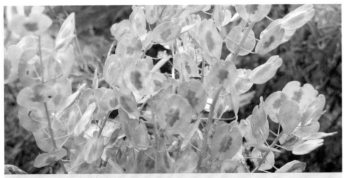

**使用注意** | 不能与干姜、苦参同用。

11
画

**673**

# 菝葜

487

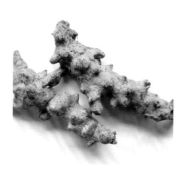

**别名** | 金刚刺、金刚藤、乌鱼刺、铁菱角、马加勒。

**性味归经** | 甘、微苦、涩，平。归肝、肾经。

**来源** | 本品为百合科植物菝葜 *Smilax china* L. 的干燥根茎。

**识别特征** | 攀缘状灌木。高 1 ~ 3 m。疏生刺。根茎粗厚，坚硬，为不规则的块根，粗 2 ~ 3 cm。叶互生；叶柄长 5 ~ 15 mm，占全长的 1/3 ~ 1/2，具宽 0.5 ~ 1 mm 的狭鞘，几乎都有卷须，少有例外，脱落点位于靠近卷须处；叶片薄革质或坚纸质，卵圆形或圆形、椭圆形，长 3 ~ 10 cm，宽 1.5 ~ 5（~ 10）cm，基部宽楔形至心形，下面淡绿色，较少苍白色，有时具粉霜。花单性，雌雄异株；伞形花序生于叶尚幼嫩的小枝上，具十几朵或更多的花，常呈球形；总花梗长 1 ~ 2 cm，花序托稍膨大，近球形，较少稍延长，具小苞片；花绿黄色，外轮花被片 3，长圆形，长 3.5 ~ 4.5 mm，宽 1.5 ~ 2 mm，内轮花被片稍狭。雄蕊长约为花被片的 2/3，花药比花丝稍宽，常弯曲；雌花与雄花大小相似，有 6 枚退化雄蕊。浆果直径 6 ~ 15 mm，熟时红色，有粉霜。花期 2 ~ 5 月，果期 9 ~ 11 月。

**生境分布** | 生长于海拔 2000 m 以下的林下灌木丛中、路旁、河谷或山坡上。主要分布于我国长江以南各地。

**采收加工** | 秋末至次年春采挖，除去须根，洗净，晒干或趁鲜切片，干燥。

**功效主治** | 利湿去浊，祛风除痹，解毒散瘀。主治小便淋浊，带下量多，风湿痹痛，疔疮痈肿。

**用量用法** | 10 ~ 15 g。内服：煎汤。

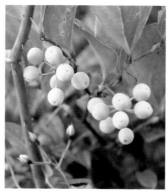

**使用注意** | 脾胃虚寒者慎用，孕妇忌用，儿童慎用。服药期间忌饮茶、食醋。

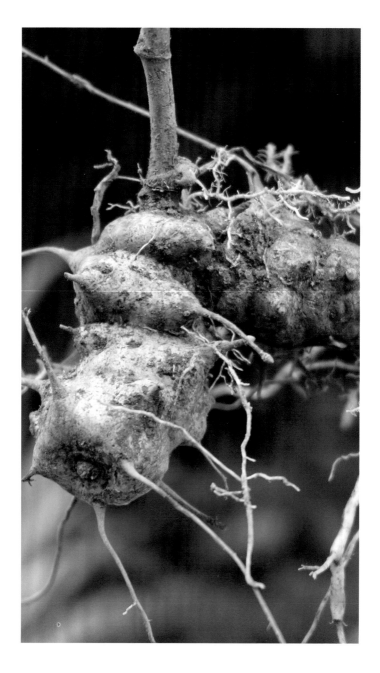

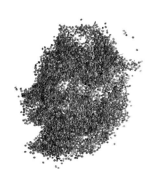

# 菟丝子

488

**别名** | 萝丝子、豆寄生、豆须子、巴钱天、黄鳝藤、金黄丝子。

**性味归经** | 辛、甘,平。归肝、肾、脾经。

**来源** | 本品为旋花科植物菟丝子 *Cuscuta chinensis* Lam. 或 南方菟丝子 *Cuscuta australis* R. Br. 的干燥成熟种子。

**识别特征** | 一年生寄生草本,全株无毛。茎细,缠绕,黄色,无叶。花簇生于叶腋,苞片及小苞片鳞片状;花萼杯状,花冠白色,钟形,长为花萼的2倍,先端5裂,裂片向外反曲;雄蕊花丝扁短,基部生有鳞片,矩圆形,边缘流苏状。蒴果扁球形,被花冠全部包住,盖裂。种子2~4枚,黄色或黄褐色,卵形,长1.4~1.6 mm,表面粗糙。花期7~9月,果期8~10月。

**生境分布** | 生长于田边、荒地及灌木丛中,常寄生于豆科等植物上。分布于东北辽阳、盖平及河南、山东、山西等地。

**采收加工** | 秋季果实成熟时采收植株,晒干,打下种子,除去杂质。

**功效主治** | 补益肝肾,固精缩尿,安胎,明目,止泻;外用消风祛斑。主治肝肾不足,腰膝酸软,阳痿遗精,遗尿尿频,肾虚胎漏,胎动不安,目昏耳鸣,脾肾虚泻;外治白癜风。

**用量用法** | 6~12 g。外用:适量。

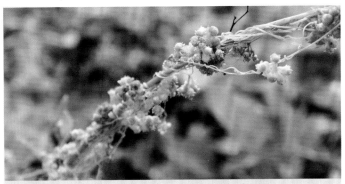

**使用注意** | 阴虚火旺、大便燥结、小便短赤者不宜服用。

# 菊苣

489

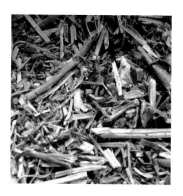

**别名** | 苦苣、苦菜、卡斯尼、明目菜、咖啡草、咖啡萝卜、皱叶苦苣。

**性味归经** | 微苦、咸，凉。归肝、胆、胃经。

**来源** | 本品系维吾尔族习用药材。为菊科植物毛菊苣 *Cichorium glandulosum* Boiss. et Huet 或菊苣 *Cichorium intybus* L. 的干燥地上部分或根。

**识别特征** | 多年生草本，高 40～100 cm。茎直立，单生，分枝开展或极开展，全部茎枝绿色，有条棱，被极稀疏的长而弯曲的糙毛或刚毛或几无毛。基生叶莲座状，花期生存，倒披针状长椭圆形，包括基部渐狭的叶柄，全长 15～34 cm，宽 2～4 cm，基部渐狭有翼柄，大头状倒向羽状深裂、羽状深裂或不分裂而边缘有稀疏的尖锯齿，侧裂片 3～6 对或更多，顶侧裂片较大，向下侧裂片渐小，全部侧裂片镰刀形、不规则镰刀形或三角形。茎生叶少数，较小，卵状倒披针形至披针形，无柄，基部圆形或戟形扩大半抱茎。全部叶质地薄，两面被稀疏的多细胞长节毛，但叶脉及边缘的毛较多。头状花序多数，单生或数个集生于茎顶或枝端，或 2～8 个为一组沿花枝排列成穗状花序。总苞圆柱状，长 8～12 mm；总苞片 2 层，外层披针形，长 8～13 mm，宽 2～2.5 mm，上半部绿色，革质，边缘有长缘毛，背面有极稀疏的头状具柄的长腺毛或单毛，

下半部淡黄白色，质地坚硬，革质；内层总苞片线状披针形，长达 1.2 cm，宽约 2 mm，下部稍坚硬，上部边缘及背面通常有极稀疏的头状具柄的长腺毛，并杂有长单毛。舌状小花蓝色，长约 14 mm，有色斑。瘦果倒卵状、椭圆状或倒楔形，外层瘦果压扁，紧贴内层总苞片，3～5 棱，顶端截形，向下收窄，褐色，有棕黑色色斑。冠毛极短，2～3 层，膜片状，长 0.2～0.3 mm。花、果期 5～10 月。

**生境分布** | 生长于滨海荒地、河边、水沟边或山坡。分布于北京、黑龙江、辽宁、山西、陕西、新疆、江西等地。

**采收加工** | 夏、秋二季采割地上部分或秋末挖根，除去泥沙和杂质，晒干。

**功效主治** | 清肝利胆，健胃消食，利尿消肿。主治湿热黄疸，胃痛食少，水肿尿少。

**用量用法** | 9～18 g。内服：煎汤。

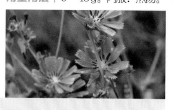

**使用注意** | 孕妇或哺乳期禁用。

# 菊花

490

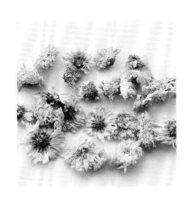

**别名** | 菊华、真菊、金菊、日精、九华、节花、药菊、金蕊、甘菊。

**性味归经** | 甘、苦，微寒。归肺、肝经。

**来源** | 本品为菊科植物菊 *Chrysanthemum morifolium* Ramat. 的干燥头状花序。

**识别特征** | 多年生草本，高 50 ~ 140 cm，全体密被白色茸毛。茎基部稍木质化，略带紫红色，幼枝略具棱。叶互生，卵形或卵状披针形，长 3.5 ~ 5 cm，宽 3 ~ 4 cm，先端钝，基部近心形或阔楔形，边缘通常羽状深裂，裂片具粗锯齿或重锯齿，两面密被白茸毛；叶柄有浅槽。头状花序顶生或腋生，直径 2.5 ~ 5 cm；总苞半球形，苞片 3 ~ 4 层，绿色，被毛，边缘膜质透明，淡棕色，外层苞片较小，卵形或卵状披针形，第二层苞片阔卵形，内层苞片长椭圆形；花托小，凸出，半球形；舌状花雌性，位于边缘，舌片线状长圆形，长可至 3 cm，先端钝圆，白色、黄色、淡红色或淡紫色，无雄蕊，雌蕊 1，花柱短，柱头 2 裂；管状花两性，位于中央，黄色，每花外具 1 卵状膜质鳞片，花冠管长约 4 mm，先端 5 裂，裂片三角状卵形，雄蕊 5，聚药，花丝极短，分离，雌蕊 1，子房下位，矩圆形，花柱线形，柱头 2 裂。瘦果矩圆形，具

4 棱，顶端平截，光滑无毛。花期 9 ~ 11 月，果期 10 ~ 11 月。

**生境分布** | 喜温暖湿润，阳光充足，忌遮阴。耐寒，稍耐旱，怕水涝，喜肥。菊花均系栽培，全国大部分省份均有种植，其中以安徽、浙江、河南、四川等地为主产区。

**采收加工** | 9 ~ 11 月花盛开时分批采收，阴干或焙干，或熏、蒸后晒干。药材按产地和加工方法不同，分为"亳菊""滁菊""贡菊""杭菊""怀菊"。

**功效主治** | 疏散风热，平肝明目，清热解毒。主治风热感冒，头痛眩晕，目赤肿痛，眼目昏花，疮痈肿毒。

**用量用法** | 5 ~ 10 g。内服：煎汤。

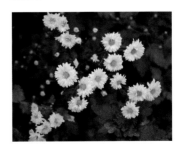

**使用注意** | 气虚胃寒、食减泄泻患者慎服。

# 梅花

491

**别名**｜酸梅、黄仔、合汉梅。
**性味归经**｜微酸，平。归肝、胃、肺经。

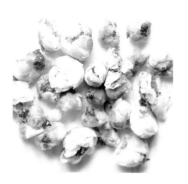

**来源**｜本品为蔷薇科植物梅 *Prunus mume*（Sieb.）Sieb. et Zucc.的干燥花蕾。入药用白梅、红梅两种。

**识别特征**｜落叶乔木，小枝多绿色，枝端尖刺状，无毛，叶互生，宽卵形至卵形，长4～10 cm，宽3～5.5 cm，先端长渐尖，基部宽楔形或近圆形，边缘有细锯齿，下面色较浅，嫩时两面有毛，老时仅下面脉上有柔毛；叶柄有毛，托叶早落。花1～2朵簇生，先叶开放，有香气，萼片5，常带紫红色，花后常不反折；花瓣5，白色、红色或淡红色，有的重瓣；雄蕊多数，心皮1，密被短柔毛。核果近球形，两边扁，有纵沟，直径2～3 cm，熟时黄色，有短柔毛。花期3月，果期5～6月。

**生境分布**｜全国各地多有栽培。白梅花分布于江苏、浙江等地；红梅花分布于四川、湖北等地。

**采收加工**｜初春花未开放时采摘，及时低温干燥。

**功效主治**｜疏肝和中，化痰散结。主治肝胃气痛，郁闷心烦，梅核气，瘰疬疮毒。

**用量用法**｜3～5 g，水煎服。

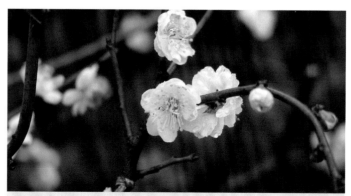

**使用注意**｜溃疡病患者慎用，孕妇不宜服用。

# 救必应

492

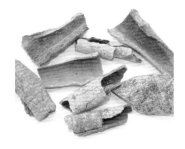

**别名**│白木香、羊不吃、山冬青、白银木、过山风、土千年健。

**性味归经**│苦，寒。归肺、胃、大肠、肝经。

**来源**│本品为冬青科植物铁冬青 *Ilex rotunda* Thunb.的干燥树皮。

**识别特征**│常绿乔木或灌木，高5 ~ 15 m。枝灰色，小枝多少有棱，红褐色。叶互生，卵圆形至椭圆形，长4 ~ 10 cm，宽2 ~ 4 cm。花单性，雌雄异株，排列为具梗的伞形花序；雄花序梗长2 ~ 8 mm，花柄长2 ~ 4 mm；花瓣4 ~ 5，绿白色，卵状矩圆形，长约2.5 mm；雄蕊4 ~ 5；雌花较小，花柄较粗壮，长3 ~ 5 mm；子房上位。核果球形至椭圆形，长4.5 ~ 6 mm，熟时红色，顶端有宿存柱头。花期5 ~ 6月，果期9 ~ 10月。

**生境分布**│常生长于山下疏林或沟边、溪边。分布于江苏、安徽、浙江、江西、福建、台湾、湖南、广东、广西、云南等地。

**采收加工**│夏、秋二季剥取，晒干。

**功效主治**│清热解毒，利湿止痛。主治暑湿发热，咽喉肿痛，湿疹，疮疖，湿热泻痢，脘腹胀痛，风湿痹痛，跌打损伤。

**用量用法**│9 ~ 30 g。外用：适量，煎浓汤涂敷患处。

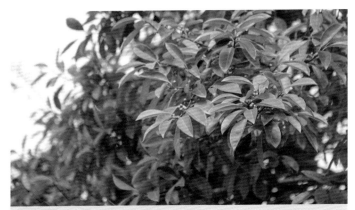

**使用注意**│胃阴虚者不宜用。

# 常山

493

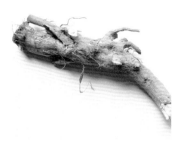

**别名** | 黄常山、鸡骨风、风骨木、白常山、鸡骨常山。

**性味归经** | 辛、苦，寒；有毒。归肺、心、肝经。

**来源** | 本品为虎耳草科植物常山 *Dichroa febrifuga* Lour.的干燥根。

**识别特征** | 落叶灌木，高约2 m。茎枝圆形，有节，幼时被棕黄色短毛。叶对生，椭圆形、广披针形或长方状倒卵形，先端渐尖，基部楔形，边缘有锯齿，幼时两面均疏被棕黄色短毛。伞房花序，着生于枝顶或上部的叶腋；花浅蓝色；苞片线状披针形，早落；花萼管状，淡蓝色。花瓣蓝色，长圆状披针形或卵形。浆果圆形，蓝色，有宿存萼和花柱。花期6～7月，果期8～9月。

**生境分布** | 生长于林荫湿润山地，或栽培于林下。分布于四川、贵州、湖南、江西、湖北、云南、广东、广西等地。

**采收加工** | 秋季采挖，除去须根，洗净，晒干。

**功效主治** | 涌吐痰涎，截疟。主治痰饮停聚，胸膈痞塞，疟疾。

**用量用法** | 5～9g。内服：煎汤。

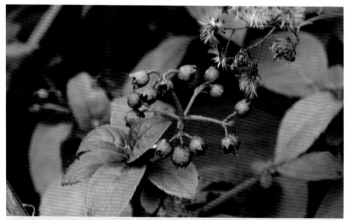

**使用注意** | 因能催吐，用量不宜过大，体虚者及孕妇不宜用。治疟时，均应酒制，用量不宜大。

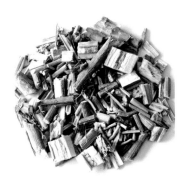

# 野马追

**别名** | 白鼓钉、化食草、毛泽兰。
**性味归经** | 苦，平。归肺经。

**来源** | 本品为菊科植物轮叶泽兰 *Eupatorium lindleyanum* DC. 的干燥地上部分。

**识别特征** | 多年生草本，高30～150 cm。地下具短根茎，四周丛生须状根，支根纤细，淡黄白色。茎直立，上部分枝，淡褐色或带紫色，散生紫色斑点，被粗毛，幼时尤密。叶对生；无柄或几无柄；叶片条状披针形，长5～12 cm，宽1～2 cm，不裂或基部3裂，边缘有疏锯齿，两面粗糙，无毛，或于下面或仅沿脉有细柔毛，但下面有黄色腺点，基出3脉，脉在下面隆起，头状花序状；总苞钟状；总苞片淡绿色或带紫红色，先端急尖；头状花序含5个筒状两性花。瘦果长2～3 mm，有腺点，无毛；冠毛污白色，比花冠筒短。花、果期5～12月。

**生境分布** | 生长于湿润山坡、草地或溪旁。除新疆外中国各地均有分布。

**采收加工** | 秋季花初开时采割，晒干。

**功效主治** | 化痰，止咳，平喘。主治痰多咳嗽气喘。

**用量用法** | 30～60 g。内服：煎汤。

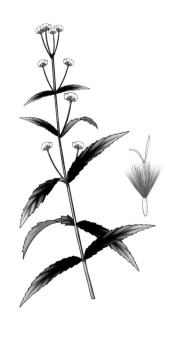

11
画

**使用注意** | 肺寒咳嗽者慎用。孕妇、儿童慎用。

# 野木瓜

495

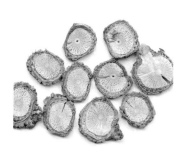

**别名** | 木莲、乌藤、假荔枝、绕绕藤、八月挪、五爪金龙。

**性味归经** | 微苦，平。归肝、胃经。

**来源** | 本品为木通科植物野木瓜 *Stauntonia chinensis* DC. 的干燥带叶茎枝。

**识别特征** | 常绿木质藤本，长约9 m。茎圆柱形，灰褐色，全株无毛。掌状复叶互生；总叶柄长 5 ~ 10 cm；小叶 5 ~ 7，革质；小叶柄长 1.5 ~ 3 cm；小叶片椭圆形或长圆状披针形，长 8 ~ 12 cm，宽 2.5 ~ 4 cm，先端长渐尖，基部圆形或楔形，上面亮绿色，下面黄绿色或淡绿色，中脉在下面隆起，侧脉每边9 ~ 11 条，网脉均于下面明显凸起。花单性，雌雄异株，同型，具异臭，常 3 朵排成伞房花序式的总状花序；总花梗纤细，基部托有大的芽鳞片，花梗纤细，长 2 ~ 3 cm；雄花有萼片 6，淡黄色或乳白色，外轮 3，披针形，长约 1.8 cm，宽约 5 mm，先端渐尖，内轮 3，线状披针形，长约 1.6 cm，宽约 2 mm，绿色带紫，花瓣缺如，雄蕊 6，药隔角状突起约 2 mm，花丝全部生成圆柱状的管，退化心皮小；雌花的萼片与雄花相似，但较大，长约 2.2 cm，心皮 3，棒状，胚珠多数，退化雄蕊 6，微小，卵状披针形，先端急尖，长 2 ~ 3 cm，具蜜腺6。浆果长圆形，未熟时白色，熟时橙黄色，长约 7 cm，直径约 3 cm。种子多数，黑色，排成数列藏于果肉中。花期 3 ~ 4 月，果期 7 ~ 10 月。

**生境分布** | 生长于湿润通风的杂木林中、山路旁及溪谷两旁。分布于安徽、浙江、江西、福建、广东、广西、海南等地。

**采收加工** | 全年均可采割，洗净，切段，干燥。

**功效主治** | 祛风止痛，舒筋活络。主治风湿痹痛，腰腿疼痛，头痛，牙痛，痛经，跌打伤痛。

**用量用法** | 9 ~ 15 g。内服：煎汤。

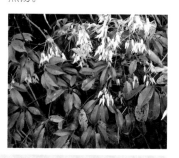

**使用注意** | 孕妇不宜使用。

# 野菊花

496

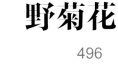

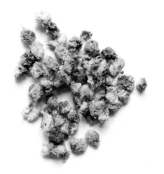

**别名** | 苦薏、黄菊花、山菊花、甘菊花、路旁菊、千层菊。

**性味归经** | 苦、辛，微寒。归肝、心经。

**来源** | 本品为菊科植物野菊 *Chrysanthemum indicum* L. 的干燥头状花序。

**识别特征** | 多年生草本，高25～100 cm。根茎粗厚，分枝，有长或短的地下匍匐枝。茎直立或基部铺展。基生叶脱落；茎生叶卵形或长圆状卵形，长6～7 cm，宽1～2.5 cm，羽状分裂或分裂不明显；顶裂片大；侧裂片常2对，卵形或长圆形，全部裂片边缘浅裂或有锯齿；上部叶渐小；全部叶上面有腺体及疏柔毛，下面灰绿色，毛较多，基部渐狭成具翅的叶柄；托叶具锯齿。头状花序在茎枝顶端排成伞房状圆锥花序或不规则的伞房花序；总苞直径8～20 mm，长5～6 mm；总苞片边缘宽膜质；舌状花黄色，雌性；盘花两性，筒状。瘦果有5条极细的纵肋，无冠状冠毛。花期9～10月。

**生境分布** | 生长于山坡、路旁、原野。全国各地均有分布。

**采收加工** | 秋、冬二季花初开放时采摘，晒干，或蒸后晒干。

**功效主治** | 清热解毒，泻火平肝。主治疗疮痈肿，目赤肿痛，头痛眩晕。

**用量用法** | 9～15 g。外用：适量，煎汤外洗或制膏外涂。

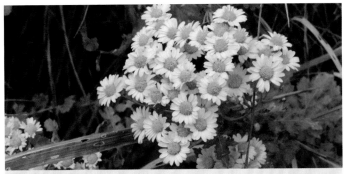

**使用注意** | 脾胃虚寒者及孕妇慎用。

# 蛇床子

497

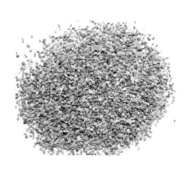

**别名**｜蛇珠、野茴香、秃子花、蛇床实、蛇床仁、野萝卜碗子。

**性味归经**｜辛、苦，温；有小毒。归肾经。

**来源**｜本品为伞形科植物蛇床 *Cnidium monnieri*（L.）Cuss. 的干燥成熟果实。

**识别特征**｜一年生草本，高30～80 cm；茎直立，多分枝，中空，表面具深纵条纹，疏生细柔毛。基生叶有柄，茎基部叶有短阔的叶鞘，边缘有膜质，茎上部叶几全部简化成鞘状；叶片轮廓卵形至卵状披针形。复伞形花序顶生或侧生，总苞片8～10，线形有长尖；花瓣白色。双悬果长圆形，分果具5棱，果棱成翅状，无毛。果实呈椭圆形，由两

个分果合抱而成。花期4～7月，果期6～8月。

**生境分布**｜生长于弱碱性稍湿的草甸子、河沟旁、碱性草原、田间路旁。分布于广东、广西、安徽、江苏等地。

**采收加工**｜夏、秋二季果实成熟时采收，除去杂质，晒干。

**功效主治**｜燥湿祛风，杀虫止痒，温肾壮阳。主治阴痒带下，湿疹瘙痒，湿痹腰痛，肾虚阳痿，宫冷不孕。

**用量用法**｜3～10 g。外用：适量，多煎汤熏洗，或研末调敷。

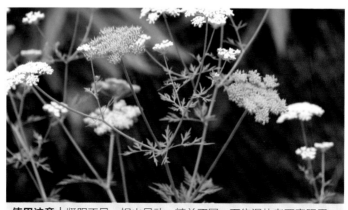

**使用注意**｜肾阴不足、相火易动、精关不固、下焦湿热者不宜服用。

# 蛇蜕

498

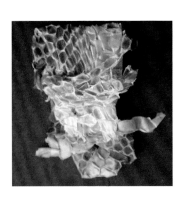

**别名** | 蛇符、蛇退、蛇壳、蛇皮、龙衣、龙子衣、龙子单衣。

**性味归经** | 咸、甘，平。归肝经。

**来源** | 本品为游蛇科动物乌梢蛇 *Zaocys dhumnades*（Cantor）、黑眉锦蛇 *Elaphe taeniura* Cope 或锦蛇 *Elaphe carinata*（Guenther）等蜕下的干燥表皮膜。

**识别特征** | **乌梢蛇**：体全长可达 2.5 m 以上。体背绿褐色或棕黑色或棕褐色；背部正中有一条黄色的纵纹；体侧各有两条黑色纵纹，至少在前段明显（成年个体），至体后部消失（有的个体通身墨绿色，有的前半身看上去是黄色，后半身是黑色）。次成体通身纵纹明显。头颈区别显著；吻鳞自头背可见，宽大于高；鼻间鳞为前额鳞长的 2/3；顶鳞后 2 两枚稍大的鳞片；上唇鳞 8，第 7 枚最大；下唇鳞 8 ~ 10；背鳞鳞行成偶数 16 ~ 16 ~ 14，中央 2 ~ 4 行起强棱，腹鳞雄 192 ~ 204，雌 191 ~ 205；尾下鳞雄 95 ~ 137 对，雌 98 ~ 131 对。

**黑眉锦蛇**：大型无毒蛇，全长可达 2 m 左右。上唇鳞 9（4 - 2 - 3）或 8，10，7；颊鳞 1；眶后鳞 2；中央 9 ~ 17 行微棱；腹鳞 222 ~ 267；肛鳞 2；尾下鳞 76 ~ 122 对。头和体背黄绿色或棕灰色；眼后有一条明显的黑纹，也是该蛇命名的主要依据；体背的前、中段有黑色梯形或蝶状斑纹，略似秤星，故又名秤星蛇；由体背中段往后斑纹渐趋隐失，但有 4 条清晰的黑色纵带直达尾端，中央数行背鳞具弱棱。

**生境分布** | 分布于安徽、江苏、浙江、福建、台湾、广东、江西、湖北、四川、云南等地。

**采收加工** | 春末夏初或冬初收集，除去泥沙，干燥。

**功效主治** | 祛风，定惊，退翳，解毒。主治小儿惊风，抽搐痉挛，翳障，喉痹，疔肿，皮肤瘙痒。

**用量用法** | 2 ~ 3 g；研末吞服 0.3 ~ 0.6 g。

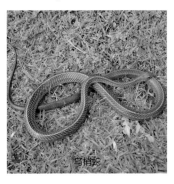

乌梢蛇

**使用注意** | 孕妇忌服。

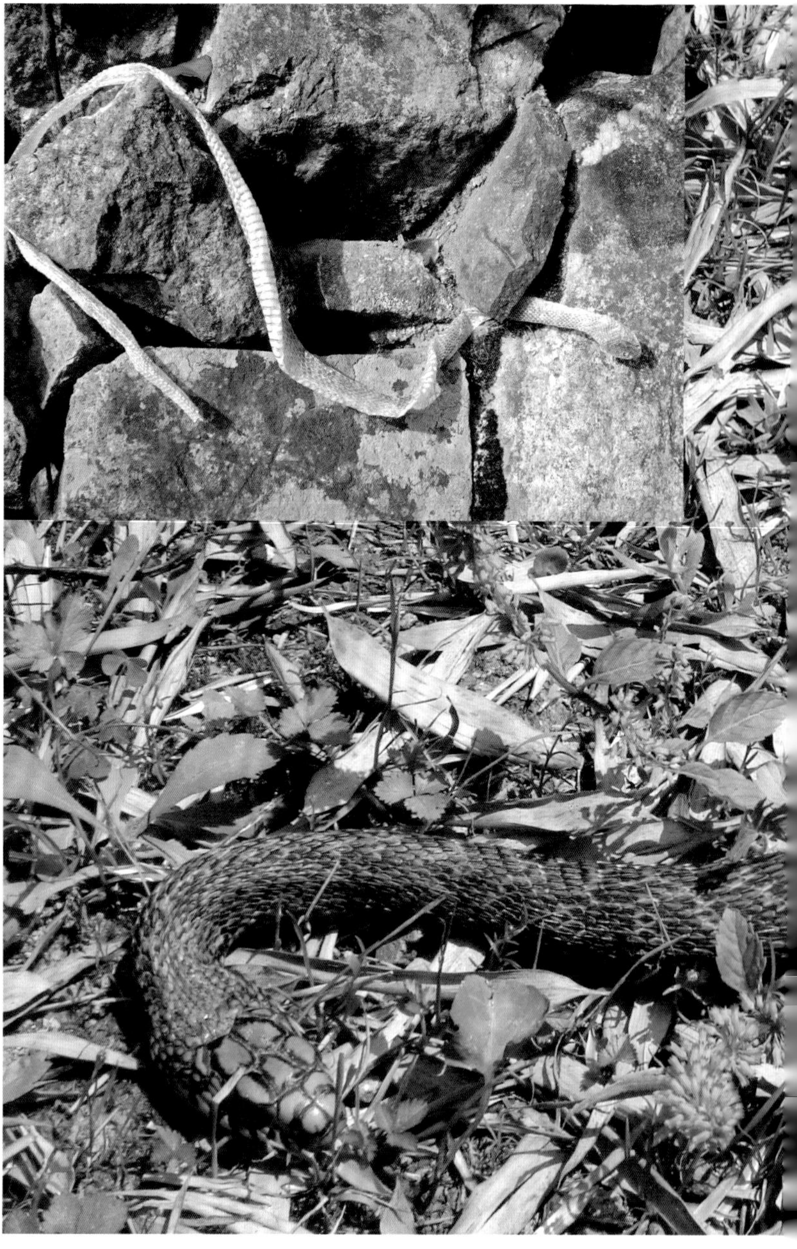

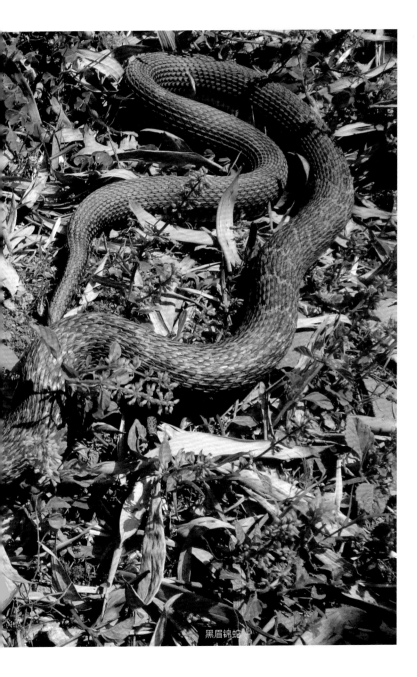

黑眉锦蛇

# 银杏叶

499

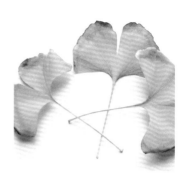

**别名** | 飞蛾叶、鸭脚子。

**性味归经** | 甘、苦、涩，平。归心、肺经。

**来源** | 本品为银杏科植物银杏 *Ginkgo biloba* L. 的干燥叶。

**识别特征** | 落叶大乔木，胸径约4 m，幼树树皮近平滑，浅灰色，大树之皮灰褐色，不规则纵裂，有长枝与生长缓慢的矩状短枝。叶互生，在长枝上辐射状散生，在短枝上3～5枚成簇生状，有细长的叶柄，扇形，两面淡绿色，在宽阔的顶缘多少具缺刻或2裂，宽5～8（～15）cm，具多数叉状并列细脉。雌雄异株，稀同株，球花单生于短枝的叶腋；雄球花成荑葇花序状，雄蕊多数，各有2花药；雌球花有长梗，梗端常分2叉（稀3～5叉），叉端生1具有盘状珠托的胚珠，常1个胚珠发育成种子。种子核果状，具长梗，下垂，椭圆形、长圆状倒卵形、卵圆形或近球形，长2.5～3.5 cm，直径1.5～2 cm；假种皮肉质，被白粉，成熟时淡黄色或橙黄色；种皮骨质，白色，常具2（稀3）纵棱；内种皮膜质。初期生长较慢，萌蘖性强。雌株一般20年左右开始结实，500年生的大树仍能正常结实。一般3月下旬至4月上旬萌动展叶，4月上旬至中旬开花，9月下旬至10月上旬种子成熟，10月下旬至11月落叶。

**生境分布** | 生长于水热条件比较优越的亚热带季风区。主要分布在山东、江苏、四川、河北、湖北、河南等地。全国最大的银杏培育基地是山东省郯城县。

**采收加工** | 秋季叶尚绿时采收，及时干燥。

**功效主治** | 活血化瘀，通络止痛，敛肺平喘，化浊降脂。主治瘀血阻络，胸痹心痛，中风偏瘫，肺虚咳喘，高脂血症。

**用量用法** | 9～12 g。内服：煎汤。

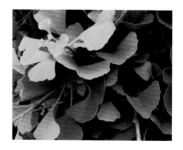

**使用注意** | 有实邪者忌用。

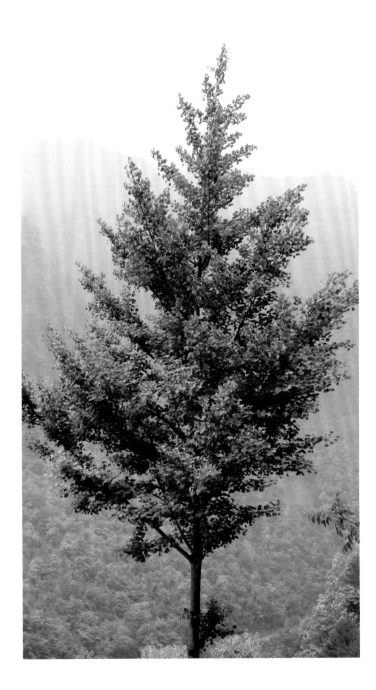

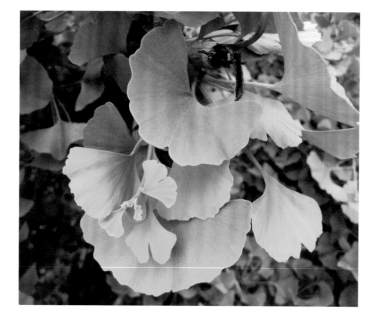

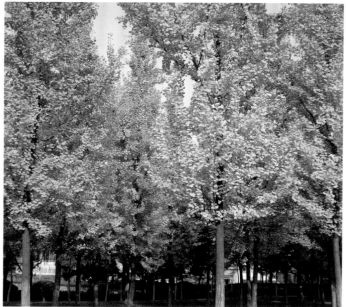

# 银柴胡

500

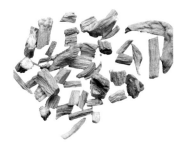

**别名** | 土参、银胡、山菜根、沙参儿、牛肚根、银夏柴胡。

**性味归经** | 甘，微寒。归肝、胃经。

**来源** | 本品为石竹科植物银柴胡 *Stellaria dichotoma* L. var. *lanceolata* Bge. 的干燥根。

**识别特征** | 多年生草本，高 20～40 cm。主根圆柱形，直径 1～3 cm，外皮淡黄色，顶端有许多疣状的残茎痕迹。茎直立，节明显，上部 2 叉状分歧，密被短毛或腺毛。叶对生，无柄；茎下部叶较大，披针形，长 4～30 mm，宽 1.5～4 mm，先端锐尖，基部圆形，全缘，上面绿色，疏被短毛或几无毛，下面淡绿色，被短毛。花单生，花梗长 1～4 cm；花小，白色；萼片 5，绿色，披针形，外具腺毛，边缘膜质；花瓣 5，较萼片为短，先端 2 深裂，裂片长圆形；雄蕊 10，着生在花瓣的基部，稍长于花瓣；雌蕊 1，子房上位，近于球形，花柱 3，细长。蒴果近球形，成熟时顶端 6 齿裂。花期 6～7 月，果期 8～9 月。

**生境分布** | 生长于干燥的草原、悬岩的石缝或碎石中。分布于我国西北部及内蒙古等地。

**采收加工** | 春、夏间植株萌发或秋后茎叶枯萎时采挖；栽培品于种植后第三年 9 月中旬或第四年 4 月中旬采挖，除去残茎、须根及泥沙，晒干。

**功效主治** | 退虚热，除疳热。主治阴虚发热，骨蒸劳热，小儿疳热。

**用量用法** | 3～10 g，水煎服。

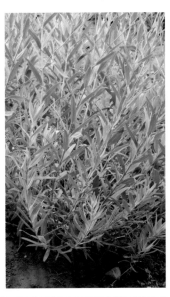

**使用注意** | 外感风寒、血虚无热者忌用。

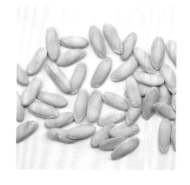

# 甜瓜子

501

**别名** | 甘瓜子、甜瓜仁、甜瓜瓣。
**性味归经** | 甘，寒。归肺、胃、大肠经。

**来源** | 本品为葫芦科植物甜瓜 *Cucumis melo* L. 的干燥成熟种子。

**识别特征** | 一年生蔓生草本，全体有粗毛，枝有条纹或棱。叶片圆卵形或近肾形，基部心形，长、宽各 8～15 cm，3～7 浅裂，边缘有微波状锯齿，两面有长毛或粗糙；叶柄与叶片等长，被刚毛。雄花簇生，雌花单生；花萼狭钟形，稍有纵沟，初有柔毛，后变光滑。果实深绿色、浅绿色或黄色等，果肉绿色、黄色或白色。味香甜。种子多数。花、果期 7～8 月。

**生境分布** | 分布于山东、河北、陕西、河南、江苏等地。

**采收加工** | 夏、秋二季果实成熟时收集，洗净，晒干。

**功效主治** | 清肺润肠，化瘀排脓，疗伤止痛。主治肺热咳嗽，便秘，肺痈，肠痈，跌打损伤，筋骨折伤。

**用量用法** | 9～30 g，水煎服。

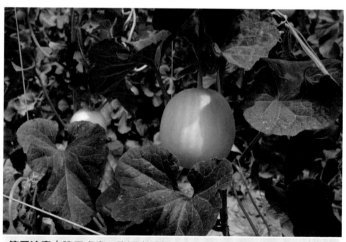

**使用注意** | 脾胃虚寒、腹泻者忌服。

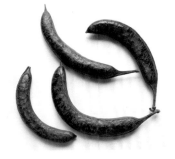

# 猪牙皂

502

**别名** | 牙皂、眉皂、小牙皂。
**性味归经** | 辛、咸，温；有小毒。
归肺、大肠经。

**来源** | 本品为豆科植物皂荚 *Gleditsia sinensis* Lam. 的干燥不育果实。

**识别特征** | 乔木，高约 15 m。刺粗壮，通常分枝，长可达 16 cm，圆柱形。小枝无毛。1 回偶数羽状复叶，长 12 ~ 18 cm；小叶 6 ~ 14，长卵形、长椭圆形至卵状披针形，长 3 ~ 8 cm，宽 1.5 ~ 3.5 cm，先端钝或渐尖，基部斜圆形或斜楔形，边缘有细锯齿，无毛。花杂性，排成腋生的总状花序；花萼钟状，有 4 枚披针形裂片；花瓣 4，白色；雄蕊 6 ~ 8；子房条形，沿缝线有毛。荚果条形，不扭转，长 12 ~ 30 cm，宽 2 ~ 4 cm，微厚，黑棕色，被白色粉霜。花期 4 ~ 5 月，果期 9 ~ 10 月。

**生境分布** | 生长于路旁、沟旁、住宅附近。分布于东北、华北、华东、华南及四川、贵州等地。

**采收加工** | 秋季采收，除去杂质，干燥。

**功效主治** | 祛痰开窍，散结消肿。主治中风口噤，昏迷不醒，癫痫痰盛，关窍不通，喉痹痰阻，顽痰喘咳，咯痰不爽，大便燥结；外治痈肿。

**用量用法** | 1 ~ 1.5 g，多入丸、散用。外用：适量，研末吹鼻取嚏或研末调敷患处。

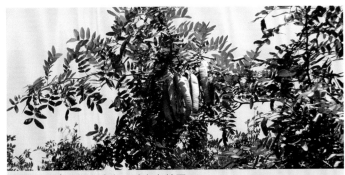

**使用注意** | 孕妇及咯血、吐血者禁用。

# 猪苓

503

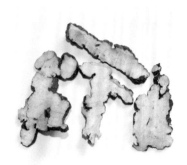

**别名**｜猪茯苓、野猪食、地乌桃、猪屎苓。

**性味归经**｜甘、淡，平。归肾、膀胱经。

**来源**｜本品为多孔菌科真菌猪苓 *Polyporus umbellatus*（Pers.）Fries 的干燥菌核。

**识别特征**｜菌核体呈长形块状或不规则块状，表面凹凸不平，有皱纹及瘤状突起，棕黑色或黑褐色，断面呈白色或淡褐色。子实体自地下菌核内生出，常多数合生；菌柄基部相连或多分枝，形成一丛菌盖，伞形或伞状半圆形，总直径达 15 cm 以上。每一菌盖为圆形，直径 1 ~ 3 cm，中央凹陷呈脐状，表面浅褐色至茶褐色。菌肉薄，与菌管皆为白色；管口微小，呈多角形。

**生境分布**｜生长于向阳山地、林下富含腐殖质的土壤中。分布于陕西、云南等地；河南、甘肃、山西、吉林、四川等地也产。

**采收加工**｜春、秋二季采挖，去泥沙，干燥。

**功效主治**｜利水渗湿。主治小便不利，水肿，泄泻，淋浊，带下。

**用量用法**｜6 ~ 12 g，水煎服。

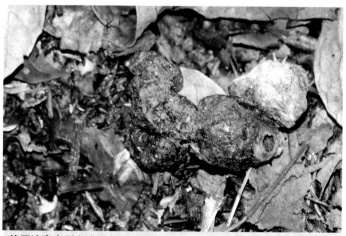

**使用注意**｜利水渗湿力强，易于伤阴，无水湿者忌服。

# 猪胆粉

504

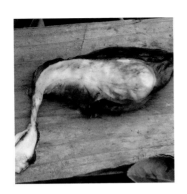

**别名** | 无。

**性味归经** | 苦，寒。归肝、胆、肺、大肠经。

**来源** | 本品为猪科动物猪 *Sus scrofa domestica* Brisson. 胆汁的干燥品。

**识别特征** | 本品为黄色、灰黄色粉末。气微腥，味苦，易吸潮。

**生境分布** | 各地均产。

**采收加工** | 取猪胆汁，过滤，干燥，粉碎，即得。

**功效主治** | 清热润燥，止咳平喘，解毒。主治顿咳，哮喘，热病燥渴，目赤，喉痹，黄疸，泄泻，痢疾，便秘，痈疮肿毒。

**用量用法** | 0.3 ~ 0.6 g，冲服或入丸、散。外用：适量，研末或水调涂敷患处。

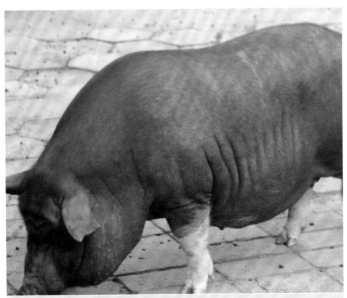

**使用注意** | 过量服用会出现恶心呕吐和腹痛等症状。

# 猫爪草

505

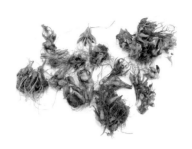

**别名** | 三散草、小毛茛、猫爪儿草。
**性味归经** | 甘、辛，温。归肝、肺经。

**来源** | 本品为毛茛科植物小毛茛 *Ranunculus ternatus* Thunb. 的干燥块根。

**识别特征** | 多年生小草本，高5~20 cm。簇生多数肉质小块根，块根近纺锤形或卵球形，直径3~5 mm。茎铺散，多分枝，疏生短柔毛，后脱落无毛。基生叶丛生，有长柄；叶柄长6~10 cm；叶片形状多变，单叶3裂或3出复叶；叶片长0.5~1.7 cm，宽0.5~1.5 cm，小叶1回裂片浅裂或细裂成条形裂片；茎生叶较小，细裂，多无柄。花序具少数花；花两性，单生茎顶和分枝顶端，直径1~1.5 cm；萼片5，椭圆形，长3~4 mm，外面疏生柔毛；花瓣5，倒卵形，长6~8 mm，亮黄色，基部有爪，长约0.8 mm，蜜槽棱形；雄蕊多数，花药长约1 mm；花托无毛；心皮多数，无毛，花柱短。瘦果卵球形，长约1.5 mm，无毛，边缘有纵肋，喙长约0.5 mm。花期3~5月，果期4~8月。

**生境分布** | 生长于平原湿草地、田边荒地或山坡草丛中。主要分布于浙江、江苏等地。

**采收加工** | 春季采挖，除去须根和泥沙，晒干。

**功效主治** | 化痰散结，解毒消肿。主治瘰疬痰核，疔疮肿毒，蛇虫咬伤。

**用量用法** | 15~30 g，单味药可用至120 g。

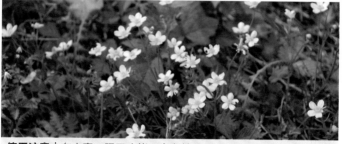

**使用注意** | 有小毒，肠胃功能不全者禁用。

# 麻黄

506

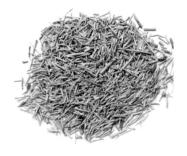

**别名** | 龙沙、狗骨、卑相、卑盐。
**性味归经** | 辛、微苦，温。归肺、膀胱经。

**来源** | 本品为麻黄科植物草麻黄 *Ephedra sinica* Stapf、木贼麻黄 *Ephedra equisetina* Bge. 或中麻黄 *Ephedra intermedia* Schrenk et C. A. Mey. 的干燥草质茎。

**识别特征** | **草麻黄**：多年生草本状小灌木，高30～70 cm。木质茎匍匐卧于土中；草质茎直立，黄绿色，节间细长。鳞叶膜质，鞘状。雄花序阔卵形，通常3～5个成复穗状，顶生及侧枝顶生，稀为单生；雄花具无色膜状倒卵形筒状假花被；雄蕊6～8，伸出假花被外，花药长方形或倒卵形，聚成一团，花丝合生1束；雌花序多单生枝端，卵圆形；苞片4～5对，绿色，革质，边缘膜质，苞片内各有1雌花；雌花有厚壳状假花被，包围胚珠之外，珠被先端延长成细长筒状直立的珠被管。雌花序成熟时苞片增大，肉质，红色，成浆果状。种子2枚，卵形。花期5月，种子成熟期7月。

**中麻黄**：灌木，高1 m以上。茎枝较前种粗壮，草质茎对生或轮生，常被白粉。鳞叶膜质

鞘状，下部2/3合生，上部3裂，裂片钝三角形或三角形。雄花序数个簇生节上，卵形；雌花序3个轮生或2个对生于节上，长椭圆形；雌花序成熟时红色肉质，常被白粉。种子2～3枚。花期5～6月，种子成熟期7～8月。

**木贼麻黄**：直立灌木，高约1 m，节间短而纤细，叶膜质鞘状，仅上部约1/4分离，裂片2，呈三角形，不反曲；雌花序常着生于节上，成对，苞片内有雌花1朵。花期6～7月，种子成熟期8～9月。

**生境分布** | 生长于干燥的山冈、高地、山田或干枯的河床中。分布于吉林、辽宁、内蒙古、河北、河南、山西等地。

**采收加工** | 秋季采割绿色草质茎，晒干。

**功效主治** | 发汗散寒，宣肺平喘，利水消肿。主治风寒感冒，胸闷喘咳，风水浮肿。蜜麻黄润肺止咳；多用于表证已解，气喘咳嗽。

**用量用法** | 2～10 g。内服：煎汤服。

**使用注意** | 本品发散力强，多汗、虚喘患者慎用。能升高血压、兴奋中枢神经系统，故高血压、失眠者也须慎用。

11
画

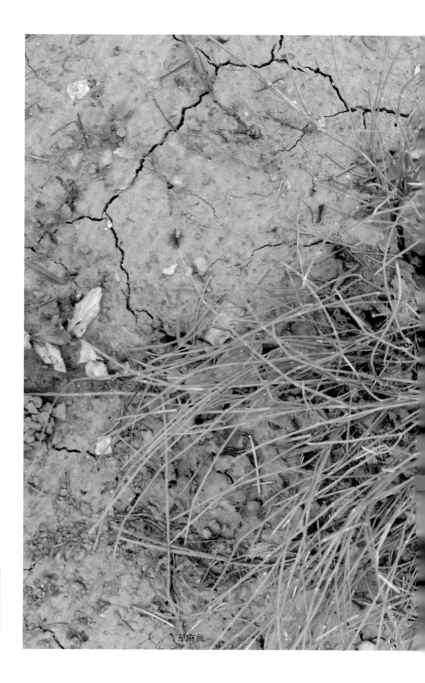

草麻黄

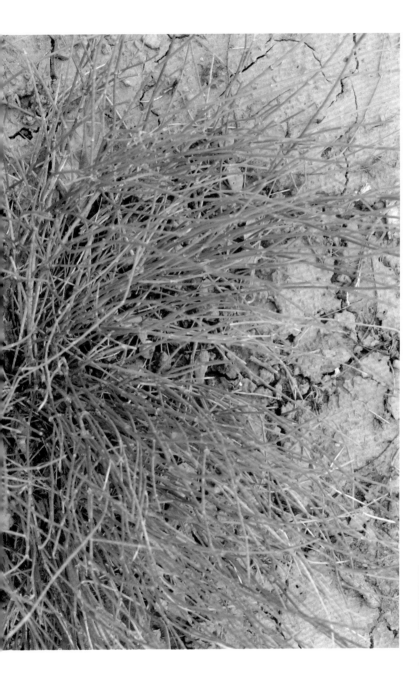

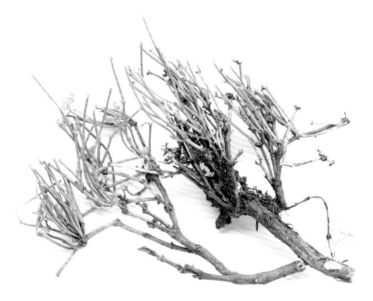

草麻黄

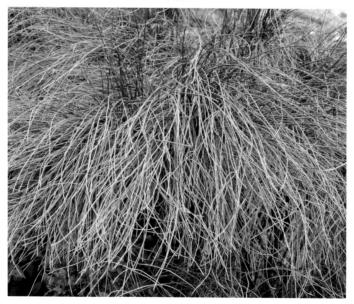

木贼麻黄

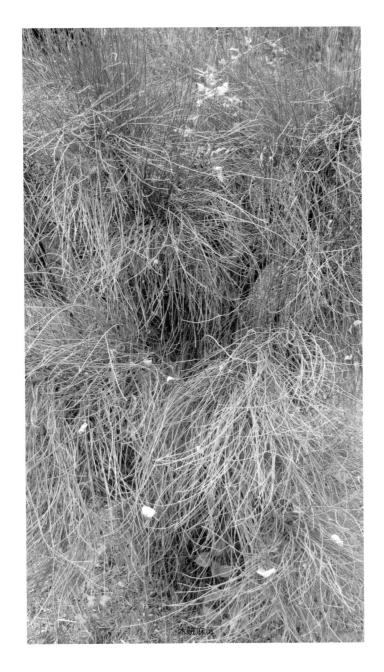

木贼麻黄

# 麻黄根

507

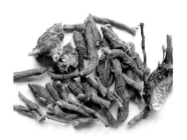

**别名** | 苦椿菜。

**性味归经** | 甘、涩，平。归心、肺经。

---

**来源** | 本品为麻黄科植物草麻黄 *Ephedra sinica* Stapf 或中麻黄 *Ephedra intermedia* Schrenk et C. A. Mey. 的干燥根和根茎。

**识别特征** | 见"麻黄"项下。

**生境分布** | 见"麻黄"项下。

**采收加工** | 秋末采挖，除去残茎、须根和泥沙，干燥。

**功效主治** | 固表止汗。主治自汗，盗汗。

**用量用法** | 3～9g。外用：适量，研粉撒扑。

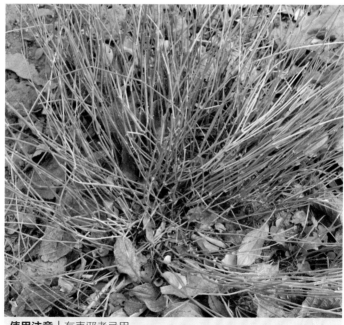

**使用注意** | 有表邪者忌用。

# 鹿角

508

**别名** | 斑龙角。

**性味归经** | 咸，温。归肝、肾经。

**来源** | 本品为鹿科动物梅花鹿 *Cervus nippon* Temminck 或马鹿 *Cervus elaphus* Linnaeus 已骨化的角或锯茸后翌年春季脱落的角基，分别习称"马鹿角""梅花鹿角""鹿角脱盘"。

**识别特征** | **梅花鹿**：一种中型的鹿。体长约 1.5 m，肩高约 90 cm。雄鹿有角，生长完全的共有 4 叉，眉叉斜向前伸；第 2 叉与眉叉相距较远，主干末端再分 1 叉。雌鹿无角。眶下腺明显，呈裂缝状。耳大直立。颈细长，颈和胸部下方有长毛。尾短，臀部有明显的白斑。四肢细长，后肢外侧踝关节下有褐色腺体，名为跖腺；主蹄狭尖，侧蹄小。冬毛厚密，棕灰色或棕黄色，有白色斑点，夏季白斑更明显。腹部毛白色，四肢毛色较淡，背部有深棕色的纵纹。大都人工饲养。野生者栖息于混交林、山地草原和森林边缘附近；冬季多在山地南坡，春秋多在旷野，夏季常在密林。晨昏活动较多。以青草、树叶、嫩芽、树皮、苔藓为食。春、夏二季喜食

盐。雄鹿每年 4～5 月脱落旧角，随后长出茸角，外被天鹅绒状的茸皮。

**生境分布** | 我国东北、西北、内蒙古、新疆及西南山区均有分布。主要分布于吉林、黑龙江、内蒙古、新疆、青海等地。

**采收加工** | 多于春季拾取，除去泥沙，风干。

**功效主治** | 温肾阳，强筋骨，行血消肿。主治肾阳不足，阳痿遗精，腰脊冷痛，阴疽疮疡，乳痈初起，瘀血肿痛。

**用量用法** | 6～15 g。煎汤服。

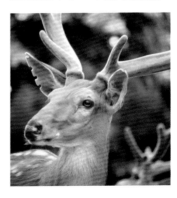

**使用注意** | 阴虚阳亢者忌服。

# 鹿角胶

509

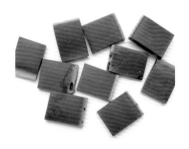

**别名** | 白胶、鹿胶。
**性味归经** | 甘、咸，温。归肾、肝经。

**来源** | 本品为鹿角经水煎熬、浓缩制成的固体胶。
**识别特征** | 见"鹿角"项下。
**生境分布** | 见"鹿角"项下。
**采收加工** | 熬制时间多在 11 月至翌年 3 月间。先将鹿角锯成小段，长 10 ~ 15 cm。置水中浸漂，每日搅动并换水 1 ~ 2 次，漂至水清，取出，置锅内煎取胶液，反复煎至胶质尽出、角质酥融易碎时为止。将煎出的胶液过滤，合并（或加入明矾细粉稍许）静置，滤取清胶液，用文火浓缩（或加入黄酒 3%，冰糖 5%）至稠膏状，倾入凝胶槽内，待其自然冷凝，取出，分切为小块，阴干。每块重约 4.5 g。
**功效主治** | 温补肝肾，益精养血。主治肝肾不足所致的腰膝酸冷，阳痿遗精，虚劳羸瘦，崩漏下血，便血尿血，阴疽肿痛。
**用量用法** | 3 ~ 6 g，烊化兑服。

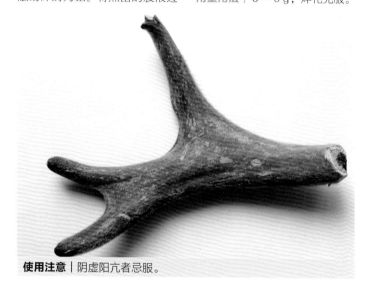

**使用注意** | 阴虚阳亢者忌服。

# 鹿角霜

510

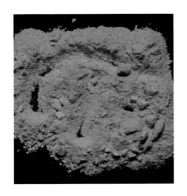

**别名**｜鹿角白霜。
**性味归经**｜咸、涩，温。归肝、肾经。

**来源**｜本品为鹿角去胶质的角块。
**识别特征**｜见"鹿角"项下。
**生境分布**｜分布于吉林、辽宁、黑龙江、山东、北京等地。
**采收加工**｜春、秋二季生产，将骨化角熬去胶质，取出角块，干燥。

**功效主治**｜温肾助阳，收敛止血。主治脾肾阳虚，白带过多，遗尿尿频，崩漏下血，疮疡不敛。
**用量用法**｜9～15 g，先煎。

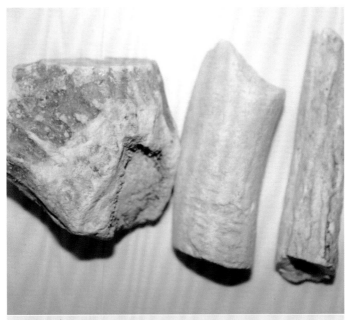

**使用注意**｜阴虚火旺者忌服。

# 鹿茸

511

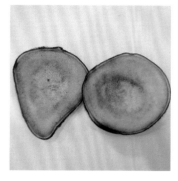

**别名**｜斑龙珠。
**性味归经**｜甘、咸，温。归肝、肾经。

**来源**｜本品为鹿科动物梅花鹿 *Cervus nippon* Temminck 或马鹿 *Cervus elaphus* Linnaeus 的雄鹿未骨化密生茸毛的幼角。前者习称"花鹿茸"，后者称"马鹿茸"。
**识别特征**｜见"鹿角"项下。
**生境分布**｜见"鹿角"项下。
**采收加工**｜夏、秋二季锯取鹿茸，经加工后，阴干或烘干。

**功效主治**｜壮肾阳，益精血，强筋骨，调冲任，托疮毒。主治肾阳不足，精血亏虚，阳痿滑精，宫冷不孕，羸瘦，神疲，畏寒，眩晕，耳鸣，耳聋，腰膝冷痛，筋骨痿软，崩漏带下，阴疽不敛。
**用量用法**｜1 ~ 2 g，研末冲服。

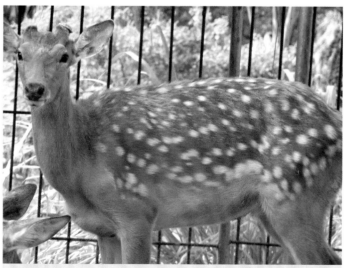

**使用注意**｜高血压、肝炎、肾炎患者忌用。不宜与降血糖药、水杨酸类药物合用。

# 鹿衔草

512

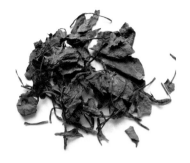

**别名**｜鹿蹄草、破血丹、鹿安茶、纸背金牛草。

**性味归经**｜甘、苦，温。归肝、肾经。

**来源**｜本品为鹿蹄草科植物鹿蹄草 *Pyrola calliantha* H. Andres 或普通鹿蹄草 *Pyrola decorata* H. Andres 的干燥全草。

**识别特征**｜本品根茎细长，节上常有鳞片和根的残痕。茎圆柱形或具纵棱，长 10 ~ 30 cm，紫褐色，并有皱纹，微有光泽，叶基生，叶柄扁平而中央凹下，两边呈膜质状，常弯曲。叶片皱缩，上面紫红色，少有呈紫绿色的，光滑，下面紫红色，叶脉微突；纸质，易碎。有时可见花茎，上有数朵小花；萼片5，舌形或卵状长圆形；花柱外露。有时能见扁球形棕色蒴果。气无，味淡，微苦。花期 6 ~ 8 月，果期 8 ~ 9 月。

**生境分布**｜生长于庭院和岩石园中的潮湿地带。分布于长江流域及陕西、河北、河南等地。

**采收加工**｜全年均可采挖，除去杂质，晒至叶片较软时，堆置至叶片变紫褐色，晒干。

**功效主治**｜祛风湿，强筋骨，止血，止咳。主治风湿痹痛，肾虚腰痛，腰膝无力，月经过多，久咳劳嗽。

**用量用法**｜9 ~ 15 g，水煎服。

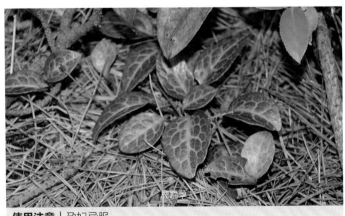

鹿蹄草

**使用注意**｜孕妇忌服。

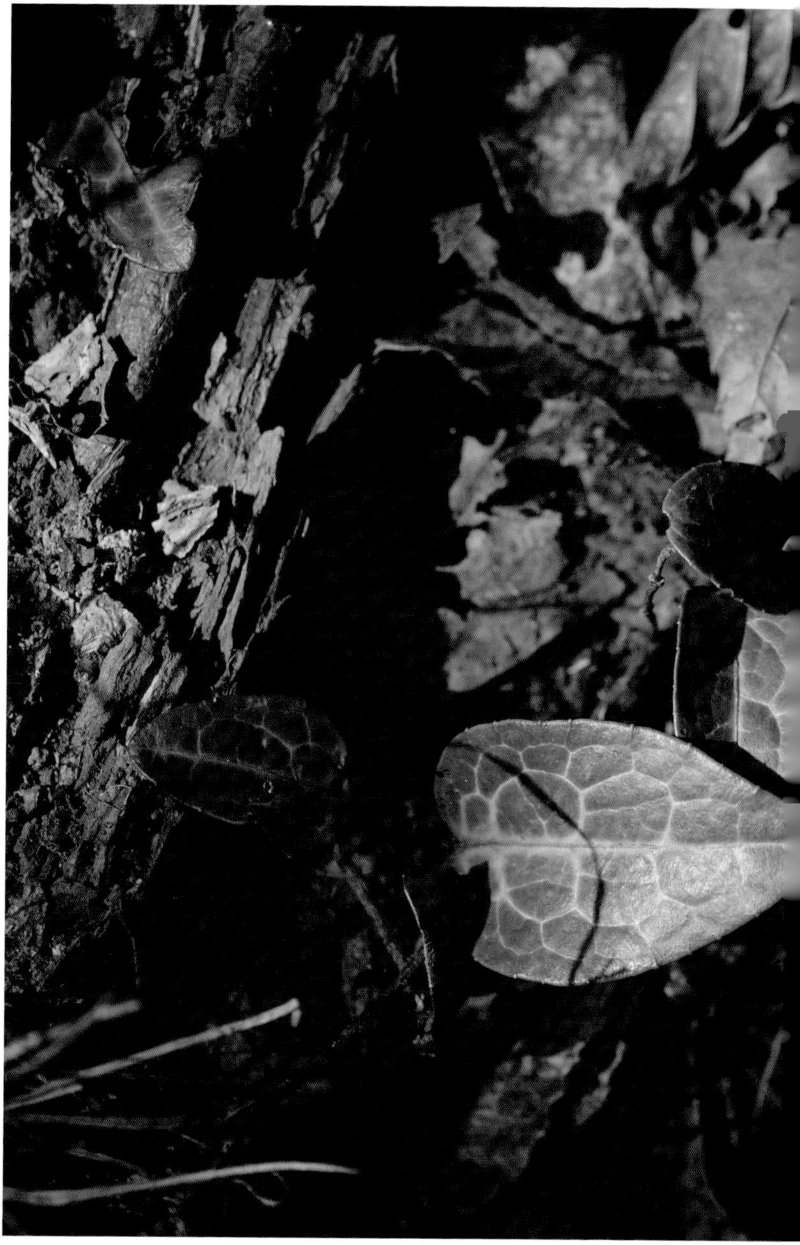

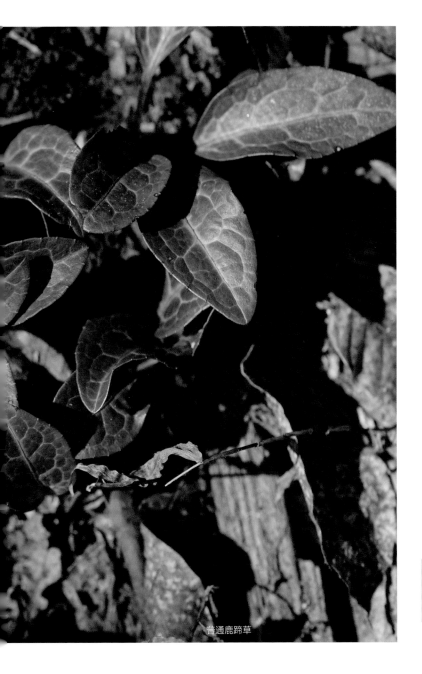

普通鹿蹄草

# 商陆

513

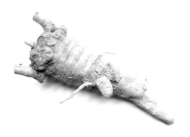

**别名** | 当陆、章陆、山萝卜、章柳根、见肿消。

**性味归经** | 苦，寒；有毒。归肺、脾、肾、大肠经。

**来源** | 本品为商陆科植物商陆 *Phytolacca acinosa* Roxb. 或垂序商陆 *Phytolacca americana* L. 的干燥根。

**识别特征** | **商陆：** 多年生草本，最高可达 1.5 m。全株光滑无毛。根粗壮，圆锥形，肉质，外皮淡黄色，有横长皮孔，侧根甚多。茎绿色或紫红色，多分枝。单叶互生，具柄，柄的基部稍宽；叶片卵状椭圆形或椭圆形，长 12 ~ 15 cm，宽 5 ~ 8 cm，先端急尖或渐尖，基部渐狭，全缘。总状花序生于枝端或侧生于茎上，花序直立；花被片 5，初白色后渐变为淡红色；雄蕊 8 ~ 10；心皮 8 ~ 10。浆果，扁圆状，有宿萼，熟时呈深红紫色或黑色。种子肾形黑色。花、果期 5 ~ 10 月。

**垂序商陆：** 形态与上种相似，区别在于本种茎紫红色，棱角较为明显，叶片通常较上种略窄，总状果序下垂，雄蕊及心皮通常 10。花期 7 ~ 8 月，果期 8 ~ 10 月。

**生境分布** | 生长于路旁疏林下或栽培于庭园。分布于全国大部分地区。

**采收加工** | 秋季至次春采挖，除去须根和泥沙，切成块或片，晒干或阴干。

**功效主治** | 逐水消肿，通利二便；外用解毒散结。主治水肿胀满，二便不通；外治痈肿疮毒。

**用量用法** | 3 ~ 9 g。外用：适量，煎汤熏洗。

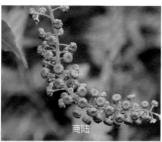

商陆

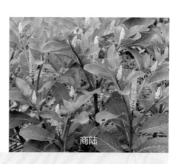

商陆

**使用注意** | 孕妇禁用。

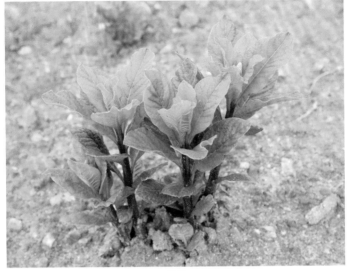

商陆

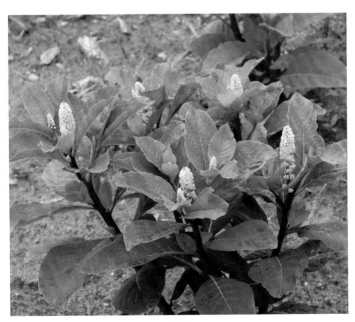

商陆

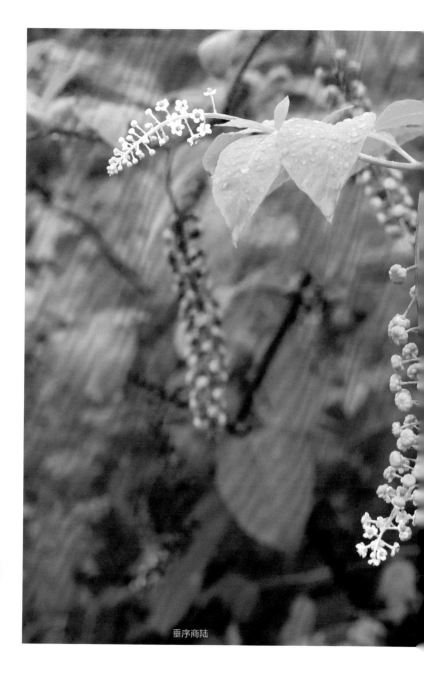

垂序商陆

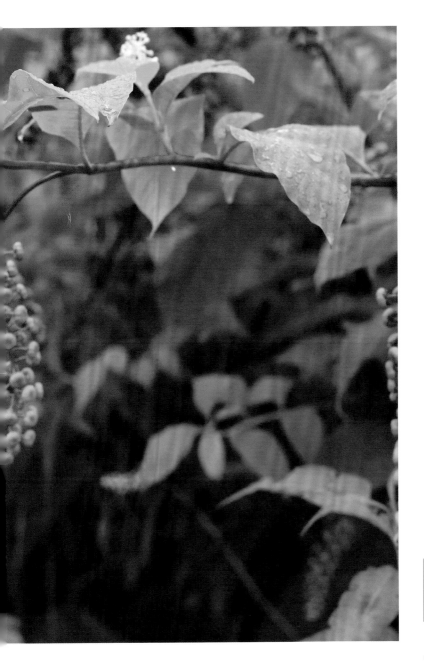

11
画

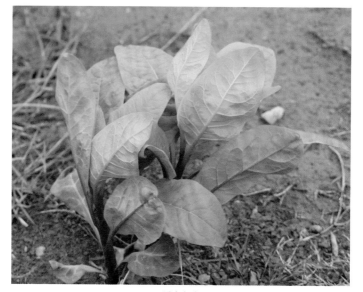

垂序商陆

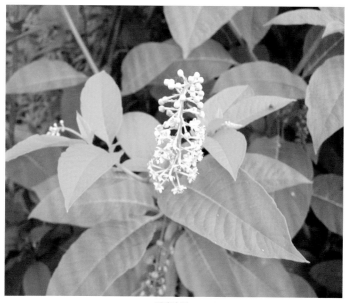

垂序商陆

# 旋覆花

514

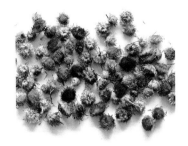

**别名** | 金钱花、金沸花、满天星、全福花、金盏花、猫耳朵花。

**性味归经** | 苦、辛、咸，微温。归肺、脾、胃、大肠经。

**来源** | 本品为菊科植物旋覆花 *Inula japonica* Thunb. 或欧亚旋覆花 *Inula britannica* L. 的干燥头状花序。

**识别特征** | 多年生草本，高 30 ~ 80 cm。根状茎短，横走或斜升，具须根。茎单生或簇生，绿色或紫色，有细纵沟，被长伏毛。基部叶花期枯萎，中部叶长圆形或长圆状披针形，长 4 ~ 13 cm，宽 1.5 ~ 4.5 cm，先端尖，基部渐狭，常有圆形半抱茎的小耳，无柄，全缘或有疏齿，上面具疏毛或近无毛，下面具疏伏毛和腺点，中脉和侧脉有较密的长毛；上部叶渐小，线状披针形。头状花序，直径 3 ~ 4 cm，多数或少数排列成疏散的伞房花序；花序梗细长；总苞半球形，直径 1.3 ~ 1.7 cm，总苞片约 5 层，线状披针形，最外层带叶质而较长；外层基部革质，上部叶质；内层干膜质；舌状花黄色，较总苞长 2 ~ 2.5 倍；舌片线形，长 10 ~ 13 mm；管状花花冠长约 5 mm，有 3 披针形裂片；冠毛白色，1 轮，有

20 余个粗糙毛。瘦果圆柱形，长 1 ~ 1.2 mm，有 10 条纵沟，被疏短毛。花期 6 ~ 10 月，果期 9 ~ 11 月。

**生境分布** | 生长于海拔 150 ~ 2400 m 的山坡、路旁、湿润草地、河岸和田埂上。广布于东北、华北、华东、华中及广西等地。

**采收加工** | 夏、秋二季花开放时采收，除去杂质，阴干或晒干。

**功效主治** | 降气消痰，行水止呕。主治风寒咳嗽，痰饮蓄结，胸膈痞闷，喘咳痰多，呕吐噫气，心下痞硬。

**用量用法** | 3 ~ 9 g，包煎。

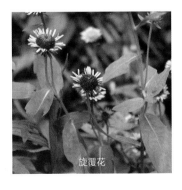

旋覆花

**使用注意** | 阴虚燥咳、大便泄泻者不宜用。

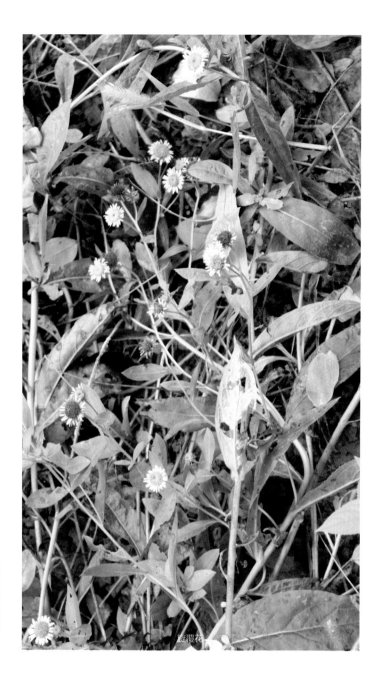

旋覆花

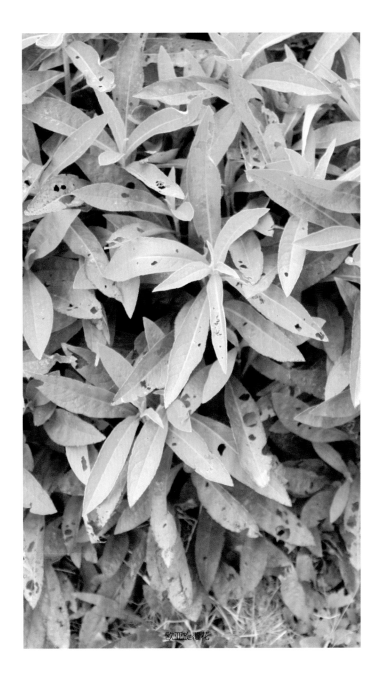

欧亚旋覆花

# 羚羊角

515

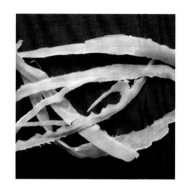

**别名**｜高鼻羚羊。

**性味归经**｜咸，寒。归肝、心经。

---

**来源**｜本品为牛科动物赛加羚羊 *Saiga tatarica* Linnaeus 的角。

**识别特征**｜体形中等，身长 1 ~ 1.4 m。肩高：雄兽为 70 ~ 83 cm，雌兽为 63 ~ 74 cm。体重：雄兽为 37 ~ 60 kg，雌兽为 29 ~ 37 kg。头大。鼻吻膨大，鼻孔亦大，且能灵活伸缩和左右摆动；额前部分较隆突；眼大；耳短。四肢细小，蹄低而长；尾细短，下垂；雌兽有乳头 4 对。夏毛短而密，紧贴皮肤。全身呈棕黄色或栗色，脸面部较淡，背脊中央有狭长的一条呈肉桂色；颈下方、胸腹部及四肢内侧几呈白色。雄兽具角，长于眼眶之上，向后微倾。角基部为棕黄色，上部黄白色如蜡，表面约有

20 个轮脊，角上部至尖端处光滑无轮脊。雌兽无角，仅有短的突起。

**生境分布**｜主要栖于半沙漠地区。夏季大多居于空旷的荒漠地带，晚秋至冬季则居于盐沼半荒漠地带。群栖。分布于新疆等地。

**采收加工**｜猎取后锯取其角，晒干。

**功效主治**｜平肝息风，清肝明目，散血解毒。主治肝风内动，惊痫抽搐，妊娠子痫，高热痉厥，癫痫发狂，头痛眩晕，目赤翳障，温毒发斑，痈肿疮毒。

**用量用法**｜1 ~ 3 g，宜另煎 2 小时以上；磨汁或研粉服，每次 0.3 ~ 0.6 g。

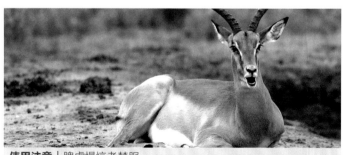

**使用注意**｜脾虚慢惊者禁服。

# 断血流

516

**别名**|灯笼草、山藿香、走马灯笼草、荫风轮、脚癣草、绣球草、楼台草、蜂窝草、节节草、土荆芥、漫胆草、大叶藿香。

**性味归经**|微苦、涩，凉。归肝经。

**来源**|本品为唇形科植物风轮菜 *Clinopodium chinense* （Benth.）O. Kuntze 或灯笼草 *Clinopodium polycephalum* （Vaniot）C. Y. Wu et Hsuan 的干燥地上部分。

**识别特征**|多年生草本，高0.5～1 m。茎基部有时匍匐生根，多分枝，被糙硬毛及腺毛。叶对生；叶柄长3～8 mm；叶片卵形，长2～5 cm，宽1.5～3.2 cm，先端尖或钝，基部楔形，边缘具圆齿状牙，两面被糙硬毛。轮伞花序多花，圆球状，花时直径约2 cm，沿茎及分枝形成宽而多头的圆锥花序；苞片针状，被具节柔毛及腺毛；花萼管状，长约6 mm，外面被具节柔毛及腺毛，上唇3齿，先端具尾尖，下唇2齿，先端芒尖；花冠紫红色，长约8 mm，外面被微柔毛，上唇先端微缺，下唇3裂；雄蕊4，不露出，前对较长，花药2室，后对雄蕊短，花药小；子房4裂，花柱着生于子房底，柱头2裂。小坚果4，卵形，棕色。花期7～8月，果期8～9月。

**生境分布**|生长于山坡、路旁、林下、灌木丛或草地。分布于华东、西南及河北、陕西、甘肃、河南、湖北、湖南、广西等地。

**采收加工**|夏季开花前采收，除去泥沙，晒干。

**功效主治**|收敛止血。主治崩漏，尿血，鼻衄，牙龈出血，创伤出血。

**用量用法**|9～15 g。外用：适量，研末敷患处。

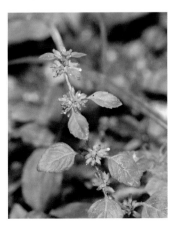

**使用注意**|孕妇禁用。

# 淫羊藿

517

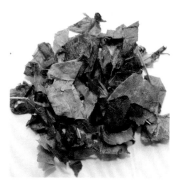

**别名** | 羊藿、仙灵脾、黄连祖、牛角花、羊藿叶、羊角风。

**性味归经** | 辛、甘，温。归肝、肾经。

**来源** | 本品为小檗科植物淫羊藿 *Epimedium brevicornu* Maxim.、柔毛淫羊藿 *Epimedium pubescens* Maxim.、朝鲜淫羊藿 *Epimedium koreanum* Nakai 或箭叶淫羊藿 *Epimedium sagittatum*（Sieb. et Zucc.）Maxim. 的干燥叶。

**识别特征** | 淫羊藿：多年生草本，高30～40 cm。根茎长，横走，质硬，须根多数。叶为2回3出复叶，小叶9，有长柄，小叶片薄革质，卵形至长卵圆形，长4.5～9 cm，宽3.5～7.5 cm，先端尖，边缘有细锯齿，锯齿先端成刺状毛，基部深心形，侧生小叶基部斜形，上面幼时有疏毛，开花后毛渐脱落，下面有长柔毛。花4～6朵成总状花序，花序轴无毛或偶有毛，花梗长约1 cm；基部有苞片，卵状披针形，膜质，花大，直径约2 cm，黄白色或乳白色，花萼8，卵状披针形，2轮，外面4片小，不同形，内面4片较大，同形；花瓣4，近圆形，具长距；雄蕊4；雌蕊1；花柱长。蓇葖果纺锤形，成熟时2裂。花期4～5月，果期5～6月。

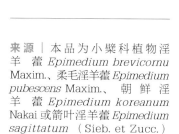

箭叶淫羊藿：多年生草本，高30～50 cm。根茎匍匐行成结节状。根出叶1～3，3出复叶，小叶卵圆形至卵状披针形，长4～9 cm，宽2.5～5 cm，先端尖或渐尖，边缘有细刺毛，基部心形，侧生小叶基部不对称，外侧裂片形斜而较大，三角形，内侧裂片较小而近圆形；茎生叶常对生于顶端，形与根出叶相似，基部呈歪箭状心形，外侧裂片特大而先端渐尖。花多数，聚成总状或下部分枝而成圆锥花序，花小，直径6～8 mm，花瓣有短距或近于无距。花期2～3月，果期4～5月。

**生境分布** | 生长于山坡阴湿处、山谷林下或沟岸。分布于陕西、四川、湖北、山西、广西等地。

**采收加工** | 夏、秋二季茎叶茂盛时采收，晒干或阴干。

**功效主治** | 补肾阳，强筋骨，祛风湿。主治肾阳虚衰，阳痿遗精，筋骨痿软，风湿痹痛，麻木拘挛。

**用量用法** | 6～10 g。内服：煎汤。

**使用注意** | 阴虚火旺者不宜服。

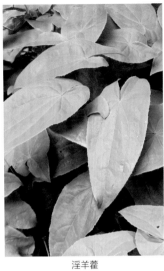

淫羊藿

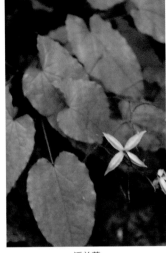

淫羊藿

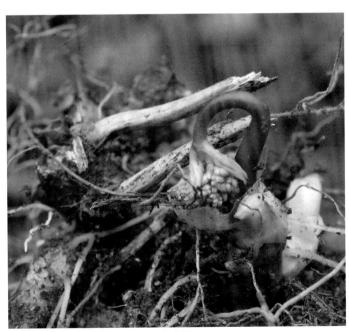

淫羊藿

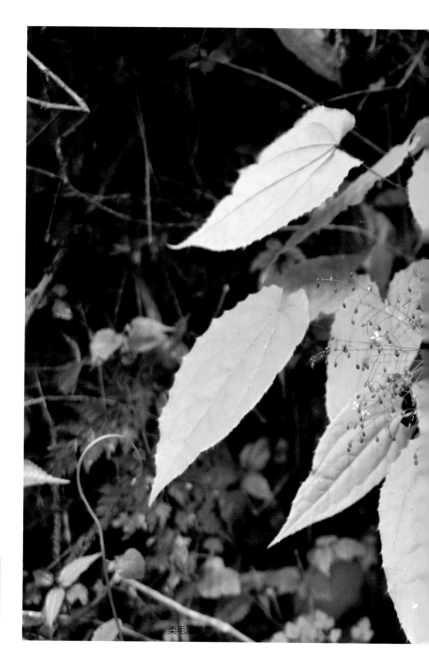

柔毛淫羊藿

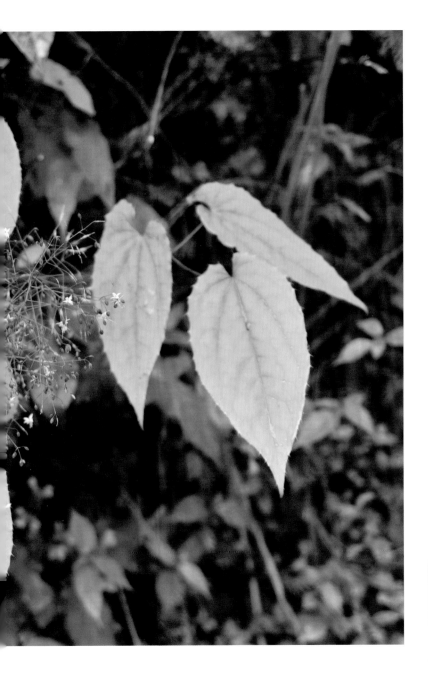

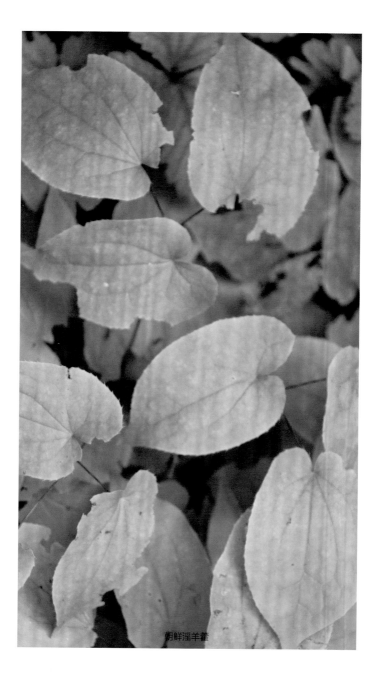

朝鲜淫羊藿

# 淡竹叶

518

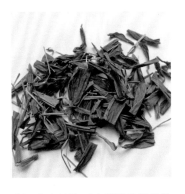

**别名** | 长竹叶、山鸡米、淡竹米、野麦冬、土麦冬、竹叶麦冬。

**性味归经** | 甘、淡，寒。归心、胃、小肠经。

**来源** | 本品为禾本科植物淡竹叶 *Lophatherum gracile* Brongn. 的干燥茎叶。

**识别特征** | 多年生草本，高40 ~ 100 cm。有短缩而稍木质化的根茎，须根中部常膨大为纺锤形的块根。茎丛生，细长直立，中空，表面有微细的纵纹，基部木质化。叶互生；叶片披针形，长5 ~ 20 cm，宽2 ~ 3.5 cm，先端渐尖，基部楔形而渐狭，缩成柄状，全缘，两面无毛或具小刺毛，脉平行，小横脉明显，中脉在背面明显突起；叶鞘光滑或一边有纤毛；叶舌截形，长0.5 ~ 1 mm，质硬，边缘有毛。圆锥花序顶生，长10 ~ 30 cm，分枝较少，小穗疏生，长7 ~ 12 mm，宽1.5 ~ 2.5 mm，伸展或成熟时扩展，基部光滑或被刺毛，具极短的柄；颖矩圆形，具5脉，先端钝，边缘膜质，第一颖较第二颖短；外稃较颖长，披针形，具7 ~ 9脉，顶端的数枚外稃中空，先端具短芒，内稃较短，膜质透明；子房卵形，花柱2，柱头羽状。花期7 ~ 9月，果期10月。

**生境分布** | 生于林下或沟边阴湿处。分布于长江流域至南部各地。

**采收加工** | 夏季未抽花穗前采割，晒干，切段生用。

**功效主治** | 清热泻火，除烦止渴，利尿通淋。主治热病烦渴，小便短赤涩痛，口舌生疮。

**用量用法** | 6 ~ 10 g，水煎服。

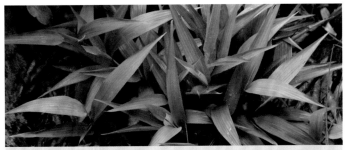

**使用注意** | 体质虚寒者忌用。

11
画

# 淡豆豉

519

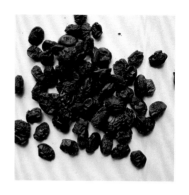

**别名** | 豆豉、香豉、淡豉、大豆豉。

**性味归经** | 苦、辛，凉。归肺、胃经。

**来源** | 本品为豆科植物大豆 *Glycine max*（L.）Merr. 的干燥成熟种子（黑豆）的发酵加工品。

**识别特征** | 一年生草本，高 50 ~ 150 cm。茎多分枝，密生黄褐色长硬毛。3出复叶，叶柄长约20 cm，密生黄色长硬毛；小叶卵形、广卵形或狭卵形，两侧的小叶通常为狭卵形，长 5 ~ 15 cm，宽3 ~ 8.5 cm；旗瓣倒卵形，翼瓣长椭圆形，龙骨瓣斜倒卵形。荚果带状矩形，黄绿色或黄褐色，密生长硬毛，长5 ~ 7 cm，宽约1 cm。种子 2 ~ 4枚，卵圆形或近球形。花期6 ~ 7月，果期7 ~ 9月。

**生境分布** | 生长于肥沃的田野。全国各地广泛栽培。

**采收加工** | 取桑叶、青蒿各 70 ~ 100 g，加水煎煮，滤过，煎液拌入净大豆1000 g中，待汁液吸尽后，蒸透，取出，稍晾，再置容器中，用煎过的桑叶、青蒿渣覆盖，闷，使发酵至黄衣生遍，去药渣，洗净，置容器中再闷15 ~ 20日，至充分发酵，香气溢出时取出，略蒸，干燥。

**功效主治** | 解表除烦，宣发郁热。主治感冒，寒热头痛，烦躁胸闷，虚烦不眠。

**用量用法** | 6 ~ 12 g。内服：煎汤。

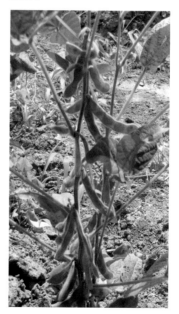

**使用注意** | 胃虚易泛恶者慎服。

11 画

# 密蒙花

520

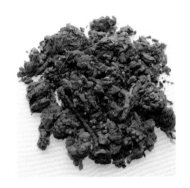

**别名** | 蒙花、蒙花珠、糯米花、老蒙花、水锦花、鸡骨头花。

**性味归经** | 甘，微寒。归肝经。

**来源** | 本品为马钱科植物密蒙花 *Buddleja officinalis* Maxim. 的干燥花蕾和花序。

**识别特征** | 灌木，高 3 ~ 6 m。小枝微具四棱，枝及叶柄、叶背、花序等均密被白色至棕黄色星状毛及茸毛。单叶对生，具柄；叶片矩圆状披针形至披针形，长 5 ~ 12 cm，宽 1 ~ 4.5 cm，先端渐尖，基部楔形，全缘或有小齿。聚伞花序组成圆锥花序，顶生及腋生，长 5 ~ 12 cm；花小，花萼及花冠密被毛茸；花萼钟形，4 裂；花冠淡紫色至白色，微带黄色，筒状，长 1 ~ 1.2 cm，直径 2 ~ 3 mm，先端 4 裂，裂片卵圆形；雄蕊 4，近无花丝，着生于花冠筒中部；子房上位，2 室，被毛，蒴果卵形，2 瓣裂。种子多数，细小，具翅。小花序花蕾密集，有花蕾数朵至十数朵。花期 2 ~ 3 月，果期 7 ~ 8 月。

**生境分布** | 生长于山坡、杂木林地、河边和丘陵地带，通常为半阴生。分布于湖北、四川、陕西、河南、广东、广西、云南等地。

**采收加工** | 春季花未开放时采收，除去杂质，干燥。

**功效主治** | 清热泻火，养肝明目，退翳。主治目赤肿痛，多泪羞明，目生翳膜，肝虚目暗，视物昏花。

**用量用法** | 3 ~ 9 g。内服：煎汤。

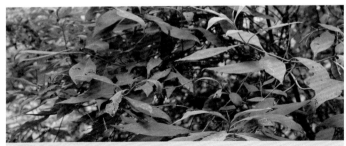

**使用注意** | 肝经风热目疾者不宜用。

# 续断

521

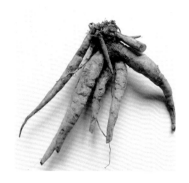

**别名**｜川断、接骨、南草、山萝卜。

**性味归经**｜苦、辛，微温。归肝、肾经。

**来源**｜本品为川续断科植物川续断 *Dipsacus asper* Wall. ex Henry 的干燥根。

**识别特征**｜多年生草本，高60～90 cm。根长锥形，主根明显，或数条并生，外皮黄褐色，具细长须根。茎直立，多分枝，具棱和浅槽，生细柔毛，棱上疏生刺毛。叶对生；基生叶有长柄，叶片羽状深裂，先端裂片较大，叶端渐尖，边缘有粗锯齿；茎生叶多为3裂，中央裂片最大，椭圆形至卵状披针形，长11～13 cm，宽4～6 cm，两侧裂片较小，边缘有粗锯齿，两面被白色贴伏柔毛；茎梢的叶3裂或全缘，具短柄，毛较少。花小，多数，成球形头状花序；总苞片数枚，狭披针形，每花外有一苞片，阔倒卵形；副萼具4钝齿，密生柔毛；萼浅盘状，具4齿，略呈卵状三角形；花冠白色或浅黄色，具4枚较深的裂片，花冠管基部渐狭，外侧密被向下的长柔毛；雄蕊4，着生于花冠管之上部，花丝细长，伸出花冠外；雌蕊1，柱头短杆状而扁。瘦果椭圆楔形，通常外被萼片，有明显4棱，淡褐色。花期8～9月，果期9～10月。

**生境分布**｜生长于土壤肥沃、潮湿的山坡、草地，野生、栽培均有。主要分布于湖北长阳、宜都、鹤峰、巴东，尤以鹤峰产者最优。四川涪陵，湖南石门、慈利，广西金县、灌阳，广东，云南，贵州等地也产。

**采收加工**｜秋季采挖，除去根头和须根，用微火烘至半干，堆置"发汗"至内部变绿色时，再烘干。

**功效主治**｜补肝肾，强筋骨，续折伤，止崩漏。主治肝肾不足，腰膝酸软，风湿痹痛，跌扑损伤，筋伤骨折，崩漏，胎漏；酒续断多用于风湿痹痛，跌扑损伤，筋伤骨折；盐续断多用于腰膝酸软。

**用量用法**｜9～15 g。内服：煎汤。

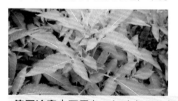

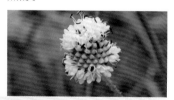

**使用注意**｜恶雷丸，初痢勿用，气郁者禁用。

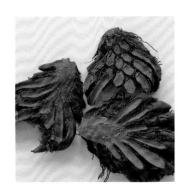

# 绵马贯众

522

**别名** | 贯众、绵马、牛毛黄、野鸡膀子。

**性味归经** | 苦，微寒；有小毒。归肝、胃经。

**来源** | 本品为鳞毛蕨科植物粗茎鳞毛蕨 *Dryopteris crassirhizoma* Nakai 的干燥根茎和叶柄残基。

**识别特征** | 多年生草本，高约1 m。根茎粗大，连同叶柄基部密生褐棕色卵状披针形大鳞片。叶簇生，叶柄长 10 ~ 25 cm；2回羽裂，羽片 20 ~ 30 对，裂片紧密，矩圆形，圆头，全缘或先端有钝锯齿，两面及叶轴上有黄褐色鳞片。孢子囊群分布于叶片中部以上的羽片上，生于小脉中部以下，每裂片 1 ~ 4 对，囊群盖圆肾形，棕色。

**生境分布** | 生长于林下阴湿地。分布于黑龙江、吉林、辽宁等地。

**采收加工** | 秋季采挖，削去叶柄、须根，除去泥沙，晒干。

**功效主治** | 清热解毒，驱虫。主治虫积腹痛，疮疡。

**用量用法** | 4.5 ~ 9 g。内服：煎汤。

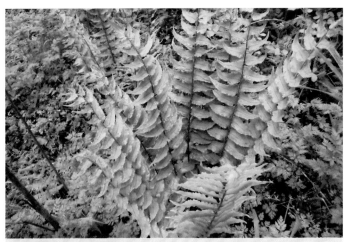

**使用注意** | 孕妇忌用。

# 绵马贯众炭

523

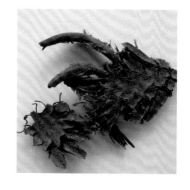

**别名** | 无。
**性味归经** | 苦、涩，微寒；有小毒。归肝、胃经。

**来源** | 本品为绵马贯众的炮制加工品。
**识别特征** | 见"绵马贯众"项下。
**生境分布** | 见"绵马贯众"项下。
**采收加工** | 取绵马贯众片，照炒炭法炒至表面焦黑色，喷淋清水少许，熄灭火星，取出，晾干。
**功效主治** | 收涩止血。主治崩漏下血。
**用量用法** | 5～10 g。内服：煎汤。

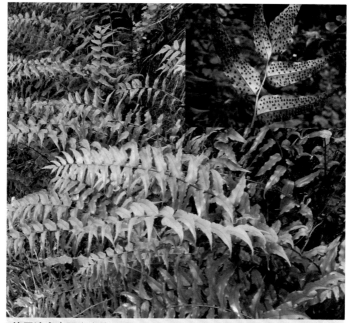

**使用注意** | 阴虚内热及脾胃虚寒者不宜服，孕妇慎用。

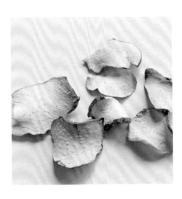

# 绵萆薢

524

**别名** | 大萆薢、萆薢。

**性味归经** | 苦，平。归肾、胃经。

**来源** | 本品为薯蓣科植物绵萆薢 *Dioscorea spongiosa* J. Q. Xi, M. Mizuno et W. L. Zhao 或福州薯蓣 *Dioscorea futschauensis* Uline ex R. Kunth 的干燥根茎。

**识别特征** | 多年生缠绕草质藤本。茎左旋，圆柱形。单叶互生，叶形变异较大，有时一株从基部至顶部全为三角状心形，全缘或微波状，上面被白色粗毛，有时基部为掌状心形，边缘5～9深裂，中裂或浅裂，至顶部为三角状心形，不裂，叶脉多数为9，叶干后不变黑。雄花序为圆锥花序，雌花序为下垂圆锥花序。蒴果宽倒卵形，翅长 1.3～1.5 cm，宽 2～2.5 cm，干后棕褐色。花期6～8月，果期7～10月。

**生境分布** | 生长于山地疏林或灌木丛中。分布于浙江、福建、江西等地。

**采收加工** | 秋、冬二季采挖，除去须根，洗净，切片，晒干。

**功效主治** | 利湿去浊，祛风通痹。主治膏淋，白浊，白带过多，风湿痹痛，关节不利，腰膝痹痛。

**用量用法** | 9～15 g。内服：煎汤。

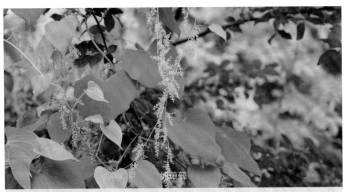

绵萆薢

**使用注意** | 肾阴亏虚、遗精滑泄者慎用。

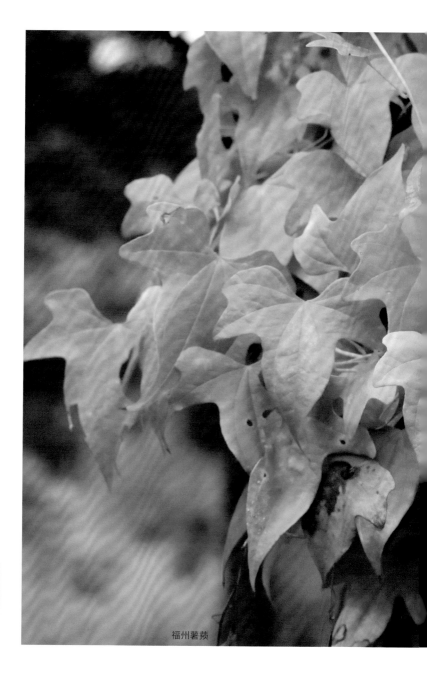

福州薯蓣

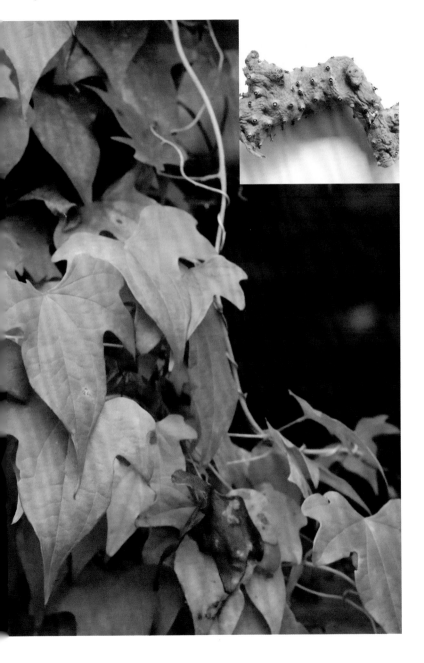

# 斑蝥

525

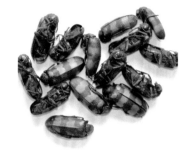

**别名** | 斑猫、龙尾、斑蚝、龙蚝、斑菌、斑毛、班蝥。

**性味归经** | 辛，热；有大毒。归肝、胃、肾经。

**来源** | 本品为芫菁科昆虫南方大斑蝥 *Mylabris phalerata* Pallas 或黄黑小斑蝥 *Mylabris cichorii* Linnaeus 的干燥体。

**识别特征** | **南方大斑蝥：**体长 15 ~ 30 mm，底色黑色，被黑茸毛。头部圆三角形，具粗密刻点，额中央有 1 条光滑纵纹。复眼大，略呈肾脏形。触角 1 对，线状，11 节，末端数节膨大呈棒状，末节基部狭于前节。前胸长稍大于宽，前端狭于后端；前胸背板被刻点，中央具一条光滑纵纹，后缘前面中央有一凹陷，后缘稍向上翻，波曲形。小楯片长形，末端圆钝。鞘翅端部宽于基部，底色黑色，每翅基部各有 2 个大黄斑，个别个体中斑点缩小；翅中央前后各有一黄色波纹状横带；翅面黑色部分刻点密集，密生茸毛，黄色部分刻点及茸毛较疏。鞘翅下为 1 对透明的膜质翅，带褐色。足 3 对，有黑色长茸毛，前足和中足跗节均为 5；后足的跗节则为 4，跗节先端有 2 爪；足关节处能分泌黄色毒液，接触皮肤，能起水疱。腹面也具黑色长茸毛。具复变态，幼虫共 6 龄，以假蛹越冬。成虫 4 ~ 5 月开始为害，7 ~ 9 月为害最烈，多群集取食大豆之花、叶，花生，茄子叶片及棉花的芽、叶、花等。

**黄黑小斑蝥：**外形与上种极相近，体小型，长 10 ~ 15 mm。触角末节基部与前节等宽。

**生境分布** | 主要分布于河南、广西、安徽、四川、江苏、湖南等地。

**采收加工** | 夏、秋二季捕捉，闷死或烫死，晒干。

**功效主治** | 破血逐瘀，散结消癥，攻毒蚀疮。主治癥瘕，经闭，顽癣，瘰疬，赘疣，痈疽不溃，恶疮死肌。

**用量用法** | 0.03 ~ 0.06 g，炮制后多入丸、散。外用：适量，研末或浸酒醋，或制油膏涂敷患处，不宜大面积用。

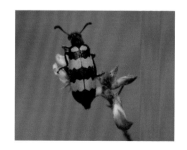

**使用注意** | 本品有大毒，内服宜慎用；孕妇禁服。

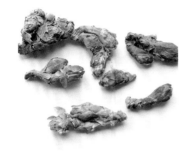

# 款冬花

526

**别名** | 冬花、款花、艾冬花、看灯花、九九花。

**性味归经** | 辛、微苦，温。归肺经。

**来源** | 本品为菊科植物款冬 *Tussilago farfara* L.的干燥花蕾。

**识别特征** | 多年生草本，高 10 ~ 25 cm。基生叶广心形或卵形，长 7 ~ 15 cm，宽 8 ~ 10 cm，先端钝，边缘呈波状疏锯齿，锯齿先端往往带红色。基部心形或圆形，质较厚，上面平滑，暗绿色，下面密生白色毛；掌状网脉，主脉 5 ~ 9；叶柄长 8 ~ 20 cm，半圆形；近基部的叶脉和叶柄带红色，并有毛茸。花茎长 5 ~ 10 cm，具毛茸，小叶10 余片，互生，叶片长椭圆形至三角形。头状花序顶生；总苞片 1 ~ 2 层，苞片 20 ~ 30，质薄，呈椭圆形，具毛茸；舌状花鲜黄色，单性，花冠先端凹，雌蕊1，子房下位，花柱长，柱头 2 裂；筒状花两性，先端 5 裂，裂片披针状，雄蕊 5，花药连合，雌蕊1，花柱细长，柱头球状。瘦果长椭圆形，具纵棱，冠毛淡黄色。花期 2 ~ 3 月，果期 4 月。

**生境分布** | 栽培或野生于河边、沙地。栽培与野生均有。分布于河南、甘肃、山西、陕西等地。

甘肃灵台产者称"灵台冬花"，品质最优。

**采收加工** | 12 月或地冻前当花尚未出土时采挖，除去花梗和泥沙，阴干。本品不宜日晒，不可见雾、露、雨和雪，否则不易保持色泽鲜艳。

**功效主治** | 润肺下气，止咳化痰。主治新久咳嗽，喘咳痰多，劳嗽咳血。

**用量用法** | 5 ~ 10 g。内服：煎汤。

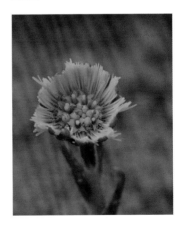

**使用注意** | 大便溏泄者不宜用。

12画

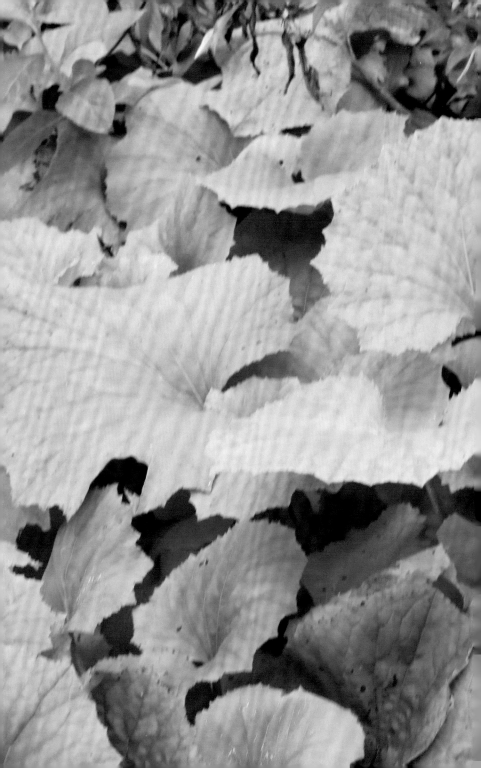

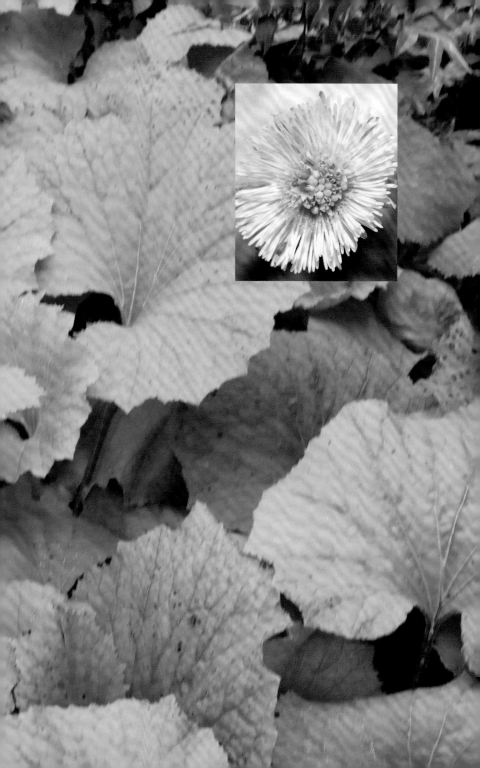

# 葛根

527

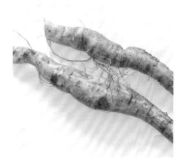

**别名** | 干葛、甘葛、粉葛、葛葛根、葛子根、葛麻茹、葛条根、鸡齐根。

**性味归经** | 甘、辛，凉。归脾、胃、肺经。

**来源** | 本品为豆科植物野葛 *Pueraria lobata*（Willd.）Ohwi 的干燥根。习称野葛。

**识别特征** | 多年生藤本，长约10 m，全株被黄褐色粗毛。块根肥厚。叶互生，具长柄，3出复叶，顶端小叶的柄较长，叶片菱状圆形，有时有波状浅裂，长8～19 cm，宽6.5～18 cm，先端急尖，基部圆形，两面均被白色伏生短柔毛，下面较密；侧生小叶较小，有时有2～3波状浅裂。总状花序腋生，总花梗密被黄白色茸毛；花密生；苞片狭线形，早落，小苞片线状披针形；蝶形花蓝紫色或紫色，长15～19 cm；花萼5齿裂，萼齿披针形；旗瓣近圆形或卵圆形，先端微凹，基部有两短耳，翼瓣狭椭圆形，较旗瓣短，通常仅一边的基部有耳，龙骨瓣较翼瓣稍长；雄蕊10；子房线形，花柱弯曲。荚果线形，扁平，长6～9 cm，宽7～10 mm，密被黄褐色的长硬毛。种子卵圆形且扁，赤褐色，有光泽。花期4～8月，果期8～10月。

**生境分布** | 生长于山坡、平原。全国各地均产，而以河南、湖南、浙江、四川为主要产区。

**采收加工** | 秋、冬二季采挖，趁鲜切成厚片或小块，干燥。

**功效主治** | 解肌退热，生津止渴，透疹，升阳止泻，通经活络，解酒毒。主治外感发热头痛，项背强痛，口渴，消渴，麻疹不透，热痢，泄泻，眩晕头痛，中风偏瘫，胸痹心痛，酒毒伤中。

**用量用法** | 10～15 g。内服：煎汤。

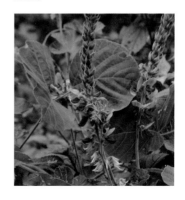

**使用注意** | 不可多服；脾胃虚寒者慎用。

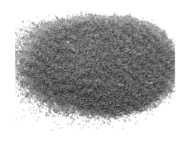

# 葶苈子

528

**别名**｜丁历、大适、大室、辣辣菜、北葶苈子、甜葶苈子。

**性味归经**｜苦、辛，大寒。归肺、膀胱经。

**来源**｜本品为十字花科植物独行菜 *Lepidium apetalum* Willd. 或播娘蒿 *Descurainia sophia*（L.）Webb. ex Prantl. 的干燥成熟种子。

**识别特征**｜**独行菜**：一年生或二年生矮小草本，高 5 ~ 30 cm。叶不分裂，基部有耳，边缘有稀疏齿状缺裂。总状花序长，花小。角果卵状椭圆形，扁平，成熟时自中央开裂，假隔膜薄膜质。

**播娘蒿**：一年生或二年生草本，高 30 ~ 70 cm，全体灰白色而被叉状或分歧柔毛。茎上部多分枝，较柔细。叶互生；2 ~ 3 回羽状分裂，最终的裂片狭线形，先端渐尖；在茎下部的叶有柄，渐向上则渐短或近于无柄。总状花序顶生，果序时特别伸长，花小，萼 4，十字形排列，线形，先端渐尖，易早脱；花瓣 4，黄色，匙形，较花萼稍长，先端微凹，基部渐狭而呈线状；雄蕊 6，四强，均伸出于花瓣外，花丝扁平；子房圆柱形，2 室，柱头头状。长角果，线形，长 2 ~ 3 cm，宽约 1 mm。种子小，卵状扁平，褐色。花期 4 ~ 6 月，果期 5 ~ 7 月。

**生境分布**｜生长于路旁、沟边或山坡、田野。前者习称"北葶苈子"，分布于河北、辽宁、内蒙古、吉林等地；后者习称"南葶苈子"，分布于江苏、山东、安徽、浙江等地。

**采收加工**｜夏季果实成熟时采割植株，晒干，搓出种子，除去杂质。

**功效主治**｜泻肺平喘，利水消肿。主治痰涎壅肺，喘咳痰多，胸胁胀满，不得平卧，胸腹水肿，小便不利。

**用量用法**｜3 ~ 10 g，包煎。

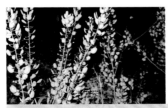

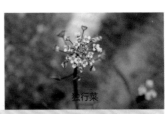

独行菜

**使用注意**｜本品性泄利易伤正，故凡肺虚喘促、脾虚肿满、膀胱气虚、小便不利者忌用。

12
画

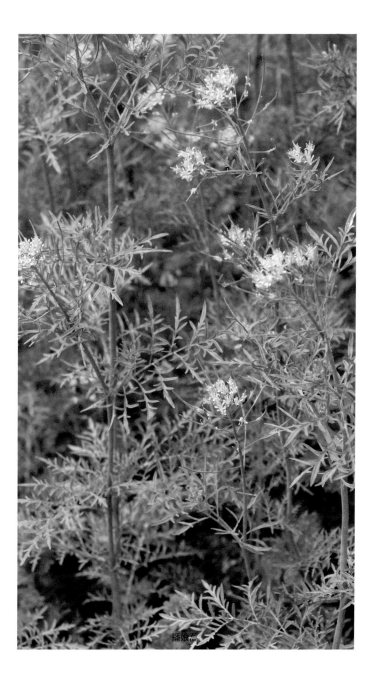

播娘蒿

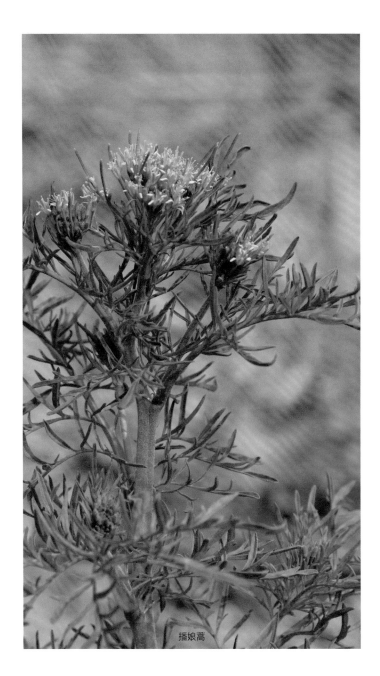

播娘蒿

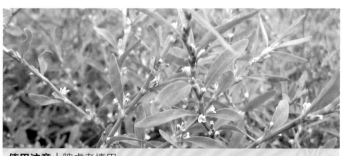

# 萹蓄

529

**别名** | 萹竹、竹节草、地萹蓄、萹蓄蓼、大蓄片。

**性味归经** | 苦，微寒。归膀胱经。

**来源** | 本品为蓼科植物萹蓄 *Polygonum aviculare* L. 的干燥地上部分。

**识别特征** | 一年生草本，高 15～50 cm。茎匍匐或斜上，基部分枝甚多，具明显的节及纵沟纹；幼枝上微有棱角。叶互生；叶柄短，2～3 mm，也有近于无柄者；叶片披针形至椭圆形，长 5～16 mm，宽 1.5～5 mm，先端钝或尖，基部楔形，全缘，绿色，两面无毛；托叶鞘膜质，抱茎，下部绿色，上部透明无色，具明显脉纹，其上多数平行脉常伸出成丝状裂片。花 6～10 朵簇生于叶腋，花梗短，苞片及小苞片均为白色透明膜质；花被绿色，5 深裂，具白色边缘，结果后，边缘变为粉红色；雄蕊通常 8，花丝短；子房长方形，花柱短，柱头 3。瘦果包围于宿存花被内，仅顶端小部分外露，卵形，具 3 棱，长 2～3 mm，黑褐色，具细纹及小点。花期 6～8 月，果期 9～10 月。

**生境分布** | 生长于路旁、田野，野生或栽培。全国大部分地区均产，分布于河南、四川、浙江、山东、吉林、河北等地。

**采收加工** | 夏季叶茂盛时采收，除去根和杂质，晒干。

**功效主治** | 利尿通淋，杀虫，止痒。主治热淋涩痛，小便短赤，虫积腹痛，皮肤湿疹，阴痒带下。

**用量用法** | 9～15 g。外用：适量，煎洗患处。

**使用注意** | 脾虚者慎用。

# 楮实子

530

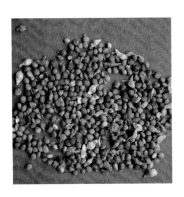

**别名** | 楮实、谷实、柘树子、楮实米、野杨梅、构树子。
**性味归经** | 甘，寒。归肝、肾经。

**来源** | 本品为桑科植物构树 *Broussonetia papyrifera*（L.）Vent. 的干燥成熟果实。

**识别特征** | 落叶乔木，高约16 m，有乳汁，树皮平滑，暗灰色，幼枝密生茸毛。叶互生，广卵形，边缘有细锯齿，上面粗糙，下面密被柔毛，3出脉，叶柄密生茸毛。花单性异株，聚花果球形，肉质，橙红色，熟时小瘦果借肉质子房柄向外挺出。果实呈扁圆形或扁卵圆形，表面红棕色或棕色，有网状皱纹或颗粒状突起，一侧有纵棱脊隆起，另侧略平或有凹槽，有的具果梗，偶有未除净的灰白膜质花被。花期5月，果期9月。

**生境分布** | 生长于山谷、山坡或平地村舍旁，有栽培。全国大部分地区均有分布，如江苏、河南、湖北、湖南、甘肃等地。

**采收加工** | 秋季果实成熟时采收，洗净，晒干，除去灰白色膜状宿萼和杂质。

**功效主治** | 补肾清肝，明目，利尿。主治肝肾不足，腰膝酸软，虚劳骨蒸，头晕目昏，目生翳膜，水肿胀满。

**用量用法** | 6～12 g，水煎服。

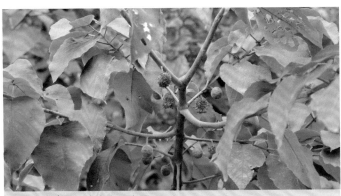

**使用注意** | 脾胃虚寒者不宜服。

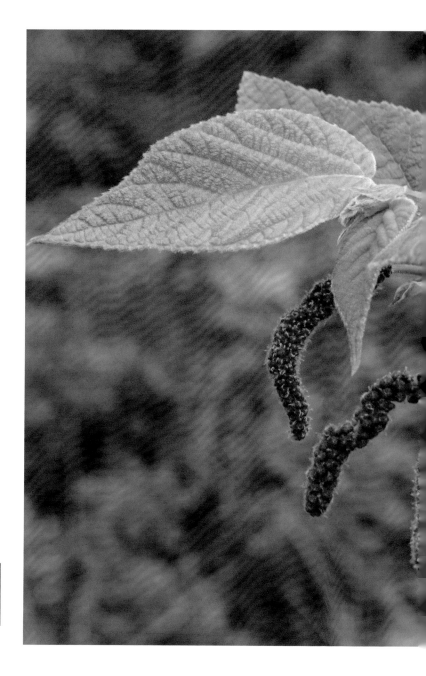

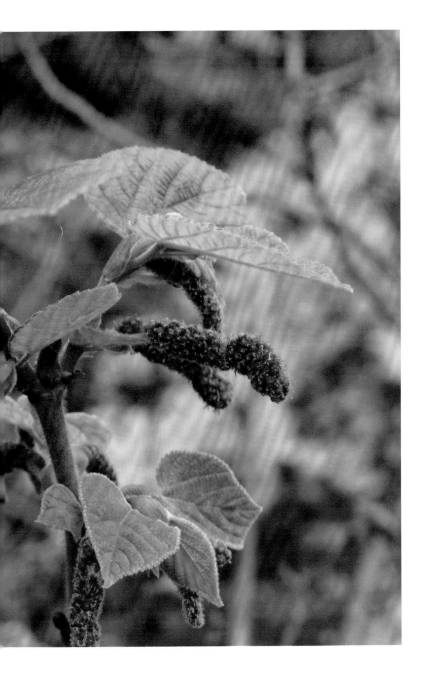

# 棕榈

531

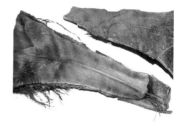

**别名** | 棕树、棕板、陈棕、棕骨、棕皮、棕衣树。

**性味归经** | 苦、涩，平。归肺、肝、大肠经。

**来源** | 本品为棕榈科植物棕榈 *Trachycarpus fortunei*（Hook. f.）H. Wendl. 的干燥叶柄。

**识别特征** | 常绿乔木，高约10 m。茎杆圆柱形，粗壮挺立，不分枝，直径约20 cm，残留的褐色纤维状老叶鞘层层包被于茎杆上，脱落后呈环状的节。叶簇生于茎顶，向外展开；叶柄坚硬，长约1 m，横切面近三角形，边缘有小齿，基部具褐色纤维状叶鞘，新叶柄直立，老叶柄常下垂；叶片近圆扇状，直径60～100 cm，具多数皱褶，掌状分裂至中部，有裂片30～50，各裂片先端2浅裂，上面绿色，下面具蜡粉，革质。肉穗花序，自茎顶叶腋抽出，基部具多数大型鞘状苞片，淡黄色，

具柔毛。雌雄异株；雄花小，多数，淡黄色，花被6，2轮，宽卵形，雄蕊6，花丝短，分离；雌花花被同雄花，子房上位，密被白柔毛，花柱3裂。核果球形或近肾形，直径约1 cm，熟时外果皮灰蓝色，被蜡粉。花期4～5月，果期10～12月。

**生境分布** | 栽培于村边、溪边、田边、丘陵地或山地。长江以南各地多有分布。

**采收加工** | 采棕时割取旧叶柄下延部分和鞘片，除去纤维状的棕毛，晒干。

**功效主治** | 收敛止血。主治吐血，衄血，尿血，便血，崩漏。

**用量用法** | 3～9 g，一般炮制后用。

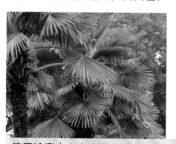

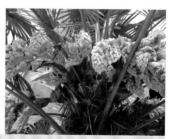

**使用注意** | 出血诸证瘀滞未尽者不宜独用。

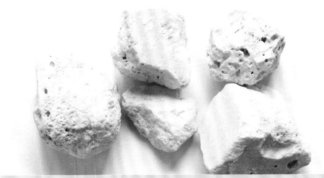

# 硫黄

532

**别名**｜硫、胶体硫、硫黄块。
**性味归经**｜酸，温；有毒。归肾、大肠经。

**来源**｜本品为自然元素类矿物硫黄族自然硫，采挖后，加热熔化，除去杂质；或用含硫矿物经加工制得。

**识别特征**｜斜方晶系。晶体的锥面发达，偶尔呈厚板状。常见者为致密块状、钟乳状、被膜状、土状等。颜色有黄色、浅黄色、淡绿黄色、灰黄色、褐色和黑色等。条痕白色至浅黄色。晶面具金刚光泽，断口呈脂肪光泽。半透明。解理不完全，断口呈贝壳状或参差状。性脆，易碎。用手握紧置于耳旁，可闻轻微的爆裂声。体轻。有特异的臭气，味淡。

**生境分布**｜常见于温泉、喷泉、火山口区域；沉积岩中也常有之。分布于山西、陕西、河南、山东、湖北、湖南、江苏、四川、广东、台湾等地。

**采收加工**｜将泥块状的硫黄及矿石，在坑内用素烧罐加热熔化，取其上层的硫黄溶液，倒入模型内，冷却后，取出。

**功效主治**｜外用解毒杀虫疗疮；内服补火助阳通便。外治用于疥癣，秃疮，阴疽恶疮；内服用于阳痿足冷，虚喘冷哮，虚寒便秘。

**用量用法**｜外用：适量，研末油调涂敷患处。内服：1.5～3g，炮制后用丸、散服。

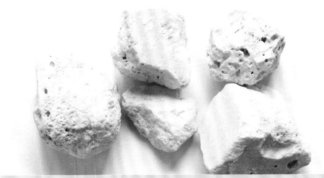

**使用注意**｜孕妇禁服。不宜与芒硝、玄明粉同用。

# 雄黄

533

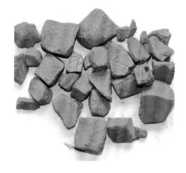

**别名** | 黄石、熏黄、石黄、黄金石、黄食石、天阳石、鸡冠石。

**性味归经** | 辛，温；有毒。归肝、大肠经。

**来源** | 本品为硫化物类矿物雄黄族雄黄，主含二硫化二砷（$As_2S_2$）。

**识别特征** | 单斜晶系雄黄矿石，雄黄为主，与雌黄、方解石、石英、辰砂等共生。本品呈柱状、粒柱状，单晶呈放射状粒状集合体，或为不规则块状或粉末，大小不一。橙红色或深红色。块状的表面覆有橙黄色粉末，手摸染指。具金刚光泽，断面呈树脂光泽或脂肪光泽，半透明至微透明。质松脆，易碎，硬度1.5～2.0，比重3.4～3.6，条痕橙黄色。断面色更鲜艳，具细砂孔。其中颜色鲜艳、半透明、有光泽、质松脆的习称"明雄""雄黄精"或"腰黄"。微有特异蒜臭气，味淡。

**生境分布** | 分布于湖南、贵州、云南、四川等地。

**采收加工** | 采挖后，除去杂质。

**功效主治** | 解毒杀虫，燥湿祛痰，截疟。主治痈肿疔疮，蛇虫咬伤，虫积腹痛，惊痫，疟疾。

**用量用法** | 0.05～0.1 g，入丸、散用。外用：适量，熏涂患处。

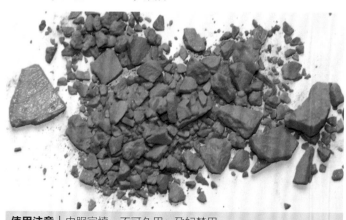

**使用注意** | 内服宜慎；不可久用；孕妇禁用。

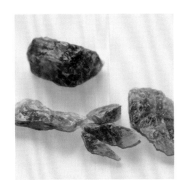

# 紫石英

534

**别名** | 萤石、氟石。

**性味归经** | 甘，温。归肾、心、肺经。

**来源** | 本品为氟化物类矿物萤石族萤石，主含氟化钙（$CaF_2$）。

**识别特征** | 等轴晶系。晶体呈立方体、八面体、十二面体；集合体常呈致密粒状块体出现。颜色很少是无色透明的，大部分被染成各种颜色，如黄、浅绿、浅蓝、紫色及紫黑色等，以浅绿色、紫色和紫黑色者为最常见，其色可因加热、压力、X 射线、紫外线等而改变，加热时会失去色彩，而受 X 射线照射后，又恢复原色。条痕白色，玻璃光泽，透明至微透明。解理呈八面体，断口呈贝壳状。硬度4，比重3.18。加热后显荧光。

**生境分布** | 形成于热液矿床中，或伟晶气液作用形成的矿脉中。有时也大量出现于铅锌硫化物矿床中。分布于浙江武义、义乌、金华一带，甘肃、河南、湖南也是主要分布区。此外，黑龙江、辽宁、山西、山东、江苏、安徽、江西、福建、湖北、广东、四川、贵州、云南等地也有分布。

**采收加工** | 采挖后，除去杂石。

**功效主治** | 温肾暖宫，镇心安神，温肺平喘。主治肾阳亏虚，宫冷不孕，惊悸不安，失眠多梦，虚寒咳喘。

**用量用法** | 9 ~ 15 g，先煎。

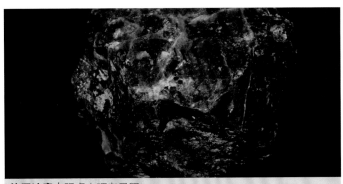

**使用注意** | 阴虚火旺者忌服。

# 紫花地丁

535

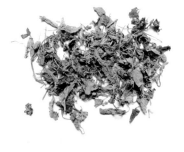

**别名**｜地丁、紫地丁、地丁草、堇堇草。

**性味归经**｜苦、辛，寒。归心、肝经。

**来源**｜本品为堇菜科植物紫花地丁 *Viola yedoensis* Makino 的干燥全草。

**识别特征**｜多年生草本，高 4 ~ 14 cm；果期最高可达 20 cm。根茎短，垂直，淡褐色，长 4 ~ 13 mm，粗 2 ~ 7 mm；节密生，有数条细根。叶多数，基生，莲座状；叶柄于花期长于叶片 1 ~ 2 倍，具狭翅，于果期长 10 cm 以上，上部者较长，呈长圆形、狭卵状披针形或长圆状卵形，长 1.5 ~ 4 cm，宽 0.5 ~ 1 cm，先端圆钝，基部截形或楔形，稀微心形，边缘具较平的圆齿，两面无毛或被细短毛，果期叶片增大；托叶膜质，苍白色或淡绿色。花梗通常多数，细弱，与叶片等长或高出叶片；花紫堇色或淡紫色，稀呈白色，喉部色较淡并带有紫色条纹；萼片 5，卵状披针形或披针形，基部附属物短，末端圆形或截形；花瓣 5，倒卵形或长圆形倒卵形；距细管状，长 4 ~ 8 mm，末端圆；雄蕊 5，花药长约 2 mm，药隔先端的附属物长约 1.5 mm；子房卵形，花柱棍棒状，柱头三角形。蒴果长圆形，长 5 ~ 12 mm，无毛。种子卵球形，长约 1.8 mm，淡黄色。花、果期 4 月中旬至 9 月。

**生境分布**｜生长于路旁、田埂和圃地中。分布于江苏、浙江、安徽及东北地区。

**采收加工**｜春、秋二季采收，除去杂质，晒干。

**功效主治**｜清热解毒，凉血消肿。主治疔疮肿毒，痈疽发背，丹毒，毒蛇咬伤。

**用量用法**｜15 ~ 30 g。内服：煎汤。

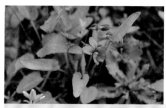

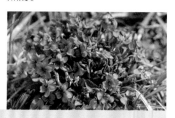

**使用注意**｜体质虚寒者忌服。

# 紫花前胡

536

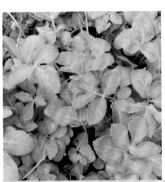

**别名** | 土当归、鸭脚七、野辣菜、山芫荽、鸭脚板、桑根子苗、鸭脚前胡。

**性味归经** | 苦、辛，微寒。归肺经。

**来源** | 本品为伞形科植物紫花前胡 *Peucedanum decursivum*（Miq.）Maxim. 的干燥根。

**识别特征** | 多年生草本，高 1 ~ 2 m。叶 1 回至近 2 回羽状分裂，小叶柄的边缘翅状延长，最终裂片椭圆形，长圆状披针形至倒卵状椭圆形，长 5 ~ 13 cm，宽 2.5 ~ 5.5 cm，边缘有细而规则的锯齿；茎上部叶片成膨大的紫色叶鞘。复伞形花序，顶生或腋生；小总苞数个，披针形；花深紫色，成近球形的小伞形花序，花梗丝线状。果实卵圆形至卵状长椭圆形。花期 8 ~ 9 月，果期 10 月。

**生境分布** | 生长于草甸、沟边草丛、灌木丛草甸、灌木丛中、林缘湿草甸、山坡林缘、山坡林中、山坡林中溪边、山坡疏林中、湿地、溪边、阳坡。分布于辽宁、河北、陕西、江苏、安徽、浙江、江西、台湾、河南、湖北、湖南、广东、广西、四川等地。

**采收加工** | 秋、冬二季地上部分枯萎时采挖，除去须根，晒干。

**功效主治** | 降气化痰，散风清热。主治痰热喘满，咯痰黄稠，风热咳嗽痰多。

**用量用法** | 3 ~ 9 g，或入丸、散。

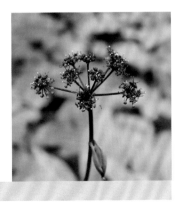

**使用注意** | 不可施诸气虚血少者。

# 紫苏子

537

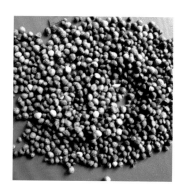

**别名** | 苏子、任子、黑苏子、铁苏子。

**性味归经** | 辛，温。归肺经。

**来源** | 本品为唇形科植物紫苏 *Perilla frutescens*（L.）Britt. 的干燥成熟果实。

**识别特征** | 一年生草本，高30～200 cm。具有特殊芳香气味。茎直立，多分枝，紫色、绿紫色或绿色，钝四棱形，密被长柔毛。叶对生；叶柄长3～5 cm，紫红色或绿色，被长茸毛；叶片阔卵形、卵状圆形或卵状三角形，长4～13 cm，宽2.5～10 cm，先端渐尖或突尖，有时呈短尾状，基部圆形或阔楔形，边缘具粗锯齿，有时锯齿较深或浅裂，两面紫色或仅下面紫色，上、下两面均疏生柔毛，沿叶脉处较密，叶下面有细油腺点；侧脉7～8对，位于下部者稍靠近，斜上升。轮伞花序，由2花组成偏向一侧的假总状花序，顶生和腋生，花序密被长柔毛；苞片卵形、卵状三角形或披针形，全缘，具缘毛，外面有腺点，边缘膜质；花梗长1～1.5 mm，密被柔毛；花萼钟状，长约3 mm，10脉，外面密被长柔毛和黄色腺点，顶端5齿，2唇，上唇宽大，有3齿，下唇有2齿，结果时增大，基部呈囊状；花冠唇形，长3～4 mm，白色或紫红色，花冠筒内有毛环，外面被柔毛，上唇微凹，下唇3裂，裂片近圆形，中裂片较大；雄蕊4，二强，着生于花冠筒内中部，几不伸出花冠外，花药2室；花盘在前边膨大；雌蕊1，子房4裂，花柱基底着生，柱头2裂。小坚果近球形，灰棕色或褐色，直径1～1.3 mm，有网纹，果萼长约10 mm。花期6～8月，果期7～9月。

**生境分布** | 多为栽培。分布于湖北、江苏、河南、山东、江西、浙江、四川等地。

**采收加工** | 秋季果实成熟时采收，除去杂质，晒干。

**功效主治** | 降气化痰，止咳平喘，润肠通便。主治痰壅气逆，咳嗽气喘，肠燥便秘。

**用量用法** | 3～10 g。内服：煎汤。

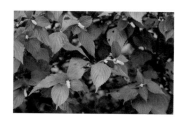

**使用注意** | 气虚久嗽、阴虚喘逆、脾虚便滑者皆不可用。

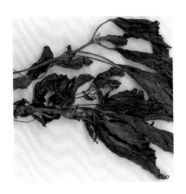

# 紫苏叶

538

**别名** | 苏叶。

**性味归经** | 辛，温。归肺、脾经。

---

**来源** | 本品为唇形科植物紫苏 *Perilla frutescens* (L.) Britt. 的干燥叶（或带嫩枝）。

**识别特征** | 见"紫苏子"项下。

**生境分布** | 见"紫苏子"项下。

**采收加工** | 夏季枝叶茂盛时采收，除去杂质，晒干。

**功效主治** | 解表散寒，行气和胃。主治风寒感冒，咳嗽呕恶，妊娠呕吐，鱼蟹中毒。

**用量用法** | 5 ~ 10 g。内服：煎汤。

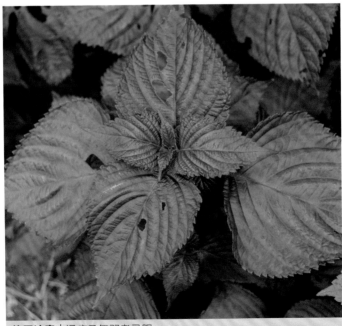

**使用注意** | 温病及气弱者忌服。

12
画

# 紫苏梗

539

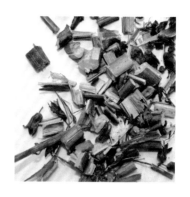

**别名** | 苏梗、苏茎、赤苏梗、红苏梗、紫苏草、桂苏梗、紫苏茎枝。
**性味归经** | 辛，温。归肺、脾经。

**来源** | 本品为唇形科植物紫苏 *Perilla frutescens* (L.) Britt. 的干燥茎。
**识别特征** | 见"紫苏子"项下。
**生境分布** | 见"紫苏子"项下。
**采收加工** | 秋季果实成熟后采割，除去杂质，晒干，或趁鲜切片，晒干。

**功效主治** | 理气宽中，止痛，安胎。主治胸膈痞闷，胃脘疼痛，嗳气呕吐，胎动不安。
**用量用法** | 5 ~ 10 g。内服：煎汤。

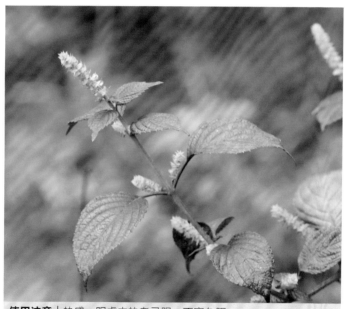

**使用注意** | 热盛、阴虚内热者忌服。不宜久服。

# 紫草

540

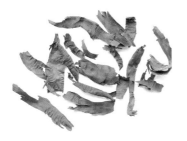

**别名** | 紫丹、紫根、紫草茸、山紫草、紫草根、硬紫草。

**性味归经** | 甘、咸，寒。归心、肝经。

**来源** | 本品为紫草科植物新疆紫草 *Arnebia euchroma*（Royle）Johnst. 或内蒙紫草 *Arnebia guttata* Bunge 的干燥根。

**识别特征** | 紫草：多年生草本。高50 ~ 90 cm。全株被糙毛。根长条状，略弯曲，肥厚，紫红色。茎直立，上部分枝。叶互生，具短柄或无柄，叶片粗糙，卵状披针形，全缘或稍呈不规则波状。总状聚伞花序；苞片叶状，披针形或窄卵形，两面具粗毛；萼片5，披针形，基部微合生；花冠白色，筒状，先端5裂，喉部有5个小鳞片，基部被毛；雄蕊5；子房4深裂，花柱单一，线形，柱头2裂，小坚果卵圆形，灰白色或淡褐色，平滑有光泽。花期5 ~ 6月，果期7 ~ 8月。

**生境分布** | 生长于路旁、荒山、田野及干燥多石山坡的灌木丛中。分布于辽宁、湖南、湖北、新疆等地。

**采收加工** | 春、秋二季采挖，除去泥沙，干燥。

**功效主治** | 清热凉血，活血解毒，透疹消斑。主治血热毒盛，斑疹紫黑，麻疹不透，疮疡，湿疹，水火烫伤。

**用量用法** | 5 ~ 10 g。外用：适量，熬膏或用植物油浸泡涂擦。

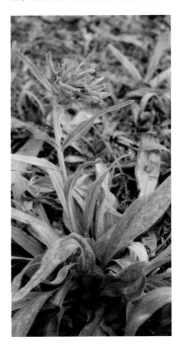

**使用注意** | 本品性寒滑，有通便作用，脾虚便溏者忌服。

12
画

# 紫珠叶

541

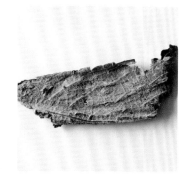

**别名** | 大风叶、白狗肠、大叶紫珠。

**性味归经** | 苦、涩，凉。归肝、肺、胃经。

**来源** | 本品为马鞭草科植物杜虹花 *Callicarpa formosana* Rolfe 的干燥叶。

**识别特征** | 灌木或小乔木，幼枝被灰白色长茸毛。叶对生，长椭圆形至椭圆状披针形，上面有短柔毛，老时稍粗糙，下面密被灰白色茸毛，两面有不明显的金黄色腺点，聚伞花序5～7次分歧，总花梗长2～4 cm；花萼4齿裂，被星状柔毛；花冠紫色，管状，先端4裂，略被细毛；雄蕊4；子房上位,4室。浆果状核果，小球形，有腺点，熟时紫红色。

花期夏季。

**生境分布** | 生长于山坡、路旁、疏林中。分布于广东、广西、云南、贵州等地。

**采收加工** | 夏、秋二季枝叶茂盛时采摘，干燥。

**功效主治** | 凉血收敛止血，散瘀解毒消肿。主治衄血，咯血，吐血，便血，崩漏，外伤出血，热毒疮疡，水火烫伤。

**用量用法** | 3～15 g；研末吞服，1.5～3 g。外用：适量，敷于患处。

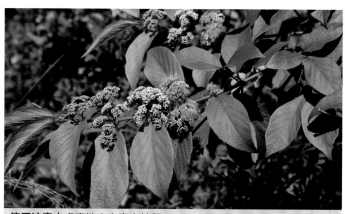

**使用注意** | 虚寒性出血患者慎服。

# 紫萁贯众

542

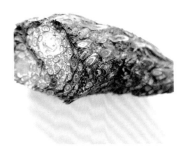

**别名** | 月尔、紫蔂、慕蕨、芷萁、紫蕨、迷蕨、蕨基、大贯众。

**性味归经** | 苦、微寒；有小毒。归肺、胃、肝经。

---

**来源** | 本品为紫萁科植物紫萁 *Osmunda japonica* Thunb. 的干燥根茎和叶柄残基。

**识别特征** | 多年生草本，高30～100 cm。根茎粗壮，横卧或斜升，无鳞片。叶二型，幼时密被茸毛；营养叶有长柄，叶片三角状阔卵形，长30～50 cm，宽25～40 cm，顶部以下2回羽状，小羽片长圆形或长圆状披针形，先端钝或尖，基部圆形或宽楔形，边缘有匀密的细钝锯齿。孢子叶强度收缩，小羽片条形，长1.5～2 cm，沿主脉两侧密生孢子囊，形成长、大、深棕色的孢子囊穗，成熟后枯萎。

**生境分布** | 生长于林下、山脚或溪边的酸性土上。分布于甘肃、山东、江苏、安徽、浙江、江西、福建、河南、湖北、湖南、广东、广西、四川、贵州、云南等地。

**采收加工** | 春、秋二季采挖，洗净，除去须根，晒干。

**功效主治** | 清热解毒，止血，杀虫。主治疫毒感冒，热毒泻痢，痈疮肿毒，吐血、衄血、便血，崩漏，虫积腹痛。

**用量用法** | 5～9 g，水煎服。

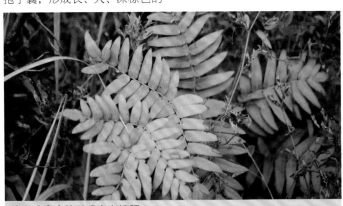

**使用注意** | 脾胃虚寒者慎服。

12
画

# 紫菀

543

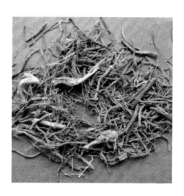

**别名**│青菀、紫茜、紫菀茸、夜牵牛、小辫儿、返魂草根。

**性味归经**│辛、苦，温。归肺经。

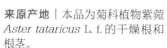

**来源产地**│本品为菊科植物紫菀 *Aster tataricus* L. f. 的干燥根和根茎。

**识别特征**│多年生草本，高1 ~ 1.5 m。根茎短，簇生多数细根，外皮灰褐色。茎直立，上部分枝，表面有沟槽。根生叶丛生，开花时脱落；叶片篦状长椭圆形至椭圆状披针形，长20 ~ 40 cm，宽6 ~ 12 cm，先端钝，基部渐狭，延成翼状的叶柄，边缘具锐齿，两面疏生小刚毛；茎生叶互生，几无柄，叶片狭长椭圆形或披针形，长18 ~ 35 cm，宽5 ~ 10 cm，先端锐尖，常带小尖头，中部以下渐狭缩成一狭长基部。头状花序多数，伞房状排列，直径2.5 ~ 3.5 cm，有长梗，梗上密被刚毛；总苞半球形，苞片3列，长圆状披针形，绿色微带紫色；舌状花带蓝紫色，单性，花冠长15 ~ 18 mm，先端3浅裂，基部呈管状，花柱1，柱头2叉；管状花黄色，长约6 mm，先端5齿裂，雄蕊5，花药细长，聚合，包围花柱；子房下位，柱头

2叉。瘦果扁平，一侧弯曲，长约3 mm，被短毛；冠毛白色或淡褐色，较瘦果长3 ~ 4倍。花期8月，果期9 ~ 10月。

**生境分布**│生长于山地或河边草地。分布于河北、安徽及东北、华北、西北等地区，以河北、安徽产品质优。

**采收加工**│春、秋二季采挖，除去有节的根茎（习称"母根"）和泥沙，编成辫状晒干，或直接晒干。

**功效主治**│润肺下气，消痰止咳。主治痰多喘咳，新久咳嗽，劳嗽咳血。

**用量用法**│5 ~ 10 g。内服：煎汤。

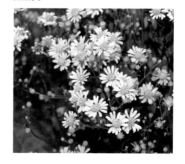

**使用注意**│有实热者忌服。

# 蛤壳

544

**别名** | 文蛤、海蛤壳、蛤蜊皮。
**性味归经** | 苦、咸，寒。归肺、肾、胃经。

**来源** | 本品为帘蛤科动物文蛤 *Meretrix meretrix* Linnaeus 或青蛤 *Cyclina sinensis* Gmelin 的贝壳。

**识别特征** | 贝壳呈三角状卵圆形，质坚硬，壳长60～122 mm，高约为长的4/5，宽约为长的1/2。两壳顶紧靠，壳顶突出，位于背面稍靠前方，略呈三角形。小月面矛头状，狭长，楯面卵圆形，宽大。韧带黑褐色，粗短凸出表面，壳表膨胀，光滑，壳皮黄褐色或红褐色，光亮如漆。自壳顶始，常有许多环形的褐色带及呈放射状"W"或"V"字样的齿状花纹。生长线明显，放射线和轮线不明显，腹缘圆。壳皮有时磨损脱落，显出白色。壳内面白色，前后缘略带紫色，无珍珠光泽。铰合部宽，左壳主齿3，前2枚短，后1枚长而宽，齿面具纵沟；前侧齿1，短突。右壳主齿3，前2枚短，呈"人"字形排列，后1枚斜长而大；前侧齿2，1枚稍向腹面弯曲。外套痕明显，外套窦短而宽，呈半圆形。前闭壳肌痕小，

略呈半圆形；后闭壳肌痕大，呈卵圆形。足扁平，舌状。

**生境分布** | 生活于浅海泥沙中，我国沿海均有分布。

**采收加工** | 夏、秋二季捕捞，去肉，洗净，晒干。

**功效主治** | 清热化痰，软坚散结，制酸止痛；外用收湿敛疮。主治痰火咳嗽，胸胁疼痛，痰中带血，瘰疬瘿瘤，胃痛吞酸；外治湿疹，烫伤。

**用量用法** | 6～15 g，煎汤，或入丸、散。外用：适量，研极细粉撒布或油调后敷患处。

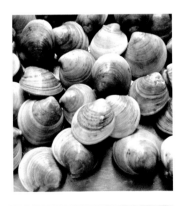

**使用注意** | 脾胃虚寒者慎服。

# 蛤蚧

545

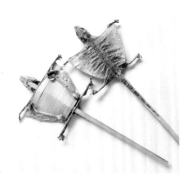

**别名**｜蛤解、蛤蟹、仙蟾、蚧蛇、大壁虎。

**性味归经**｜咸，平。归肺、肾经。

**来源**｜本品为壁虎科动物蛤蚧 *Gekko gecko* Linnaeus的干燥体。

**识别特征**｜陆栖爬行动物。形如大壁虎，全长约34 cm。体尾等长。头呈三角形，长大于宽，吻端凸圆。鼻孔近吻端，耳孔椭圆形，其直径为眼径之半。头及背面鳞细小，成多角形，尾鳞不甚规则，近于长方形，排成环状；胸腹部鳞较大，均匀排列成覆瓦状。指、趾间具蹼；指趾膨大，底部具有单行劈褶皮瓣，第一指趾不特别短小但无爪，余者末端均具小爪。体背为紫灰色，有砖红色及蓝灰色斑点。

**生境分布**｜多栖于山岩及树洞中，或居于墙壁上。分布于广西南宁、梧州及广东肇庆地区，我国贵州、云南，以及越南也产。

**采收加工**｜全年均可捕捉，除去内脏、拭净，用竹片撑开，使全体扁平顺直，低温干燥。

**功效主治**｜补肺益肾，纳气定喘，助阳益精。主治肺肾不足，虚喘气促，劳嗽咳血，阳痿，遗精。

**用量用法**｜3～6 g，多入丸、散或酒剂。

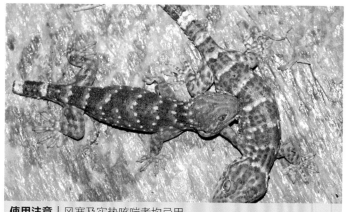

**使用注意**｜风寒及实热咳喘者均忌用。

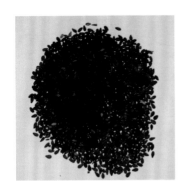

# 黑芝麻

546

**别名** 芝麻、脂麻、油麻、乌麻子、乌芝麻、胡麻子。

**性味归经** 甘，平。归肝、肾、大肠经。

**来源** 本品为脂麻科植物脂麻 *Sesamum indicum* L. 的干燥成熟种子。

**识别特征** 一年生草本，高80 ~ 180 cm。茎直立，四棱形，棱角突出，基部稍木质化，不分枝，具短柔毛。叶对生，或上部者互生；叶柄长1 ~ 7 cm；叶片卵形、长圆形或披针形，长5 ~ 15 cm，宽1 ~ 8 cm，先端急尖或渐尖，基部楔形，全缘、有锯齿或下部叶3浅裂，表面绿色，背面淡绿色，两面无毛或稍被白色柔毛。花单生，或2 ~ 3朵生于叶腋，直径1 ~ 1.5 cm；花萼稍合生，绿色，5裂，裂片披针形，长5 ~ 10 cm，具柔毛；花冠筒状，唇形，长1.5 ~ 2.5 cm，白色，有紫色或黄色彩晕，裂片圆形，外侧被柔毛；雄蕊4，着生于花冠筒基部，花药黄色，呈矢形；雌蕊1，心皮2，子房圆锥形，初期呈假4室，成熟后为2室，花柱线形，柱头2裂。蒴果椭圆形，长2 ~ 2.5 cm，多4棱或6、8棱，纵裂，初期绿色，成熟后黑褐色，具短柔毛。种子多数，卵形，两侧扁平，黑色、白色或淡黄色。花期5 ~ 9月，果期7 ~ 9月。

**生境分布** 常栽培于夏季气温较高、气候干燥、排水良好的沙壤土或壤土地区。我国各地均有栽培。

**采收加工** 秋季果实成熟时采割植株，晒干，打下种子，除去杂质，再晒干。

**功效主治** 补肝肾，益精血，润肠燥。主治精血亏虚，头晕眼花，耳鸣耳聋，须发早白，病后脱发，肠燥便秘。

**用量用法** 9 ~ 15 g。内服：煎汤。

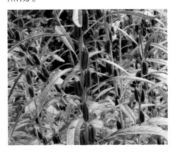

**使用注意** 大便溏泄者慎服。

# 黑豆

547

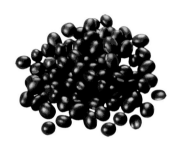

**别名** | 橹豆、乌豆、枝仔豆、黑大豆。

**性味归经** | 甘，平。归脾、肾经。

---

**来源** | 本品为豆科植物大豆 *Glycine max*（L.）Merr. 的干燥成熟种子。

**识别特征** | 一年生草本，高 50 ~ 80 cm。茎直立或上部蔓性，密生黄色长硬毛。3 出复叶；叶柄长，密生黄色长硬毛；托叶小，披针形；小叶 3，卵形、广卵形或狭卵形，通常两侧的小叶为斜卵形，长 6 ~ 13 cm，宽 4 ~ 8.5 cm，先端钝或急尖，中脉常伸出成棘尖，基部圆形、阔楔形或近于截形，全缘或呈微波状；两面均被黄色长硬毛。总状花序短阔，腋生，有 2 ~ 10 朵花；花白色或紫色；花萼绿色，钟状，先端 5 齿裂，被黄色长硬毛；花冠蝶形，旗瓣倒卵形，先端圆形，微凹，翼瓣篦形，有细爪，龙骨瓣略呈长方形，基部有爪；雄蕊 10，2 体；子房线状椭圆形，被黄色长硬毛，基部有不发达的腺体，花柱短，柱头头状。荚果长方状披针形，长 5 ~ 7 cm，宽约 1 cm，先端有微凸尖，褐色，密被黄色长硬毛。种子卵圆形或近于球形，种皮黄色、绿色或黑色。

花期 8 月，果期 10 月。

**生境分布** | 全国各地均有栽培。

**采收加工** | 秋季采收成熟果实，晒干，打下种子，除去杂质。

**功效主治** | 益精明目，养血祛风，利水解毒。主治阴虚烦渴，头晕目昏，体虚多汗，肾虚腰痛，水肿尿少，痹痛拘挛，手足麻木，药食中毒。

**用量用法** | 9 ~ 30 g。外用：适量，煎汤洗患处。

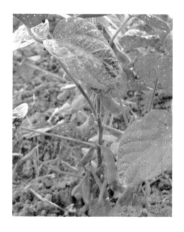

---

**使用注意** | 忌与蓖麻子、厚朴同食。

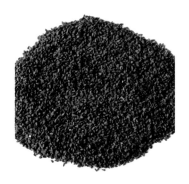

# 黑种草子

548

**别名** | 斯亚旦、瘤果黑种草。

**性味归经** | 甘、辛，温。归肝、肾经。

**来源** | 本品系维吾尔族习用药材。为毛茛科植物腺毛黑种草 *Nigella glandulifera* Freyn et Sint. 的干燥成熟种子。

**识别特征** | 一年生草本，高35～50 cm。茎直立，上部分枝，具纵棱，被短腺毛和短柔毛。叶互生，2回羽状复叶；茎中部叶有短柄；叶片轮廓卵形，羽片约4对，近对生，末回裂片线形或线状披针形，宽0.6～1 mm，上面无毛，下面疏被短腺毛。花两性，直径约2 cm，单生枝端；萼片5，花瓣状，白色或带蓝色，卵形，长约1.2 cm，宽约6 mm，基部有短爪，无毛；花瓣约8，小，长约5 mm，有短爪，唇形，上唇较下唇略短，披针形，下唇2裂超过中部，裂片宽菱形，先端近球形，基部有蜜槽，边缘有少数柔毛；雄蕊多数，长约8 mm，无毛，花药椭圆形，花丝丝状；心皮5，基部合生至花柱基部，散生圆形小鳞片状突起，花柱与子房等长。蒴果长约1 cm，有圆形鳞状突起，宿存花柱与果实近等长。种子多数，三棱形，长约2.5 mm，有横皱纹。花期6～7月，果期8月。

**生境分布** | 新疆、云南、西藏有栽培。

**采收加工** | 夏、秋二季果实成熟时采割植株，晒干，打下种子，除去杂质，晒干。

**功效主治** | 补肾健脑，通经，通乳，利尿。主治耳鸣健忘，经闭乳少，热淋，石淋。

**用量用法** | 2～6 g。内服：煎汤。

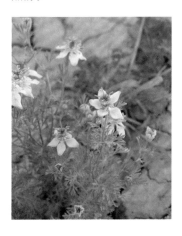

**使用注意** | 孕妇及热性病患者禁用。

# 锁阳

549

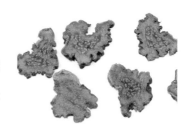

**别名** ｜锁燕、地毛球、锈铁棒、锁严子、地毛球。

**性味归经** ｜甘，温。归肝、肾、大肠经。

---

**来源** ｜本品为锁阳科植物锁阳 *Cynomorium songaricum* Rupr. 的干燥肉质茎。

**识别特征** ｜多年生肉质寄生草本。地下茎粗短，具有多数瘤突吸收根。茎圆柱形，暗紫红色，高 20 ~ 100 cm，直径 3 ~ 6 cm，大部分埋于沙中，基部粗壮，具鳞片状叶。鳞片状叶卵圆形、三角形或三角状卵形，长 0.5 ~ 1 cm，宽不及 1 cm，先端尖。穗状花序顶生，棒状矩圆形，长 5 ~ 15 cm，直径 2.5 ~ 6 cm；生密集的花和鳞状苞片，花杂性，暗紫色，有香气，雄花有 2 种：一种具肉质花被 5，长卵状楔形，雄蕊 1，花丝短，退化子房棒状；另一种雄花具数枚线形、肉质总苞片，无花被，雄蕊 1，花丝较长，无退化子房；雌花具数枚线状、肉质总苞片；其中有 1 枚常较宽大，雌蕊 1，子房近圆形，上部着生棒状退化雄蕊数枚，花柱棒状；两性花多先于雄花开放，雄蕊、雌蕊各 1，雄蕊着生子房中部。小坚果球形，有深色硬壳状果皮。花期 6 ~ 7 月。

**生境分布** ｜生长于干燥多沙地带，多寄生于白刺的根上。分布于内蒙古、甘肃、青海等地。

**采收加工** ｜春季采挖，除去花序，切段，晒干。

**功效主治** ｜补肾阳，益精血，润肠通便。主治肾阳不足，精血亏虚，腰膝痿软，阳痿滑精，肠燥便秘。

**用量用法** ｜5 ~ 10 g。煎汤服。

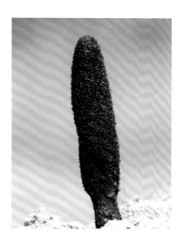

**使用注意** ｜阴虚阳旺、脾虚泄泻、实热便秘者忌服。

# 筋骨草

550

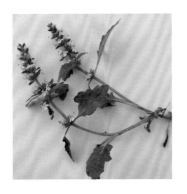

**别名**｜苦草、散血草、苦地胆、金疮小草、青鱼胆草、白毛夏枯草。
**性味归经**｜苦，寒。归肺经。

**来源**｜本品为唇形科植物筋骨草 *Ajuga decumbens* Thunb. 的干燥全草。

**识别特征**｜一年生或二年生草本，高 10 ~ 30 cm，全株被白色长柔毛。茎方形，基部匍匐。叶对生，匙形或倒卵状披针形，长 3 ~ 11 cm，宽 0.8 ~ 3 cm，边缘有不规则波状粗齿；叶柄具狭翅。轮伞花序有 6 ~ 10 朵花，排成间断的假穗状花序；苞片叶状，花萼钟形，5 齿裂；花冠唇形，淡蓝色、淡紫红色或白色，基部膨大，内有毛环，上唇短，直立，顶端微凹，下唇 3 裂，中裂片倒心形，灰黄色，具网状皱纹。花期 3 ~ 7 月，果期 5 ~ 11 月。

**生境分布**｜生长于路旁、溪边、草坡和丘陵山地的阴湿处。分布于江苏、安徽、浙江、上海、四川、福建、湖北、湖南、广东、广西、贵州、云南 等地。

**采收加工**｜春季花开时采收，除去泥沙，晒干。

**功效主治**｜清热解毒，凉血消肿。主治咽喉肿痛，肺热咯血，跌打肿痛。

**用量用法**｜15 ~ 30 g。外用：适量，捣烂敷患处。

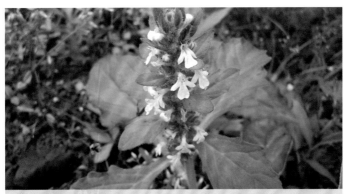

**使用注意**｜孕妇忌服。

# 鹅不食草

551

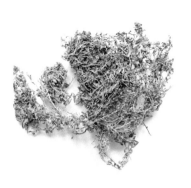

**别名** | 石胡荽、鸡肠草、野园荽、食胡荽。

**性味归经** | 辛，温。归肺经。

**来源** | 本品为菊科植物鹅不食草 *Centipeda minima*（L.）A. Br. et Aschers. 的干燥全草。

**识别特征** | 一年生匍匐状柔软草本，枝多广展，高8～20 cm，近秃净或稍被绵毛。叶互生；叶片小，匙形，长7～20 mm，宽3～5 mm，先端钝，基部楔形，边缘有疏齿。头状花序无柄，直径3～4 mm，腋生；花杂性，淡黄色或黄绿色，管状；花冠钟状，花柱裂片短，钝或截头形。瘦果四棱形，棱上有毛，无冠毛。花期9～11月。

**生境分布** | 生长于稻田或阴湿处、路旁。分布于浙江、湖北、江苏、广东等地。

**采收加工** | 夏、秋二季花开时采收，洗去泥沙，晒干。

**功效主治** | 发散风寒，通鼻窍，止咳。主治风寒头痛，咳嗽痰多，鼻塞不通，鼻渊流涕。

**用量用法** | 6～9 g。外用：适量。

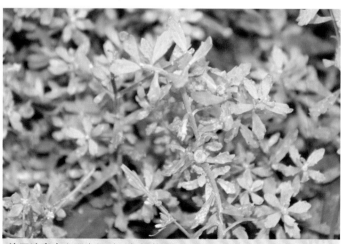

**使用注意** | 内服本品对胃有刺激性。

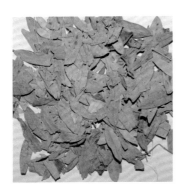

# 番泻叶

552

**别名** | 泻叶。

**性味归经** | 甘、苦，寒。归大肠经。

**来源** | 本品为豆科植物狭叶番泻 *Cassia angustifolia* Vahl 或尖叶番泻 *Cassia acutifolia* Delile 的干燥小叶。

**识别特征** | 狭叶番泻：草本状小灌木，高约1 m。双数羽状复叶，小叶5 ~ 8对，具短柄；托叶卵状披针形，长2 ~ 4 mm；小叶片卵状披针形至线状披针形，先端急尖，基部稍不对称，无毛或几无毛。总状花序腋生，有花6 ~ 14朵；花梗基部有一卵形苞片，易落；萼片5，长卵形；花瓣5，倒卵形，黄色；雄蕊10，上部3枚小型，不育，中央4枚等长，最下面3枚向下弯曲，花药稍呈四方形，基部箭形，4室；雌蕊弯曲如镰，子房具柄，被疏毛。荚果扁平，长方形，长4 ~ 6 cm，宽1 ~ 1.7 cm，背缝顶端有明显尖突，果皮栗棕色，边缘带绿色，幼时有白毛。种子4 ~ 7枚，略呈长方形而扁，顶端平截而微凹，有疣点状皱纹，棕绿色，有线状种柄。花期9 ~ 12月，果期翌年3月。

尖叶番泻：形态与前种大致相似，所不同者，本种叶多为长卵形，先端急尖或有棘尖，基部不对称，叶背灰绿色；花较小；荚果较宽，宽2 ~ 2.5 cm，先端尖突微小，不明显。

**生境分布** | 狭叶番泻产于热带，东非洲的近海及岛屿上、阿拉伯南部及印度南部和西北部均有。

**采收加工** | 生长盛期选晴天采下叶片，及时摊晒，经常翻动，晒时勿堆积过厚，以免使叶色变黄，晒至干燥；或用40 ℃ ~ 50 ℃温度烘干，按叶片大小和品质优劣分级，打包。

**功效主治** | 泻热行滞，通便，利水。主治热结积滞，便秘腹痛，水肿胀满。

**用量用法** | 2 ~ 6 g，后下，或开水泡服。

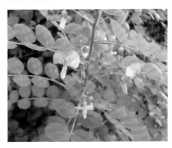

**使用注意** | 孕妇慎用。

# 湖北贝母

553

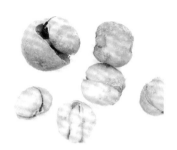

**别名** | 窑贝、板贝。

**性味归经** | 微苦，凉。归肺、心经。

**来源** | 本品为百合科植物湖北贝母 *Fritillaria hupehensis* Hsiao et K. C. Hsia 的干燥鳞茎。

**识别特征** | 多年生草本，植株高 26 ~ 50 cm。鳞茎由 2 枚鳞片组成，直径 1.5 ~ 3 cm。叶 3 ~ 7 枚轮生，中间常兼有对生或散生，矩圆状披针形，先端不卷曲或多少弯曲。花 1 ~ 4，紫色，有黄色小方格；叶状苞片通常 3，极少为 4，花梗长 1 ~ 2 cm；花被片长 4.2 ~ 4.5 cm，宽 1.5 ~ 1.8 cm，外花被片稍狭斜，蜜腺窝在背面稍凸出。蒴果 2 ~ 2.5 cm，宽 2.5 ~ 3 cm，棱上的翅宽 4 ~ 7 mm。花期 4 月，果期 5 ~ 6 月。

**生境分布** | 系栽培品。分布于湖北、四川、湖南等地。

**采收加工** | 夏初植株枯萎后采挖，用石灰水或清水浸泡，干燥。

**功效主治** | 清热化痰，止咳，散结。主治热痰咳嗽，痰核瘰疬，痈肿疮毒。

**用量用法** | 3 ~ 9 g，研粉冲服。

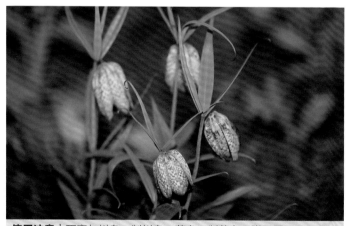

**使用注意** | 不宜与川乌、制川乌、草乌、制草乌、附子同用。

12
画

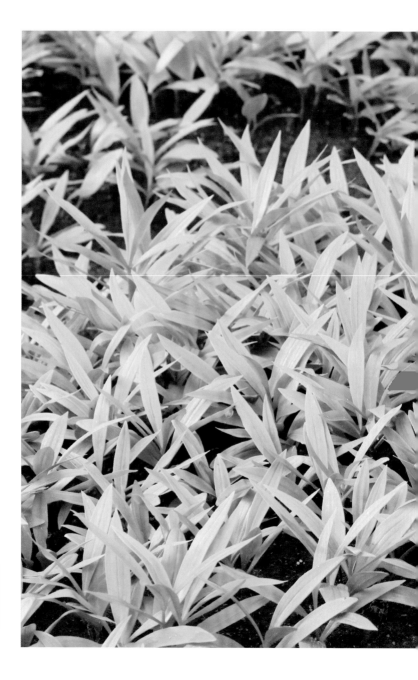

# 滑石

554

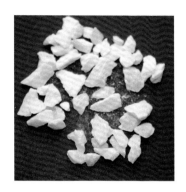

**别名** | 画石、番石、共石、夕冷。
**性味归经** | 甘、淡、寒。归膀胱、肺、胃经。

**来源** | 本品为硅酸盐类矿物滑石族滑石，主含水硅酸镁 $[Mg_3(Si_4O_{10}(OH)_2)]$。

**识别特征** | 本品为硅酸盐类矿物滑石族滑石的块状体，为不规则的扁平块状或不规则形，大小不一。全体白色、灰白色或淡黄色，层间或缝隙处常夹有灰褐色泥岩。每层由纤维状的结晶聚合体纵向集合而成。单层的块附有青灰色或黄色片状泥岩。有的半透明。质较松软，硬度 1.5 ~ 2，比重 2.3，条痕白色，易纵向断裂，手捻能碎，纵断面纤维状，显丝绢光泽。纤维细而纵直立者

为湖北产。气味皆无。

**生境分布** | 多产于变质岩、石灰岩、白云岩、菱镁矿及页岩中。分布于山东、江西、山西、辽宁等地。

**采收加工** | 采挖后，除去泥沙和杂石。

**功效主治** | 利尿通淋，清热解暑；外用祛湿敛疮。主治热淋，石淋，尿热涩痛，暑湿烦渴，湿热水泻；外治湿疹，湿疮，痱子。

**用量用法** | 10 ~ 20 g，先煎。外用：适量。

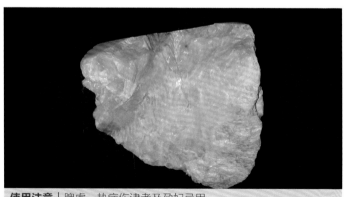

**使用注意** | 脾虚、热病伤津者及孕妇忌用。

# 滑石粉

555

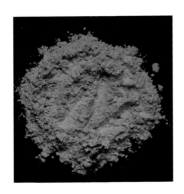

**别名** | 画石粉。

**性味归经** | 甘、淡、寒。归膀胱、肺、胃经。

**来源** | 本品系滑石经精选净制、粉碎、干燥制成。

**识别特征** | 本品为白色或类白色、微细、无砂性的粉末，手摸有滑腻感。无臭，无味。在水、稀盐酸或稀氢氧化钠溶液中均不溶解。

**生境分布** | 见"滑石"项下。

**功效主治** | 利尿通淋，清热解暑，外用祛湿敛疮。主治热淋，石淋，尿热涩痛，暑湿烦渴，湿热水泻；外治湿疹，湿疮，痱子。

**用量用法** | 10 ~ 20 g，包煎。外用：适量。

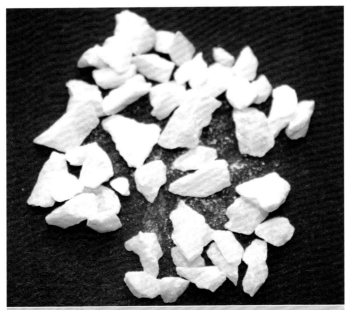

**使用注意** | 脾虚气弱、精滑及热病伤津者忌服；孕妇慎服。

12
画

775

# 蓍草

556

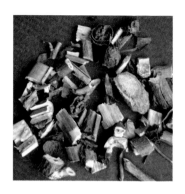

**别名** | 蓍、蜈蚣草、乱头发、羽衣草、一枝蒿、飞天蜈蚣。

**性味归经** | 苦、酸，平。归肺、脾、膀胱经。

**来源** | 本品为菊科植物蓍Achillea alpina L. 的干燥地上部分。

**识别特征** | 多年生草本，高50～100 cm。具短根状茎。茎直立，有棱条，上部有分枝。叶互生；无柄；叶片长线状披针形，长6～10 cm，宽7～15 mm，栉齿状羽状深裂或浅裂，裂片线形，排列稀疏，半抱茎，两面生长柔毛，下面毛密生，有腺点或几无腺点，下部叶花期常枯萎，上部叶渐小。头状花序多数，花径5～6 mm，集生成伞房状；总苞钟状，总苞片卵形，3层，覆瓦状排列，绿色，革质，有中肋，边缘膜质，疏生长柔毛；边缘舌状花，雌性，5～11朵，白

色，花冠长圆形，先端3浅裂；中心管状花，两性，白色，花药黄色，伸出花冠外面。瘦果扁平，宽倒披针形，有淡色边肋。花期7～9月，果期9～10月。

**生境分布** | 生长于向阳山坡草地、林缘、路旁及灌木丛间。分布于东北、华北及宁夏、甘肃、河南等地。各地广泛栽培。

**采收加工** | 夏、秋二季花开时采割，除去杂质，阴干。

**功效主治** | 解毒利湿，活血止痛。主治乳蛾咽痛，泄泻痢疾，肠痈腹痛，热淋涩痛，湿热带下，蛇虫咬伤。

**用量用法** | 15～45 g，必要时每日服2剂。

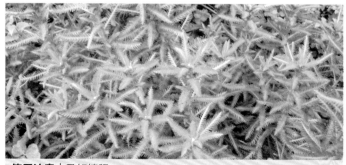

**使用注意** | 孕妇慎服。

# 蓝布正

557

**别名** | 追风七、红心草、水杨梅、头晕药、路旁黄、五气朝阳草。

**性味归经** | 甘、微苦，凉。归肝、脾、肺经。

**来源** | 本品为蔷薇科植物路旁青 *Geum aleppicum* Jacq. 或柔毛路旁青 *Geum japonicum* Thunb. var. *chinense* Bolle 的干燥全草。

**识别特征** | 多年生草本，高 40 ~ 70 cm，通体密生白色长毛。根状茎粗短，根多条，纤细。基生叶丛生，为不整齐的羽状复叶，具长柄和明显的叶托，两侧小叶 7 ~ 13，大小不等，顶端裂片最大，常再 3 ~ 5 深裂，基部宽楔形，边缘有粗锯齿，茎生叶互生，具短柄，向上渐小。夏季开黄花，单生茎顶或侧枝先端，花梗长，花萼 5 裂，裂片卵状三角形，裂片之间各有卵状披针形小裂片 1，密被长毛，花瓣 5，宽椭圆形，先端钝、平截或凹入，雄蕊及雌蕊均为多数。聚合果近球形，直径约 1.5 cm，瘦果窄长，密被长毛，花柱宿存，先端钩状。花、果期 5 ~ 10 月。

**生境分布** | 生长于山坡阴湿处、岩脚沟边。分布于陕西、江西、四川、云南等地。

**采收加工** | 夏、秋二季采收，洗净，晒干。

**功效主治** | 益气健脾，补血养阴，润肺化痰。主治气血不足，虚痨咳嗽，脾虚带下。

**用量用法** | 9 ~ 30 g。内服：煎汤。

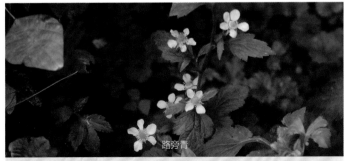

路旁青

**使用注意** | 孕妇禁用。服用后出现恶心、胃部不适、呕吐、头痛、烦躁等不良反应停止服用。

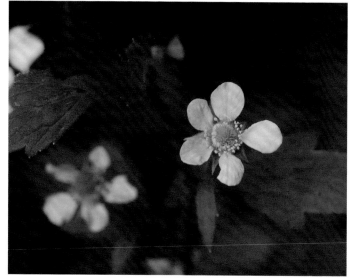

路旁青

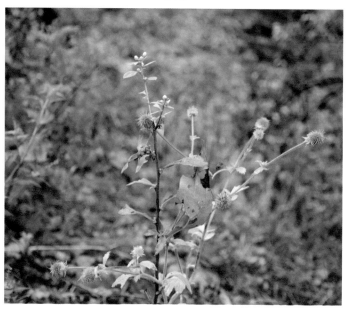

路旁青

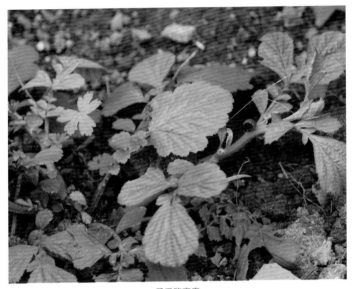

柔毛路旁青

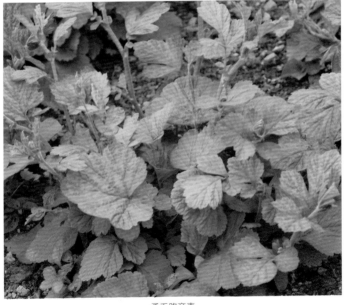

柔毛路旁青

# 蓖麻子

558

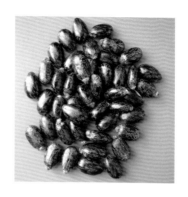

**别名**｜红麻、草麻、牛蓖、八麻子。

**性味归经**｜辛、甘，平；有毒。归肺、大肠经。

**来源**｜本品为大戟科植物蓖麻 *Ricinus communis* L. 的干燥成熟种子。

**识别特征**｜一年生草本，在热带变成多年生灌木，高 2 ~ 3 m，茎直立，无毛，绿色或稍紫色，具白粉。单叶互生，具长柄；叶片盾状圆形，直径 20 ~ 40 cm，掌状分裂至叶片的一半以下，7 ~ 9 裂，边缘有不规则锯齿，主脉掌状。花单性，总状或圆锥花序，顶生，下部生雄花，上部生雌花；苞及小苞卵形或三角形；雄花花被 3 ~ 5，裂片卵状三角形，无花盘，雄蕊多而密，合生成束；雌花的苞与雄花的相同，雌蕊卵形，子房 3 室，花柱 3，红色，顶端 2 叉。蒴果球形，有刺，成熟时开裂。花期 5 ~ 8 月，果期 7 ~ 10 月。

**生境分布**｜全国大部分地区有栽培。

**采收加工**｜秋季果实变棕色、果皮未开裂时分批采摘，晒干，除去果壳，收集种子。

**功效主治**｜泻下通滞，消肿拔毒。主治大便燥结，痈疽肿毒，喉痹，瘰疬。

**用量用法**｜2 ~ 5g。外用：适量。

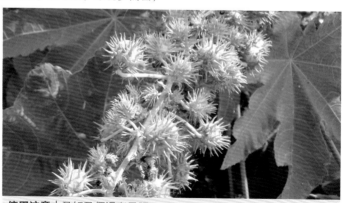

**使用注意**｜孕妇及便滑者忌服。

# 蒺藜

559

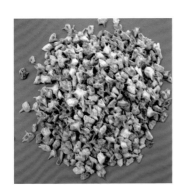

**别名** | 硬蒺藜、蒺骨子、刺蒺藜。
**性味归经** | 辛、苦，微温；有小毒。归肝经。

**来源** | 本品为蒺藜科植物蒺藜 *Tribulus terrestris* L. 的干燥成熟果实。

**识别特征** | 一年生匍匐草本，多分枝，全株有柔毛。羽状复叶互生或对生；小叶 5～7 对，长椭圆形，长 6～15 mm，宽 2～5 mm，基部常偏斜，有托叶。花单生于叶腋；萼片 5；花瓣 5，黄色，早落；雄蕊 10，5 长 5 短；子房上位，5 室，柱头 5 裂。花期 6～7 月，果期 8～9 月。

**生境分布** | 生长于田野、路旁及河边草丛。全国各地均产；主要分布于河南、河北、山东、安徽、江苏、四川、山西、陕西等地。

**采收加工** | 秋季果实成熟时采割植株，晒干，打下果实，除去杂质。

**功效主治** | 平肝解郁，活血祛风，明目，止痒。主治头痛眩晕，胸胁胀痛，乳闭乳痈，目赤翳障，风疹瘙痒。

**用量用法** | 6～10 g。内服：煎汤。

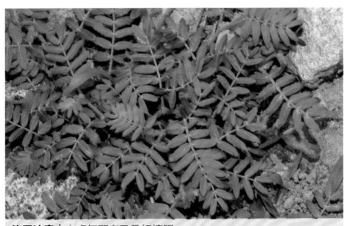

**使用注意** | 血虚气弱者及孕妇慎服。

# 蒲公英

560

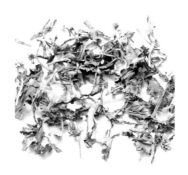

**别名** 婆婆丁、奶汁草、黄花草、黄花三七、黄花地丁。

**性味归经** 苦、甘，寒。归肝、胃经。

**来源** 本品为菊科植物蒲公英 *Taraxacum mongolicum* Hand.-Mazz.、碱地蒲公英 *Taraxacum borealisinense* Kitam. 或同属数种植物的干燥全草。

**识别特征** 多年生草本，含白色乳汁，高 10 ~ 25 cm。根深长，单一或分枝。叶根生，排成莲座状；叶片矩圆状披针形、倒披针形或倒卵形，长 6 ~ 15 cm，宽 2 ~ 3.5 cm，先端尖或钝，基部狭窄，下延成叶柄状，边缘浅裂或作不规则羽状分裂，裂片齿牙状或三角状，全缘或具疏齿，绿色，或在边缘带淡紫色斑，被白色丝状毛。花茎上部密被白色丝状毛；头状花序单一，顶生，直径 2.5 ~ 3.5 cm，全部为舌状花，两性；总苞钟状，总苞片多层，外层较短，卵状披针形，先端尖，有角状突起，内层线状披针形，先端呈爪状；花冠黄色，长 1.5 ~ 1.8 cm；宽 2 ~ 2.5 mm，先端平截，5 齿裂；雄蕊 5，着生于花冠管上，花药合生成筒状，包于花柱外，花丝分离，白色，短而稍扁；雌蕊 1，子房下位。长椭圆形，花柱细长，柱头 2 裂，有短毛。瘦果倒披针形，长 4 ~ 5 mm，宽约 1.5 mm，外具纵棱，有多数刺状突起，顶端具喙，着生白色冠毛。花期 4 ~ 5 月，果期 6 ~ 7 月。

**生境分布** 生长于路旁、荒地、庭园等处。全国各地均有分布。

**采收加工** 春至秋季花开时采挖，除去杂质，洗净，晒干。

**功效主治** 清热解毒，消肿散结，利尿通淋。主治疔疮肿毒，乳痈，瘰疬，目赤，咽痛，肺痈，肠痈，湿热黄疸，热淋涩痛。

**用量用法** 10 ~ 15 g。煎汤服。

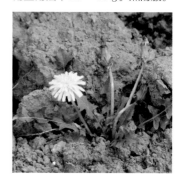

**使用注意** 用量过大可致缓泻。

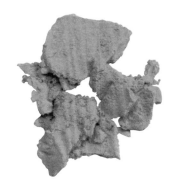

# 蒲黄

561

**别名** | 蒲草、蒲棒、水蜡烛、毛蜡烛、蒲棒花粉。

**性味归经** | 甘，平。归肝、心包经。

**来源** | 本品为香蒲科植物水烛香蒲 *Typha angustifolia* L.、东方香蒲 *Typha orientalis* Presl 或同属植物的干燥花粉。

**识别特征** | **水烛香蒲**：多年沼生草本。根茎匍匐，有多数须根。叶扁平，线形，宽 4 ~ 10 mm，质稍厚而柔，下部鞘状。穗状花序圆柱形，雌雄花序间间隔 1 ~ 15 cm；雄花序在上，长 20 ~ 30 cm，雄花有早落的佛焰状苞片，花被鳞片状或茸毛状，雄蕊 2 ~ 3。雌花序长 10 ~ 30 cm，雌花小苞片较柱头短，匙形，花被茸毛状与小苞片等长，

柱头线状圆柱形，小坚果无沟。花期 6 ~ 7 月，果期 7 ~ 8 月。

**生境分布** | 生长于水池、沼泽、浅水中。全国大部分地区有产。分布于江苏、浙江、安徽、山东等地。

**采收加工** | 夏季采收蒲棒上部的黄色雄花序，晒干碾轧、筛取花粉。

**功效主治** | 止血，化瘀，通淋。主治吐血，衄血，咯血，崩漏，外伤出血，经闭痛经，胸腹刺痛，跌扑肿痛，血淋涩痛。

**用量用法** | 5 ~ 10 g，包煎。外用：适量，敷患处。

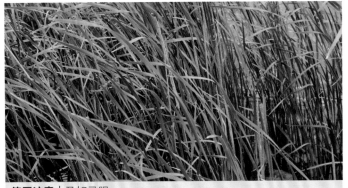

**使用注意** | 孕妇忌服。

# 椿皮

562

**别名** | 椿根皮、椿白皮、椿根白皮。

**性味归经** | 苦、涩，寒。归大肠、胃、肝经。

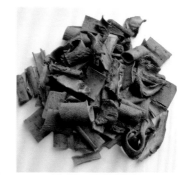

**来源** | 本品为苦木科植物臭椿 *Ailanthus altissima*（Mill.）Swingle 的干燥根皮或干皮。

**识别特征** | 落叶乔木。树皮灰褐色。叶互生，羽状复叶，小叶 13～25，卵状披针形，先端渐尖，基部截形，近基部有 1～2 对粗齿，齿尖背面有 1 腺体，揉碎有臭气。圆锥花序顶生，花小，白色带绿，杂性。翅果扁平，长椭圆形，1～6 个着生于 1 果柄上，每个翅果中部具 1 枚种子。花期 6～7 月，果期 9 月。

**生境分布** | 生长于山坡、路旁，或栽培于庭院、村边。分布于山西、江苏、甘肃、河北等地。

**采收加工** | 全年均可剥取，晒干，或刮去粗皮晒干。生用或麸炒用。

**功效主治** | 清热燥湿，收涩止带，止泻，止血。主治赤白带下，湿热泻痢，久泻久痢，便血，崩漏。

**用量用法** | 6～9g。煎汤服。

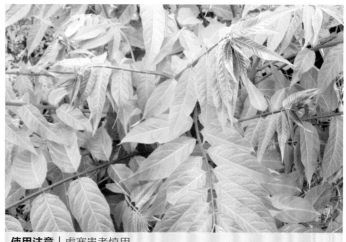

**使用注意** | 虚寒患者慎用。

# 槐花

563

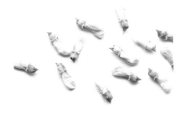

**别名** | 豆槐、槐米、槐蕊、金药树、护房树。

**性味归经** | 苦，微寒。归肝、大肠经。

**来源** | 本品为豆科植物槐 *Sophora japonica* L. 的干燥花及花蕾。

**识别特征** | 落叶乔木，高 8 ～ 20 m。树皮灰棕色，具不规则纵裂，内皮鲜黄色，具臭味；嫩枝暗绿褐色，近光滑或有短细毛，皮孔明显。奇数线状复叶，互生，长 15 ～ 25 cm，叶轴有毛，基部膨大；小叶 7 ～ 15，柄长约 2 mm，密生白色短柔毛；托叶镰刀状，早落；小叶片卵状长圆形，长 2.5 ～ 7.5 cm，宽 1.5 ～ 3 cm，先端渐尖具细突尖，基部宽楔形，全缘，上面绿色，微亮，背面伏生白色短毛。圆锥花序顶生，长 15 ～ 30 cm；萼钟状，5 浅裂；花冠蝶形，乳白色，旗瓣阔心形，有短爪，脉微紫，翼瓣和龙骨瓣均为长方形；雄蕊 10，分离，不等长；子房筒状，有细长毛，花柱弯曲。荚果肉质，串珠状，长 2.5 ～ 5 cm，黄绿色，无毛，不开裂，种子间极细缩。种子 1 ～ 6 枚，肾形，深棕色。花期 7 ～ 8 月，果期 10 ～ 11 月。

**生境分布** | 生长于向阳、疏松、肥沃、排水良好的环境。全国大部分地区均有分布。

**采收加工** | 夏季花将开放时采收，及时干燥，除去枝、梗及杂质。前者习称"槐花"，后者习称"槐米"。

**功效主治** | 清肝泻火，凉血止血。主治便血，痔血，血痢，崩漏，吐血，衄血，肝热目赤，头痛眩晕。

**用量用法** | 5 ～ 10 g，水煎服。

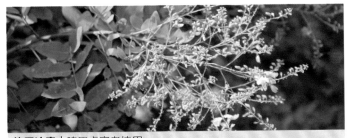

**使用注意** | 脾胃虚寒者慎用。

# 槐角

564

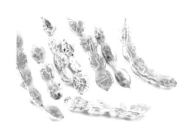

**别名**｜槐实、槐子、槐荚、天豆、槐豆、槐连灯、九连灯、槐连豆。
**性味归经**｜苦，寒。归肝、大肠经。

**来源**｜本品为豆科植物槐 *Sophora japonica* L. 的干燥成熟果实。
**识别特征**｜见"槐花"项下。
**生境分布**｜见"槐花"项下。
**采收加工**｜冬季采收，除去杂质，干燥。

**功效主治**｜清热泻火，凉血止血。主治肠热便血，痔肿出血，肝热头痛，眩晕目赤。
**用量用法**｜6～9g，水煎服。

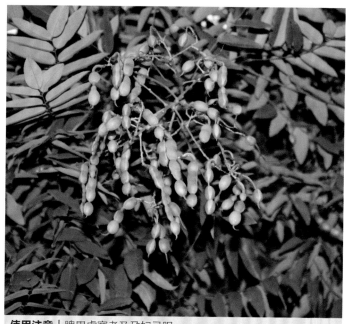

**使用注意**｜脾胃虚寒者及孕妇忌服。

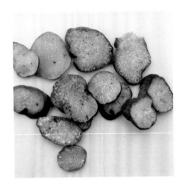

# 雷丸

565

**别名** | 竹苓、雷实、竹铃芝。

**性味归经** | 微苦，寒。归胃、大肠经。

**来源** | 本品为白蘑科真菌雷丸 *Omphalia lapidescens* Schroet. 的干燥菌核。

**识别特征** | 菌核体通常为不规则的坚硬块状，歪球形或歪卵形，直径 0.8 ~ 2.5 cm，罕达 4 cm，表面黑棕色，具细密的纵纹；内面为紧密交织的菌丝体，蜡白色，半透明而略带黏性，具同色的纹理。越冬后由菌核体发出新的子实体，一般不易见到。

**生境分布** | 多寄生于病竹根部。分布于长江流域以南各省及甘肃、陕西、湖北、河南等地。主要分布于四川、贵州、云南、湖北、广西、陕西；此外，浙江、湖南、广东、安徽、福建等地也有分布。

**采收加工** | 秋季采挖，洗净，晒干。

**功效主治** | 杀虫消积。主治绦虫病，钩虫病，蛔虫病，虫积腹痛，小儿疳积。

**用量用法** | 15 ~ 21 g，不宜入煎剂，一般研粉服，每次 5 ~ 7 g，饭后用温开水调服，每日 3 次，连服 3 日。

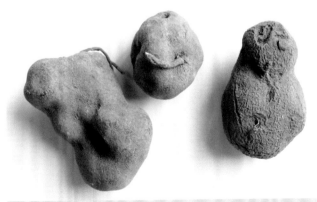

**13 画**

**使用注意** | 有虫积而脾胃虚寒者慎服。

# 路路通

566

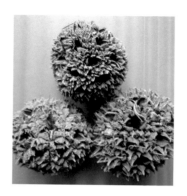

**别名** | 枫果、狼眼、枫球、枫木上球。

**性味归经** | 苦，平。归肝、肾经。

**来源** | 本品为金缕梅科植物枫香树 *Liquidambar formosana* Hance 的干燥成熟果序。

**识别特征** | 落叶乔木，高20～40 m。树皮灰褐色，方块状剥落。叶互生；叶柄长3～7 cm；托叶线形，早落；叶片心形，常3裂，幼时及萌发枝上的叶多为掌状5裂，长6～12 cm，宽8～15 cm，裂片卵状三角形或卵形，先端尾状渐尖，基部心形，边缘有细锯齿，齿尖有腺状突。花单性，雌雄同株，无花被；雄花淡黄绿色，成葇荑花序，再排成总状生于枝顶；雄蕊多数，花丝不等长；雌花排成圆球形的头状花序；萼齿5，钻形；子房半下位，2室，花柱2，柱头弯曲。头状果序圆球形，直径2.5～4.5 cm，表面有刺，蒴果有宿存花萼和花柱，两瓣裂开，每瓣2浅裂。种子多数，细小，扁平。花期3～4月，果期9～10月。

**生境分布** | 生长于湿润及土壤肥沃的地方。分布于江苏、浙江、福建、江西、广东等地。

**采收加工** | 冬季果实成熟后采收，除去杂质，干燥。

**功效主治** | 祛风活络，通经利水。主治关节痹痛，麻木拘挛，水肿胀满，乳少，经闭。

**用量用法** | 5～10 g，水煎服。

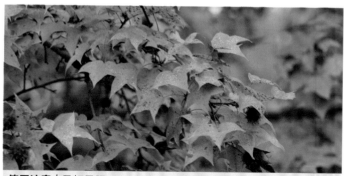

**使用注意** | 孕妇忌服。

# 蜈蚣

567

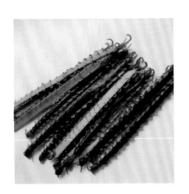

**别名** | 吴公、百脚、天龙、百足虫、千足虫。

**性味归经** | 辛，温；有毒。归肝经。

**来源** | 本品为蜈蚣科动物少棘巨蜈蚣 *Scolopendra subspinipes mutilans* L. Koch 的干燥体。

**识别特征** | 体形扁平而长，全体由22个同型环节构成，长6～16 cm，宽5～11 mm，头部红褐色；头板近圆形，前端较窄而突出，长约为第一背板之2倍。头板和第一背板为金黄色，生触角1对，17节，基部6节少毛。单眼4对；头部之腹面有颚肢1对，上有毒钩；颚肢底节内侧有1矩形突起，上具4枚小齿，颚肢齿板前端也具小齿5。身体自第2背板起为墨绿色，末板黄褐色。背板自第2～19节各有2条不显著的纵沟，第2、第4、第6、第9、第11、第13、第15、第17、第19各节的背板较短；腹板及步肢均为淡黄色，步肢21对，

足端黑色，尖端爪状；末对附肢基侧板端有2尖棘，同肢前腿节腹面外侧有2棘，内侧1棘，背面内侧1～3棘。

**生境分布** | 生长于山坡、田野、路旁或杂草丛生的地方，或栖息在井沿、柴堆及砖瓦缝隙间，特别喜欢阴湿、陈旧的地面。分布于江苏、浙江、湖北、湖南、河南、陕西等地。

**采收加工** | 春、夏二季捕捉，用竹片插入头尾，绷直，干燥。

**功效主治** | 息风镇痉，通络止痛，攻毒散结。主治肝风内动，痉挛抽搐，小儿惊风，中风口㖞，半身不遂，破伤风，风湿顽痹，偏正头痛，疮疡，瘰疬，蛇虫咬伤。

**用量用法** | 3～5 g。内服：煎汤。

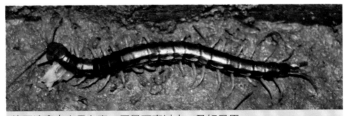

**使用注意** | 本品有毒，用量不宜过大。孕妇忌用。

# 蜂房

568

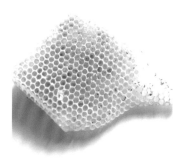

**别名** | 蜂巢、露蜂房、马蜂窝、野蜂窝、黄蜂窝、百穿之巢。

**性味归经** | 甘，平。归胃经。

**来源** | 本品为胡蜂科昆虫果马蜂 *Polistes olivaceous*（DeGeer）、日本长脚胡蜂 *Polistes japonicus* Saussure 或异腹胡蜂 *Parapolybia varia* Fabricius 的巢。

**识别特征** | 雌蜂体形狭长，长 20 ~ 25 mm，呈黑色。头部三角形。复眼 1 对，暗褐色，分列于头的两侧；单眼 3，位于头之前上方。触角 1 对，细长弯曲，基部黑色，鞭节 12，呈黄褐色。颜面、头顶、后头、唇基、上颚及颊部都有黄褐色斑纹。胸部有刻点，前胸背部后缘及中胸背板中，有 2 条黄色纵线。翅 2 对，透明膜质，带黄色。前翅大，后翅小，静止时，其翅半开。翅基片及小盾片黑色，中央有两条黄褐色线。胸腹节呈黑色，有 4 条黄褐色纵线。足 3 对，细长，5 节，黄褐色，腹部呈纺锤形，两侧稍狭，第 1 腹节并入胸部，形成并胸腹节；第 1 腹节与第 2 腹节间紧缩成狭腰状。各节中央有黑色纵线，尾端有能自由伸缩的毒针。春季产卵。幼虫乳白色，形略如蛆，头部小，节明显。

**生境分布** | 群栖性，营巢于树木上或屋檐下。我国各地均有，南方地区尤多。

**采收加工** | 秋、冬二季采收，晒干，或略蒸，除去死蜂死蛹，晒干。

**功效主治** | 攻毒杀虫，祛风止痛。主治疮疡肿毒，乳痈，瘰疬，皮肤顽癣，鹅掌风，牙痛，风湿痹痛。

**用量用法** | 3 ~ 5 g。外用：适量，研末油调敷患处，或煎水漱，或洗患处。

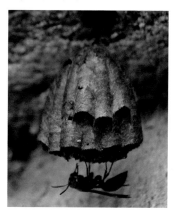

**使用注意** | 气血虚弱者不宜服。

# 蜂胶

569

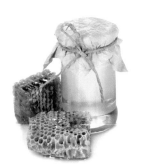

**别名** | 无。
**性味归经** | 苦、辛，寒。归脾、胃经。

**来源** | 本品为蜜蜂科昆虫意大利蜂 Apis mellifera L. 工蜂采集的植物树脂与其上颚腺、蜡腺等分泌物混合形成的具有黏性的固体胶状物。

**识别特征** | 体似中华蜜蜂，但较之为大。本品为团块状或不规则碎块，呈青绿色、棕黄色、棕红色、棕褐色或深褐色，表面或断面有光泽。20 ℃以下逐渐变硬、脆，20 ℃~40 ℃逐渐变软，有黏性和可塑性。气芳香，味微

苦、略涩、有微麻感和辛辣感。

**生境分布** | 我国大部分地区均有养殖。

**采收加工** | 多为夏、秋二季自蜂箱中收集，除去杂质。

**功效主治** | 补虚弱，化浊脂，止消渴；外用解毒消肿，收敛生肌。主治体虚早衰，高脂血症，消渴；外治皮肤皲裂，烧烫伤。

**用量用法** | 0.2 ~ 0.6 g。加蜂蜜适量冲服。外用：适量。多入丸、散用。

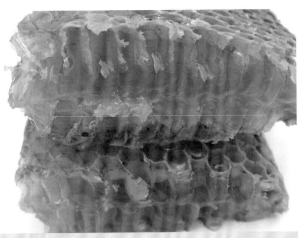

**使用注意** | 过敏体质者慎用。

# 蜂蜡

570

**别名** | 蜡、蜜蜡、蜜跖、黄蜡、白蜡、黄占。

**性味归经** | 甘，微温。归脾经。

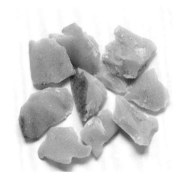

**来源** | 本品为蜜蜂科昆虫中华蜜蜂 *Apis cerana* Fabricius 或 意大利蜂 *Apis mellifera* Linnaeus 分泌的蜡。

**识别特征** | 见"蜂胶"项下。

**生境分布** | 见"蜂胶"项下。

**采收加工** | 将蜂巢置水中加热，滤过，冷凝取蜡或再精制而成。

**功效主治** | 解毒，敛疮，生肌，止痛。外用于溃疡不敛，臁疮糜烂，外伤破溃，烧烫伤。

**用量用法** | 外用：适量，熔化敷患处。常作成药赋型剂及油膏基质。

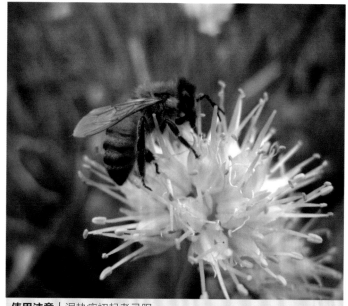

**使用注意** | 湿热痢初起者忌服。

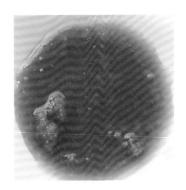

# 蜂蜜

571

**别名**｜蜂糖、蜜糖。
**性味归经**｜甘，平。归肺、脾、大肠经。

**来源**｜本品为蜜蜂科昆虫中华蜜蜂 *Apis cerana* Fabricius 或 意大利蜂 *Apis mellifera* Linnaeus 所酿的蜜。
**识别特征**｜见"蜂胶"项下。
**生境分布**｜见"蜂胶"项下。
**采收加工**｜春至秋季采收，滤过。

**功效主治**｜补中，润燥，止痛，解毒；外用生肌敛疮。主治脘腹虚痛，肺燥干咳，肠燥便秘，解乌头类药毒；外治疮疡不敛，水火烫伤。
**用量用法**｜15 ~ 30 g。内服：煎汤。

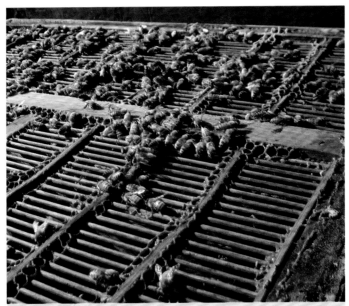

**使用注意**｜痰湿内蕴、中满痞胀及肠滑泄泻者忌服。

# 锦灯笼

572

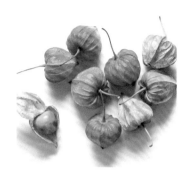

**别名** | 挂金灯、灯笼果、红灯笼。
**性味归经** | 苦，寒。归肺经。

**来源** | 本品为茄科植物酸浆 *Physalis alkekengi* L. var. *franchetii*（Mast.）Makino 的干燥宿萼或带果实的宿萼。

**识别特征** | 多年生草本，基部常匍匐生根。茎高 40 ~ 80 cm，基部略带木质。叶互生，常 2 枚生于一节；叶柄长 1 ~ 3 cm；叶片长卵形至阔形，长 5 ~ 15 cm，宽 2 ~ 8 cm，先端渐尖，基部不对称狭楔形，下延至叶柄，全缘而波状或有粗牙齿，两面具柔毛，沿叶脉也有短硬毛。花单生于叶腋，花梗长 6 ~ 16 mm，开花时直立，后来向下弯曲，密生柔毛而果时也不脱落；花萼阔钟状，密生柔毛，5 裂，萼齿三角形，花后萼筒膨大，宿萼为橙红色或深红色，呈灯笼状，包被浆果；花冠辐状，白色，5 裂，裂片开展，阔而短，先端骤然狭，包被浆果；雄蕊 5，花药淡黄绿色；子房上位，卵球形，2 室。浆果球状，橙红色，直径 10 ~ 15 mm，柔软多汁。种子肾形，淡黄色。花期 5 ~ 9 月，果期 6 ~ 10 月。

**生境分布** | 多为野生，常生长于山野、林缘等地。分布于吉林、河北、新疆、山东等地。

**采收加工** | 秋季果实成熟、宿萼呈红色或橙红色时采收，干燥。

**功效主治** | 清热解毒，利咽化痰，利尿通淋。主治咽痛音哑，痰热咳嗽，小便不利，热淋涩痛；外治天疱疮，湿疹。

**用量用法** | 5 ~ 9 g。外用：适量，捣敷患处。

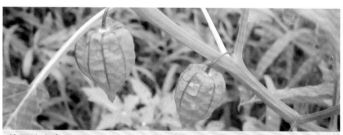

**使用注意** | 脾虚泄泻者忌用；有堕胎作用，孕妇忌用。

# 矮地茶

573

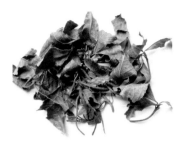

**别名** | 平地木、老勿大、不出林、叶底珠。

**性味归经** | 辛、微苦，平。归肺、肝经。

**来源** | 本品为紫金牛科植物紫金牛 *Ardisia Japonica*（Thunb.）Blume 的干燥全草。

**识别特征** | 常绿小灌木，高 10 ~ 30 cm。地下茎作匍匐状，具有纤细的不定根。茎单一，圆柱形，直径约 2 mm，表面紫褐色，有细条纹，具有短腺毛。叶互生，通常 3 ~ 4 叶集生于茎梢，呈轮生状；叶柄长 5 ~ 10 mm，密被短腺毛，无托叶，叶片椭圆形。花着生于茎梢或顶端叶腋，2 ~ 6 朵集成伞形，花两性，花冠白色或淡红色。核果球形，直径 5 ~ 10 mm，熟时红色。花期 6 ~ 9 月，果期 8 ~ 12 月。

**生境分布** | 生长于谷地、林下、溪旁阴湿处。分布于长江流域以南各地。

**采收加工** | 夏、秋二季茎叶茂盛时采挖，除去泥沙，干燥。

**功效主治** | 化淡止咳，清利湿热，活血化瘀。主治新久咳嗽，喘满痰多，湿热黄疸，经闭瘀阻，风湿痹痛，跌打损伤。

**用量用法** | 10 ~ 30 g。内服：煎汤。

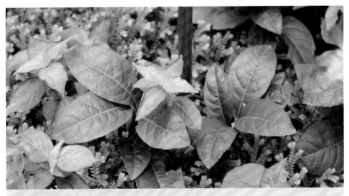

**使用注意** | 服用本品或矮地茶素片，少数患者会出现胃脘部不适等消化道反应。

13
画

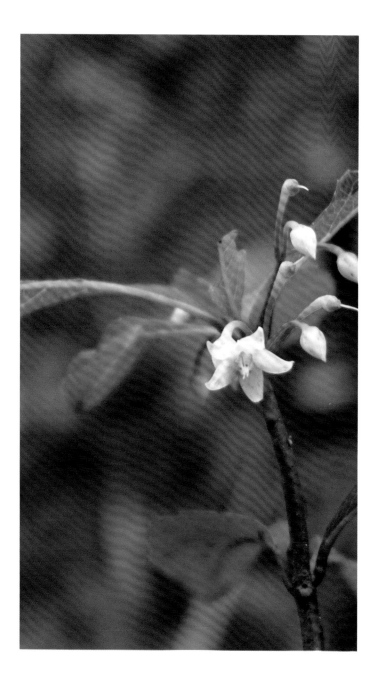

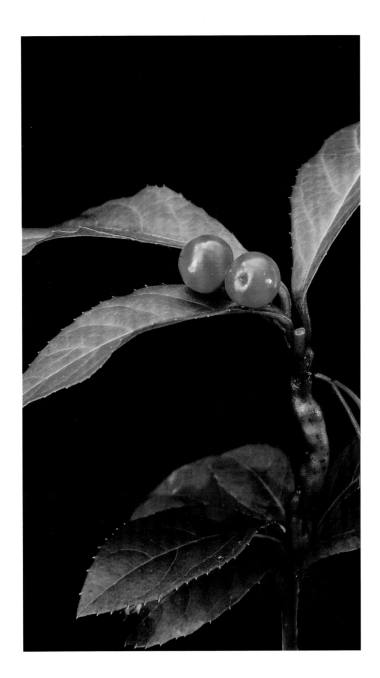

# 满山红

574

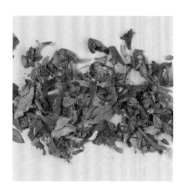

**别名**｜映山红、迎山红、山崩子、靠山红、达子香、金达来、东北满山红。

**性味归经**｜辛、苦，寒。归肺、脾经。

**来源**｜本品为杜鹃花科植物兴安杜鹃 *Rhododendron dauricum* L. 的干燥叶。

**识别特征**｜多年生常绿灌木，高1～2 m。多分枝，质脆；小枝细而弯曲，暗灰色；幼枝褐色，有毛。叶互生，多集生于枝顶；近革质，卵状长圆形或长圆形，长1～5 cm，宽1～1.5 cm，冬季卷成长筒状，揉后有香气，先端钝，或因中脉突出成硬尖，基部楔形，全缘，上面深绿色，散生白色腺鳞，下面淡绿色，有腺鳞。花1～4朵生于枝顶，先叶开放，紫红色；萼片小，有毛，花冠漏斗状；雄蕊10，花丝基部有柔毛，子房壁上有白色腺鳞，花柱比花瓣长，宿存。蒴果长圆形，由顶端开裂。花期5～6月，果期7～8月。

**生境分布**｜生长于山脊、山坡及林内酸性土壤上。分布于黑龙江等地及山东各大山区。

**采收加工**｜夏、秋二季采收，阴干。

**功效主治**｜止咳祛痰。主治咳嗽气喘痰多。

**用量用法**｜25～50 g，水煎服；6～12 g，用40% 乙醇浸服。

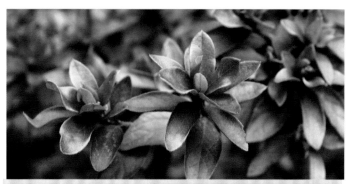

**使用注意**｜本品所含梫木毒素虽较其他品种为少，但仍需控制用量，以防中毒。肝功能、肾功能异常者慎用。

# 滇鸡血藤

575

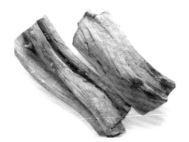

**别名**｜血风、血藤、大血藤、血风藤、三叶鸡血藤、九层风。
**性味归经**｜苦、甘，温。归肝、肾经。

**来源**｜本品为木兰科植物内南五味子 *Kadsura interior* A. C. Smith 的干燥藤茎。
**识别特征**｜攀缘灌木。茎无毛。阔椭圆形，先端锐尖，基部圆形或近心形，上面疏被短硬毛，下面沿脉疏被短硬毛，脉腋间有髯毛。花冠蝶形，白色。荚果刀状，被茸毛，有网脉，沿腹缝线增厚，仅顶部有一个种子。

**生境分布**｜生长于林中或灌木丛中。分布于广东、云南等地。
**采收加工**｜秋季采收，除去枝叶，切片，晒干。
**功效主治**｜补血活血，调经止痛，舒筋通络。主治月经不调，痛经，麻木瘫痪，风湿痹痛，气血虚弱。
**用量用法**｜15～30 g。内服：煎汤。

**使用注意**｜阴虚火亢者慎用。

# 裸花紫珠

576

**别名**｜节节红、亚寨凡、白花茶。
**性味归经**｜苦、微辛，平。归脾、胃、肝经。

**来源**｜本品为马鞭草科植物裸花紫珠 *Callicarpa nudiflora* Hook. et Arn. 的干燥叶。
**识别特征**｜灌木至小乔木，高可达7 m；老枝无毛而皮孔明显，小枝、叶柄与花序密生灰褐色分枝茸毛。叶片卵状长椭圆形至披针形，表面深绿色，聚伞花序开展，花冠紫色或粉红色。果实近球形，红色。花期6～8月，果期8～12月。
**生境分布**｜生长于平地至海拔1200 m的谷地、山坡、溪边林中或灌丛中。分布于广东、广西等地。
**采收加工**｜全年均可采收，除去杂质，晒干。
**功效主治**｜消炎，解肿毒，化湿浊，止血。主治细菌性感染引起的炎症肿毒，急性传染性肝炎，内外伤出血。
**用量用法**｜9～30 g。水煎服或制成浸膏。外用：适量，煎洗或涂敷患处。

# 蔓荆子

577

**别名** 荆子、蔓荆实、白背杨、白布荆。

**性味归经** 辛、苦，微寒。归膀胱、肝、胃经。

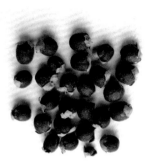

**来源** 本品为马鞭草科植物单叶蔓荆 *Vitex trifolia* L. var. *simplicifolia* Cham. 或蔓荆 *Vitex trifolia* L. 的干燥成熟果实。

**识别特征** 单叶蔓荆：落叶灌木或小乔木，高约3m，有香气。幼枝四方形，密生细柔毛，后渐变圆，毛渐脱落。单叶，叶柄长5～18mm；叶片卵形或倒卵形，长2.5～5cm，宽1.5～3cm，先端短尖，基部楔形至圆形，全缘，上面绿色，疏生短柔毛和腺点，下面白色，密生短柔毛和腺点，侧脉约8对。圆锥花序顶生，长2～12cm；花萼钟形，外面密生白色短柔毛，萼筒长约4mm；花冠淡紫色，5裂，中间1裂片最大，下部有毛。雄蕊4，伸出花冠管外；子房球形，密生腺点，花柱无毛，柱头2裂。浆果球形，直径5～7mm，大部分为增大的宿存花萼所包围。花期7月，果期9月。

蔓荆：形态与单叶蔓荆相似，叶通常为3小叶的复叶，在同一枝条的上部或下部，有时为单叶；小叶无柄；小叶片倒

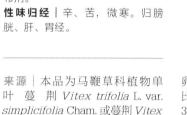

卵形或倒披针形，中间小叶通常比侧生的长约1/3，叶柄长1～3cm，密被细茸毛。聚伞花序多数，相对排列成顶生圆锥花序。花期7月，果期11月。

**生境分布** 生长于平原草地、河滩和荒地上。主要分布于山东、浙江、江西、福建。河南、江苏、安徽、湖南、湖北、广东、广西、云南等地亦有分布。

**采收加工** 秋季果实成熟时采收，除去杂质，晒干。

**功效主治** 疏散风热，清利头目。主治风热感冒头痛，齿龈肿痛，目赤多泪，目暗不明，头晕目眩。

**用量用法** 5～10g。内服：煎汤。

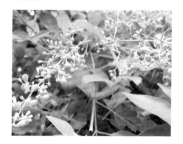

**使用注意** 青光眼患者禁服。

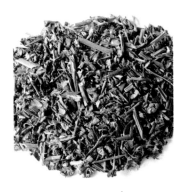

# 蓼大青叶

578

**别名** | 染青草、蓝叶、大青叶、靛青叶、蓝靛叶、青板水辣蓼、红茎蓼。

**性味归经** | 苦，寒。归心、胃经。

**来源** | 本品为蓼科植物蓼蓝 *Polygonum tinctorium* Ait. 的干燥叶。

**识别特征** | 一年生草本，高 50 ~ 80 cm。茎圆柱形，分枝或不分枝，无被毛，具明显的节；单叶互生；叶柄长 5 ~ 10 mm；基部有鞘状膜质托叶，淡褐色，先端截形，边缘有长睫毛；叶片卵形或卵状披针形，长 3 ~ 8 cm，宽 1.5 ~ 5.5 cm，先端钝，基部圆形或楔形，全缘，有缘毛，干后两面均呈蓝绿色。穗状花序顶生或腋生，排列紧密；苞片钟形，近革质，有睫毛；花小，红色，花被 5 裂，裂片倒卵形，淡红色；雄蕊 6 ~ 8；雌蕊 1，花柱不伸出，柱头 3 歧。瘦果椭圆状三棱形或两凸形，褐色，有光泽，包于宿存花被内。花期 7 ~ 9 月，果期 8 ~ 10 月。

**生境分布** | 野生于旷野水沟边，多为栽培或为半野生状态。分布于辽宁、河北、陕西、山东等地，现东北至广东均有野生或少有种植。

**采收加工** | 夏、秋二季枝叶茂盛时采收两次，除去茎枝和杂质，干燥。

**功效主治** | 清热解毒，凉血消斑。主治温病发热，发斑发疹，肺热喘咳，喉痹，痄腮，丹毒，痈肿。

**用量用法** | 9 ~ 15 g。内服：煎汤。

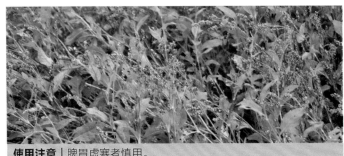

**使用注意** | 脾胃虚寒者慎用。

# 榧子

579

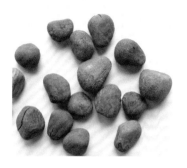

**别名** | 彼子、榧实、柀子、赤果、玉榧、香榧、玉山果、野杉子。

**性味归经** | 甘，平。归肺、胃、大肠经。

**来源** | 本品红豆杉科植物榧 *Torreya grandis* Fort. 的干燥成熟种子。

**识别特征** | 常绿乔木，高约25 m，树皮灰褐色，枝开张，小枝无毛。叶呈假2列状排列，线状披针形，愈向上部愈狭，先端突刺尖，基部几成圆形，全缘，质坚硬，上面暗黄绿色，有光泽，下面淡绿色，中肋明显，在其两侧各有一条凹下的黄白色气孔带。花单性，通常雌雄异株；雄花序椭圆形至矩圆形，具总花梗。种子核果状、矩状椭圆形或倒卵状长圆形，长2～3 cm，先端有小短尖，红褐色，有不规则的纵沟，胚乳内缩或微内缩。花期4月，种子成熟期为次年10月。

**生境分布** | 生长于山坡，野生或栽培。分布于安徽、福建、江苏、浙江、湖南、湖北等地。

**采收加工** | 秋季种子成熟时采收，除去肉质假种皮，洗净，晒干。

**功效主治** | 杀虫消积，润肺止咳，润燥通便。主治钩虫病、蛔虫病、绦虫病，虫积腹痛，小儿疳积，肺燥咳嗽，大便秘结。

**用量用法** | 9～15 g，水煎服。

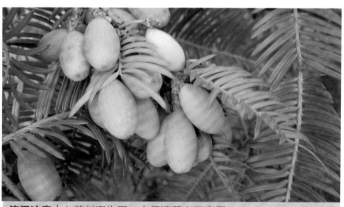

**使用注意** | 入煎剂宜生用，大便溏薄者不宜用。

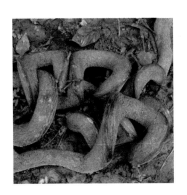

# 榼藤子

580

**别名** | 象豆、合子、榼子、眼镜豆、眼睛豆、牛眼睛、老鸦肾。

**性味归经** | 微苦，凉；有小毒。归肝、脾、胃、肾经。

**来源** | 本品系民族习用药材。为豆科植物榼藤子 *Entada phaseoloides*（Linn.）Merr. 的干燥成熟种子。

**识别特征** | 常绿木质大藤本。茎扭旋，枝无毛。2回羽状复叶，长 10 ~ 25 cm，通常有羽片 2 对，顶生 1 对羽片变为卷须；小叶 2 ~ 4 对，革质，长椭圆形，长 3 ~ 8.5 cm，宽 1.5 ~ 4 cm，先端钝，微凹，基部略偏斜，无毛。穗状花序单生或排列成圆锥状，长 12 ~ 25 cm，花序轴密生黄色茸毛；花淡黄色，有香气，长 2 ~ 3 mm；花萼阔钟状，萼齿 5；花瓣 5，基部稍连合；雄蕊 10，分离，略突出花冠；子房有短柄，花柱丝状，柱头凹下。荚果木质，长约 1 m，宽 8 ~ 12 cm，弯曲，扁平，成熟时逐节脱落，每节内有 1 枚种子。种子近圆形，直径 4 ~ 6 cm，扁平，暗褐色，成熟后种皮木质，有光泽，具网纹。花期 3 ~ 4 月，果期 8 月下旬。

**生境分布** | 生长于海拔 600 ~ 1600 m 的山坡灌木丛中，以及混合林中。分布于福建、台湾、广东、海南、广西、云南等地。

**采收加工** | 秋、冬二季采收成熟果实，取出种子，干燥。

**功效主治** | 补气补血，健胃消食，除风止痛，强筋硬骨。主治水血不足，面色苍白，四肢无力，脘腹疼痛，风湿，肢体关节痿软、疼痛，性冷淡。

**用量用法** | 10 ~ 15 g。内服：煎汤。

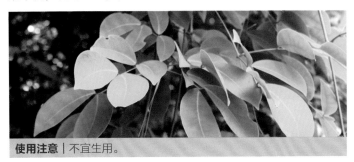

**使用注意** | 不宜生用。

# 槟榔

581

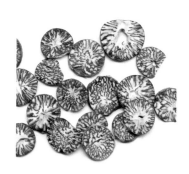

**别名**｜仁频、宾门、槟榔玉、白槟榔、橄榄子、槟榔子、大腹槟榔、宾门药饯。

**性味归经**｜苦、辛，温。归胃、大肠经。

**来源**｜本品为棕榈科植物槟榔 *Areca catechu* L. 的干燥成熟种子。

**识别特征**｜乔木，高10~18 m，不分枝，叶脱落后形成明显的环纹。叶在顶端丛生；羽状复叶，长1.3~2 m，光滑，叶轴三棱形，小叶披针状线形或线形，长30~70 cm，宽2.5~6 cm，基部较狭，先端小叶愈合，有不规则分裂。花序着生于最下一叶的基部，有佛焰苞状大苞片，长倒卵形，长达40 cm，光滑，花序多分枝；花单性，雌雄同株；雄花小，多数，无柄，紧贴分枝上部，通常单生，很少对生，花萼3，厚而细小，花瓣3，卵状长圆形，长5~6 mm，雄蕊6，花丝短小，退化雌蕊3，丝状；雌花较大而少，无柄，着生于花序轴或分枝基部，花萼3，长圆状卵形，长12~15 mm。坚果卵圆形或长圆形，长5~6 cm，花萼和花瓣宿存，熟时红色。每年2次开花，花期3~8月，冬花不结果，果期12月至翌年2月。

**生境分布**｜生长于阳光较充足的林间或林边。分布于海南、福建、云南、广西、台湾等地。

**采收加工**｜春末至秋初采收成熟果实，用水煮后，干燥，除去果皮，取出种子，干燥。

**功效主治**｜杀虫消积，行气利水，截疟。主治绦虫病、蛔虫病、姜片虫病、虫积腹痛、积滞泻痢、里急后重，水肿脚气，疟疾。

**用量用法**｜3~10 g；驱绦虫、姜片虫30~60 g。

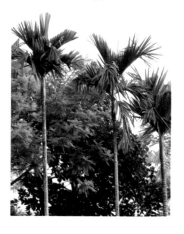

**使用注意**｜脾虚便溏或气虚下陷者忌用。

# 焦槟榔

582

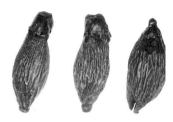

**别名**｜无。

**性味归经**｜苦、辛，温。归胃、大肠经。

**来源**｜本品为槟榔的炮制加工品。
**识别特征**｜见"槟榔"项下。
**生境分布**｜见"槟榔"项下。
**采收加工**｜见"槟榔"项下。

**功效主治**｜消食导滞。主治食积不消，泻痢后重。
**用量用法**｜3～10 g。内服：煎汤。

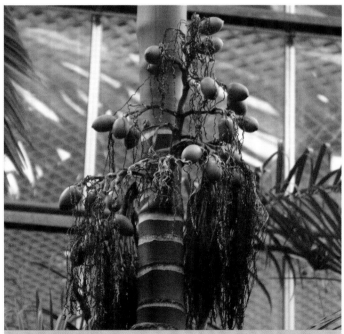

**使用注意**｜高血压患者、心脑血管疾病患者、孕妇、幼童以及身体羸弱者禁用。

# 酸枣仁

583

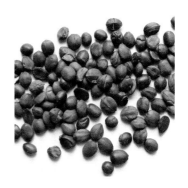

**别名** | 枣仁、酸枣核。
**性味归经** | 甘、酸，平。归肝、胆、心经。

**来源** | 本品为鼠李科植物酸枣 *Ziziphus jujuba* Mill. var. *spinosa*（Bunge）Hu ex H. F. Chou 的干燥成熟种子。

**识别特征** | 落叶灌木，稀为小乔木，高1～3 m。老枝灰褐色，幼枝绿色；于分枝基部处具刺1对，1枚针形直立，长约3 cm，另1枚向下弯曲，长约0.7 cm。单叶互生；托叶针状；叶片长圆状卵形至卵状披针形，先端钝，基部圆形，稍偏斜，边缘具细锯齿。花小，2～3朵簇生于叶腋；花萼5裂，裂片卵状三角形；花瓣5，黄绿色，与萼片互生，雄蕊5，与花瓣对生；花盘明显，10浅裂；子房椭圆形，埋于花盘中，花柱2裂。核果肉质，近球形，成熟时暗红褐色，果皮薄，有酸味。花期6～7月，果期9～10月。

**生境分布** | 生长于向阳或干燥的山坡、山谷、丘陵、平原、路旁及荒地。性耐干旱，常形成灌木丛。分布于华北、西北及辽宁、山东、江苏、安徽、河南、湖北、四川等地。

**采收加工** | 秋末冬初采收成熟果实，除去果肉和核壳，收集种子，晒干。

**功效主治** | 养心补肝，宁心安神，敛汗，生津。主治虚烦不眠，惊悸多梦，体虚多汗，津伤口渴。

**用量用法** | 10～15 g。内服：煎汤。

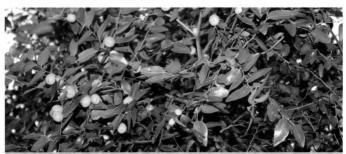

**使用注意** | 大便溏泻者须慎用；实邪郁火所致心神不安者忌用。

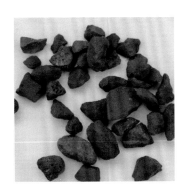

# 磁石

584

**别名** | 玄石、磁君、慈石、灵磁石、活磁石、雄磁石、吸铁石、吸针石。

**性味归经** | 咸，寒。归肝、心、肾经。

**来源** | 本品为氧化物类矿物尖晶石族磁铁矿，主含四氧化三铁（Fe$_3$O$_4$）。

**识别特征** | 晶体结构属等轴晶系。晶体为八面体、菱形十二面体等，或为粗至细粒的粒块状集合体。铁黑色，表面或氧化、水化为红黑、褐黑色调；风化严重者，附有含水赤铁矿、褐铁矿被膜。条痕黑色。不透明。无解理，断口不平坦。硬度5.5～6。性脆，比重4.9～5.2。具强磁性，碎块可被手磁铁吸着，或块体本身可吸引铁针等铁器。

**生境分布** | 形成于多种内力地质作用，可与多种铁镁硅酸盐矿物及石英等氧化物共存，前者不如磁铁矿抗风化而易呈现风化小孔。古代入药的著名产地多是矽卡岩型铁矿区，今则包括各种成因类型铁矿区的磁铁矿。分布于辽宁、河北、山东、江苏、福建、河南、湖北、广东、安徽、广西、四川、云南等地。

**采收加工** | 采挖后，除去杂石。

**功效主治** | 镇惊安神，平肝潜阳，聪耳明目，纳气平喘。主治惊悸失眠，头晕目眩，视物昏花，耳鸣耳聋，肾虚气喘。

**用量用法** | 9～30g，先煎。

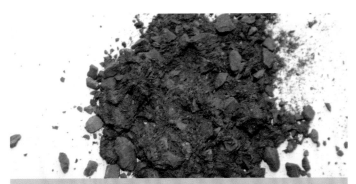

**使用注意** | 恶牡丹、莽草，畏黄石脂，杀铁毒，重镇伤气，可暂用而不可久用。脾胃虚者不宜多服久服。

# 豨莶草

585

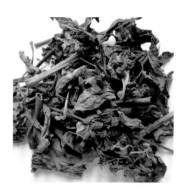

**别名** | 豨莶、狗膏、珠草、猪膏草、粘为扎、棉苍狼、粘金强子。
**性味归经** | 苦、辛，寒。归肝、肾经。

**来源** | 本品为菊科植物腺梗豨莶 *Siegesbeckia pubescens* Makino、豨莶 *Siegesbeckia orientalis* L. 或毛梗豨莶 *Siegesbeckia glabrescens* Makino 的干燥地上部分。

**识别特征** | 腺梗豨莶：一年生草本。茎高 1 m 以上，上部多叉状分枝，枝上部被紫褐色头状有柄腺毛及白色长柔毛。叶对生，阔三角状卵形至卵状披针形，长 4 ~ 12 cm，宽 1 ~ 9 cm，先端尖，基部近截形或楔形，下延成翅柄，边缘有钝齿，两面均被柔毛，下面有腺点，主脉 3 出，脉上毛显著。头状花序多数，排成圆锥状，花梗密被白色毛及腺毛，总苞片 2 层，背面被紫褐色头状有柄腺毛，有黏手感。花杂性，黄色，边花舌状，雌性；中央为管状花，两性。瘦果倒卵形，长约 3 mm，有 4 棱，无冠毛。花期 8 ~ 10 月，果期 9 ~ 12 月。

豨莶：与腺梗豨莶极相似，主要区别为植株高不超过 1 m，分枝常呈复二歧状，花梗及枝上部密生短柔毛，叶片三角状卵形，

叶边缘具不规则的浅齿或粗齿。

毛梗豨莶：与上两种的区别在于植株高约 50 cm，总花梗及枝上部柔毛稀且平伏，无腺毛；叶锯齿规则；花头与果实均较小，果长约 2 mm。

**生境分布** | 生长于林缘、林下、荒野、路旁。分布于湖南、福建、湖北、江苏等地。

**采收加工** | 夏、秋二季花开前和花期均可采割，除去杂质，晒干。

**功效主治** | 祛风湿，利关节，解毒。主治风湿痹痛，筋骨无力，腰膝酸软，四肢麻痹，半身不遂，风疹湿疮。

**用量用法** | 9 ~ 12 g，水煎服。

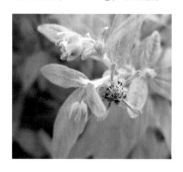

**使用注意** | 阴血不足者忌服。

# 蜘蛛香

586

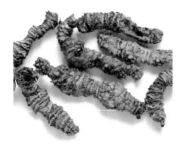

**别名** | 臭药、乌参、大救驾、马蹄香、鬼见愁、豆豉菜根。

**性味归经** | 微苦、辛，温。归心、脾、胃经。

**来源** | 本品为败酱科植物蜘蛛香 *Valeriana jatamansi* Jones 的干燥根茎和根。

**识别特征** | 多年生草本，高 30 ~ 70 cm。茎通常数枝丛生，密被短柔毛。根状茎横走，肥厚，粗大，块状，节间紧密，有叶柄残基，黄褐色，有特异香气。基生叶发达，叶片心状圆形至卵状心形，长 2 ~ 10 cm，宽 1.5 ~ 8 cm，先端短尖或钝圆，基部心形，边缘微波状或具稀疏小齿，具短毛，上面暗深绿色，下面淡绿色，均被短柔毛，基出脉 5 ~ 9；茎生叶不发达，每茎 2 对，有时 3 对，下部的叶心状圆形，近无柄，上部的常羽裂，无柄。顶生伞房状聚伞花序；苞片和小苞片钻形，中肋明显；花小，白色或微带红色，杂性；花萼内卷，于开花后裂为 10 余条线形裂片，将来形成瘦果先端的多条羽状毛；花冠筒状，先端 5 裂；雄蕊 3，着生于花冠筒中部，伸出花冠外；雌蕊伸出花冠，柱状 3 裂，子房下位；两性花较大，长 3 ~ 4 mm，雌、雄蕊与花冠等长。瘦果长柱状，顶端有多条羽状毛。花期 5 ~ 7 月，果期 6 ~ 9 月。

**生境分布** | 生长于海拔 2500 m 以下的山顶草地、林中或溪边。分布于陕西、河南、湖北、湖南、四川、贵州、云南和西藏等地。

**采收加工** | 秋季采挖，除去泥沙，晒干。

**功效主治** | 理气止痛，消食止泻，祛风除湿，镇惊安神。主治脘腹胀痛，食积不化，腹泻痢疾，风湿痹痛，腰膝酸软，失眠。

**用量用法** | 3 ~ 6 g。内服：煎汤。

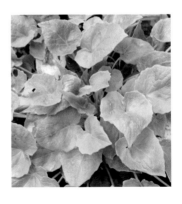

**使用注意** | 阳虚气弱者及孕妇忌用。

# 蝉蜕

587

**别名** | 蝉退、蝉脱、蝉衣、蝉壳、伏壳、枯蝉、蝉退壳。

**性味归经** | 甘，寒。归肺、肝经。

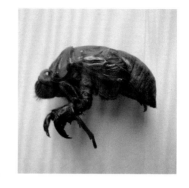

**来源** | 本品为蝉科昆虫黑蚱 *Cryptotympana pustulata* Fabricius 的若虫羽化时脱落的皮壳。

**识别特征** | 黑蚱，体大色黑而有光泽；雄虫长 4.4 ~ 4.8 cm，翅展长约 12.5 cm，雌虫稍短。复眼 1 对，大型，两复眼间有单眼 3，触角 1 对。口唇发达，刺吸式，唇基梳状，上唇宽短，下唇延长成管状，长达第 3 对足的基部。胸部发达，后胸腹板上有一显著的锥状突起，向后延伸。足 3 对。翅 2 对，膜质，黑褐色，半透明，基部染有黄绿色，翅静止时覆在背部如屋脊状。腹部扁圆，雄蝉腹部第 1 节间有特殊的发音器官，雌蝉同一部位有听器。

**生境分布** | 栖于杨、柳、榆、槐、枫等树上。分布于山东、河北、河南、湖北、江苏、四川、浙江等地。

**采收加工** | 夏、秋二季收集，除去泥沙，晒干。

**功效主治** | 疏散风热，利咽透疹，明目退翳，解痉。主治风热感冒，咽痛音哑，麻疹不透，风疹瘙痒，目赤翳障，惊风抽搐，破伤风。

**用量用法** | 3 ~ 6 g。内服：煎汤。

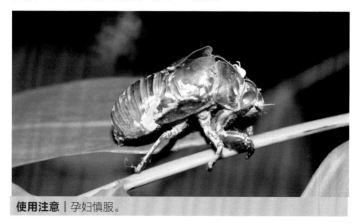

**使用注意** | 孕妇慎服。

**14画**

# 罂粟壳

588

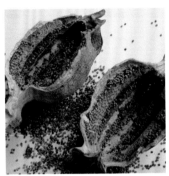

**别名** | 粟壳、米壳、御米壳、米囊皮、米罂皮、烟斗斗。

**性味归经** | 酸、涩，平；有毒。归肺、肾、大肠经。

**来源** | 本品为罂粟科植物罂粟 *Papaver somniferum* L. 的干燥成熟果壳。

**识别特征** | 一年生或二年生草本，高 30 ~ 60 cm，栽培者最高可达 15 m。无毛，或在植物体下部与总花梗上具极少的刚毛，有乳状液汁。根通常单生，垂直。茎直立，不分枝，无毛，具白粉。叶互生，无托叶；茎下部的叶有短柄，上部的叶无柄，抱于茎上；叶片长 5 ~ 30 cm，宽 3 ~ 20 cm，末端渐尖或钝，基部心形，叶脉明显，略突起，边缘为不整齐的波状锯齿，两面无毛，被白粉色或灰绿色。花单一，顶生，常下垂，具长柄，花梗长约 25 cm，无毛或稀具极疏的刚毛；萼片 2，长椭圆形或阔卵形，绿色，边缘膜质，早落；花瓣 4，有时为重瓣，近圆形或近扇形，长 4 ~ 7 cm，宽 3 ~ 7 cm，边缘浅波状或各种分裂，白色、粉红色、红色至紫色；雄蕊多数，生于子房的周围，花丝纤细，白色，花药黄色，2 室纵裂；雌蕊 1，子房长方状卵圆形，无毛，1 室，胚珠多数，着生于倒膜胎座上，无花柱，柱头 5 ~ 18，辐射状排列，成扁盘状。蒴果球形或长圆状椭圆形，长 4 ~ 7 cm，直径 4 ~ 5 cm，无毛，成熟时外皮黄褐色或淡褐色。种子多数，细小，肾形，直径 0.5 ~ 1 cm，表面粗蜂窝状，灰褐色。花期 4 ~ 6 月，果期 6 ~ 8 月。

**生境分布** | 原产于国外，我国部分地区的药物种植场有少量栽培，药用。

**采收加工** | 秋季将成熟果实或已割取浆汁后的成熟果实摘下，破开，除去种子和枝梗，干燥。

**功效主治** | 敛肺，涩肠，止痛。主治久咳，久泻，脱肛，脘腹疼痛。

**用量用法** | 3 ~ 6 g。煎汤服。

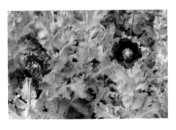

**使用注意** | 本品易成瘾，不宜常服；孕妇及儿童禁用；运动员慎用。

# 辣椒

589

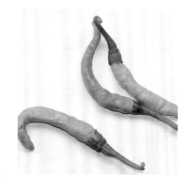

**别名**｜番椒、辣茄、辣虎、腊茄、海椒、辣角、鸡嘴椒、红海椒。
**性味归经**｜辛，热。归心、脾经。

**来源**｜本品为茄科植物辣椒 *Capsicum annuum* L. 或其栽培变种的干燥成熟果实。

**识别特征**｜一年生或有根多年生草本，高 40 ~ 80 cm。单叶互生，枝顶端节不伸长而成双生或簇生状；叶片长圆状卵形、卵形或卵状披针形，长 4 ~ 13 cm，宽 1.5 ~ 4 cm，全缘，先端尖，基部渐狭。花单生，俯垂；花萼杯状，不显著 5 齿；花冠白色，裂片卵形；雄蕊 5；雌蕊 1，子房上位，2 室，少数 3 室，花柱线状。浆果长指状，先端渐尖且常弯曲，未成熟时绿色，成熟后呈红色、橙色或紫红色，味辣。种子多数，扁肾形，淡黄色。花、果期 5 ~ 11 月。

**生境分布**｜我国大部分地区均有栽培。

**采收加工**｜夏、秋二季果皮变红色时采收，除去枝梗，晒干。

**功效主治**｜温中散寒，开胃消食。主治寒滞腹痛，呕吐，泻痢，冻疮。

**用量用法**｜0.9 ~ 2.4 g。外用：适量。

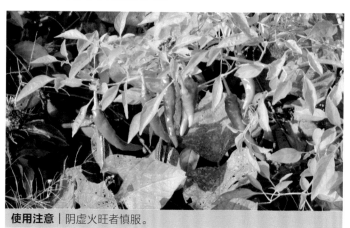

**使用注意**｜阴虚火旺者慎服。

# 漏芦

590

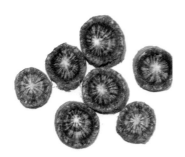

**别名**｜野兰、鹿骊、鬼油麻、和尚头、大头翁、独花山牛蒡。

**性味归经**｜苦，寒。归胃经。

**来源**｜本品为菊科植物祁州漏芦 *Rhaponticum uniflorum*（L.）DC. 的干燥根。

**识别特征**｜多年生草本，高30～80 cm，全体密被白色柔毛。主根粗大，上部密被残存叶柄。根呈圆锥形，多扭曲，长短不一，完整者长10～30 cm，直径1～2 cm。基生叶丛生；茎生叶互生。叶长椭圆形，长10～20 cm，羽状全裂至深裂，裂片矩圆形，边缘具不规则浅裂，两面密被白色茸毛。头状花序，单生茎顶，具干膜质苞片，多列，花全为管状花，淡紫色，雄蕊5，聚药。

瘦果卵形，有4棱，棕褐色，冠毛刚毛状。花期5～7月，果期6～8月。

**生境分布**｜生长于向阳的草地、路旁、山坡。祁州漏芦分布于河北、辽宁、山西等地；禹州漏芦分布于湖北、安徽、河南等地。

**采收加工**｜春、秋二季采挖，除去须根和泥沙，晒干。

**功效主治**｜清热解毒，消痈，下乳，舒筋通脉。主治乳痈肿痛，痈疽发背，瘰疬疮毒，乳汁不通，湿痹拘挛。

**用量用法**｜5～9 g，水煎服。

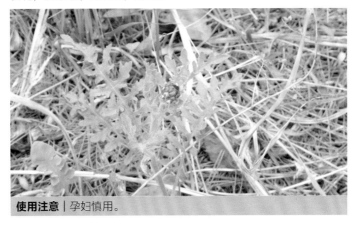

**使用注意**｜孕妇慎用。

# 赭石

591

**别名** | 须丸、赤土、紫朱、土朱、铁朱、丁头代赭。

**性味归经** | 苦，寒。归肝、心、肺、胃经。

**来源** | 本品为氧化物类矿物刚玉族赤铁矿，主含三氧化二铁（$Fe_2O_3$）。

**识别特征** | 赤铁矿，三方晶系。晶体常呈薄片状、板状。一般以致密块状、肾状、葡萄状、豆状、鱼子状、土状等集合体最为常见。结晶者呈铁黑色或钢灰色；土状或粉末状者，呈鲜红色。但条痕都呈樱桃红色。结晶者呈金属光泽，土状者呈土状光泽。硬度 5.5 ~ 6，但土状粉末状者硬度很小，比重 5 ~ 5.3。在还原焰中烧后有磁性。

**生境分布** | 分布于河北、山西、河南、山东、湖南、广东、四川等地。

**采收加工** | 采挖后，除去杂石。

**功效主治** | 平肝潜阳，重镇降逆，凉血止血。主治眩晕耳鸣，呕吐，噫气，呃逆，喘息，吐血，衄血，崩漏下血。

**用量用法** | 9 ~ 30 g，先煎；或入丸、散。外用：适量，研末撒或调服。

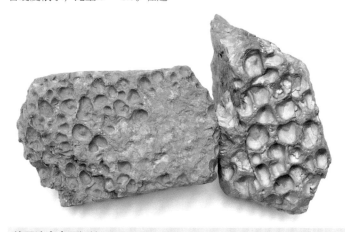

**使用注意** | 孕妇慎用。

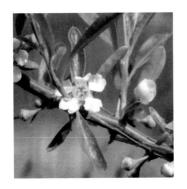

# 蕤仁

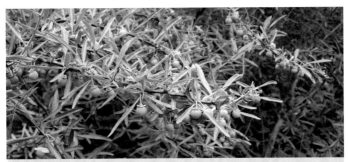

592

**别名** | 蕤核、蕤子、白桵仁、棫
仁、美仁子。
**性味归经** | 甘，微寒。归肝经。

**来源** | 本品为蔷薇科植物蕤核 *Prinsepia uniflora* Batal. 或齿叶扁核木 *Prinsepia uniflora* Batal. var. *serrata* Rehd. 的干燥成熟果核。

**识别特征** | 落叶灌木，高约1.5 m。茎多分枝，外皮棕褐色；叶腋有短刺。单叶互生或丛生；柄长1~5 mm；叶片线状长圆形、狭倒卵形或卵状披针形，长3~6 cm，宽5~10 mm，先端钝，有小突尖或微凹，基部楔形，两侧下延成叶柄，全缘或具疏锯齿。花1~3朵簇生叶腋，直径约1.5 cm，花梗长5~10 mm；萼筒杯状，裂片5，阔而短，绿色；花瓣5，近圆形，有爪，白色；雄蕊10，花药卵圆形，花丝短；

雌蕊子房卵圆形，花柱插生于近基部处，柱头头状。核果球形，直径1~1.5 cm，熟时黑色，表面微被蜡质白粉。花期4~6月，果期7~8月。

**生境分布** | 生长于山坡或川河间沙丘上。分布于山西、陕西、甘肃、内蒙古、河南；主要分布于山西、陕西、甘肃等地。

**采收加工** | 夏、秋二季采摘成熟果实，除去果肉，洗净，晒干。

**功效主治** | 养肝明目，疏风散热。主治目赤肿痛，睑弦赤烂，目暗羞明。

**用量用法** | 5~9 g。内服：煎汤。

**使用注意** | 目病非关风热，而因于肝肾两虚者，不宜用。

# 蕲蛇

593

**别名** | 棋盘蛇、五步蛇、百步蛇、大白花蛇。

**性味归经** | 甘、咸，温；有毒。归肝经。

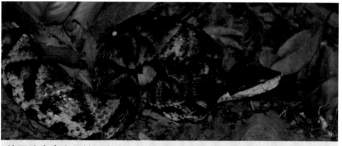

**来源** | 本品为蝰科动物五步蛇 *Agkistrodon acutus*（Güenther）的干燥体。

**识别特征** | 头大扁平，呈三角形，吻端翘起，背面棕黑色，头侧土黄色，二色截然分明，背上具灰白色菱方形块 17 ~ 19，尾部 3 ~ 5。此斑由左右两侧大三角斑在背正中合拢形成，偶尔也有交错排列的，斑边缘色深，腹面乳白色；咽喉部有排列不规则的小黑点；腹中央和两侧有大黑圆斑。尾末端有一尖突。具长管牙，吻端由鼻间鳞与吻鳞尖出形成一上翘的突起，鼻孔与眼之间有一椭圆形颊窝，是热测位器。体鳞 23 ~ 21 ~ 17 行，具强棱。腹鳞 157 ~ 171。尾下鳞 40 ~ 60，其前端约 20 枚为单行，个别成对，后段为双行。末端鳞片角质化，形成一尖突物。

**生境分布** | 生长于山地森林中，常盘踞落叶下或岩洞内。分布于湖北、湖南、江西、浙江、四川等地；分布于湖北蕲州者质佳，故名蕲蛇。

**采收加工** | 多于夏、秋二季捕捉，剖开腹部，除去内脏，洗净，用竹片撑开腹部，盘成圆盘状，干燥后拆除竹片。

**功效主治** | 祛风，通络，止痉。主治风湿顽痹，麻木拘挛，中风口眼㖞斜，半身不遂，抽搐痉挛，破伤风，麻风，疥癣。

**用量用法** | 3 ~ 9 g；研末吞服，每次 1 ~ 1.5 g，每日 2 ~ 3 次。

**使用注意** | 本品性温有毒，如属阴亏血虚或内热生风之证，则忌用。

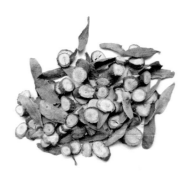

# 槲寄生

594

**别名** | 北寄生、桑寄生、柳寄生、寄生子。

**性味归经** | 苦，平。归肝、肾经。

**来源** | 本品为桑寄生科植物槲寄生 *Viscum coloratum*（Komar.）Nakai 的干燥带叶茎枝。

**识别特征** | 常绿半寄生小灌木，高30~60 cm。茎枝圆柱形，黄绿色或绿色，节明显，节上2~3叉状分枝。单叶对生，生于枝端，无柄，近肉质，有光泽，椭圆状披针形或倒披针形，全缘，两面无毛。花单性异株，生于枝端或分叉处；雄花花被4裂，雄蕊4，无花丝，花药多室；雌花1~3朵生于粗短的总花梗上，花被钟状、4裂，子房下位。浆果球形，半透明，熟时橙红色，富有黏液质。花期4~5月，果期9月。

**生境分布** | 寄生于榆树、桦树、枫杨、梨树、麻栎等树上。主要分布于东北、华北地区。

**采收加工** | 冬季至次春采割，除去粗茎，切段，干燥，或蒸后干燥。

**功效主治** | 祛风湿，补肝肾，强筋骨，安胎元。主治风湿痹痛，腰膝酸软，筋骨无力，崩漏经多，妊娠漏血，胎动不安，头晕目眩。

**用量用法** | 9~15 g。内服：煎汤。

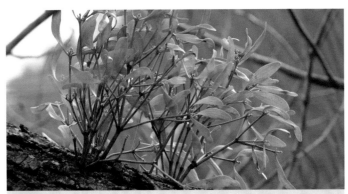

**使用注意** | 不宜与乌头同用。

15
画

# 暴马子皮

595

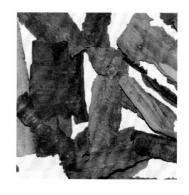

**别名** | 无。

**性味归经** | 苦，微寒。归肺经。

**来源** | 本品为木犀科植物暴马丁香 *Syringa reticulate*（Bl.）Hara var. *mandshurica*（Maxim.）Hara 的干燥干皮或枝皮。

**识别特征** | 落叶小乔木，高 4 ~ 10 m。树皮紫灰褐色，具细裂纹。当年生枝绿色或略带紫晕，疏生皮孔。单叶对生；叶柄长 1 ~ 2.5 cm，无毛；叶片厚纸质，宽卵形、卵形至椭圆状卵形，或为长圆状披针形，长 2.5 ~ 13 cm，宽 1 ~ 6 cm，先端短，尾尖至尾状渐尖或锐尖，基部常圆形。圆锥花序由 1 至多对着生于同一枝条上的侧芽抽生；花序轴具皮孔；花梗约 2 mm；花萼长 1.5 ~ 2 mm，萼齿钝、凸尖或截平；花冠白色，呈辐状，直径 4 ~ 5 mm，花冠管长约 1.5 mm，裂片卵形，长 2 ~ 3 mm，先端锐尖；花丝细长，雄蕊几乎为花冠裂片的 2 倍长，花药黄色。蒴果长椭圆形，长 1.5 ~ 2 cm，先端常钝，或为锐尖、凸尖，光滑或具细小皮孔。花期 6 ~ 7 月，果期 8 ~ 10 月。

**生境分布** | 生长于河岸、林缘及针阔叶混交林内。分布于我国东北、华北和西北各省区；朝鲜、日本、俄罗斯也有分布。

**采收加工** | 春、秋二季剥取，干燥。

**功效主治** | 清肺祛痰，止咳平喘。主治咳喘痰多。

**用量用法** | 30 ~ 45 g，水煎服。

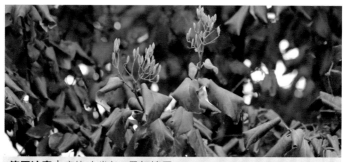

**使用注意** | 痰热咳喘者、孕妇慎用。

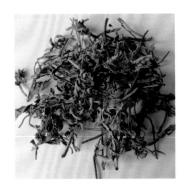

# 墨旱莲

596

**别名** | 旱莲草、黑墨草、野葵花、烂脚草。

**性味归经** | 甘、酸，寒。归肝、肾经。

**来源** | 本品为菊科植物鳢肠 *Eclipta prostrata* L. 的干燥地上部分。

**识别特征** | 一年生草本，高 10～60 cm，全株被白色粗毛，折断后流出的汁液数分钟后即呈蓝黑色。茎直立或倾斜状，绿色或红褐色。叶互生，椭圆状披针形或线状披针形，全缘或有细齿，基部渐狭，无柄或有短柄。头状花序腋生或顶生，绿色，长椭圆形。舌状花的瘦果扁四棱形，管状花的瘦果三棱形，均为黑褐色，有瘤状突起。花期7～9月，果期9～10月。

**生境分布** | 生长于路旁草丛、沟边、湿地或田间。全国大部分地区均有分布。

**采收加工** | 花开时采割，晒干。

**功效主治** | 滋补肝肾，凉血止血。主治肝肾阴虚，牙齿松动，须发早白，眩晕耳鸣，腰膝酸软，阴虚血热所致的吐血、衄血、尿血，血痢，崩漏下血，外伤出血。

**用量用法** | 6～12 g。内服：煎汤。

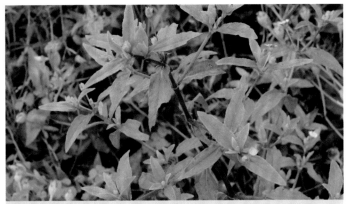

**使用注意** | 脾胃虚寒、大便泄泻者不宜服；肾气虚寒者也不宜服。

# 稻芽

597

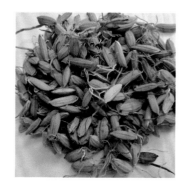

**别名**｜蘖米、谷蘖、稻蘖、谷芽。
**性味归经**｜甘，温。归脾、胃经。

---

**来源**｜本品为禾本科植物稻 *Oryza sativa* L. 的成熟果实经发芽干燥的炮制加工品。

**识别特征**｜一年生草本。秆高 50 ~ 120 cm，直立，丛生。叶鞘无毛；叶耳新月形，外侧边缘有纤毛；叶舌硬膜质，披针形，长 8 ~ 25 mm；叶片线形或线状披针形，扁平，长 20 ~ 60 cm，宽 6 ~ 20 mm，表面粗糙，叶脉明显，背面无毛。圆锥花序疏松，成熟时下垂，长 15 ~ 25 cm，分枝具棱角，常粗糙；小穗含 1 两性花，颖上脱节；颖极退化，微小，半月形；退化外稃锥状，长 2 ~ 3 mm，无毛；两性花长圆形或椭圆状长圆形；外稃硬纸质，顶端具喙或芒，散生短糙毛，具 5 脉；内稃硬纸质，顶端具短喙，

3 脉；鳞被 2，卵圆形；雄蕊 6，花药丁字着生；子房长圆形，花柱 2，柱头帚刷状。颖果长圆形，具线形种脐，与稃合称谷粒。花期 7 ~ 8 月，果期 8 ~ 9 月。

**生境分布**｜生长于温湿、多水的环境。分布于湖南、湖北、贵州、四川等地。

**采收加工**｜将稻谷用水浸泡后，保持适宜的温度、湿度，待须根长至约 1 cm 时，干燥。

**功效主治**｜消食和中，健脾开胃。主治食积不消，腹胀口臭，脾胃虚弱，不饥食少。炒稻芽偏于消食，主治不饥食少；焦稻芽善化积滞，主治积滞不消。

**用量用法**｜9 ~ 15 g。内服：煎汤。

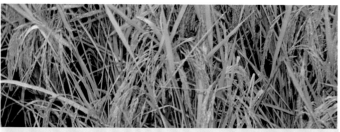

**使用注意**｜脾胃不好者慎用。

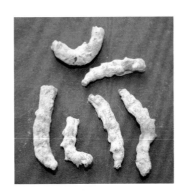

# 僵蚕

598

**别名** | 天虫、僵虫、白僵蚕。

**性味归经** | 咸、辛，平。归肝、肺、胃经。

**来源** | 本品为蚕蛾科昆虫家蚕 *Bombyx mori* Linnaeus 4 ~ 5 龄的幼虫感染（或人工接种）白僵菌 *Beauveria bassiana* ( Bals. ) Vuillant 而致死的干燥体。

**识别特征** | 家蚕，雌、雄蛾全身均密被白色鳞片。体长 1.6 ~ 2.3 cm，翅展 3.9 ~ 4.3 cm。体翅黄白色至灰白色，前翅外缘顶角后方向内凹切，各横线色稍暗，不甚明显，端线与翅脉灰褐色，后翅较前翅色淡，边缘有鳞毛稍长。雌蛾腹部肥硕，末端钝圆；雄蛾腹部狭窄，末端稍尖。幼虫即家蚕，体色灰白色至白色，胸部第 2、第 3 节稍见膨大，有皱纹。腹部第 8 节背面有一尾角。

**生境分布** | 生长于桑树种植地区，多为饲养。分布于浙江、江苏、四川等养蚕区。

**采收加工** | 多于春、秋二季生产，将感染白僵菌病死的蚕干燥。

**功效主治** | 息风止痉，祛风止痛，化痰散结。主治肝风夹痰，惊痫抽搐，小儿急惊，破伤风，中风口喎，风热头痛，目赤咽痛，风疹瘙痒，发颐疮腮。

**用量用法** | 5 ~ 10 g。内服：煎汤。

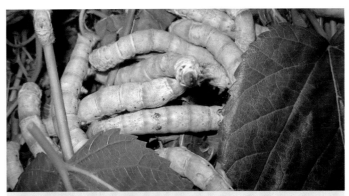

**使用注意** | 血虚无风者慎服。

# 鹤虱

599

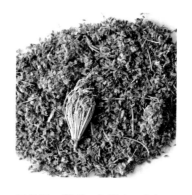

**别名** | 鹄虱、鬼虱、北鹤虱。
**性味归经** | 辛、苦，平；有小毒。归脾、胃经。

**来源** | 本品为菊科植物天名精 *Carpesium abrotanoides* L. 的干燥成熟果实。

**识别特征** | 多年生草本，高50 ~ 100 cm。茎直立，上部多分枝，密生短柔毛，下部近无毛。叶互生；下部叶片宽椭圆形或长圆形，长10 ~ 15 cm，宽5 ~ 8 cm，先端尖或钝，基部狭成具翅的叶柄，边缘有不规则的锯齿或全缘，上面贴生短毛，下面有短柔毛和腺点，上部叶片渐小，长圆形，无柄。头状花序多数，沿茎枝腋生，有短梗或近无梗，直径6 ~ 8 mm，平立或梢下垂；总苞钟状球形，总苞片3层，外层极短，卵形，先端尖，有短柔毛，中层和内层长圆形，先端圆钝，无毛；花黄色，外围的雌花花冠丝状。花期6 ~ 8月，果期9 ~ 10月。

**生境分布** | 生长于沙性壤土、路旁、田边、农田附近较为常见。分布于东北、华北及河南、陕西、甘肃等地。

**采收加工** | 秋季果实成熟时采收，晒干，除去杂质。

**功效主治** | 杀虫消积。主治蛔虫病，蛲虫病，绦虫病，虫积腹痛，小儿疳积。

**用量用法** | 3 ~ 9 g。内服：煎汤。

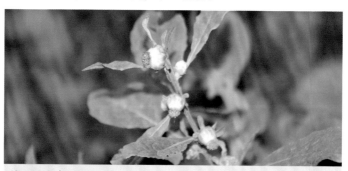

**使用注意** | 有小毒，服后或第二日可有轻微头晕、恶心、耳鸣、腹痛等反应，一般可自行消失。

# 薤白

600

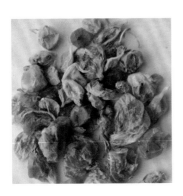

**别名** | 薤根、藠子、野蒜、小独蒜、薤白头。

**性味归经** | 辛、苦，温。归心、肺、胃、大肠经。

**来源** | 本品为百合科植物小根蒜 *Allium macrostemon* Bge. 或薤 *Allium chinensis* G. Don 的干燥鳞茎。

**识别特征** | 小根蒜：多年生草本，高约 70 cm。鳞茎近球形，外被白色膜质鳞皮。叶基生；叶片线形，长 20 ~ 40 cm，宽 3 ~ 4 mm，先端渐尖，基部鞘状，抱茎。花茎由叶丛中抽出，单一，直立，平滑无毛；伞形花序密而多花，近球形，顶生；花梗细，长约 2 cm；花被 6，长圆状披针形，淡紫粉红色或淡紫色；雄蕊 6，长于花被，花丝细长；雌蕊 1，子房上位，3 室，有 2 棱，花柱线形，细长。果为蒴果。花期

6 ~ 8 月，果期 7 ~ 9 月。

薤：鳞茎长椭圆形，长 3 ~ 4 cm。叶片 2 ~ 4，半圆柱状线形，中空。伞形花序疏松；花被片圆形或长圆形。

**生境分布** | 小根蒜生长于耕地杂草中及山地较干燥处。薤生长于山地阴湿处。全国各地均有分布。主要分布于江苏、浙江等地。

**采收加工** | 夏、秋二季采挖，洗净，除去须根，蒸透或置沸水中烫透，晒干。

**功效主治** | 通阳散结，行气导滞。主治胸痹心痛，脘腹痞满胀痛，泻痢后重。

**用量用法** | 5 ~ 10 g。内服：煎汤。

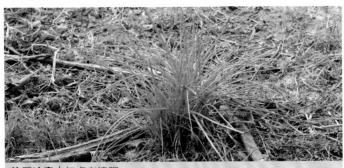

**使用注意** | 气虚者慎服。

**16 画**

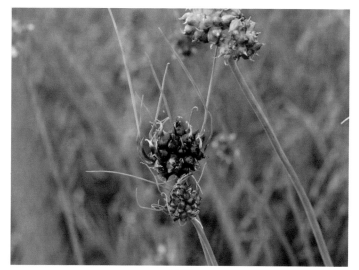

小根蒜

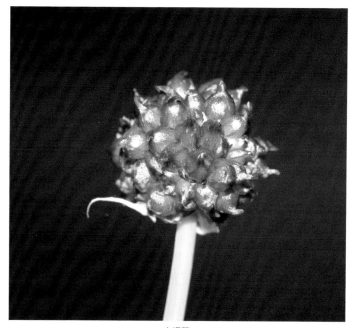

小根蒜

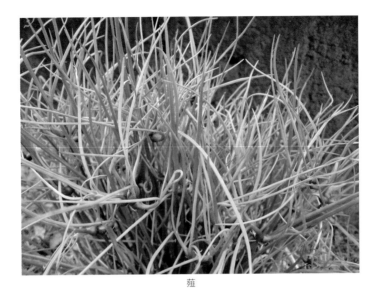

薤

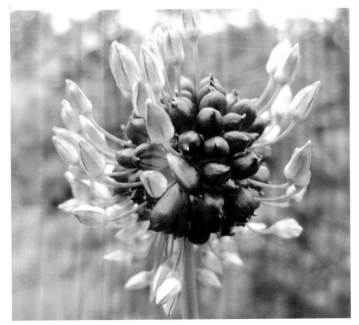

薤

# 薏苡仁

601

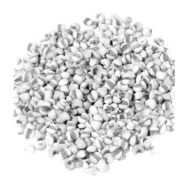

**别名** | 解蠡、起英、赣米、感米、薏珠子、回回米、草珠儿。

**性味归经** | 甘、淡，凉。归脾、胃、肺经。

**来源** | 本品为禾本科植物薏米 *Coix lacryma-jobi* L. var. *mayuen*（Roman.）Stapf 的干燥成熟种仁。

**识别特征** | 一年生草本。秆直立，高 1 ~ 1.5 m，约有 10 节。叶鞘光滑，上部者短于节间；叶舌质硬，长约 1 mm；叶片线状披针形，长约 30 cm，宽 1.5 ~ 3 cm。总状花序，腋生成束，长 6 ~ 10 cm，直立或下垂，具总柄；雌小穗位于花序的下部，长 7 ~ 9 mm，外包以念珠状总苞，小穗和总苞等长，能育小穗。第一颖下部膜质，上部厚纸质，先端钝，具 10 数脉；第二颖船形，被包于第一颖内，前端厚纸质，渐尖；第一小花仅具外稃，较颖略短，前端较厚而渐尖；第二稃稍短于第一外稃，具 3 脉；内稃与外稃相似而较小；雄蕊 3 枚，退化，微小；雌蕊具长花柱，柱头分离，伸出总苞；退化雌小穗 2，圆柱状，并列于能育小穗的一侧，顶部突出于总苞；雄小穗常 3 个着生于一节，其中一个无柄，长 6 ~ 7 mm，颖革质，第一颖扁平，两侧内折成脊，前端钝，具多条脉；第二颖船形，具多数脉；内含 2 小花，

外稃和内稃都是薄膜质，每小花含雄蕊 3；有柄小穗和无柄小穗相似，但较小或更退化。果实成熟时，总苞坚硬具珐琅质，卵形或卵状球形，内包颖果，长约 5 mm。花、果期 7 ~ 10 月。

**生境分布** | 生长于河边、溪潭边或阴湿山谷中。我国各地均有栽培；长江以南各地有野生。

**采收加工** | 秋季果实成熟时割植株，晒干，打下果实，再晒干，除去外壳、黄褐色种皮和杂质，收集种仁。

**功效主治** | 利水渗湿，健脾止泻，除痹排脓，解毒散结。主治水肿，脚气，小便不利，脾虚泄泻，湿痹拘挛，肺痈，肠痈，赘疣，癌肿。

**用量用法** | 9 ~ 30 g。内服：煎汤。

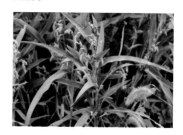

**使用注意** | 孕妇慎用。

# 薄荷

602

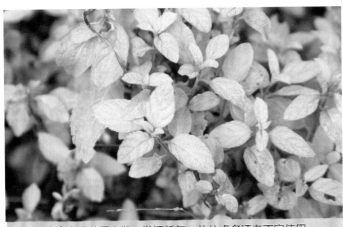

**别名** | 苏薄荷、水薄荷、仁丹草、蕃荷菜、鱼香草。

**性味归经** | 辛,凉。归肺、肝经。

**来源** | 本品为唇形科植物薄荷 *Mentha haplocalyx* Briq. 的干燥地上部分。

**识别特征** | 多年生草本,高 10 ~ 80 cm,茎方形,被逆生的长柔毛及腺点。单叶对生,叶片短圆状披针形,长 3 ~ 7 cm,宽 0.8 ~ 3 cm,两面有疏柔毛及黄色腺点,叶柄长 2 ~ 15 mm。轮伞花序腋生;萼钟形,外被白色柔毛及腺点,花冠淡黄色。小坚果卵圆形,黄褐色。花期 8 ~ 10 月,果期 9 ~ 11 月。

**生境分布** | 生长于河旁、山野湿地。全国各地均产,以江苏、浙江、江西为主产区,其中尤以江苏产者为佳。

**采收加工** | 夏、秋二季茎叶茂盛或花开至三轮时,选晴天,分次采割,晒干或阴干。

**功效主治** | 疏散风热,清利头目,利咽,透疹,疏肝行气。主治风热感冒,风温初起,头痛,目赤,喉痹,口疮,风疹,麻疹,胸胁胀闷。

**用量用法** | 3 ~ 6 g,后下。

**16 画**

**使用注意** | 本品芳香辛散,发汗耗气,故体虚多汗者不宜使用。

# 颠茄草

603

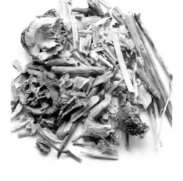

**别名** | 美女草、别拉多娜草。

**性味归经** | 微苦、辛；有毒。归经无。

**来源** | 本品为茄科植物颠茄 *Atropa belladonna* L.的干燥全草。

**识别特征** | 多年生草本，或因栽培为1年生，高0.5～2 m。根粗壮，圆柱形。茎直立，上部叉状分枝。叶互生，或在茎上部一大一小成叉生；叶柄长约4 cm，幼时生腺毛；叶片卵形、卵状椭圆形或椭圆形，长7～25 cm，宽3～12 cm，先端渐尖或急尖，基部楔形并下延至叶柄，上面暗绿色或绿色，下面淡绿色，两面沿叶脉有柔毛。花单生于叶腋，俯垂，密生白色腺毛；花萼钟状，长约为花冠的一半，5裂，裂片三角形，果时稍增大成星芒状而向外展开；花冠筒状钟形，下部黄绿色，上部淡紫色，长2.5～3 cm，直径约

1.5 cm，筒中部稍膨大，5浅裂，裂片卵状三角形；雄蕊5，等长，较花冠略短；花盘绕生于子房基部；子房2室，花柱丝状，柱头带绿色，2裂。浆果球状，直径1.5～2 cm，成熟后紫黑色，光滑，汁液紫色。种子扁肾形，褐色。花、果期6～9月。

**生境分布** | 原产于欧洲中部、西部和南部。我国南北药物种植场有引种栽培。

**采收加工** | 在开花至结果期内采挖，除去粗茎和泥沙，切段，干燥。

**功效主治** | 解痉止痛，抑制分泌。抗胆碱药。一般制成颠茄膏、颠茄酊等制剂服用。

**用量用法** | 10～30 mg。多制成酊剂或片剂内服。

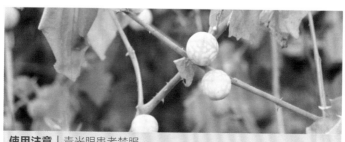

**使用注意** | 青光眼患者禁服。

# 橘红

604

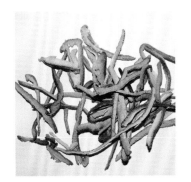

**别名**｜芸皮、芸红。

**性味归经**｜辛、苦，温。归肺、脾经。

**来源**｜本品为芸香科植物橘 *Citrus reticulata* Blanco 及其栽培变种的干燥外层果皮。

**识别特征**｜常绿小乔木或灌木，高 3 ～ 4 m。枝细，多有刺。叶互生，叶柄长 0.5 ～ 1.5 cm，有窄翼，顶端有关节；叶片披针形或椭圆形，长 4 ～ 11 cm，宽 1.5 ～ 4 cm，先端渐尖微凹，基部楔形，全缘或为波状，具不明显的钝锯齿，有半透明油点。花单生或数朵丛生于枝端或叶腋；花萼杯状，5 裂；花瓣 5，白色或带淡红色，开时向上反卷；雄蕊 15 ～ 30，长短不一，花丝常 3 ～ 5 个连合成组；雌蕊 1，子房圆形，柱头头状。柑果近圆形或扁圆形，横径 4 ～ 7 cm，果皮薄而宽，容易剥离，囊瓣 7 ～ 12，汁胞柔软多汁。种子卵圆形，白色，一端尖，数粒至数十粒或无。花期 3 ～ 4 月，果期 10 ～ 12 月。

**生境分布**｜栽培于丘陵、低山地带、江河湖泊沿岸或平原。在江苏、安徽、浙江、江西、台湾、湖北、湖南、广东、广西、海南、四川、贵州、云南等地均有栽培。

**采收加工**｜秋末冬初果实成熟后采收，用刀削下外果皮，晒干或阴干。

**功效主治**｜理气宽中，燥湿化痰。主治咳嗽痰多，食积伤酒，呕恶痞闷。

**用量用法**｜3 ～ 10 g。内服：煎汤。

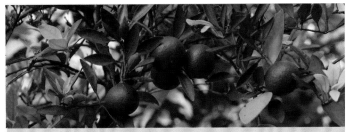

**使用注意**｜阴虚燥咳及咳嗽气虚者不宜服。

16
画

# 橘核

605

**别名** | 无。

**性味归经** | 苦，平。归肝、肾经。

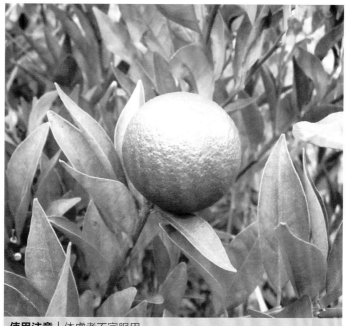

**来源** | 本品为芸香科植物橘 *Citrus reticulata* Blanco 及其栽培变种的干燥成熟种子。

**识别特征** | 见"橘红"项下。

**生境分布** | 见"橘红"项下。

**采收加工** | 果实成熟后收集，洗净，晒干。

**功效主治** | 理气，散结，止痛。主治疝气疼痛，睾丸肿痛，乳痈乳癖。

**用量用法** | 3 ～ 9 g。内服：煎汤。

**使用注意** | 体虚者不宜服用。

16
画

# 藏菖蒲

606

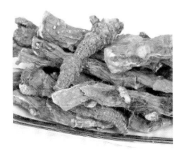

**别名** | 白菖、菖蒲、臭菖、泥菖蒲、大叶菖蒲。

**性味归经** | 味苦、辛，温、燥、锐。归心、肝、胃经。

**来源** | 本品系藏族习用药材。为天南星科植物藏菖蒲 *Acorus calamus* L. 的干燥根茎。

**识别特征** | 本品为多年生草本，植株较高大，根茎粗壮，直径 1 ~ 1.5 cm，外皮棕褐色或黄白色，有浓烈香气。叶剑形，二列式排列，基部相互包围，长 50 ~ 150 cm，宽 6 ~ 15 mm，中脉明显。花茎高 6 ~ 30 cm，佛焰苞叶状；肉穗花序长 4 ~ 9 cm，直径 6 ~ 12 mm。花期 6 ~ 7 月，果期 8 月。

**生境分布** | 生长于沟边湿地。分布于西藏。

**采收加工** | 秋、冬二季采挖，除去须根和泥沙，晒干。

**功效主治** | 温胃，消炎止痛。主治消化不良，食物积滞，白喉，炭疽等。

**用量用法** | 3 ~ 6 g。内服：煎汤。

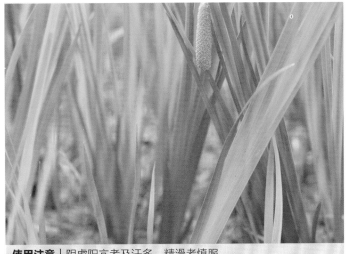

**使用注意** | 阴虚阳亢者及汗多、精滑者慎服。

17
画

# 藁本

607

**别名** | 藁茇、鬼卿、地新、山茝、蔚香、微茎、藁板。

**性味归经** | 辛，温。归膀胱经。

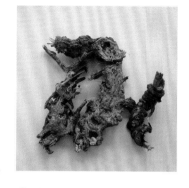

**来源** | 本品为伞形科植物藁本 *Ligusticum sinense* Oliv.或辽藁本 *Ligusticum jeholense* Nakai et Kitag.的干燥根茎和根。

**识别特征** | 藁本：多年生草本。茎直立，中空，表面有纵直沟纹。叶互生；基生叶三角形，长 8～15 cm，2 回羽状全裂，最终裂片 3～4 对，卵形，上面叶脉上有乳头状突起，边缘具不整齐的羽状深裂，先端渐尖；叶柄长 9～20 cm；茎上部叶片扩展叶鞘。复伞形花序，顶生或腋生；总苞片羽状分裂，远较伞梗为短；伞梗 16～20 个或更多；小伞形花序有花多数，小伞梗纤细，长不超过 1 cm；小总苞线形或狭披针形，较小伞梗为短；花小，无花萼；花瓣 5，白色，椭圆形至倒卵形，中央有短尖突起，向内折卷；雄蕊 5，花丝细软，弯曲，花药椭圆形，2 室，纵裂；花柱 2，细软而反折，子房卵形，下位，2 室。双悬果广卵形，无毛，分果具 5 条果棱，棱槽中各有 3 个油管，合生面有 5 个油管。花期 7～8 月，果期 9～10 月。

**辽藁本**：多年生草本，高 15～60 cm。根茎短。茎直立，通常单一，中空，表面具纵棱，常带紫色。基生叶在花期时凋落；茎生叶互生，在下部和中部的叶有长柄；叶片通常为 3 回 3 出羽状全裂，最终裂片卵形或广卵形，先端短渐尖，基部楔形，或近圆形，边缘有少数缺刻状齿，上面绿色，沿脉有细微的乳头状突起，下面灰绿色；茎上部的叶较小，叶柄鞘状，2 回 3 出羽状全裂。复伞形花序顶生；总苞片少数，早落；伞梗 6～19；小总苞片锥形，10 枚左右，花梗 20 枚左右；萼齿不明显；花瓣 5，白色，椭圆形；雄蕊 5，较花瓣长，花药黑紫色；子房下位，花柱呈压扁的圆锥形。双悬果椭圆形，分果具 5 条果棱，果棱具狭翅，背棱棱槽中有油管 1，侧棱棱槽中有油管 1～2，合生面有油管 2～4。花期 7～9 月，果期 9～10 月。

**生境分布** | 生长于润湿的水滩边或向阳山坡的草丛中。分布于湖南、湖北、四川、河北、辽宁等地。

**采收加工** | 秋季茎叶枯萎或春季出苗时采挖，除去泥沙，晒干或烘干。

**功效主治** | 祛风，散寒，除湿，止痛。主治风寒感冒，巅顶疼痛，风湿痹痛。

**用量用法** | 3～10 g。内服：煎汤。

**使用注意** | 血虚头痛者忌服。

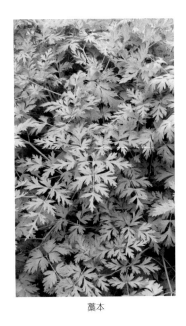

藁本

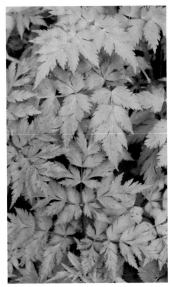

藁本

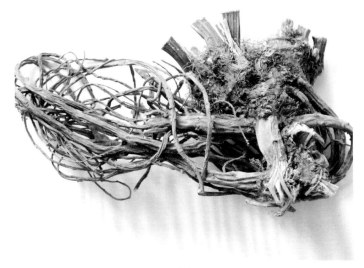

藁本

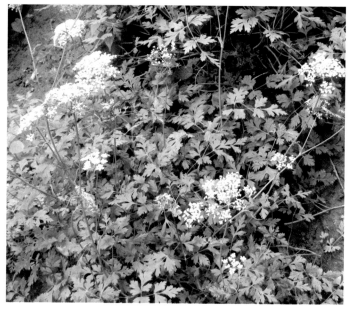

辽藁本

辽藁本

# 檀香

608

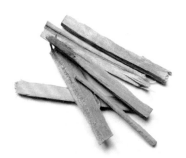

**别名** | 旃檀、真檀、白檀、檀香木。

**性味归经** | 辛，温。归脾、胃、心、肺经。

**来源** | 本品为檀香科植物檀香 *Santalum album* L. 树干的干燥心材。

**识别特征** | 常绿小乔木，高6～9 m。具寄生根。树皮褐色，粗糙或有纵裂；多分枝，幼枝光滑无毛。叶对生，革质，叶片椭圆状卵形或卵状披针形，长3.5～5 cm，宽2～2.5 cm，先端急尖或近急尖，基部楔形，全缘，上面绿色，下面苍白色，无毛；叶柄长0.7～1 cm，光滑无毛。花腋生和顶生，为三歧式的聚伞状圆锥花序；花梗对生，长约与花被管相等；花多数，小型，最初为淡黄色，后变为深锈紫色；花被钟形，先端4裂，裂片卵圆形，无毛；蜜腺4，略呈圆形，着生在花被管的中部，与花被片互生；雄蕊4，与蜜腺互生，略与雌蕊等长，花药2室，纵裂，花丝线形；子房半下位，花柱柱状，柱头3裂。核果球形，大小似樱桃核，成熟时黑色，肉质多汁，内果皮坚硬，具3短棱。种子圆形，光滑无毛。花期5～6月，果期7～9月。

**生境分布** | 野生或栽培。分布于广东、云南、台湾。国外分布于印度、印度尼西亚。

**采收加工** | 四季可采，夏采为好。取出心材，切成小段。

**功效主治** | 行气温中，开胃止痛。主治寒凝气滞，胸膈不舒，胸痹心痛，脘腹疼痛，呕吐食少。

**用量用法** | 2～5 g，水煎服。

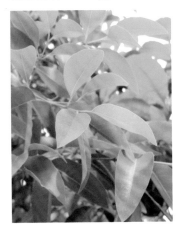

**使用注意** | 阴虚火旺、气热吐衄者慎服。

# 翼首草

609

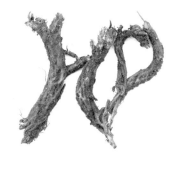

**别名** | 棒子头、狮子草、帮子毒乌（藏名）。

**性味归经** | 苦，寒；有小毒。归经无。

**来源** | 本品系藏族习用药材。为川续断科植物匙叶翼首草 *Pterocephalus hookeri*（C. B. Clarke）Höeck 的干燥全草。

**识别特征** | 多年生草本，高约50 cm，全株被毛。根直，圆柱形，黑褐色。叶根出，匙形或条状匙形，全缘或1回羽状深裂，长5 ~ 10 cm，宽1.5 ~ 2 cm，先端圆钝，基部渐窄成叶柄。花茎由叶丛抽出，高10 ~ 35 cm，无叶；头状花序顶生；总苞片叶状，卵状长椭圆形；花白色至粉红色；萼齿刺毛状，刺毛上密被银白色长柔毛；花冠二唇形，上唇短，2裂，下唇大，3裂。雄蕊4，稍伸出；子房下位，包于杯状具长毛的小总苞内。瘦果呈倒卵形，扁平，密被银白色的长柔毛。

**生境分布** | 生长于高山草地、路旁及石隙等处。分布于云南、四川、西藏等地。

**采收加工** | 夏末秋初采挖，除去杂质，阴干。

**功效主治** | 解毒除瘟，清热止痢，祛风通痹。

**用量用法** | 1 ~ 3 g。内服：煎汤。

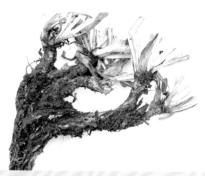

**使用注意** | 本品有小毒，体质虚弱或脾胃虚寒者慎用；孕妇不宜用；儿童慎用。

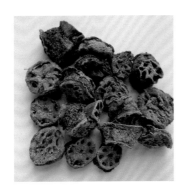

# 藕节

610

**别名** | 光藕节、藕节巴。

**性味归经** | 甘、涩，平。归肝、肺、胃经。

**来源** | 本品为睡莲科植物莲 *Nelumbo nucifera* Gaertn. 的干燥根茎节部。

**识别特征** | 见"莲子"项下。

**生境分布** | 见"莲子"项下。

**采收加工** | 秋、冬二季采挖根茎（藕），切取节部，洗净，晒干，除去须根。

**功效主治** | 收敛止血，化瘀。主治吐血，咯血，衄血，尿血，崩漏。

**用量用法** | 9～15g，水煎服。

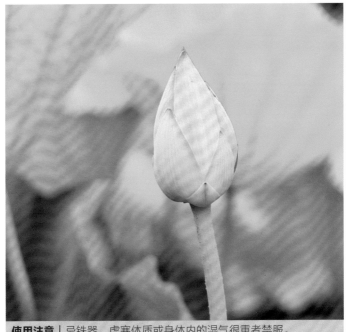

**使用注意** | 忌铁器。虚寒体质或身体内的湿气很重者禁服。

18
画

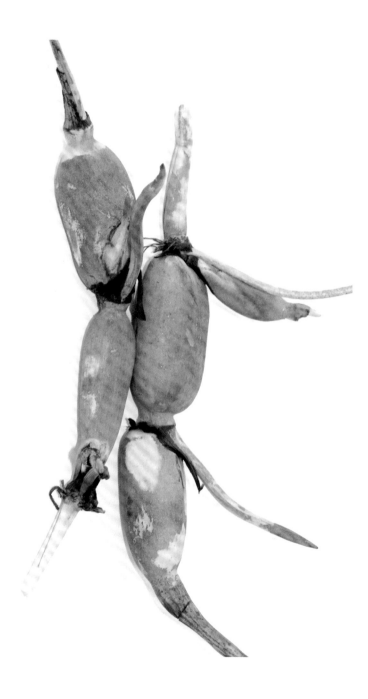

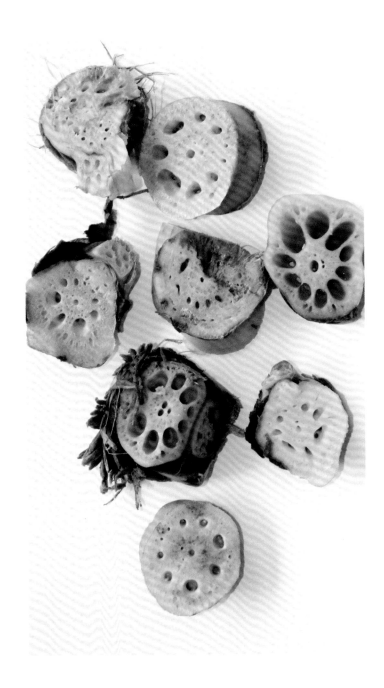

# 覆盆子

611

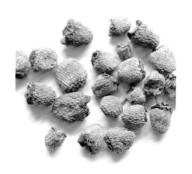

**别名** | 翁扭、种田泡、牛奶母。
**性味归经** | 甘、酸，温。归肝、肾、膀胱经。

**来源** | 本品为蔷薇科植物华东覆盆子 *Rubus chingii* Hu 的干燥果实。

**识别特征** | 落叶灌木，高 2 ~ 3 m，幼枝有少数倒刺。单叶互生，掌状 5 裂，中裂片菱状卵形，边缘有重锯齿，两面脉上被白色短柔毛，叶柄细长，散生细刺。花单生于叶腋，白色或黄白色，具长梗；花萼卵状长圆形，内外均被毛；花瓣近圆形；雌、雄蕊多数，生于凸起的花托上。聚合果球形，红色。花期 4 月，果期 6 ~ 8 月。

**生境分布** | 生长于向阳山坡、路旁、林边及灌木丛中。分布于浙江、湖北、四川、安徽等地。

**采收加工** | 夏初果实由绿变绿黄时采收，除去梗、叶，置沸水中略烫或略蒸，取出，干燥。

**功效主治** | 益肾固精缩尿，养肝明目。主治遗精滑精，遗尿尿频，阳痿早泄，目暗昏花。

**用量用法** | 6 ~ 12 g。内服：煎汤。

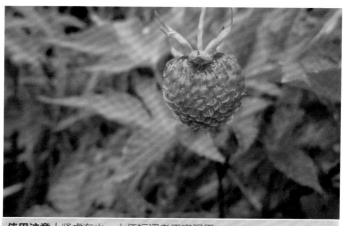

**使用注意** | 肾虚有火、小便短涩者不宜服用。

# 瞿麦

612

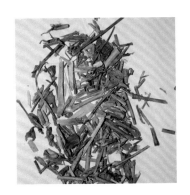

**别名** | 大兰、野麦、巨句麦、山瞿麦、石竹子花、洛阳花、十样景花。

**性味归经** | 苦，寒。归心、小肠经。

**来源** | 本品为石竹科植物瞿麦 *Dianthus superbus* L. 或石竹 *Dianthus chinensis* L. 的干燥地上部分。

**识别特征** | 多年生草本，最高可达 1 m。茎丛生，直立，无毛，上部 2 歧分枝，节明显。叶生，线形或线状披针形，先端渐尖，基部成短鞘状抱茎，全缘，两面均无毛。花单生或数朵集成稀疏歧式分枝的圆锥花序；花梗长约 4 cm，花瓣淡红色、白色或淡紫红色，先端深裂成细线条，基部有须毛。蒴果长圆形，与宿萼近等长。花期 8～9 月，果期 9～11 月。

**生境分布** | 生长于山坡、田野、林下。分布于河北、四川、湖北、湖南、浙江、江苏等地。

**采收加工** | 夏、秋二季花果期采收，除去杂质，干燥。

**功效主治** | 利尿通淋，活血通经。主治热淋，血淋，石淋，小便不通，淋沥涩痛，经闭瘀阻。

**用量用法** | 9～15 g。内服：煎汤。

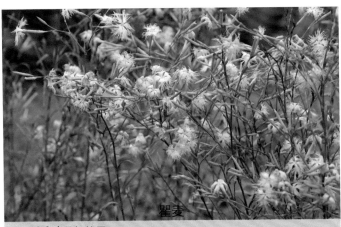

瞿麦

**使用注意** | 孕妇慎用。

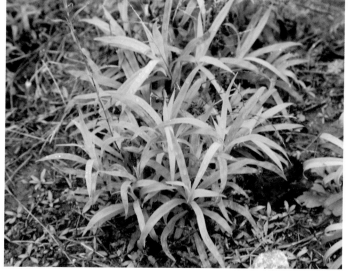

瞿麦

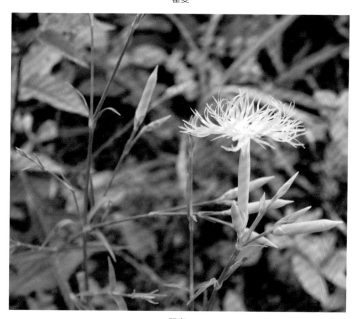

瞿麦

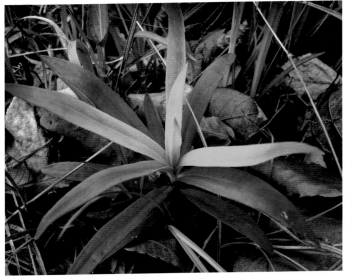

石竹

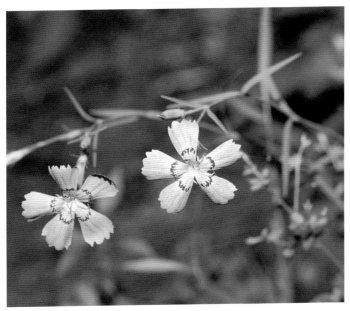

石竹

18
画

# 翻白草

613

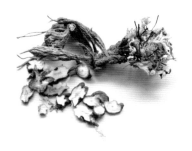

**别 名** | 鸡腿儿、天藕儿、湖鸡腿、鸡脚草、鸡脚爪、鸡距草、独脚草。

**性味归经** | 甘、微苦，平。归肝、胃、大肠经。

---

**来源** | 本品为蔷薇科植物翻白草 *Potentilla discolor* Bge. 的干燥全草。

**识别特征** | 多年生草本，高 15 ~ 30 cm。根多分枝，下端肥厚呈纺锤状。茎上升，向外倾斜，多分枝，表面具白色卷茸毛。基生叶丛生，单数羽状复叶，小叶 3 ~ 5；茎生叶小，为 3 出复叶，顶端叶近无柄，小叶长椭圆形或狭长椭圆形，长 2 ~ 6 cm，宽 0.7 ~ 2 cm，先端锐尖，基部楔形，边缘具锯齿，上面稍有柔毛，下面密被白色绵毛；托叶披针形或卵形，也被白绵毛。花黄色，聚伞状排列；萼绿色，宿存，5 裂，裂片卵状三角形，副萼线形，内面光滑，外面均被白色绵毛；花瓣 5，倒心形，凹头；雄蕊和雌蕊多数，子房卵形而扁，花柱侧生，乳白色，柱头小，淡紫色。瘦果卵形，淡黄色，光滑，脐部稍有薄翅突起。花期 5 ~ 8 月，果期 8 ~ 10 月。

**生境分布** | 生长于丘陵山地、路旁和畦埂上。全国各地均产，分布于河北、安徽等地。

**采收加工** | 夏、秋二季开花前采挖，除去泥沙和杂质，干燥。

**功效主治** | 清热解毒，止痢，止血。主治湿热泻痢，痈肿疮毒，血热吐衄，便血，崩漏。

**用量用法** | 9 ~ 15 g。内服：煎汤。

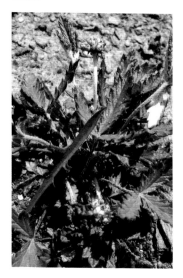

---

**使用注意** | 阳虚有寒、脾胃虚寒者少用。

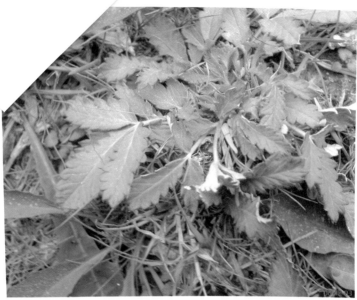

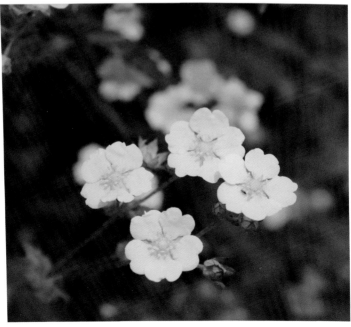

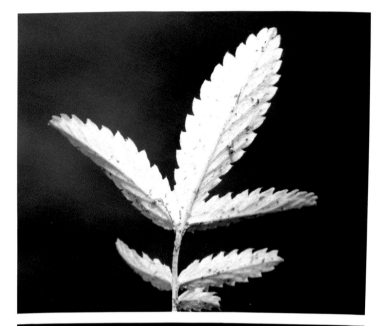

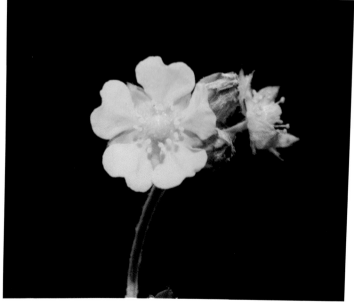

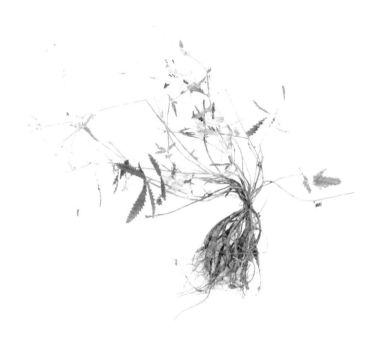

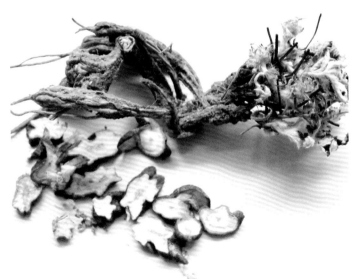

# 蟾酥

614

**别名** | 蛤蟆酥、蛤蟆浆、蟾蜍眉脂、蟾蜍眉酥、癞蛤蟆浆。

**性味归经** | 辛，温；有毒。归心经。

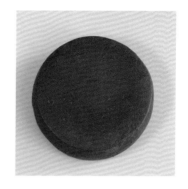

---

**来源** | 本品为蟾蜍科动物中华大蟾蜍 *Bufo bufo gargarizans* Cantor 或黑眶蟾蜍 *Bufo melanostictus* Schneider 的干燥分泌物。

**识别特征** | **中华大蟾蜍**：体粗壮，长 10 cm 以上，雄者较小。全体皮肤极粗糙，除头顶较平滑外，其余部分均满布大小不同的圆形瘰疣。头宽大，口阔，吻端圆，吻棱显著。口内无锄骨齿，上下颌也无齿。近吻端有小形鼻孔 1 对。眼大而凸出，后方有圆形的鼓膜。头顶部两侧各有大而长的耳后腺。躯体短而宽。在生殖季节，雄性背面多为黑绿色，体侧有浅色斑纹；雌性背面色较浅，瘰疣乳黄色，有时自眼后沿

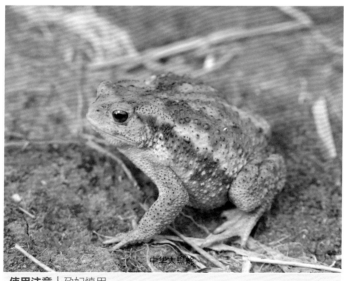

中华大蟾蜍

**使用注意** | 孕妇慎用。

体侧有斜行的黑色纵斑；腹面不光滑，乳黄色，有棕色或黑色的细花斑。前肢长而粗壮，指趾略扁，指侧微有缘膜而无蹼；指长顺序为3、1、4、2；指关节下瘤多成对，掌突2，外侧者大。后肢粗壮而短，胫跗关节前达肩部，趾侧有绿膜，蹼尚发达，内跖突形，长而大，外跖突小而圆。雄性前肢内侧3指有黑色婚垫，无声囊。穴居在泥土中，或栖于石下及草间；冬季多在水底泥中。白昼潜伏，晚上或雨天外出活动，以捕获蜗牛、蛞蝓、蚂蚁、甲虫与蛾类等动物为食。

**黑眶蟾蜍：** 体长7~10 cm。背部有黄棕色而略具棕红色的斑纹，腹面色浅，在胸腹部具有不规则而较显著的灰色斑纹。雄性第1、第2指基部内侧有黑色婚垫。

**生境分布** | 中华大蟾蜍生活在泥土中或栖居在石下或草间，夜出觅食。分布于东北、华北、华东、华中及陕西、甘肃、青海、四川、贵州等地。黑眶蟾蜍栖息于潮湿草丛中，夜间或雨后常见。捕食多种有害昆虫和其他小动物。分布于浙江、江西、福建、台湾、湖南、广东、广西、四川、贵州、云南等地。多为野生品种。

**采收加工** | 多于夏、秋二季捕捉蟾蜍，洗净，挤取耳后腺和皮肤腺的白色浆液，加工，干燥。

**功效主治** | 解毒，止痛，开窍醒神。主治痈疽疔疮，咽喉肿痛，中暑神昏，痧胀腹痛吐泻。

**用量用法** | 0.015~0.03 g，多入丸、散用。外用：适量。

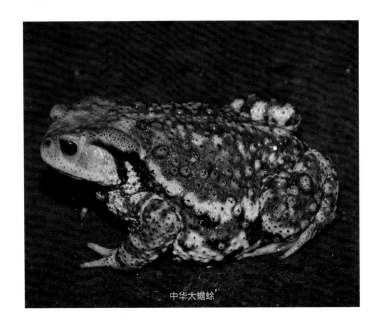

中华大蟾蜍

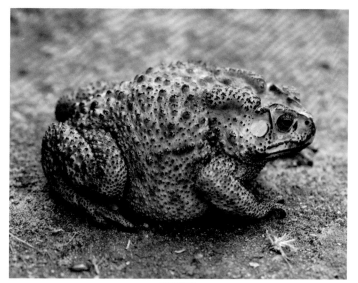

黑眶蟾蜍

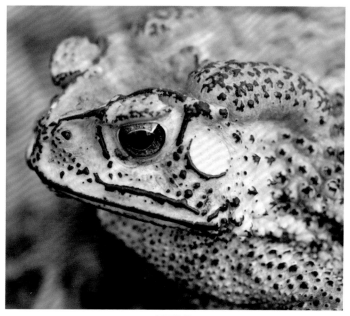

黑眶蟾蜍

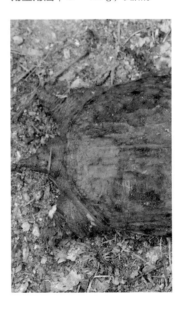

# 鳖甲

615

**别名** | 上甲、鳖壳、甲鱼壳、团鱼壳、团鱼盖、团鱼甲、鳖盖子。

**性味归经** | 咸，微寒。归肝、肾经。

**来源** | 本品为鳖科动物鳖 *Trionyx sinensis* Wiegmann 的背甲。

**识别特征** | 体呈椭圆形，背面中央凸起，边缘凹入。腹背均有甲。头尖，颈粗长，吻突出，吻端有 1 对鼻孔。眼小，瞳孔圆形。颈基部无颗粒状疣；头颈可完全缩入甲内。背腹甲均无角质板而被有软皮。背面橄榄绿色，或黑棕色，上有表皮形成的小疣，呈纵行排列；边缘柔软，俗称裙边。腹面黄白色，有淡绿色斑。背、腹骨板间无缘板接连。前肢 5 指，仅内侧 3 指有爪；后肢趾同。指、趾间具蹼。雄性体较扁，尾较长，末端露出于甲边；雌性相反。6 ~ 7 月间产卵。

**生境分布** | 生长于湖泊、小河及池溏旁的沙泥里。主要分布于湖北、湖南、安徽、浙江、河南、江西等地。此外，四川、福建、陕西、甘肃、河北、贵州等地也产。

**采收加工** | 全年均可捕捉，以秋、冬二季为多，捕捉后杀死，置沸水中烫至背甲上的硬皮能剥落时，取出，剥取背甲，除去残肉，晒干。

**功效主治** | 滋阴潜阳，退热除蒸，软坚散结。主治阴虚发热，骨蒸劳热，阴虚阳亢，头晕目眩，虚风内动，手足瘈疭，癥瘕，经闭，久疟疟母。

**用量用法** | 9 ~ 24 g，先煎。

**使用注意** | 孕妇禁用。

# 麝香

616

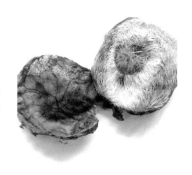

**别名** | 遗香、脐香、生香、心结香、当门子、麝脐香、四味臭、元寸香。

**性味归经** | 辛，温。归心、脾经。

**来源** | 本品为鹿科动物林麝 *Moschus berezovskii* Flerov、马麝 *Moschus sifanicus* Przewalski 或原麝 *Moschus moschiferus* Linnaeus 成熟雄体香囊中的干燥分泌物。

**识别特征** | 林麝体形小，长 65 ~ 95 cm，体重 8 ~ 13 kg。体毛粗硬，曲折如波浪状，易折断。雌雄均无角。耳长直立，上部圆形。眼大，吻端裸露，无眶下腺，雄兽上犬齿发达，露出唇外，向下微曲。四肢细长，后肢较前肢长；主蹄狭尖，侧蹄显著，尾短，雄兽鼠蹊部有香腺囊，囊内分泌麝香，外部略隆起；香囊外毛细短，稀疏，皮肤外裸，囊的外皮中央有 2 小口，在前面的为香囊口，在后面的为尿道，口外都有细毛一撮。体毛深棕色，体背、体侧较深，腹毛较淡，下颌白色，颈两侧各有白色毛延至腋下，呈 2 条白带纹，颈背、体背有土黄色斑点，排列成 4、5 纵行，在腰及臀部两侧的斑点，明显而密集。

**生境分布** | 栖息于多岩石的针叶林和针、阔混交林中。分布于四川、西藏、云南、陕西、内蒙古等地。

**采收加工** | 野麝多在冬季至次春猎取，猎获后，割取香囊，阴干，习称"毛壳麝香"；剖开香囊，除去囊壳，习称"麝香仁"。家麝直接从其香囊中取出麝香仁，阴干或用干燥器密闭干燥。

**功效主治** | 开窍醒神，活血通经，消肿止痛。主治热病神昏，中风痰厥，气郁暴厥，中恶昏迷，经闭，癥瘕，难产死胎，胸痹心痛，心腹暴痛，跌扑伤痛，痹痛麻木，痈肿瘰疬，咽喉肿痛。

**用量用法** | 0.03 ~ 0.1 g，多入丸、散用。外用：适量。

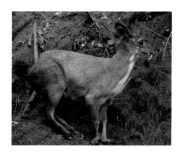

**使用注意** | 孕妇禁用。